Kohlhammer
Urban
-Taschenbücher

W0087398

Band 571

Grundriss der Psychologie

Band 21

Eine Reihe in 22 Bänden
herausgegeben von Maria von Salisch,
Herbert Selg und Dieter Ulich

Diese in sich geschlossene Taschenbuchreihe orientiert sich konsequent an den Erfordernissen des Studiums. Knapp, übersichtlich und verständlich präsentiert jeder Band das Grundwissen einer Teildisziplin.

Band 1
H. E. Lück
Geschichte der Psychologie

Band 2
D. Ulich/R.M. Bösel
Einführung in die Psychologie

Band 3
H. Selg/J. Klapprott/R. Kamenz
Forschungsmethoden der Psychologie

Band 4
G. Vossel/M. Zimmer
Psychophysiologie

Band 5
D. Ulich/P. Mayring
Psychologie der Emotionen

Band 6
F. Rheinberg
Motivation

Band 7
R. Guski
Wahrnehmung

Band 8
W. Hussy
Denken und Problemlösen

Band 9
Th.W. Herrmann
Sprache verwenden

Band 10
F. J. Schermer
Lernen und Gedächtnis

Band 11
L. Laux
Persönlichkeitspsychologie

Band 12
H. M. Trautner
Allgemeine Entwicklungspsychologie

Band 14
T. Falterrnaier/R Mayring/
W. Saup/R Strehmel
Entwicklungspsychologie des Erwachsenenalter

Band 15
G. Bierbauer
Sozialpsychologie

Band 17
H. J. Liebel
Angewandte Psychologie

Band 18 und 19
B. Sieland
Klinische Psychologie
I: Grundlagen
II: Intervention

Band 20
H.-P. Nolting/P. Paulus
Pädagogische Psychologie

Band 22
L. v. Rosenstiel/
W. Molt/B. Rüttinger
Organisationspsychologie

Toni Faltermaier

Gesundheitspsychologie

Verlag W. Kohlhammer

Es konnten nicht sämtliche Rechtsinhaber von Abbildungen ermittelt
werden. Sollte dem Verlag gegenüber der Nachweis der Rechtsinha-
berschaft geführt werden, wird das branchenübliche Honorar nach-
träglich bezahlt.

1. Auflage 2005

Alle Rechte vorbehalten
© 2005 W. Kohlhammer GmbH Stuttgart
Umschlag: Data Images GmbH
Gesamtherstellung:
W. Kohlhammer Druckerei GmbH + Co. KG, Stuttgart
Printed in Germany

ISBN 3-17-017187-9

Inhalt

1 Einleitung:
Warum Gesundheitspsychologie?

Gesundheit ist heute ein *öffentliches Thema*, über das sich nicht nur Experten und Politiker öffentlich auseinander setzen, sondern das auch viele Menschen in ihrem Alltag beschäftigt, über das sie ständig Informationen und Meinungen austauschen. Vielfach diskutiert werden Fragen wie beispielsweise das Pro und Contra des Rauchens, Probleme des Übergewichtes im Vergleich zur vorgestellten Idealfigur, Wege zum Erreichen von mehr körperlicher Fitness, die Krankheit eines Nachbarn und ihre Ursachen, die Erfahrungen mit Ärzten und Heilverfahren und – natürlich – die Kosten unseres Gesundheitssystems. Das Thema Gesundheit betrifft alle! Über Gesundheit kann jede und jeder mitreden, weil alle irgendwelche Erfahrungen damit gemacht haben; in gewisser Weise ist es ein Allerweltsthema. Die Gesundheit scheint auch fast allen Menschen wichtig und steht auf der Wertehierarchie der Bevölkerung ganz oben. Aber es besteht auch eine große Diskrepanz zwischen dem abstrakten Wert Gesundheit und seiner Handlungsrelevanz: Im Alltag wird Gesundheit oft weit nach hinten geschoben, weil vieles andere wichtiger scheint. Wenn die Gesundheit aber durch eine Krankheit verloren geht, dann erlangt sie sehr schnell eine fast existentielle Bedeutung für die Betroffenen und zwingt zum Handeln. Gesundheit ist also eine universelle Erfahrung und ein alltägliches Thema; ihr wird heute subjektiv eine große Bedeutung zugeschrieben, und über sie werden manchmal heftige Kontroversen ausgetragen. Darin liegen – wie sich zeigen wird – große Chancen, aber auch einige Risiken.

Die öffentlichen Diskurse über Gesundheit waren nicht immer so verbreitet wie heute. Es liegt erst wenige Jahrzehnte zurück, dass Gesundheit noch weitgehend als eine Angelegenheit von Ärzten und anderer Experten gesehen wurde. Bei gesundheitlichen Problemen wurden sie vertrauensvoll aufgesucht, und man hat ihnen oft eine nahezu grenzenlose Macht und Kompetenz im Heilen von Leiden zugeschrieben. Der Arzt galt lange als »Halbgott in Weiß«. Heute scheint dieser Mythos des Heilers ziemlich entzaubert. Das gesellschaftliche Prestige eines Arztes ist zwar immer noch hoch,

aber die öffentliche Kritik an »den Ärzten« und an »der Schulmedizin« wird häufiger und auch heftiger zum Ausdruck gebracht;
viele Menschen suchen heute nach alternativen Heilverfahren. Zudem ist das Bewusstsein in der Bevölkerung, selbst etwas zur eigenen Gesunderhaltung beitragen zu können und zu wollen, deutlich
angestiegen. Die starke Nachfrage nach dem Gut »Gesundheit« hat
einen expansiven Markt für Gesundheitsprodukte entstehen lassen.
Aber die Frage, wer für die Gesundheit der Bevölkerung verantwortlich ist, wird heute sehr kontrovers diskutiert: Für die einen ist
es der einzelne Mensch, für andere ist es immer noch der Arzt, und
für wieder andere ist es die Gesellschaft und Politik.

In unserem medizinisch geprägten *Gesundheitssystem* zeigen
sich heute eine Vielzahl von *Problemen*: Nahezu gebetsmühlenartig
wird die Frage, wie es sich bei ständig steigenden Kosten noch fi-
nanzieren lässt, zwischen Gesundheitspolitikern, Standesvertretern
und Krankenkassen hin und her geschoben, scheinbar ohne Aus-
sicht auf eine Lösung. Seit Jahrzehnten werden aber auch immer
wieder heftige fachliche Kontroversen über die angemessene gesundheitliche Versorgung der Bevölkerung, über das Für und Wider
einer somatisch, naturwissenschaftlich und kurativ orientierten Medizin ausgetragen. Aus diesen Debatten haben sich bis heute keine
größeren Veränderungen in der Ausrichtung des Gesundheitssystems ergeben; trotz deutlicher Kritik an der »Schulmedizin« ist die
medizinisch-organisch geprägte Gesundheitsversorgung über die
letzten Jahrzehnte erstaunlich stabil geblieben. In den diversen
»Gesundheitsreformgesetzen« der letzten Jahre standen fast ausschließlich die Probleme der weiteren Finanzierung der medizinischen Versorgung im Mittelpunkt, ohne ihre Grundprinzipien in
Frage zu stellen und ohne die Strukturen des Systems anzutasten.
Aber ist die kurative Ausrichtung des Gesundheitssystems angesichts einer Dominanz von chronisch-degenerativen Erkrankungen
noch angemessen? Die Arbeitsteilung zwischen den traditionellen
Gesundheitsberufen des Arztes und der Krankenpflege – entstanden bereits im 19. Jahrhundert – ist zwar in Bewegung geraten, sie
ist in ihren Grundzügen aber trotz deutlicher Emanzipationsbemü-
hungen der Krankenpflege erhalten geblieben. Die medizinisch-na-
turwissenschaftliche Sicht von Krankheit und die darauf aufbau-
ende Praxis blendet aber oft aus, dass Gesundheit und Krankheit
auch eine subjektive Seite haben und sehr individuell erfahren werden: Krankheiten werden von Menschen erlebt und erlitten, sie
müssen psychisch verarbeitet werden; kranke Menschen und ihre
Angehörigen müssen lernen, in ihrem Alltag mit einer Krankheit

und ihren Folgen umzugehen. In diesen psychischen und sozialen
Problemen werden kranke Menschen vom professionellen Versorgungssystem oft allein gelassen. Das medizinische Gesundheitssystem konzentriert sich auf Krankheit und behandelt kranke Menschen als Patienten; die noch gesunden Menschen und die nicht
(mehr) behandelten chronisch kranken Menschen werden in diesem
System ausgeblendet. Aus dieser historisch gewachsenen Aufga-
benstellung ergibt sich die oft beklagte Vernachlässigung der Prävention und des alltäglichen Umgangs mit Gesundheit und Krankheit.

Im historischen Rückblick zeigt sich ein deutlicher *Wandel im*
in der Bevölkerung vorherrschenden *Krankheitsspektrum*: Vom
19. bis in die erste Hälfte des 20. Jahrhunderts erfolgte eine drastische Abnahme der früher epidemischen Infektionskrankheiten (Tuberkulose, Cholera, Typhus, Ruhr) und dann eine allmähliche Zunahme von chronisch-degenerativen Erkrankungen, die deshalb
Zivilisationskrankheiten genannt werden, weil sie mit den Lebensverhältnissen in den modernen Industriegesellschaften zusammenhängen. Die Ursachen für den drastischen Rückgang der Infektionskrankheiten sind aber nicht allein in den Fortschritten der
Medizin begründet, vielmehr haben sie ganz wesentlich mit der
Verbesserung der Lebensverhältnisse zu tun: Der englische Medi-
zinhistoriker McKeown (1982) kam aufgrund einer Sichtung umfangreichen historischen Datenmaterials zu dem Ergebnis, dass der
für den Rückgang der Sterblichkeit entscheidende Rückgang der
Infektionskrankheiten im 19. Jahrhundert (insbesondere der Tuberkulose) überwiegend auf Verbesserungen in den Lebensverhältnissen zurückzuführen ist und nicht primär auf die Fortschritte der
Medizin. Effektive Therapien für Infektionskrankheiten wie Tuberkulose, Bronchitis und Ruhr wurden nämlich erst später gefunden
(bei Tuberkulose etwa 1950), nachdem die Mortalitätszahlen schon
lange deutlich zurückgegangen waren. Diese Befunde schmälern
nicht die unbestreitbaren Erfolge der Medizin gerade in der Bekämpfung von Infektionskrankheiten, aber sie relativieren den
Beitrag der Medizin zur Erhaltung der Gesundheit der Bevölkerung. Sie lenken den Blick auch auf andere Determinanten von Gesundheit, auf die materiellen Lebensverhältnisse und auf die Lebensweise der Bevölkerung. Diese haben sich im Zeitalter der
Industrialisierung allmählich verbessert, insbesondere die Ernäh-
rungssituation, die Wohnverhältnisse in den Städten, Bekleidung
und Körperhygiene auf der einen Seite sowie die Arbeitsbedingungen, die politischen und sozialen Verhältnisse auf der anderen Seite.

In allen modernen Industriegesellschaften herrschen heute *chronische und degenerative Erkrankungen* vor, die mit den Mitteln einer kurativen Medizin allein nicht mehr zu beheben sind. Herz- und Kreislauferkrankungen, Krebserkrankungen, rheumatische Erkrankungen, Allergien, chronische Bronchitis, Magen-Darm-Erkrankungen, Diabetes sowie Suchtkrankheiten und psychische Störungen machen heute einen Großteil des Krankheitsgeschehens aus. Sie sind alle dadurch gekennzeichnet, dass – wenn die Krankheit einmal voll ausgebrochen ist – eine vollständige Heilung auch mit den Mitteln der modernen Medizin nur selten erreicht werden kann. Sie verlaufen daher oft chronisch und teilweise degenerativ, d.h. sie verschlechtern sich zunehmend und führen zu immer stärkeren Einschränkungen. Von den meisten dieser Krankheiten wissen wir, dass sie zumindest teilweise durch das Verhalten, den Lebensstil und die Lebensbedingungen des modernen Menschen beeinflusst werden. Damit werden *Krankheitsursachen im psychischen, sozialen und gesellschaftlichen Bereich* angesprochen, die potentiell veränderbar sind. Ein besseres Verständnis dieser Einflüsse macht präventive Ansätze möglich, die viele schwere Krankheiten verhindern könnten. Der *Ruf nach Prävention* ist alt und wird immer wieder erneuert. Die Prävention wird in ihrer Notwendigkeit kaum noch bestritten, aber bis heute hat sie in der Praxis und in den Strukturen des Gesundheitswesens keine merkliche Resonanz erhalten.

Die Medizin und das medizinische Versorgungssystem konzentrieren sich auf Krankheiten in allen ihren Facetten, Gesundheit ist nicht ihr Thema. In der Öffentlichkeit hat sich jedoch heute ein *Gesundheitsdiskurs* entwickelt, der breite Kreise zieht. Die Weltgesundheitsorganisation (*World Health Organization*, WHO) bemüht sich seit langem um eine stärkere Orientierung an Gesundheit. Sie formulierte bereits 1948 eine positive Definition von Gesundheit und versuchte in der Folge immer wieder, Gesundheitsziele zu definieren, die als Orientierung für die Gesundheitspolitik in unterschiedlichen Gesellschaften dienen können. Aus diesen Wurzeln entstand schließlich auch die Perspektive einer Gesundheitsförderung, die 1986 als sog. Ottawa-Charta der WHO große Resonanz erzielte. Der dadurch angestoßene Gesundheitsdiskurs war sehr bedeutsam für die Entwicklung der Gesundheitswissenschaften und insbesondere für neue Initiativen, die Prävention und Gesundheitsförderung in der Praxis voranzubringen.

In den skizzierten Themen werden wichtige psychologische Fragen angesprochen, die neben dem somatisch-medizinischen auch einen *wissenschaftlichen Zugang der Psychologie zu Gesundheit und Krankheit* erforderlich machen. Die Fülle an wissenschaftlichen Erkenntnissen und die wachsende Einsicht, dass psychische und soziale Prozesse eng mit der Entstehung, dem Verlauf und der Behandlung von organischen Krankheiten verbunden sind, stellen den Hintergrund für das Entstehen der neuen Disziplin der Gesundheitspsychologie dar.

Warum brauchen wir eine *Gesundheitspsychologie, und was sind ihre Themen?* – Zunächst baut die Gesundheitspsychologie auf der grundlegenden Erkenntnis auf, dass körperliche und psychische Prozesse eng und untrennbar miteinander zusammenhängen. Es waren und sind die Grundfragen der langen Tradition einer Psychosomatik, wie psychische Erlebnisse zu körperlichen Veränderungen bis hin zu pathologischen Prozessen führen können und wie körperliche Vorgänge subjektiv wahrgenommen und psychisch erlebt werden. Erkenntnisse der psychophysiologischen Forschung zeigen uns heute *erstens* wesentliche psychosomatische Prozesse und Zusammenhänge: Die körperlichen Auswirkungen beispielsweise des psychischen Erlebens von Stress sind inzwischen sehr gut und in vielen Einzelheiten untersucht worden. Die physiologischen Folgen von Stress im Kreislaufsystem, im Hormon- und Immunsystem zeigen Verbindungen auf, die für die Genese von Herz- und Kreislauferkrankungen, Infektionskrankheiten und von Krebserkrankungen wichtige Ergebnisse liefern. Ein *zweiter* naheliegender Weg geht über den Zusammenhang zwischen Verhalten und Gesundheit: Mit dem gut belegten Nachweis von verhaltensbedingten Risikofaktoren wie z.B. Rauchen, Alkoholkonsum oder Bewegungsmangel entstand die psychologische Fragestellung, warum und unter welchen Bedingungen Menschen diese für ihre Gesundheit riskanten Verhaltensweisen zeigen und wie sie zu einer Änderung ihres Verhaltens motiviert werden können. Das führt *drittens* unmittelbar zur Frage, wie Formen psychischen Erlebens und die Gesundheit zusammenspielen: Ob Menschen etwa ein gesundheitsbezogenes Verhalten zeigen oder verändern, das hängt stark mit ihren zugrunde liegenden Gefühlen und Gedanken zusammen, etwa mit ihren Ängsten vor einer Krankheit oder mit ihren Erwartungen von positiven Auswirkungen auf Gesundheit. Damit sind die emotionalen und kognitiven Bedingungen eines Gesundheitsverhaltens angesprochen. Ein altes Thema der Psychosomatik, das von der Gesundheitspsychologie neu aufgegriffen wurde, ist *viertens* der Zusammenhang zwischen Persönlichkeit und Krankheit bzw. Gesundheit. Können bestimmte Persönlichkeitseigenschaften das Risiko erhöhen, eine spezifische Krankheit zu entwickeln? Gibt es auch

Merkmale der Persönlichkeit oder personale Kompetenzen, die vor Krankheiten schützen? Wenn Menschen an einer Krankheit leiden, dann stellen sich *fünftens* psychologische Fragen nach der Art ihrer Bewältigung, nämlich wie sie diese emotional erleben, kognitiv verarbeiten und wie sie in ihrem Alltag damit umgehen. Schließlich stellen sich *sechstens* eine Reihe von psychologischen Fragen, wenn kranke Menschen als Patienten behandelt werden: Wie muss die Arzt-Patienten-Beziehung gestaltet sein, um zum Behandlungserfolg beizutragen? Welche Bedingungen tragen zur Mitarbeit des Patienten im Behandlungsprozess bei, welche behindern sie? Welche Prozesse der Kommunikation und der sozialen Interaktionen in Institutionen des Gesundheitssystem wirken sich in welcher Weise auf den Krankheitsverlauf und die Genesung aus?

Insgesamt besteht zumindest theoretisch in den Gesundheitswissenschaften ein Konsens, dass ein angemessenes Modell von Gesundheit und Krankheit mindestens drei Ebenen enthalten muss, eine biologisch-medizinische, eine psychologische und eine soziale. Entsprechend wird heute das klassische biomedizinische Krankheitsmodell als zu eng abgelehnt und ein *biopsychosoziales Modell* favorisiert. Die empirisch belegten psychologischen Zusammenhänge von Gesundheit und Krankheit, das daraus entstandene biopsychosoziale Krankheitsmodell und die neue Orientierung an einem Gesundheitsbegriff haben dazu beigetragen, dass eigenständige psychologische Beiträge für dringend notwendig und ein neues Fach Gesundheitspsychologie als sinnvolle wissenschaftliche Perspektive betrachtet wurden.

Die Gesundheitspsychologie ist eine neue und noch junge Disziplin. Ihre Entstehung reflektiert zum einen den zunehmenden Bedarf an psychologischem Wissen und an psychologischen Praxisansätzen in den Feldern von Krankheit und Gesundheit. Zum anderen ist sie Teil einer interdisziplinären Entwicklung, die im Umfeld der Medizin eine Reihe von Gesundheitsdisziplinen wie die Verhaltensmedizin, die Gesundheitssoziologie und die Gesundheitspsychologie hervorgebracht hat und die auch demonstriert, dass dieses komplexe Gebiet nicht durch eine Disziplin allein zu bewältigen ist. Die Vorreiterrolle spielte wie so oft in der Psychologie die USA, in denen sich bereits 1978 die *»Health Psychology«* offiziell etablierte. In der Folge entwickelte sich eine sehr rege und produktive Forschungstätigkeit, es entstanden neue Studiengänge, erste eigenständige Zeitschriften (*»Health Psychology«*) und Lehrbücher, die das neue Fach schnell etablierten. Die Entwicklung in Europa und Deutschland erfolgte, zeitversetzt in den 1980er und 1990er Jahren, mit ähnlicher Dynamik. In Deutschland wurde 1992 eine Fachgruppe »Gesundheitspsychologie« in der »Deutschen Gesellschaft für Psychologie« gegründet, eine eigene »Zeitschrift für Gesundheitspsychologie« gibt es seit 1993.

Was umfasst nun genau die neue Disziplin Gesundheitspsychologie? Eine der ersten und relativ breit akzeptierten *Definitionen* stammt von dem amerikanischen Psychologen Matarazzo (1980):

»*Gesundheitspsychologie umfasst die Gesamtheit der pädagogischen, wissenschaftlichen und professionellen Beiträge der Psychologie zur Förderung und Aufrechterhaltung von Gesundheit, zur Prävention und Behandlung von Krankheit sowie zur Identifikation der ätiologischen und diagnostischen Korrelate von Gesundheit, Krankheit und der damit verbundenen Dysfunktionen.*« (S. 815)

Auffallend an dieser breiten Bestimmung ist, dass die Gesundheitspsychologie sowohl auf Krankheit als auch auf Gesundheit bezogen ist, dass sie sowohl im präventiven wie im therapeutischen Bereich angesiedelt wird und ihre Aufgaben sowohl in der Grundlagenforschung als auch in der Anwendung gesehen werden. Schwarzer (1990/1997) sieht in dem ersten deutschsprachigen Lehrbuch den Gegenstand der Gesundheitspsychologie enger »vor allem in der Bestimmung und Veränderung von Verhaltensweisen und Kognitionen, die mit Krankheitsrisiken verbunden sind und die der Gesundheitsförderung und Krankheitsbewältigung dienen« (S. 3). Schwenkmezger und Schmidt (1994) unterscheiden zwischen einer Gesundheitspsychologie im engeren Sinn, die sie weitgehend im Bereich der primären Prävention und Gesundheitsförderung sehen, während sie im weiteren Sinne auch die Behandlung und Rehabilitation von Krankheiten einbeziehen wollen. Es gibt wie so oft keine Einigkeit über die Definition einer Disziplin. Das ist in diesem Entwicklungsstadium auch nicht verwunderlich, zumal die Gesundheitspsychologen aus verschiedenen Teildisziplinen der Psychologie kommen, insbesondere aus Grundlagenfächern wie der Persönlichkeitspsychologie, Entwicklungspsychologie und Sozialpsychologie sowie aus Anwendungsfächern wie der Klinischen Psychologie, der Medizinischen Psychologie und der Arbeits- und Organisationspsychologie.

Die *Forschungsschwerpunkte* der Gesundheitspsychologie liegen in folgenden drei Bereichen:

- Die ätiologische Forschung befasst sich mit psychischen und sozialen Faktoren in der Genese von spezifischen Krankheiten; untersucht wird beispielsweise die Rolle von Stress und Stressbewältigungsversuchen, von gesundheitsbezogenen Kognitionen, von Risiko- und Gesundheitsverhaltensweisen bei der Entstehung von Krankheiten wie Herzinfarkt oder Krebserkrankungen.

• Die Forschung zur Krankheitsbewältigung untersucht Menschen, die an einer schweren oder chronischen Erkrankung (wie z.B. koronare Herzerkrankung, Krebs, Diabetes, AIDS oder Niereninsuffizienz) leiden, im Hinblick auf ihre Bewältigungsversuche, ihre kognitiven Bewertungen, ihre soziale Unterstützung und ihre psychosoziale Anpassung.

• Die gesundheitspsychologische Forschung untersucht schließlich auch die psychosozialen Prozesse bei der Behandlung der Patienten im Gesundheitssystem; es geht dabei unter anderem um das Krankheitsverhalten und die Mitarbeit des Patienten in der Behandlung (*compliance*), um die soziale Beziehung und Kommunikation zwischen Patient und Arzt sowie um die psychologische Vor- und Nachbereitung von therapeutischen Eingriffen (z.B. bei Operationen).

Die Gesundheitspsychologie ist aber auch ein Fach, dass stark auf die *Anwendung* zielt. Im gegenwärtigen Stand wurde jedoch die Weiterentwicklung der Gesundheitspsychologie in Deutschland dadurch behindert, dass sie im Rahmen des Diplomstudiengangs Psychologie lange Zeit nicht als Anwendungsfach wählbar war. Das wird sich jedoch durch eine neue Rahmenprüfungsordnung und neue Studiengänge ändern und damit hoffentlich auch der Gesundheitspsychologie als Praxis und professionelles Profil neuen Aufschwung geben. Was sind nun die Praxisfelder, in denen die Gesundheitspsychologinnen und -psychologen arbeiten können? Im Wesentlichen sind es die Bereiche der Prävention und Gesundheitsförderung sowie der Behandlung und Rehabilitation, in denen psychologische Kompetenz gefragt ist und in denen – je nach Entwicklungsstand – auch jetzt schon Psychologinnen und Psychologen tätig sind.

Jedes Lehrbuch zu einem Fachgebiet ist bei allen Bemühungen um einen umfassenden Einblick auch geprägt von den fachlichen Positionen des Autors. In diesem einführenden Werk wird eine *Perspektive der Gesundheitspsychologie* vertreten, die sich wie folgt kennzeichnen lässt:

• Die Gesundheitspsychologie wird als *Wissenschaft* und *Praxis* verstanden. Sie sollte in ihren theoretischen Grundlagen und empirischen Erkenntnissen durch eigenständige Forschung weiter entwickelt werden und diese gleichzeitig durch ihre Anwen-

dung in verschiedenen Feldern der Gesundheitspraxis erproben
und evaluieren.

• Die Gesundheitspsychologie wird in diesem Band im *interdisziplinären Rahmen* der Gesundheitswissenschaften gesehen. Sie
sollte sich als psychologische Teildisziplin in den ständigen Austausch und in die notwendige, aber gleichberechtigte Kooperation mit verschiedenen Disziplinen der Gesundheitswissenschaften begeben. Die Notwendigkeit einer interdisziplinären
Ausrichtung ergibt sich aus dem multidimensionalen Charakter
der Gegenstände von Gesundheit und Krankheit.

• Die Gesundheitspsychologie konzentriert sich auf die *psychologischen Fragen* um die Entstehung von Krankheiten (Pathogenese) und um die Entstehung von Gesundheit (Salutogenese),
um das Erleben, den Verlauf und den (individuellen/sozialen)
Umgang mit Krankheit, um den professionellen Umgang mit
Gesundheit und Krankheit im Rahmen von Prävention, Gesundheitsförderung, Behandlung und Rehabilitation.

• Die Gesundheitspsychologie wird explizit als eine *Psychologie
der Gesundheit* verstanden. Erst über ein umfassendes Verständnis von Gesundheit und ihrer Bedingungen kann ein innovatives
Potential entwickelt werden, das in der wissenschaftlichen Beschränkung auf Krankheit und Störung behindert würde.

• Die Gesundheitspsychologie bekennt sich zu einem *forschungs-
methodischen Pluralismus*, in dem das methodische Vorgehen
aus den inhaltlichen Fragen entwickelt wird und dabei das
gesamte methodische Arsenal der Natur-, Sozial- und Geistes-
wissenschaften zur Auswahl steht.

• Die Gesundheitspsychologie versteht Gesundheit und Krankheit
in ihrem *sozialen Kontext*, sie ist in diesem Sinne eine Sozialwis-
senschaft, die sich jedoch mit naturwissenschaftlichen Fragen
verbinden lassen muss.

• Die Gesundheitspsychologie versteht Gesundheit und Krankheit
im Lebenslauf und im biographischen Kontext, sie betont damit
das Prozesshafte ihrer Gegenstände.

• Die Gesundheitspsychologie verfügt in ihrer Anwendung ein
breites Spektrum von Praxisansätzen, die sich auf das Individuum und seinen Körper, auf soziale Gruppen und Lebenswelten,
aber auch auf gesellschaftliche Verhältnisse beziehen können. Sie
versteht sich auch in der Praxis in selbstverständlicher Kooperation mit anderen Berufsgruppen, verbindet damit unterschiedliche berufliche Qualifikationsprofile und vermeidet so auch die
Gefahren eines psychologischen Reduktionismus.

Dieser einführende Band in die Gesundheitspsychologie muss notwendigerweise Schwerpunkte setzen. Von seinem didaktischen
Konzept zielt er weniger auf Vollständigkeit und auf absolute Aktu-
alität von Ergebnissen als auf das Herstellen von Zusammenhängen, die nicht nur Wissen vermitteln, sondern ein Verstehen möglich machen. Zur Vertiefung des Verständnisses werden den
Leserinnen und Lesern am Ende jedes Kapitels Literaturstellen zur
weiterführenden Lektüre genannt.

Das Buch beginnt mit den Grundfragen und den Grundbegriffen
der Gesundheitspsychologie und skizziert dabei die Entwicklung
der Gesundheitspsychologie als wissenschaftliche Disziplin
(Kapitel 2). Dann werden in einem Überblick die zentralen Paradigmen und theoretischen Modelle der Gesundheitspsychologie
und der Gesundheitswissenschaften dargestellt, um eine allgemeine
Orientierung für die folgenden Abschnitte zu schaffen (Kapitel 3).
Auf dieser Grundlage werden zunächst ausführlich empirische
Erkenntnisse und Theorien über die psychosozialen Bedingungen
bei der Entstehung von Krankheiten beschrieben; die Schwerpunkte liegen bei Stressbedingungen, Persönlichkeitsmerkmalen,
psychophysiologischen Zusammenhängen und Risikoverhaltensweisen (Kapitel 4). Dann erfolgt ein Perspektivenwechsel von der
Pathogenese zur Salutogenese: Die Frage nach der Salutogenese
hat Erkenntnisse und theoretische Modelle über die psychosozialen
Bedingungen von Gesundheit erbracht, die Schwerpunkte werden
hier bei der Stressbewältigung, den gesundheitlichen Ressourcen,
dem Kohärenzgefühl, dem Gesundheitsverhalten und den subjektiven Gesundheitsvorstellungen liegen (Kapitel 5). Nun wird die
Aufmerksamkeit von den gesunden mehr zu den kranken Menschen
gelenkt, es geht um das psychische Erleben von Krankheit und den
Umgang von Menschen mit einer schweren oder chronischen
Krankheit; die dargestellten Konzepte und empirischen Erkenntnisse werden sich auf das Krankheitsverhalten, die subjektiven
Krankheitstheorien, die Bewältigung von krankheitsbedingten
Belastungen und den sozialen und biographischen Kontext von
Krankheit konzentrieren (Kapitel 6). Nachdem die Kapitel 4, 5 und
6 vorwiegend allgemeine Bedingungen von Gesundheit und Krankheit formuliert haben, wird in Kapitel 7 ein stärker differenzieren-
der Blick eingeführt: Gesundheit und Krankheit werden im Kontext
des Lebenslaufs dargestellt; dabei werden die Phasen der Jugendalters und des Erwachsenenalters im Mittelpunkt stehen. Zentrale
Themen sind dabei die psychischen Belastungen und das Risikoverhalten von Jugendlichen, die Bedeutung von Gesundheit im Verlauf

des Erwachsenenalters, die gesundheitlichen Risiken und Ressourcen von erwachsenen Menschen sowie die unterschiedliche gesundheitliche Lage von Frauen und Männern. Kapitel 8 wird sich schließlich ausführlich mit der Anwendung gesundheitspsychologischer Erkenntnisse befassen und insbesondere gesundheitspsychologische Praxisansätze der Prävention und Gesundheitsförderung vorstellen; nach einer allgemeinen Einführung in ihre Ziele, Konzepte und Praxisansätze werden Schwerpunkte bei der Gesundheitsförderung in den Settings Betrieb, Schule und Gemeinde sowie bei der Gesundheitsförderung durch Gesundheitsberatung gesetzt.

2 Die Gesundheitspsychologie als wissenschaftliche Disziplin

2.1 Der Gegenstand und die Fragen der Gesundheitspsychologie

Beispiel 1. Wie kommt es, dass Menschen oft nach Belastungser-fahrungen krank werden? Stellen Sie sich zum Beispiel vor, Sie bereiten sich seit einigen Monaten unter starkem Arbeits- und Zeit-druck auf eine wichtige Prüfung vor. Nach dem erfolgreichen Abschluss der Prüfung, nachdem Sie eigentlich froh sein könnten, einen wichtigen Schritt Ihrer Ausbildung und eine schwierige und anstrengende Phase hinter sich zu haben, bekommen Sie eine ziem-lich heftige Grippe. Wie kommt das? Es entsteht eine eindeutig kör-perliche Erkrankung, aber als Ursache kommt neben der viralen Infektion auch ein psychisches Phänomen in Frage, welches wir all-tagssprachlich als Stress bezeichnen. Es ist eine der Grundfragen der Gesundheitspsychologie, wie leichte und schwere körperliche Krankheiten durch psychische Faktoren wie Stress mitbedingt sein können.

Beispiel 2. Warum rauchen Menschen, obwohl sie wissen, dass Rauchen ein beträchtliches Risiko darstellt und sie dadurch schwere und lebensbedrohliche Krankheiten wie Lungenkrebs oder Herzinfarkt erleiden können? Wir könnten uns die Antwort leicht machen, indem wir darauf verweisen, dass es immer Menschen geben wird, die das nicht verstehen oder denen das gleichgültig ist. Wir können das Problem aber auch als eine wissenschaftliche und psychologische Frage formulieren, nämlich welche Bedingungen dazu beitragen, dass Menschen ein gesundheitliches Risikoverhal-ten zeigen. Genau das macht die Gesundheitspsychologie: In einem ihrer zentralen Forschungsgebiete untersucht sie die Frage, welche psychischen Bedingungen verschiedene Risikoverhaltensweisen erklären können; mit dem besseren Erkennen motivationaler Pro-zesse hofft sie, Hinweise zu bekommen, wie sich das Verhalten wirksam verändern lässt.

Beispiel 3. Stellen Sie sich vor, Ihr Vater oder ein guter Kollege von Ihnen erleidet mit noch nicht einmal 50 Jahren einen Herzinfarkt, den er dank schneller Hilfe überlebt. Was geht dabei eigentlich in ihm und in seiner Familie vor? Wie verarbeitet er psychisch dieses massive Ereignis, wie geht er mit der lebensbedrohlichen Situation, mit den emotionalen Belastungen und den gesundheitlichen und sozialen Einschränkungen um? Bemüht er sich, aktiv zu seiner Genesung beizutragen, oder überlässt er die Behandlung dem medizinischen Personal? Diese und viele andere Fragen sprechen die psychosoziale Verarbeitung einer Krankheit an; sie sind zentrale Forschungsfragen der Gesundheitspsychologie, die auch große Bedeutung für die Praxis in der Behandlung und Rehabilitation von Herzerkrankungen haben können.

Beispiel 4. Fragen Sie sich jetzt bitte noch selbst, was in Ihnen vorgeht, wenn Ihr Vater oder Ihr langjähriger Arbeitskollege so schwer erkrankt ist. Wie gehen Sie in der Folge persönlich mit Ihrer Gesundheit um, welche Folgen hat das für die Einschätzung Ihres langjährigen Rauchens, Ihrer Belastungen im Beruf oder Ihres Übergewichtes. Damit sind wir bei einem vierten großen Forschungsthema der Gesundheitspsychologie: Wie und auf welchen subjektiven Grundlagen versuchen Menschen im Alltag, sich ihre Gesundheit zu erhalten? Erkenntnisse zu dieser Frage können mögliche Ansatzpunkte bringen, um Menschen zu einem gesundheitsgerechten Lebensstil zu motivieren und damit die Gesundheit in der Bevölkerung zu fördern.

In diesen vier Beispielen zeigen sich *zentrale Gegenstände der Gesundheitspsychologie.* Sie werden im Folgenden nochmals allgemein formuliert und systematisiert:

• Die Gesundheitspsychologie beschäftigt sich erstens mit den psychischen und sozialen Ursachen von organischen Krankheiten und möchte damit Erkenntnisse zur Ätiologie dieser Erkrankungen beitragen. Im Mittelpunkt steht dabei das psychische Erleben (d.h. Emotionen, Kognitionen, Stresserfahrungen), das Verhalten (z.B. Risikoverhalten, Gesundheitsverhalten, Bewältigungsverhalten), Merkmale der Persönlichkeit *(traits)*, soziale Beziehungen und Umwelten sowie jene psychophysiologischen Mechanismen, die erklären können, wie psychische Erlebensweisen zu körperlich-organischen Veränderungen beitragen.

• Die Gesundheitspsychologie untersucht zweitens aber auch die psychischen und sozialen Bedingungen von Gesundheit in einem umfassenden Sinn, d.h. wenn unter Gesundheit mehr verstanden wird als die Abwesenheit von Krankheit. Sie bezieht dabei insbesondere Einflüsse des psychischen Erlebens (Emotionen, kog-

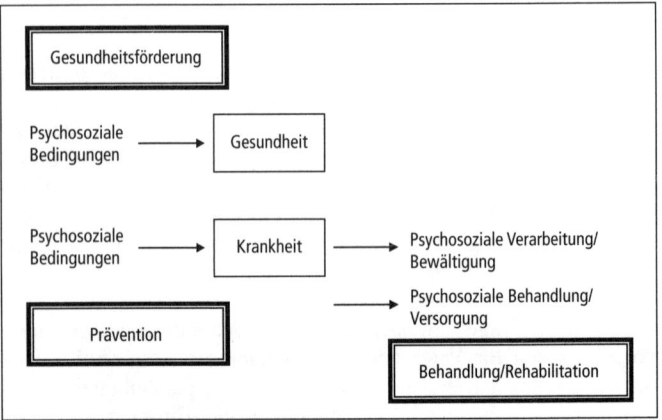

Abb. 2.1 Gegenstände der Gesundheitspsychologie: Grundfragen und Anwendungsfelder

nitive Vorstellungen, Motive), von Verhalten, Handlungen und Lebensweisen, von Merkmalen der Persönlichkeit sowie von sozialen Beziehungen und Lebenswelten mit ein.

- Die Gesundheitspsychologie befasst sich drittens mit den psychischen und sozialen Einflüssen auf den Krankheitsverlauf und mit den psychosozialen Folgen einer Krankheit. Dabei konzentriert sie sich vor allem auf das Krankheitserleben (d.h. auf Emotionen, Kognitionen, Belastungen), auf den Umgang mit der Krankheit *(coping)*, auf das krankheitsbezogene Verhalten sowie auf die sozialen Reaktionen, Interaktionen und Unterstützungen in der unmittelbaren Umwelt.

- Die Gesundheitspsychologie untersucht viertens die psychischen und sozialen Prozesse, die im Rahmen der professionellen Gesundheitsversorgung und bei der Behandlung von Krankheiten auftreten. Diese umfassen etwa das Erleben von Behandlungsmaßnahmen durch den Patienten, die soziale Interaktion und Kommunikation zwischen Patient und Arzt (oder anderen Professionellen), die Mitarbeit des Patienten im Behandlungsprozess und schließlich das Erleben (Stress) und Verhalten der Gesundheitsprofessionellen selbst im Rahmen ihrer beruflichen Tätigkeit.

- Die Gesundheitspsychologie versteht sich schließlich fünftens als Anwendungsfach, das aus den Erkenntnissen zu den genannten vier Fragekomplexen praktische Maßnahmen ableitet, durch-

führt und ihre Wirkungen evaluiert: Eine gesundheitspsychologische Praxis ist insbesondere zu verstehen als professionelles
Handeln, das schwerpunktmäßig im psychosozialen Bereich zur
Prävention von Krankheiten, zur Förderung von Gesundheit
sowie zur Behandlung und Rehabilitation von Krankheiten
erfolgt.

In Abb. 2.1 sind die Gegenstände der Gesundheitspsychologie
zusammenfassend dargestellt, die grundlegenden Fragestellungen
sind schematisch in Beziehung zu den Anwendungsfeldern gestellt.

2.2 Historische Wurzeln und interdisziplinäre Bezüge der Gesundheitspsychologie

2.2.1 Gesundheitspsychologie und Psychosomatik

Nun sind viele der oben gestellten Fragen nicht zum ersten Mal von
der Gesundheitspsychologie gestellt worden. Vielmehr verbergen
sich dahinter Grundfragen der Psychosomatik, die eine lange Tradition in den Wissenschaften haben. Das Leib-Seele-Problem kann
als eines der Grundprobleme der Philosophie betrachtet werden,
dem sich viele Denker gewidmet haben (vgl. Danzer, 1995). Das
mit dem französischen Philosophen des 17. Jahrhunderts, René
Descartes, verbundene erkenntnistheoretische Postulat einer Trennung von Leib und Seele (genauer eines Dualismus zwischen dem
Denken, der *res cogitans*, und der materiellen Welt, der *res extensa*)
führte dazu, dass sich die Wissenschaften entweder dem einen
oder anderen Feld widmeten; so hat sich zum Beispiel die naturwissenschaftliche Medizin seit dem 19. Jahrhundert voll auf die
Erforschung des menschlichen Körpers und seiner Krankheiten
konzentriert und dabei die seelischen Einflüsse weitgehend ausge-
klammert. Die Trennung von Körper und Seele lässt das Problem
entstehen, wie körperliche und seelische Vorgänge wieder zusam-
menkommen und wie sie aufeinander einwirken. Mit dem von
Heinroth bereits 1818 eingeführten Begriff der Psychosomatik wird
diese gegenseitige Beeinflussung von körperlichen und seelischen
Vorgängen explizit benannt. Mit der Psychosomatik wurde im be-
ginnenden 20. Jahrhundert eine wissenschaftliche Tradition be-

gründet, in der genau diese Fragen nach den wechselseitigen Beziehungen zwischen psychologischen, biologischen und sozialen Prozessen bei der Genese, dem Verlauf und der Behandlung von Krankheiten im Mittelpunkt stehen (vgl. Danzer, 1995). Die psychosomatische Medizin hat sich in der Praxis stark auf die psychotherapeutische Behandlung von psychosomatischen Krankheiten konzentriert und war vor allem in Westeuropa wesentlich von der Psychoanalyse geprägt. Innerhalb der Medizin blieb sie jedoch weitgehend ein randständiges Gebiet. Die psychosomatische Medizin erhob zwar immer wieder den Anspruch, einen Beitrag zur Erklärung aller Krankheiten zu leisten. In Deutschland entstanden daraus in den 1970er Jahren interessante Ansätze einer in die Medizin, vor allem in Fachgebiete wie die Innere Medizin, Gynäkologie oder Pädiatrie, stärker integrierten psychosomatischen Medizin (z.B. das »Ulmer Modell«) (vgl. Stössel, 1984). In der Folge wurde jedoch die psychosomatische Medizin wieder auf das Spezialgebiet von »psychosomatischen Krankheiten« zurückgedrängt und damit auf eine medizinische Teildisziplin begrenzt.

Die Psychologie als die Wissenschaft vom menschlichen Erleben und Verhalten geht davon aus, dass alle psychischen Prozesse auf körperlichen Grundlagen beruhen, d.h. die Existenz eines Gehirns, eines zentralen und peripheren Nervensystems usw. voraussetzen. Viele psychischen Phänomene sind so eng mit körperlichen Vorgängen verbunden, dass wir sie auch darüber erkennen können: Wer z.B. Angst empfindet, der wird oft selbst die seine Gefühle begleitenden körperlichen Veränderungen wahrnehmen, etwa Herzklopfen, Zittern, beschleunigte Atmung oder Schwitzen (und davon wird möglicherweise sein Gefühl verstärkt); über ihre körperlichen Begleiterscheinungen sind die Angstgefühle sogar von anderen Menschen beobachtbar. Aber alle Versuche, Emotionen in ihren Qualitäten durch die objektive Messung körperlicher Funktionen zu erfassen, sind letztlich gescheitert; psychische Phänomene lassen sich nicht auf körperliche Vorgänge reduzieren, sondern erfordern eine eigenständige Betrachtung. Allerdings steht die Psychologie dann vor dem umgekehrten Problem wie die Medizin, nämlich dass sie bei der Untersuchung psychischer Prozesse den Zusammenhang mit körperlichen Vorgängen tendenziell ausblendet. Wir kennen viele körperliche Vorgänge, die durch psychische Kräfte beeinflusst werden, und umgekehrt. Körperliche Beschwerden und Krankheiten wurden bereits früh mit psychischen Ursachen in Verbindung gebracht. Die psychosomatische Medizin baut ihre Theorien und Behandlungsansätze seit Sigmund Freud auf der Grundannahme auf, dass die Umwandlung (Konversion) psychischer Energie in körperliche Prozesse zur Entstehung von psychosomatischen Beschwerden und Krankheiten führen kann (von Uexküll, 1996). Aus der Geschichte der Heilkunst und aus der aktuellen medizinischen Praxis sind viele Beispiele für Heilungen dokumentiert, die rein körpermedizinisch nicht erklärlich sind: Die Wirkung von Placebos (Medikamente ohne Wirkstoffe) sowie von suggestiven und hypnotischen Techniken ist vielfach belegt (Totman, 1982). Und die moderne epidemiologische Gesundheitsforschung hat viele und solide Nachweise erbracht, dass die Entstehung vieler heute dominanter organischer Krankheiten durch Risikofaktoren bestimmt wird, die mit menschlichen Verhaltensweisen und damit mit psychischen Einflüssen verbunden sind. Wir stehen also heute vor der Situation, dass das Zusammenspiel von körperlichen und psychischen Prozessen eine allgemein akzeptierte und vielfach belegte Erkenntnis ist, dass aber die wissenschaftlichen Disziplinen immer noch so ausgerichtet sind, dass sie sich entweder auf die eine oder die andere Seite konzentrieren. Das erschwert natürlich weitere Erkenntnisse über dieses psycho-somatische Geschehen.

2.2.2 Die Entwicklung der Gesundheitspsychologie als psychologische Teildisziplin

Die Gesundheitspsychologie etablierte sich als Wissenschaft seit etwa den 1980er Jahren und begann zunächst in den USA. Sie breitete sich vor allem im angloamerikanischen Bereich rasch aus und wuchs zu einer wichtigen Teildisziplin der Psychologie heran (Stone, Cohen & Adler, 1979; Matarazzo, 1980; Taylor, 1987). Die erste Phase dieser neuen Entwicklung ist geprägt durch intensive Forschungsaktivitäten, dem Entstehen eigener Fachzeitschriften und Lehrbücher sowie einer schnellen Diffusion von Wissen in die psychologische Praxis. Die im Jahr 1978 gegründete Division 38 »Health Psychology« der »American Psychological Association« (APA) hat inzwischen bereits über 6000 Mitglieder. Vergleichbare Entwicklungen gab es dann zeitlich versetzt auch in Europa: 1986 wurde die »European Health Psychology Society« (EHPS) gegründet, die jährlich gut besuchte Kongresse veranstaltet und von Forschungsgruppen aus vielen Ländern getragen wird. Neue Zeitschriften wurden gegründet (»Psychology and Health«, »Journal of Health Psychology«), die den Stand der sich schnell entwickelnden

Erkenntnisse dokumentieren. In Deutschland wurde 1992 eine eigene Fachgruppe »Gesundheitspsychologie« im Rahmen der Deutschen Gesellschaft für Psychologie gegründet, die eigene Tagungen organisiert und seit 1993 die Fachzeitschrift »Zeitschrift für Gesundheitspsychologie« herausgibt. Bald entstanden erste Lehrbücher (Schwarzer, 1990/1997; Schwenkmezger & Schmidt, 1994), die einen Überblick über wichtige Forschungsgebiete der Gesundheitspsychologie geben.

Was waren nun die *Gründe für die Entstehung* dieser neuen Teildisziplin? Im Wesentlichen können drei Entwicklungen angeführt werden:

- Empirische Ergebnisse, die den Einfluss von psychischen Faktoren auf organische Krankheiten belegen, häuften sich in einem Maße, dass sie nicht mehr zu übersehen waren. Jene Krankheiten, die zu den Haupttodesursachen in den Industrieländern gehören, sind alle mitbedingt durch menschliches Verhalten, und die Erklärung dieses Verhaltens ist ein zentraler Gegenstand der Psychologie.
- Gleichzeitig wuchs in der Bevölkerung und in Fachkreisen das Unbehagen an einem Gesundheitssystem, das organmedizinisch ausgerichtet ist, hohe Kosten verursacht, zunehmend Probleme in der gesundheitlichen Versorgung hat und unzufriedene Patienten zurücklässt. Die zunehmende Kritik am biomedizinischen Krankheitsmodell führte zu Forderungen nach einem wissenschaftlichen Paradigmenwechsel in Richtung eines biopsychosozialen Krankheitsmodells. Die von der Weltgesundheitsorganisation (WHO) initiierte Diskussion um einen positiven Gesundheitsbegriff und die von ihr angestoßene Bewegung einer Gesundheitsförderung gingen sogar noch einen Schritt weiter. In beiden Richtungen wurde ein psychologischer Beitrag zu Gesundheit und Krankheit als zentral und unverzichtbar gesehen.
- Die Einsicht, dass sich verhaltens- und stressbedingte Risikofaktoren potentiell durch psychologische Interventionen verändern lassen und damit Krankheiten zu verhindern wären, begründete einen deutlichen Bedarf nach psychologischen Ansätzen in der Prävention. Zunehmend setzte sich die Erkenntnis durch, dass viele Gesundheitsprobleme sowie die Behandlung und der Verlauf vieler Krankheiten durch psychische Faktoren beeinflusst werden und dass die Aufnahme psychologischer Interventionen in der Gesundheitsversorgung nicht nur angemessen, sondern auch kostenreduzierend ist; sie führte zum Beispiel schon früh zu

psychologischen Ansätzen in der Behandlung von Schmerzen, in der Vorbereitung auf medizinische Eingriffe oder in der Betreuung von Krebskranken (vgl. Taylor, 1987).

Die Tatsache, dass es bereits etablierte Teildisziplinen der Psychologie gibt, die sich wie die Klinische Psychologie oder die Medizinische Psychologie mit Fragen von Gesundheit und Krankheit befassen, lässt natürlich die Frage aufkommen, ob wir eine neue Disziplin wie die Gesundheitspsychologie überhaupt brauchen. Die wesentliche Begründungslinie liegt darin, dass die Gesundheitspsychologie den Anspruch hat, Gesundheit und Krankheit aus einer umfassenden Perspektive als körperliches, psychisches und soziales Phänomen zu thematisieren, und damit über die bisherigen wissenschaftlichen Bearbeitungen hinausgeht. Im Unterschied zur Klinischen Psychologie, die sich primär auf die Entstehung und Behandlung von psychischen Störungen und Krankheiten konzentriert, geht es der Gesundheitspsychologie ganz wesentlich um körperliche Krankheiten und um Gesundheit in einem positiven, ganzheitlichen und biopsychosozialen Sinne. Im Unterschied zur Medizinischen Psychologie, entstanden als Nebenfach im Rahmen des Studiums der Medizin, die sich hauptsächlich auf psychologische Phänomene im Umfeld der Medizin und des Behandlungssystems bezieht, geht es der Gesundheitspsychologie auch um Prozesse außerhalb des professionellen Systems mit starkem Schwerpunkt im Bereich der Prävention. Die Gesundheitspsychologie ist somit von ihrem Gegenstandsverständnis breiter als andere Teildisziplinen, sie setzt andere und gegenüber der Medizin eigenständigere Akzente. Die zukünftige Entwicklung wird zeigen, ob sie diesen Anspruch auch einlösen kann und damit innerhalb der *Scientific Community* und auf dem Arbeitsmarkt bestehen kann.

Etwas früher als die Gesundheitspsychologie hatte sich vor allem im angloamerikanischen Bereich die Verhaltensmedizin *(Behavioral Medicine)* etabliert. Sie definierte sich als interdisziplinäres Feld, »das im Bereich von Verhaltenswissenschaften und Biomedizin Wissen und Methoden über Gesundheit und Krankheit entwickelt und integriert, und dieses Wissen und diese Methoden in der Prävention, Diagnostik, Behandlung und Rehabilitation anwendet« (Matarazzo, 1980, S. 812). Die Verhaltensmedizin setzt ihre Schwerpunkte auf das Verhalten, auf Methoden der Verhaltensänderung und auf medizinisch definierte Störungen und Krankheiten. Ihre zentralen Arbeitsgebiete liegen in der neurophysiologischen und psychoneuroimmunologischen Grundlagenforschung sowie in

Praxisfeldern wie der Modifikation von Risikoverhaltensweisen, der Behandlung von Schmerzzuständen oder der Vorbereitung von Patienten auf medizinische Eingriffe. Auch im Unterschied zur Verhaltensmedizin ist die Gesundheitspsychologie von ihrem Gegenstand her breiter, weil sie über medizinisch definierte Störung hinausgeht, sie ist nicht auf den Verhaltensbegriff beschränkt und überwiegend in der psychologischen Disziplin verankert.

2.2.3 Gesundheitspsychologie im Rahmen der Gesundheitswissenschaften

Zeitgleich zur Etablierung einer Gesundheitspsychologie haben sich ähnliche Entwicklungen auch in anderen gesundheitsbezogenen Disziplinen wie in der Medizinsoziologie, in der Sozialmedizin oder in den Sport- und Bewegungswissenschaften vollzogen. Vor dem Hintergrund des in allen Industrieländern vorherrschenden Spektrums an chronisch-degenerativen Krankheiten, eines zunehmend biopsychosozialen Verständnisses von Gesundheit und Krankheit, der erkannten Probleme eines kurativ ausgerichteten Gesundheitssystems und des Bedarfs einer Stärkung von Prävention und Rehabilitation sind nun auch in den deutschsprachigen Ländern interdisziplinär orientierte Gesundheitswissenschaften entstanden (vgl. Hurrelmann & Laaser, 1998; Schwartz et al., 1998; Kolip, 2002; Waller, 2002). Sie vollziehen damit eine Entwicklung nach, die im angloamerikanischen Bereich als »*Public Health*« bereits seit den 1920er Jahren existiert. Als zentrale Aufgaben von *Public Health* werden die wissenschaftliche Auseinandersetzung mit der Gesundheit in der Bevölkerung gesehen und in einer entsprechenden Gestaltung der Gesundheitsversorgung und Gesundheitspolitik, insbesondere in den Bereichen der Prävention und Gesundheitsförderung sowie in der Optimierung des Gesundheitssystems. Die Gesundheitswissenschaften sind als notwendige Ergänzung und nicht als Konkurrenz zur primär klinisch an Krankheiten ausgerichteten Medizin zu verstehen. Zu den Gesundheitswissenschaften gehören Disziplinen wie die (Sozial-)Epidemiologie, die Sozialmedizin, die Medizinsoziologie, die Gesundheitsökonomie und die Politologie, aber natürlich auch die Gesundheitspsychologie, soweit sie einen Beitrag zur Lösung dieser Fragen liefert. Als gemeinsame konzeptionelle Basis dieser Fächer kann das biopsychosoziale Krankheitsmodell gesehen werden. Wesentliches Kennzeichen dieser fachlichen Entwicklung ist ihre Interdisziplinarität. Ihr liegt die allmählich wachsende Einsicht zugrunde, dass das große Feld von Gesundheit und Krankheit nicht von einer Disziplin allein bearbeitet werden kann, sondern die Zugänge vieler Disziplinen und ihre Zusammenarbeit verlangt. In Deutschland wurde von der Bundesregierung seit Beginn der 1990er Jahre mehr als ein Jahrzehnt die *Public Health*-Forschung gefördert, um sie internationalen Standards anzunähern. Es entstanden Forschungsverbünde, die regional organisiert waren und die neben wissenschaftlichen Erkenntnissen auch neue Strukturen für die Forschung und Lehre in *Public Health* schaffen sollten. Aus dieser Förderung entstanden neben Forschungseinheiten auch neue Studiengänge und eine bessere Vernetzung mit Institutionen der Gesundheitspraxis. In der Anwendung zielen die Gesundheitswissenschaften vor allem auf die Verbesserung des Gesundheitssystems sowie auf die Prävention und Gesundheitsförderung.

Abb. 2.2 fasst die Gegenstände der Gesundheitspsychologie in ihren interdisziplinären Bezügen und in ihren Abgrenzungen zu anderen psychologischen Teildisziplinen nochmals im Überblick zusammen.

Gegenstände der Gesundheitspsychologie im Verhältnis zu anderen Disziplinen

- **Klinische Psychologie:**
  Entstehung und Behandlung psychischer Störungen

- **Medizinische Psychologie:**
  psychologische Fragen/Maßnahmen innerhalb Medizin

- **Verhaltensmedizin:**
  Verhalten und biomedizinisch bestimmte Krankheiten

- **Psychosomatik:**
  Behandlung von psychosomatischen Krankheiten

- **Gesundheitswissenschaften:**
  Gesundheit und Krankheit in der Bevölkerung; bio-psychosoziales Modell

- **Gesundheitspsychologie:**
  Gesundheit und körperliche Krankheiten; Prävention und Gesundheitsförderung

  Gesundheit und psychische Prozesse auch außerhalb Medizin

  geht über Verhalten und biomedizinische Störungen hinaus

  mehr Prävention und Gesundheit im Alltag

  primär psychologische Fragen von Gesundheit und Krankheit

Abb. 2.2 Gesundheitspsychologie im Verhältnis zu anderen Disziplinen

2.3 Gesundheit und Krankheit als Grundbegriffe von Gesundheitspsychologie und Gesundheitswissenschaften

Bevor wir in die wissenschaftlichen Fragen der Gesundheitspsychologie näher einsteigen, müssen zunächst Grundbegriffe geklärt werden, insbesondere ist die Bedeutung von Gesundheit und Krankheit zu bestimmen.

2.3.1 Der Laienbegriff von Gesundheit und Krankheit

Zum Einstieg sollen die Leser dazu anregt werden, sich durch zwei einfache Übungen für das Thema zu sensibilisieren:

1. Überlegen Sie sich doch bitte kurz, was es für Sie persönlich bedeutet, wenn Sie gesund sind! Wann fühlen Sie sich gesund? Notieren Sie sich dazu einige Stichwörter auf einem Blatt Papier, um Ihre Überlegungen festzuhalten! (Legen Sie dieses Blatt weg, bevor Sie die nächste Übung beginnen.)

2. Erinnern Sie sich jetzt bitte an eine Krankheit, die Sie vor nicht allzu langer Zeit erlebt haben; es kann eine einfache Grippe oder auch ein gravierenderes Gesundheitsproblem sein. Versuchen Sie, sich diese Situation möglichst genau ins Gedächtnis zu rufen, und fragen Sie sich dann: Was habe ich bei diesem Kranksein erlebt, wie habe ich mich gefühlt, was war wichtig für mich, was nicht? Auch bei dieser Übung wäre es gut, wenn Sie sich die wichtigsten Punkte anschließend auf einem Blatt Papier notieren würden!

Die Gesundheitspsychologie beschäftigt sich – wie der Name sagt – aus einer wissenschaftlichen und psychologischen Sicht mit der Gesundheit von Menschen. Was aber meint Gesundheit? – Es ist gar nicht so einfach, genau zu bestimmen, was Gesundheit bedeutet. Das geht Laien ebenso wie Experten, die sich bisher nicht auf einen einheitlichen Gesundheitsbegriff einigen konnten. Leichter fällt es uns in der Regel, Krankheiten mit ihren konkreten Beschwerden zu beschreiben. Wenn wir uns gesund fühlen, dann ist das so selbstverständlich, dass wir es oft gar nicht bemerken. Dennoch haben die meisten Menschen eine Vorstellung von Gesundheit und Krankheit (vgl. Kap. 5). Wir sprechen vom Laienbegriff von Gesundheit, weil er von medizinisch nicht ausgebildeten Menschen vertreten wird; dieser ist zu unterscheiden vom Expertenbegriff, den Wissenschaft-

ler oder Fachleute aus der Medizin oder anderen Gesundheitsberufen verwenden. Die Begriffe Gesundheit und Krankheit sind wechselseitig aufeinander bezogen, und im Grunde sind sie kaum zu
trennen. Manchmal werden sie als einfache Gegensätze betrachtet:
Wer nicht krank ist, der ist gesund – und umgekehrt. Aber wir
werden sehen, dass diese Vorstellung zu vereinfachend ist.

Von der etymologischen Wortbedeutung her ist »krank« mit
»schwach« (mhd. *kranc*) und mit »kraftlos werden« (ahd.
chrancholon) assoziiert. »Gesund« hat dagegen in der deutschen
Sprache den Bedeutungsgehalt von »mächtig« und »stark«. Im englischen Begriff *»health«* steckt zudem über das altenglische *»hale«*
(= *whole*) auch die Bedeutung von »ganz«, das korrespondiert mit
dem damit verwandten deutschen »heil«. Im Gegensatz zur deutschen Sprache differenziert das Englische mehrere Bedeutungs-
varianten von Krankheit: Mit *»disease«* wird der medizinische
Fachbegriff, mit *»illness«* das Erleben eines kranken Menschen und
mit *»sickness«* eher seine soziale Situation beschrieben. Eine interessante Variante findet sich im englischen *»dis-ease«*, das als positiven Gegensatz die Silbe *»ease«* enthält, damit Gesundheit auch
die Bedeutungsvariante von »sorglos«, »leicht« oder »mühelos«
zuschreibt. Aus diesen ersten begrifflichen Annäherungen über die
etymologischen sprachlichen Wurzeln wird zunächst deutlich, dass
die Begriffe Gesundheit und Krankheit verschiedene Bedeutungsa-
spekte aufweisen, die sich nicht in wissenschaftlichen Definitionen
erschöpfen.

Sprache als kulturelles Produkt drückt immer aus, wie die Wirklichkeit sozial hergestellt wird. Eine Sprache ist aber kein starres
Regelsystem, sondern sie ist lebendig und immer in Bewegung.
Gesundheit und Krankheit können somit als soziale Konstruktionen
der Wirklichkeit verstanden werden, sowohl im Alltag als auch in
den Wissenschaften. Die Begriffe sind in einem sozialen Kontext
entstanden und werden darin auch wieder verändert; sie strukturieren als Denkfolien die Wahrnehmung der Wirklichkeit durch den
Einzelnen. Es lässt sich zeigen, dass die Sichtweisen von Gesundheit und Krankheit einem historischen Wandel unterliegen (Herzlich & Pierret, 1991), jede historische Epoche hat ihr Menschenbild, aber auch ihr eigenes Bild von Gesundheit und Krankheit;
unsere heutigen Vorstellungen sind nur eine Momentaufnahme der
Geschichte. Zudem sind im Gesundheits- und Krankheitsverständ-
nis deutliche soziokulturelle Unterschiede zu erkennen (Kleinman,
1988). Die Vorstellungen über Gesundheit sind somit auch abhängig vom vorherrschenden Denksystem einer Gesellschaft, Kultur

oder Epoche. Wir werden uns später (vgl. Kap. 5) noch ausführlich damit beschäftigen, was Laien oder die Menschen im Alltag an Vorstellungen von Gesundheit und Krankheit vertreten. Zunächst wenden wir uns jedoch den wissenschaftlichen Begriffen von Krankheit und Gesundheit zu.

2.3.2 Der Expertenbegriff von Krankheit

Krankheit oder – genauer gesagt – eine Fülle von verschiedenen Krankheiten sind Gegenstand der Medizin als Wissenschaft und Praxis: Die medizinische Disziplin ordnet die körperlichen oder psychischen Beschwerden von Menschen unterschiedlichen Krankheitskategorien zu; diese sind dann als Symptome einer Krankheit zu werten. Es ist die Aufgabe der medizinischen Diagnostik, aus der Messung unterschiedlicher somatischer Parameter und der Abwägung ihrer Ergebnisse möglichst zuverlässig die Diagnose einer Krankheit vorzunehmen; diese erlaubt dann Aussagen über den Verlauf und über die Behandlungsmöglichkeiten einer Krankheit. Alle Krankheiten werden heute in allgemein akzeptierte, international normierte Klassifikationssysteme eingeordnet, die aufgrund neuer Erkenntnisse immer wieder revidiert werden. Das am meisten verbreitete System ist die ICD *(International Classifikation of Diseases)*, in den USA wird das DSM *(Diagnostic and Statistical Manual)* in der jeweils aktuellen Version verwendet. Im medizinischen Denkmodell wird Krankheit im Allgemeinen etwa so verstanden, wie es im Pschyrembel, dem verbreiteten Wörterbuch der Medizin, formuliert wurde:

»Krankheit ist eine Störung der normalen Funktionen der Organe oder Organsysteme des Körpers« (Pschyrembel,1975, S. 653).

Oder etwas aktueller und differenzierter:
Krankheit bedeutet »*... im weiteren Sinn Fehlen von Gesundheit, im engeren Sinn Vorhandensein von subjektiv empfundenen bzw. objektiv feststellbaren körperlichen, geistigen bzw. seelischen Veränderungen bzw. Störungen*« (Pschyrembel, 1990, S. 900).

Das biomedizinische Krankheitsmodell betrachtet nach dem amerikanischen Sozialmediziner George Engel (1979), einem ihrer wichtigsten Kritiker,

»... Krankheit durch Abweichungen von der Norm messbarer biologischer (somatischer) Variablen als vollständig erklärt« (S. 66).

Der Klassiker der Medizinsoziologie Talcott Parsons hat dagegen eine soziologische Definition von Krankheit vorgelegt, indem er sie als die Unfähigkeit eines Menschen bezeichnet, seine sozialen Rollen zu erfüllen; Krankheit kann somit auch als Form abweichenden Verhaltens verstanden werden:

> »Zusammenfassend können wir die Krankheit als einen Zustand der Störung des ‚normalen‘ Funktionierens des Menschen bezeichnen, sowohl was den Zustand des Organismus als auch was seine individuellen und sozialen Anpassungen angeht« (Parsons 1958, S. 12).

Krankheit impliziert somit immer Störungen im Organismus, die als Abweichung von einer Norm definiert werden können und objektiv messbar sind. Krankheit hat zudem eine soziale Bedeutung, die primär mit der fehlenden Funktionsfähigkeit im sozialen System verbunden wird und damit auch als Abweichung von sozialen Normen zu verstehen ist. Krankheit ist schließlich psychisch erlebbar in Form der wahrgenommenen Schmerzen und Beschwerden, der damit verbundenen Ängste, Belastungen und sonstiger Gefühle sowie der Bemühungen der Betroffenen, diese körperlichen und psychischen Veränderungen zu bewältigen.

2.3.3 Der Expertenbegriff von Gesundheit

Der Expertenbegriff von Gesundheit ist noch schwieriger zu fassen. Die vorgeschlagenen Definitionen variieren stark, und es ist bis heute kein Konsens über eine wissenschaftliche Definition von Gesundheit in Sicht. In der Medizin zeigt sich kaum eine ernsthafte Auseinandersetzung mit der Frage nach der Gesundheit, ihr Gegenstand ist die Krankheit. In der Regel bringt man es auf die einfache und pragmatische Formel: Gesundheit ist die Abwesenheit einer Krankheit; Menschen sind dann als gesund zu bezeichnen, wenn bei ihnen keine Krankheit vorliegt (d.h. medizinisch zu diagnostizieren ist).

Die Versuche, Gesundheit auch positiv zu definieren, sind zahlreich und kommen aus unterschiedlichen theoretischen Richtungen. Am bekanntesten ist wohl die Definition der Weltgesundheitsorganisation WHO geworden:

> »Gesundheit ist der Zustand eines vollkommenen körperlichen, seelischen und sozialen Wohlbefindens und nicht nur die Abwesenheit von Krankheit und Gebrechen« (WHO, 1948)

Diese Definition löste kontroverse Diskussionen aus: Die Kritik machte sich vorwiegend an ihrem utopischen Charakter fest, der vor allem im Adjektiv »vollkommen« zum Ausdruck kommt. Andererseits wird die Bestimmung von Gesundheit auf drei Ebenen, körperlich, psychisch und sozial, als wegweisend eingeschätzt; auch der Begriff des »Wohlbefindens« wurde später in vielen neueren Bestimmungen wieder aufgegriffen, scheint also zentral zu sein, wenn auch nicht ausreichend.

Auf der soziologischen Ebene ist wieder Parsons anzuführen, der Gesundheit definiert als

»Zustand der optimalen Leistungsfähigkeit eines Individuums für die Erfüllung der Aufgaben und Rollen, für die es sozialisiert wurde« (Parsons 1968, S. 344).

Im Sozialversicherungsrecht wird Gesundheit als die Arbeits- und Erwerbsfähigkeit einer Person verstanden.

Eine Definition von Gesundheit aus einer systemtheoretischen Perspektive könnte mit Heim und Willi (1986) wie folgt aussehen:

»Im Zustand der Gesundheit befinden sich die biologischen und psychischen Systeme eines Individuums in einem harmonischen Gleichgewicht, das auch den Austausch mit den ökologischen Systemen (physikalisch, biologisch, psychisch und sozial) gewährleistet. Das gesunde Individuum verfügt über Reserven und Ressourcen (›Potential‹), die es ihm erlauben, ein gestörtes Gleichgewicht innerhalb der erwähnten Systeme wieder herzustellen« (S. 286).

Viele Bestimmungen von Gesundheit enthalten die Idee eines Gleichgewichtes bzw. einer Balance zwischen dem Organismus/Individuum und der Umwelt (ökologisches System), das – da sich beide in ständiger Veränderung befinden – immer wieder neu hergestellt werden muss.

Die lange Diskussion um eine wissenschaftliche Bestimmung von Gesundheit zeigt, dass diese immer nur im Rahmen des jeweiligen Denkparadigmas vorgenommen werden kann. Das Streben nach einer einheitlichen Definition von Gesundheit ist vermutlich eine Illusion. Je nach theoretischer Perspektive finden sich ganz unterschiedliche Bestimmungen von Gesundheit.

Statt den vielen Definitionen noch eine neue hinzuzufügen, werden hier einige notwendige *Bestimmungsstücke von Gesundheit* zusammengetragen, die das Phänomen »Gesundheit« von verschiedenen Seiten her umschreiben können, ohne es festzulegen:

- Gesundheit ist ein ganzheitliches Phänomen, das sich auf einer körperlichen, psychischen und sozialen Ebene beschreiben lässt;
- Gesundheit kann zunächst als ein körperlicher und/oder psychischer Zustand des Individuums verstanden werden, der sich sowohl positiv als auch negativ bestimmen lässt, durch das Vorhandensein oder Fehlen von Merkmalen;
- Gesundheit lässt sich durch objektive Parameter messen und beschreiben, sie drückt sich aber auch im subjektiven Erleben aus, d.h. sie ist vom Individuum – bei entsprechenden Bemühungen – wahrnehmbar und damit subjektiv beschreibbar;
- das Erleben von Gesundheit verweist zunächst auf die subjektive Befindlichkeit einer Person, die sich körperlich und psychisch ausdrücken kann und meist als körperliches Wohlbefinden oder als psychisches Wohlbefinden beschrieben wird;
- Gesundheit umfasst neben dem Befinden aber auch das Handlungspotential einer Person: Gesundheit kann als allgemeine Voraussetzung für Lebensaktivitäten verstanden werden; ein gesunder Mensch ist nicht nur handlungsfähig in seinem Alltag, sondern er ist auch leistungsfähig in Bezug auf die an ihn gestellten Anforderungen;
- Gesundheit ist eine soziale Konstruktion: Sie wird im sozialen Kontext auf der Grundlage herrschender Lebensvorstellungen bestimmt und hängt ab von den Anforderungen, die eine Gesellschaft in einer bestimmten historischen Epoche an ihre Mitglieder stellt;
- Gesundheit ist keineswegs statisch, sondern dynamisch, sie muss somit immer auch als Prozess verstanden werden: Gesundheit ist zwar als ein Zustand beschreibbar, sie wird dabei aber nur in der Bewegung »festgestellt«. Sie variiert in zeitlich kurzen und längeren Verläufen (von Tag zu Tag, von Lebensphase zu Lebensphase). Wenn Gesundheit auf der Grundlage einer ständigen dynamischen Interaktion zwischen Person (Organismus) und ihrer (sozialen, ökologischen) Umwelt verstanden wird, dann muss sie vom Organismus immer wieder aktiv hergestellt werden, impliziert somit auch die Fähigkeit, eine Balance herzustellen. Gesundheit kann dann als dynamisches Gleichgewicht beschrieben werden.
- Gesundheit impliziert Normen, an denen sie gemessen wird. In den Gesundheitsbegriffen sind verschiedene Normen enthalten, die wie folgt zu unterscheiden sind: Eine Ideal-Norm von Gesundheit, wie sie etwa in der WHO-Definition zum Ausdruck kommt; eine soziale Norm von Gesundheit, insofern sie soziale

Erwartungen enthält, an denen sich das Individuum orientieren soll; eine funktionale Norm von Gesundheit, die sich etwa an Kriterien der Arbeits- und Leistungsfähigkeit messen lässt; eine statistische Norm von Gesundheit, die sich an einer Normalverteilung von Werten orientiert, die in der Mehrheit der Bevölkerung vorliegen (z.B. den medizinisch festgelegten Normbereichen des Cholesterinspiegels im Blut oder des Blutdrucks).

• Gesundheit und Krankheit sind aufeinander bezogen; sie stehen in Kontrast, schließen sich aber nicht aus: Man kann krank sein, sich dabei aber gesund fühlen, und umgekehrt. Es kann sogar ein wesentliches Kennzeichen von Gesundheit sein, wie eine Person oder ein Organismus mit Störungen umgehen. Die gängige dichotome Aufteilung zwischen zwei sich wechselseitig ausschließenden Zuständen – Gesundheit oder Krankheit – wird zunehmend als nicht mehr angemessen betrachtet. Denn der Übergangsbereich zwischen Gesundheit und Krankheit ist breit und fließend. Im Modell der Salutogenese wird eine Konzeption von Gesundheit vorgeschlagen, bei der alle Menschen – ob gesund oder krank – auf einem multidimensionalen Kontinuum zwischen den beiden Extrempolen von maximaler und minimaler Gesundheit zu verorten sind und bei der dann ihre Bewegungen auf dem Kontinuum zu erklären sind (vgl. Kap. 3).

2.4 Gesundheitspsychologische Forschungsansätze und -methoden

Die Gegenstände von Gesundheit und Krankheit sind – wie wir gerade sahen – mehrdimensional, und die skizzierten Fragen von Gesundheitspsychologie und Gesundheitswissenschaften sind sehr komplex. Sie verbinden körperliche, psychische und soziale Prozesse und stellen daher große Herausforderungen für wissenschaftliche Zugänge dar. Die Fragestellungen erfordern eine exakte empirische Methodik, die einer Disziplin wie der Psychologie zur Verfügung steht. Um die Anwendung von empirischen Erkenntnissen zu verbessern, ist jedoch eine stärkere theoretische Integration von Forschungsergebnissen und die empirisch begründete (Weiter-)Entwicklung von komplexen theoretischen Modellen notwendig. Gerade die Mehrdimensionalität des Gegenstandes spricht für eine stärkere interdisziplinäre Orientierung, als sie in der Psychologie bisher üblich ist; dazu muss auch das methodische Instrumentarium entsprechend erweitert werden. Viele Fragen betreffen mehrere Disziplinen gleichzeitig wie die Medizin, die Psychologie und die Soziologie. Die wissenschaftstheoretischen Grundlagen dieser Disziplinen bewegen sich aber teilweise in der naturwissenschaftlichen, teilweise in der sozialwissenschaftlichen Tradition, gelegentlich auch in der geisteswissenschaftlichen. Da die jeweiligen Forschungstraditionen und Fachsprachen dieser Disziplinen zum Teil sehr verschieden sind und lange Zeit getrennte Entwicklungen stattfanden, ist die interdisziplinäre Kooperation nicht einfach, aber in Zukunft dringend notwendig.

In der Gesundheitspsychologie dominieren *Forschungsansätze*, die auch in anderen Teilbereichen der Psychologie bereits eine längere Tradition haben (vgl. Schwenkmezger & Schmidt, 1994). Insbesondere verhaltenswissenschaftliche und kognitionswissenschaftliche Ansätze sind heute weit verbreitet; sie übernehmen etwa Theorien aus der Sozial- oder Kognitionspsychologie zur Erklärung von gesundheitsbezogenem Verhalten (vgl. Schwarzer, 1996). Eine zweite große Tradition der Gesundheitspsychologie stellt die Stress- und Bewältigungsforschung dar. Ansätze der Stressforschung waren vor allem in der Klinischen Psychologie und der Emotionspsychologie (vgl. Lazarus, 1993) zuhause, sie werden nun aber zunehmend auf gesundheitspsychologische Fragen angewendet. Drittens hat die Psychophysiologie einen großen Stellenwert in der Gesundheitspsychologie, weil es immer auch um die Erklärung von physiologischen Prozessen und Störungen geht, insbesondere um die Verbindung von psychischen Phänomenen mit kardiovaskulären, endokrinen, immunologischen oder neuromuskulären Prozessen. Viertens spielen in der Gesundheitspsychologie auch Forschungsansätze und Theorien der Persönlichkeitspsychologie und Entwicklungspsychologie eine sehr wichtige Rolle, weil sie erlauben, die individuellen und altersmäßigen Unterschiede in den psychischen Determinanten von Gesundheit stärker zu berücksichtigen. Fünftens hat sich über die Psychologie in ihren Hauptströmungen hinaus in der Gesundheitspsychologie aber auch eine sozialwissenschaftliche Tradition etabliert, die stärker mit Konzepten wie Subjekt, Handlung und Lebenswelt arbeitet und eine gewisse Nähe zum sozialen Konstruktivismus aufweist (vgl. Marks et al., 2000). Diese Perspektive kritisiert den Versuch, empirisch eine »objektive Realität« abzubilden, und betont dagegen die Prozesse der Herstellung von »Wirklichkeiten« durch subjektive Bedeutungen und soziale Konstruktionen. In dieser Tradition werden heute auch vielfach sozialwissenschaftliche Theorien und Methoden einbezogen.

Die Frage nach den angemessenen *Forschungsmethoden* muss immer von ihrem Gegenstand her begründet werden. Die Tendenz, dass methodische Entscheidungen vor und unabhängig von einer inhaltlichen Klärung getroffen werden, ist in vielen Gebieten der Psychologie, auch in der Gesundheitspsychologie zu beobachten. Fragestellungen der Gesundheitspsychologie erfordern aber eine Pluralität methodischer Ansätze, die sowohl aus einer naturwissenschaftlichen als auch aus einer sozialwissenschaftlichen Tradition kommen können. Die gesundheitspsychologischen Forschungsmethoden reichen heute von experimentellen Untersuchungen, über Fragebogen- und Interviewstudien bis hin zu Beobachtungsstudien; dabei werden experimentelle und quasiexperimentelle Forschungsdesigns, Fall-, Querschnitts- und Längsschnittsstudien sowie Interventions- und Evaluationsstudien angewendet (Schwarzer, 1997; Marks et al., 2000). Neben den in der Psychologie vorherrschenden quantitativen Methoden werden heute in der Gesundheitspsychologie zunehmend auch qualitative Forschungsansätze eingesetzt; sie sind von den Gegenständen und Fragen her gut begründet und können insbesondere zur theoretischen Weiterentwicklung der Disziplin beitragen (vgl. Faltermaier, 1997; Murray & Chamberlain, 1999). In den folgenden Kapiteln werden Studien aus unterschiedlichen Forschungstraditionen und mit einer Pluralität von methodischen Ansätzen dargestellt.

Zusammenfassung

Das Kapitel beschreibt die Gesundheitspsychologie als wissenschaftliche Disziplin: Es skizziert die Gesundheitspsychologie von ihren Gegenständen her, fragt nach ihren historischen Wurzeln und interdisziplinären Bezügen, klärt wichtige Grundbegriffe der Disziplin und beschreibt schließlich ihre zentralen Forschungsansätze und Forschungsmethoden.

Die Gesundheitspsychologie beschäftigt sich vor allem mit folgenden Fragen: mit den psychischen und sozialen Ursachen von organischen Krankheiten, mit den psychosozialen Bedingungen von Gesundheit, mit den psychischen und sozialen Prozessen, die mit Krankheit und ihrem Verlauf sowie mit der Behandlung und Versorgung kranker Menschen im Gesundheitssystem verbunden sind, schließlich mit der fachlich qualifizierten Anwendung psychologischer Erkenntnisse in den Praxisfeldern von Prävention und

Gesundheitsförderung, von Behandlung und Rehabilitation von Krankheiten.

Die Gesundheitspsychologie ist eine noch junge Disziplin, die mit etwa 25 Jahren zwar eine kurze Geschichte hat, aber eine schnelle und produktive Entwicklung nahm. Die Fragen, die sie stellt, sind nicht neu; sie basieren auf der langen wissenschaftlichen Tradition der Psychosomatik, welche sich theoretisch, empirisch und praktisch mit den Zusammenhängen zwischen psychischen und körperlichen Prozessen auseinander gesetzt hat. Gründe für das Entstehen einer Teildisziplin Gesundheitspsychologie liegen zum einen in zunehmenden Erkenntnissen über die psychischen Einflüsse auf körperliche Krankheiten und auf Gesundheit, zum anderen in dem wachsenden Bedarf an psychologischen Praxisansätzen in der Prävention und Behandlung von Krankheiten. Der Bedarf nach neuen Ansätzen in Wissenschaft und Praxis und damit auch von Reformen einer medizinisch dominierten Gesundheitsversorgung betrifft jedoch nicht nur die Psychologie. Die Entwicklung der Gesundheitspsychologie ist auch vor dem Hintergrund von interdisziplinären Entwicklungen zu sehen, die nahezu zeitgleich zum Aufschwung und zur Neuorientierung in mehreren gesundheitsnahen Disziplinen führte und die in die Etablierung eines interdisziplinären Kontextes der Gesundheitswissenschaften *(Public Health)* mündete.

An die Grundbegriffe von Gesundheit und Krankheit haben wir uns zunächst aus der Sicht von Laien und vom Alltagsverständnis her angenähert und dann versucht, die Expertenbegriffe von Krankheit und Gesundheit zu klären. Insbesondere ist dabei hervorzuheben, dass der Begriff von Gesundheit heute auf einer körperlichen, psychischen und sozialen Ebene beschrieben wird, dass Gesundheit sowohl positiv über das subjektive (Wohl-)Befinden und das Handlungspotential (Leistungsfähigkeit) einer Person als auch negativ über das Fehlen von Beschwerden und Krankheit bestimmt wird und dass Gesundheit als Prozess verstanden werden muss, in dem das Individuum im Austausch mit der Umwelt ein Gleichgewicht immer wieder neu herstellen muss.

Weiterführende Literatur

Marks, D., Murray, M., Evans, B. & Willig, C. (2000). *Health psychology. Theory, research and practice*. London: Sage.

Schwarzer, R. (Hrsg.) (1997). *Gesundheitspsychologie. Ein Lehrbuch* (2. erw. Auflage). Göttingen: Hogrefe.

Schwenkmezger, P. & Schmidt, L. (Hrsg.) (1994). *Lehrbuch der Gesund-heitspsychologie*. Stuttgart. Enke.

Waller, H. (2002). *Gesundheitswissenschaft. Eine Einführung in Grundla-gen und Praxis von Public Health* (3. Auflage). Stuttgart: Kohlham-mer.

3 Theoretische Modelle der Gesundheitspsychologie und Gesundheitswissenschaften

Bevor zentrale Themen und Ergebnisse der neuen Disziplin Gesundheitspsychologie vorgestellt werden, sollen zuerst einige grundlegende theoretische Modelle dargestellt werden, an denen sich Gesundheitspsychologie und Gesundheitswissenschaften orientieren. Dazu ist es hilfreich, zuerst einen Blick zurück in die Geschichte des Denkens über Gesundheit und Krankheit zu werfen; daran lässt sich einmal der Wandel in diesen Vorstellungen gut erkennen und die Rolle der Medizin als dominante Gesundheitsdisziplin verstehen.

3.1 Vorstellungen von Gesundheit und Krankheit in der Geschichte

Die gesellschaftlichen und die wissenschaftlichen Vorstellungen von Gesundheit und Krankheit sind eng aufeinander bezogen und haben im Laufe der Geschichte einen deutlichen Wandel erlebt. Das Weltbild einer Zeit spiegelt sich auch im Verständnis von Gesundheit und Krankheit; es zeigt sich darin, wie sich die Menschen einer Epoche ihre Krankheiten erklären, wie sich eine Gesellschaft organisiert, um Gesundheit ihrer Mitglieder zu erhalten, welche gesellschaftlichen Institutionen und Spezialisten sie dafür vorsieht, wie viele Ressourcen sie dafür einsetzt. Einige Ausschnitte aus der Geschichte des gesellschaftlichen Umgangs mit Gesundheit und Krankheit sollen diesen Wandel belegen und die historischen Wurzeln unserer wissenschaftlichen Theorien zeigen (vgl. Göckenjan, 1985; Herzlich & Pierret, 1991).

Gesundheit und Krankheit wurden im *Mittelalter* noch weitgehend als eine göttliche Fügung verstanden, als Schicksal, gegen das der Mensch wenig machen kann, außer gottgefällig zu leben. Krankheit wurde entsprechend als eine Strafe Gottes verstanden, als Buße für ein sündhaftes Leben, als Mahnung zur Rückbesinnung auf Gott. Im langen Übergang vom Mittelalter über die Aufklärung zur Neuzeit, natürlich auch unter dem Einfluss eines zunehmend wissenschaftlichen Denkens, hat das bis dahin dominierende religiöse Weltbild allmählich seine Geltung verloren. Mit der Säkularisierung des Lebens lösten sich die Menschen auch von der Vorstellung, dass Gott die alleinige Verfügung über ihr Leben hat. Die Annahme, dass Krankheit und früher Tod zu verhindern sind, dass das Leben vielmehr häufig durch ein unvernünftiges Verhalten verkürzt wird, war zunächst eine vollkommen neue Idee. Im Zeitalter der *Aufklärung* entwickelten sich allmählich Vorstellungen, dass auch der Einzelne und die Gesellschaft für die Lebensumstände verantwortlich sind; entsprechend wurde dann auch die Selbstverantwortung für die Gesundheit propagiert. Durch Vernunft und durch entsprechendes Verhalten sei Krankheit zu vermeiden und das Leben zu verlängern.

Ab der Mitte des 18. Jahrhunderts wandten sich zum Beispiel Ärzte (wie Hufeland, Tissot und Triller) mit aufklärerischen Schriften an die Bürger und propagierten ein Programm für den Erhalt der Gesundheit, das als *Diätetik* bekannt wurde und zu dieser Zeit große Aufmerksamkeit erhielt. Sie formulierten in Anlehnung an die Antike Regeln für eine gesunde Lebensweise und für ein natürliches Leben. Diese sprechen den Einzelnen und seine Vernunft an, klären ihn auf, wie er nach einer vernunftgemäßen Ordnung leben soll und dadurch von selbst gesund bleiben kann. Gesundheit wird dabei in Anlehnung an Jean Jacques Rousseau als ein natürlicher Zustand verstanden. Entsprechend werden die Vorteile des einfachen Lebens betont, das den Körper leistungsfähig macht und abhärtet; diese werden in Gegensatz gesetzt zu der unmäßigen, untätigen und empfindlichen Körperkultur der Aristokratie einerseits und zu den schädlichen Einflüssen der Zivilisation andererseits: Menschen werden krank durch die Lebensverhältnisse in den Städten, durch ein Leben in Luxus, Maßlosigkeit und Laster in den wohlhabenden Schichten und durch übermäßige Arbeit, Armut und mangelnden Ausgleich in den arbeitenden Schichten. »Die rohe Naturkraft ist in den veränderten Lebensverhältnissen verlorengegangen, die jetzt ein überwiegend sitzendes Leben fordern, die Ernährung, Bekleidung, Wohnung nach schwankenden Modebedürfnissen (…) ausrichten und eben nicht nach Körperbedürfnissen. Lebensverhältnisse, die den Konsum von Stimulanzien wie Kaffee, Tee, Tabak, Branntwein in immer größeren Mengen nach sich ziehen, um ›das Ganze in einer unnatürlichen Spannung zu halten‹« (Göckenjan, 1985, S. 72). Als gesunderhaltendes Gegenprogramm wird eigenes Tun und Selbstdisziplin gefordert, um die Lebenskräfte und den Regenerationsbedarf in Balance zu halten. Die Gesundheitsregeln zielen ab auf Mäßigung in allen Lebens-Mitteln (Luft, Nahrung, Getränke), im Geschlechtsverkehr sowie auf den Ausgleich von Bewegung und Ruhe, auf die Reinigung des Körpers und die Entwicklung von Körpersensibilität.

Diese Phase der intensiven Thematisierung von Gesundheit durch Ärzte endet gegen Mitte des 19. Jahrhunderts, als sich die Medizin immer mehr als Naturwissenschaft entwickelte und ihre Aufmerksamkeit zunehmend bis ausschließlich auf Krankheiten und ihre Bekämpfung lenkte. Die *naturwissenschaftliche Medizin* schreitet vor allem durch experimentelle Forschung (z.B. auf den Gebieten Physiologie, Chemie und Pathologie) schnell voran und hat große Erfolge in der Bekämpfung der damals epidemischen Infektionskrankheiten (Tuberkulose, Cholera, Ruhr). Die Entdeckungen von Bakterien, die diese Krankheiten auslösen, durch Rudolf Virchow, Louis Pasteur oder Robert Koch gegen Ende des 19. Jahrhunderts sind dafür beispielhaft. Die naturwissenschaftliche Medizin spaltet bei ihren Analysen den Körper in immer kleinere Einheiten (Organ, Gewebe, Zelle, Molekül) auf (Maschewsky, 1984). Die neuen Erkenntnisse der Medizin bei der Analyse des Körpers als Organismus fördern eine Entwicklung, Krankheit immer mehr als Defekt in den Organen zu lokalisieren und sie zu objektivieren (Messung); dabei wird die Krankheit von der Person und ihrem Leben getrennt. Der kranke Körper steht nun unter medizinischer Kontrolle und bedarf ärztlicher Hilfe. Ärzte setzen sich als Berufsgruppe und als Experten für Krankheiten durch und bauen unter komplementärer Einbeziehung der (weiblichen) Krankenpflege ein in den Grundzügen heute noch existierendes Versorgungssystem auf, in der das Krankenhaus den Prototyp abgibt. Das medizinisch geprägte und sich immer mehr ausdifferenzierende Gesundheitssystem bekämpft jetzt alle möglichen Krankheiten, Gesundheit ist kein Thema mehr.

Diese bis heute in unserem Kulturkreis vorherrschende naturwissenschaftliche Medizin ist also ein Produkt des 19. Jahrhunderts; sie dominiert immer noch ein *kuratives Gesundheitssystem*, das auf die Behandlung von Krankheiten zentriert ist. Diese Art des gesellschaftlichen Umgangs mit Gesundheit und der Institutionalisierung in einem Gesundheitssystem ist somit historisch und kulturell auf einer bestimmten gesundheitlichen Problemlage und unter spezifischen gesellschaftlichen Rahmenbedingungen entstanden. Sie könnte im Prinzip auch wieder verändert werden, wenn sich neue gesellschaftliche Anforderungen ergeben, wenn andere Vorstellungen von Gesundheit und Krankheit in der Bevölkerung und Wissenschaft hervortreten und wenn sich bestehende Machtverhältnisse wandeln.

3.2 Paradigmen der Gesundheitswissenschaften: Krankheits- und Gesundheitsmodelle

Das im 19. Jahrhundert aus der naturwissenschaftlichen Wende der Medizin entstandene und unserem Gesundheitsversorgungssystem zugrunde liegende wissenschaftliche Denken wird als (bio-)medizinisches Krankheitsmodell bezeichnet. Es kann als Paradigma bezeichnet werden, weil es grundlegend und prägend ist für alle wissenschaftlichen Theorien und Konzepte über Gesundheit und Krankheit sowie für die Regeln und Methoden wissenschaftlich-medizinischen Arbeitens. Ein wissenschaftliches Paradigma kann sich dann verändern, wenn die Ergebnisse der Forschung nicht mehr mit den in einem Feld dominierenden Theorien und Grundannahmen in Einklang zu bringen sind; man spricht dann von einem Paradigmenwechsel (Kuhn, 1970). Seit mehr als 30 Jahren wird das biomedizinische Krankheitsmodell immer wieder als zu eng kritisiert und ihm ein um die psychische und soziale Dimension erweitertes Krankheitsmodell gegenübergestellt. Dieses sog. »biopsychosoziale« Krankheitsmodell stellt heute die konzeptionelle Basis für die Gesundheitswissenschaften dar und damit auch für die Gesundheitspsychologie. Es wäre aber vermutlich verfrüht, hier bereits von einem Paradigmenwechsel zu sprechen, da die gesundheitliche Versorgung, die medizinische Forschung und Praxis noch immer wesentlich durch das biomedizinische Modell dominiert werden. Aber es mehren sich die Zeichen, dass dieses Modell die Fülle an neuen Forschungsergebnissen nicht mehr integrieren kann und sich damit die Widersprüche verschärfen werden. Seit einiger Zeit gibt es mit der Salutogenese sogar ein weiteres Denkmodell, das nicht mehr Krankheit, sondern Gesundheit in den Mittelpunkt der wissenschaftlichen Bemühungen stellt. Die Ersetzung des Paradigmas der Pathogenese durch die Salutogenese würde in der Tat einen radikalen und grundlegenden Wechsel der Perspektiven bedeuten; das Modell der Salutogenese hat inzwischen einen bedeutsamen Einfluss in den Gesundheitswissenschaften und zeigt

Attraktivität vor allem in jenen Anwendungsbereichen, die mit der
Prävention und Gesundheitsförderung außerhalb des professionellen Gesundheitssystems befasst sind.

Im Folgenden werden als zentraler Ausgangspunkt zunächst die
Grundzüge des biomedizinischen Krankheitsmodells beschrieben
und die wichtigsten Punkte ihrer Kritik angeführt; dann werden das
biopsychosoziale Krankheitsmodell und die Perspektive der Salutogenese eingeführt.

3.2.1 Das biomedizinische Krankheitsmodell und seine Kritik

Das medizinische Krankheitsmodell ist – wie beschrieben – historisch vor mehr als einem Jahrhundert auf der Grundlage der naturwissenschaftlichen Wende der Medizin entstanden und in der Folge
zum dominanten Denkmodell geworden, das in seinen wesentlichen Zügen bis heute vorherrscht. Idealtypisch können zur Charak-
terisierung des biomedizinischen Modells folgende *Kennzeichen*
genannt werden (vgl. Engel, 1979; Totman, 1982; Maschewsky,
1984; Heim & Willi, 1986; Münnich, 1987):

- Ein *naturwissenschaftlicher* Zugang zum Körper und zur Krankheit als Gegenstand: Ein streng empirischer Untersuchungs-
  ansatz stützt sich auf die objektive Messung von körperlichen
  Phänomenen und Funktionen und will mit Hilfe von naturwissenschaftlichen Untersuchungsmethoden (wie zum Beispiel Experi-
  menten) zur kausalen Erklärung dieser Phänomene und einer entsprechend abgeleiteten Behandlung gelangen.
- Der *Körper* wird *als Naturgegenstand* betrachtet, der Naturgeset-
  zen folgt und daher mit naturwissenschaftlichen Methoden zu
  erkennen ist. Der Körper gilt weitgehend als ein biologischer
  Organismus, der analog einer Maschine funktioniert (»Maschi-
  nen- Metapher«) und entsprechend analysierbar ist: Maschinen
  zeichnen sich dadurch aus, dass sie in ihre Bestandteile zerlegbar
  sind, sie haben keine Emotionen und sind instrumentell zu verstehen, d.h. ohne eigene Ziele.
- *Krankheit* wird *als Störung im normalen Funktionieren des
  Organismus* verstanden. Sie stellt einen Defekt dar, der in körperlichen Strukturen oder Funktionen zum Ausdruck kommt. Im
  operationalisierten Sinn kann Krankheit als Abweichung von der
  Norm messbarer biologischer Variablen betrachtet werden. Jede

Krankheit wird als ein innerkörperliches Geschehen abgebildet und auf somatische (d.h. biochemische und physiologische) Prozesse reduziert; entsprechend untersucht und analysiert die medizinische Wissenschaft die Wirkungszusammenhänge dieser pathologischen Prozesse im Organismus. Mit der Zunahme von medizinischem Wissen über den Körper und von den technologischen Möglichkeiten seiner Analyse untersuchte sie zunehmend kleinere Einheiten, die Analyseebenen haben sich mit den Fortschritten der Medizin immer mehr in den Mikrobereich verschoben, vom Organ zur Zelle, dann zu den Molekülen bis hin zu Genen.

- Jede Krankheit hat spezifische Ursachen, eine *spezifische Ätiologie* (Pathogenese): Die Keimtheorie ist der Prototyp dieses ätiologischen Modells. Sie erklärt die Entstehung von Infektionskrankheiten durch das Eindringen von Noxen (z.B. Bakterien, Viren) in den Organismus; diese jeweils spezifischen Pathogene verursachen spezifische körperliche Reaktionen, welche dann als Symptome einer Krankheit zu erkennen sind. Die Erklärung von Infektionserkrankungen nach diesem Muster begründete den Erfolg der medizinischen Wissenschaft und Profession.

- Der körperlich-somatische Teil und der psychische Teil des Menschen werden *getrennt* betrachtet. Die medizinische Analyse von körperlichen Krankheiten beschränkt sich auf den Organismus und seine Funktionen; sie versucht, diese objektiv zu messen und ihre körperlichen Ursachen zu finden. Psychische Prozesse spielen dabei keine Rolle. Damit reproduziert die Medizin die auf Descartes zurückgehende Trennung in Leib und Seele.

- Der *kranke Mensch* wird nur als Instanz eines pathologischen Prozesses betrachtet. Er ist *passiver Träger von Krankheit* und wird damit zum Objekt einer ärztlichen Behandlung. Als Subjekt spielt er im Krankheitsgeschehen keine Rolle.

- Die Medizin hat als strenge Naturwissenschaft *objektiv* gegenüber der Krankheit und als ärztliche Profession *neutral* gegenüber dem Patienten zu sein. Die Behandlung einer Krankheit erfolgt als eine technische Problemlösung, in der konzeptionell die Beziehung zwischen Arzt und Patient keine Rolle spielt; es muss versucht werden, den somatischen Defekt durch eine adäquate biochemische Reparatur zu beheben. Der Idealfall der Behandlung einer Krankheit ist eine kausale Therapie, die ihre Ursachen beseitigt; in der Realität ist das aber oftmals nicht möglich, in diesem Fall sind symptomatische Therapien angezeigt.

Die *Kritik am medizinischen Krankheitsmodell* hat eine lange
Geschichte. Sie wurde zwar immer wieder vorgetragen, trat aber
teilweise auch recht vereinzelt auf (z.B. die Arbeiten von Illich,
1977) und blieb insgesamt relativ folgenlos. Eine längere Phase von
intensiven wissenschaftlichen Debatten und fachlichen Kontroversen gab es in den 1970er Jahren, als es vor allem um die Anwendung des medizinischen Modells auf psychische Störungen bzw.
psychiatrische Krankheiten ging (vgl. Keupp, 1979). Diese Diskussion hatte einen wichtigen Stellenwert in der kritischen Auseinandersetzung um die Psychiatrie und trug auch wesentlich zu Veränderungen in der Versorgungspraxis bei. Sehr prominent wurde die
Kritik am medizinischen Modell in dieser Phase vor allem von
George Engel (1979) formuliert, einem amerikanischen Sozialmediziner, der seine Einwände sowohl auf psychische wie auch auf
organische Krankheiten bezog. Die *Kritik* von Engel (und vielen
anderen) am biomedizinischen Modell von Krankheit lässt sich in
folgenden Punkten zusammenfassen:

• Das Modell beschränkt sich auf Krankheit als körperliches
  Phänomen, die sozialen, psychischen und verhaltensmäßigen
  Aspekte von Krankheit werden unzulässigerweise weggelassen
  bzw. vernachlässigt;
• das Modell trennt Körper und Psyche und propagiert damit einen
  überholten Leib-Seele-Dualismus;
• das Modell ist reduktionistisch, weil es so komplexe Phänomene
  wie Krankheiten auf ein einfaches physikalisches Prinzip zurück-
  führt, nämlich sie nur durch physikalische und biochemische
  Wirkmechanismen erklärt;
• das Modell ist individualistisch, weil es die Krankheit im Individuum lokalisiert, ohne dessen Umwelt oder seine Einbindung in
  gesellschaftliche Zusammenhänge zu berücksichtigen;
• das Modell ist zu einem Dogma geworden, weil es wider-
  sprechende Daten nicht mehr berücksichtigt, weil es alle Arten
  von Krankheit nach dem gleichen Modell auffasst und weil es
  Phänomene, die nicht durch das Modell erklärbar sind, aus-
  schließt.

Dem Mediziner Engel ging es wohlgemerkt nicht darum, das biomedizinische Modell gänzlich zu verwerfen. Er kritisierte aber sehr
deutlich seine Begrenztheit und plädierte entschieden für eine
Erweiterung um eine psychische und soziale Dimension sowie um
Aspekte des individuellen Verhaltens, die dann in den Vorschlag
eines »biopsychosozialen Krankheitsmodells« mündeten.

3.2.2 Das biopsychosoziale Krankheitsmodell

Engel (1979) formulierte auf der Grundlage seiner Einwände gegen das medizinische Krankheitsmodell die folgenden sechs *Anforderungen* an ein neues Modell:

- Der Nachweis von biochemischen Abweichungen ist nur eine notwendige und keine hinreichende Bedingung, um das Auftreten des Phänomens »Krankheit« und des damit verbundenen Leidens zu beschreiben. Krankheit ist immer auch menschliches Erleben; die Bedeutung von Symptomen und Beeinträchtigungen lassen sich nicht allein durch somatische Faktoren erfassen, vielmehr bedarf es der Einbeziehung von psychischen, sozialen und kulturellen Faktoren.
- Eine Krankheit wird in der klinischen Praxis vom Patienten in der Regel verbal in Form von Beschwerden oder Beeinträchtigungen berichtet. Um einen Zusammenhang zwischen den biochemischen Prozessen (medizinisch erfasst durch diagnostische Untersuchungen oder Labormesswerte) und den klinischen Erscheinungen des Leidens herzustellen, bedarf es auch eines wissenschaftlichen Zugangs zu den verhaltensmäßigen und psychosozialen Daten.
- Die Lebensumstände eines Menschen haben einen bedeutsamen Einfluss auf den Ausbruch einer Krankheit und auf ihren Verlauf. Die hierzu vorliegenden vielfältigen empirischen Belege können im biomedizinischen Modell nicht integriert werden.
- Selbst bei Vorliegen von biochemischen Abweichungen unterscheiden sich Menschen darin, wann sie sich als krank betrachten (oder von anderen als krank bezeichnet werden) und wann sie professionelle Hilfe in Anspruch nehmen. Zur Erklärung dieser Unterschiede in der Krankheitswahrnehmung und im Krankheitsverhalten müssen psychische und soziale Faktoren herangezogen werden.
- Die Beseitigung eines biochemischen Defektes reicht in der Regel für den Erfolg einer Behandlung nicht aus; für die Genesung eines kranken Menschen und für seinen sozialen Status als Patienten sind auch psychologische und soziale Variablen mit verantwortlich.
- Selbst bei einer angemessenen somatischen Behandlung beeinflussen in starkem Maße auch das Verhalten des Arztes und seine Beziehung zum Patienten den Erfolg einer Therapie. Diese sozialpsychologischen Prozesse haben nicht nur eine Wirkung

auf das Krankheitserleben des Patienten, sondern auch auf die biochemischen Prozesse.

In der Konsequenz schlägt Engel (1979) somit ein *bio-psycho-soziales Krankheitsmodell* vor:»Um eine Grundlage für das Verständnis von Krankheitsdeterminanten und für die Einführung zweckmäßiger Formen der Behandlung und der Gesundheitsversorgung abzugeben, muß ein medizinisches Modell auch den Patienten, den sozialen Zusammenhang, in dem der lebt, und das Komplementärsystem (d.h. die Arztrolle und das System der Gesundheitsversorgung, T.F.) mit einbeziehen (…). Dazu bedarf es eines biopsychosozialen Modells« (S. 74). Engels Vorschlag bedeutet *erstens* eine Erweiterung des biomedizinischen Modells um psychische und soziale Faktoren; er formuliert *zweitens* eine systemtheoretische Konzeption, in der die verschiedenen Ebenen als Systeme betrachtet und in eine hierarchische Ordnung gebracht werden: biologische Systeme des Organismus, psychische Systeme in der Person und soziale Systeme in der sozialen und gesellschaftlichen Umwelt.

Dieser Ansatz ist allerdings in der Folge nicht weiter präzisiert worden. Daher verweist die Rede vom biopsychosozialen Krankheitsmodell heute weniger auf eine ausgearbeitete Theorie als auf die inzwischen vielfach geteilte Grundüberzeugung, dass Krankheit auf diesen drei Dimensionen zu betrachten ist. Später sind manchmal noch weitere Ebenen hinzugefügt worden, etwa die ökologische Ebene (Wenzel 1986), die dann aber zu etwas komplizierten Wortschöpfungen führten wie das »ökobiopsychosoziale Modell«.

3.2.3 Das Paradigma der Salutogenese

Beide wissenschaftlichen Modelle, das biomedizinische wie das biopsychosoziale, beziehen sich auf Krankheit in einem medizinisch definierten Sinne, sie sind somit Krankheitsmodelle, und sie bewegen sich in der Denktradition der Pathogenese. Die *Pathogenese* ist die in den modernen Industriegesellschaften dominante wissenschaftliche *Perspektive* und hat folgende Implikationen:

• Menschen werden danach klassifiziert, ob sie gesund oder krank sind; wenn sie krank sind, d.h. wenn die bei ihnen beschreib- und messbaren Symptome einer medizinisch definierten Krankheitskategorie zuordenbar sind, dann werden sie zum Gegenstand ärztlicher Bemühungen.

- Jede Krankheit hat eine spezifische Ätiologie, die durch spezifische Ursachen, meist in Form von Agenzien, bestimmt ist. Diese Pathogene können exogen und endogen sein, sie können genetische Defekte, biologische Erreger (Bakterien, Viren, Pilze), chemische Stoffe und Noxen (Umweltgifte) oder physikalische Traumen umfassen, aber auch psychosoziale Merkmale. Pathogene bedrohen die Integrität des Organismus und können einzeln oder im Zusammenwirken mehrerer Faktoren unter bestimmten Bedingungen eine Krankheit auslösen.
- Jede medizinisch diagnostizierte Krankheit legt eine spezifische Form der Behandlung nahe, im Idealfall beseitigt sie die Krankheitsursachen.
- Die Medizin hat als gesellschaftliche Institution die Aufgabe, Krankheiten zu identifizieren und zu bekämpfen. Sie muss dazu exakte Diagnosen stellen und die zu dem aktuellen wissenschaftlichen Erkenntnisstand passenden Behandlungsverfahren auswählen und fachgerecht anwenden. Die medizinische Forschung hat die Aufgabe, Pathogene zu identifizieren und Mittel zu ihrer Eliminierung bereitzustellen.

Die *Kritik an* diesem in unserer Kultur dominanten *Paradigma der Pathogenese* wurde vor allem von dem amerikanisch-israelischen Gesundheitsforscher Aaron Antonovsky (1979) formuliert. Sein erster Einwand baut auf der Verbreitung von Krankheiten auf: Epidemiologische Daten zeigen, dass Krankheiten in der Bevölkerung so häufig vorkommen, dass sie nicht etwa die Ausnahme sind, sondern mindestens ein Drittel der Bevölkerung umfassen. Die medizinische Strategie, sich auf die Behandlung von Krankheiten zu konzentrieren, mache aber gesundheitspolitisch nur dann Sinn, wenn diese die Ausnahme und nicht die Regel sind. Zweitens stellt sich bei der Fülle an bekannten exogenen und endogenen Pathogenen die Frage, warum nicht noch mehr Menschen krank werden. Wie ist es zu erklären, dass in einer so »feindlichen« Umwelt voller Risiken immer noch viele Menschen gesund bleiben? Diese Frage wird aber in der Pathogenese nicht gestellt, dazu bräuchte es mehr Aufmerksamkeit für den gesunden Teil der Bevölkerung. Drittens bleibt ein praktischer Einwand: Ein biopsychosoziales Krankheitsmodell geht ganz richtig davon aus, dass jede Krankheit durch multiple Faktoren verursacht wird. Es ist notwendig, an der Prävention anzusetzen, weil die heute prävalenten Krankheiten schwer heilbar sind. Ist es aber in der Prävention praktisch sinnvoll und möglich, alle uns bekannten Risikofaktoren dieser Krankheiten zu beseitigen? Insgesamt hält es Antonovsky für eine Illusion zu glauben, dass man auf dem Weg der Pathogenese – auch bei entsprechend langer Suche – alle Ursachen von Krankheiten identifizieren und dann beseitigen könne. Er hält seine philosophische Grundposition dagegen: Für ihn bedeutet Leben nicht, im Gleichgewicht zu sein; es enthält vielmehr notwendigerweise Risiken, Krankheiten, Leiden und Tod. Nicht die Homöostase ist das Grundprinzip menschlichen Lebens, sondern die Heterostase; der menschliche Organismus drängt zur Entropie (d.h. zur Unordnung). Die entscheidende Frage ist daher, wie das organismische System erhalten werden kann.

Antonovsky plädiert aus diesen Gründen für eine stärkere Orientierung an der Salutogenese, die er aber nicht als alternativ, sondern ergänzend zur Pathogenese sieht. Die *Grundfrage der Salutogenese* lautet: Was erhält Menschen trotz vielfacher Risiken und gefährdender Bedingungen gesund? Wie und unter welchen Bedingungen entsteht Gesundheit?

Die *Unterschiede zwischen einer pathogenetischen und salutogenetischen Orientierung* lassen sich mit Antonovsky (1979) in den Antworten auf die folgenden fünf Fragen konkretisieren:

- Wie werden Menschen nach ihrem Gesundheitszustand klassifiziert? In der Pathogenese werden die Menschen dichotom klassifiziert, entweder als gesund oder als krank. In der Salutogenese werden sie auf einem multidimensionalen Kontinuum lokalisiert, das zwischen den Extrempolen von maximaler Gesundheit und maximaler Krankheit variiert.
- Auf welche Menschen konzentriert sich die Aufmerksamkeit der Professionellen, was soll erklärt werden? In der Pathogenese stehen die Patienten im Mittelpunkt, d.h. Menschen, bei denen eine Krankheit diagnostiziert wurde; es soll erklärt werden, warum sie krank geworden sind. In der Salutogenese werden dagegen alle Menschen betrachtet und zwar, ob sie mehr oder weniger gesund oder krank sind; es soll geklärt werden, warum sie sich auf dem Gesundheitskontinuum in eine positive (oder negative) Richtung bewegen.
- Was sind die zentralen Kausalfaktoren? In der Pathogenese sind es die ätiologischen Faktoren einer Krankheit, d.h. die Risikofaktoren und Stressoren; in der Salutogenese sind es die Ressourcen, die Gesundheit erhalten oder verbessern können.
- Was sind die Konsequenzen von Stressoren? In der Pathogenese werden Stressoren ausschließlich als Risikofaktoren von Krank-

heit verstanden, in der Salutogenese können Stressoren sowohl pathogen wirken als auch positive, für die Gesundheit förderliche Konsequenzen haben.

• Wie wird das Leiden behandelt? In der Pathogenese werden in Analogie zur Keimtheorie für jede Krankheit eine jeweils spezifische Lösung gesucht, dagegen wird in der Salutogenese auf die Stärkung von salutogenen Ressourcen gesetzt, die Menschen bei der Bewältigung von Stressoren helfen können.

Das Paradigma der Salutogenese wurde an dieser Stelle zunächst nur allgemein skizziert (vgl. zur Vertiefung: Antonovsky 1979, 1987; Faltermaier 1994); es wird später bei der Darstellung des theoretischen Modells (Kap. 3.5) noch konkreter ausgeführt und diskutiert.

Die drei grundlegenden Paradigmen der Gesundheitswissenschaften sind in ihren Grundzügen vorgestellt und in ihrem Verhältnis diskutiert worden. Abb. 3.1 zeigt diese nochmals im Überblick.

	Pathogenese: Krankheitsmodelle	Salutogenese: Gesundheitsmodelle
Paradigmen	Biomedizinisches Krankheitsmodell Biopsychosoziales Krankheitsmodell	Paradigma der Salutogenese
Modelle	Risikofaktorenmodell Modell der psychosozialen Krankheitsätiologie Stresstheorien Modelle des Risikoverhaltens	Modell der Salutogenese Modelle der subjektiven/sozialen Konstruktion von Gesundheit Modelle des Gesundheitshandelns/Gesundheitsverhaltens

Abb. 3.1 Paradigmen und Modelle der Gesundheitswissenschaften

Im Folgenden werden auf dieser Grundlage einige theoretische Ansätze beschrieben, die für die Gesundheitspsychologie eine zentrale Bedeutung haben. Das Risikofaktorenmodell (Kap. 3.3) ist in vieler Hinsicht die Basis für weitergehende gesundheitspsychologische Fragestellungen, soll daher als Ausgangspunkt beschrieben werden. Es wird dann in ein integratives Modell der psychosozialen Ätiologie von Krankheit (Kap. 3.4) münden. Darin sind zentrale Konzepte der Gesundheitspsychologie enthalten, die psychische und soziale Krankheitsrisiken beschreiben. Diese beiden Modelle folgen dem Paradigma der Pathogenese und lassen sich weitgehend einem biopsychosozialen Krankheitsmodell zuordnen. Antonovskys Modell der Salutogenese (Kap. 3.5) wird dann als zentraler Ansatz einer salutogenetischen Perspektive vorgestellt. Diese übergreifenden Theorien werden in den folgenden Kapiteln 4 und 5 vertieft und mit spezifischen Konzepten und empirischen Ergebnissen der Gesundheitspsychologie angereichert.

3.3   Das Risikofaktorenmodell von Krankheit

Risikofaktoren sind heute in aller Munde: Wir werden über die Medien immer wieder darüber informiert, dass die medizinische Forschung wieder einen (neuen) Risikofaktor X für eine Krankheit Y gefunden habe; meist wird damit die Botschaft verbunden, dass die Vermeidung dieser Risiken die betreffende Krankheit zu einem Prozentsatz Z verringern oder sogar eine konkrete Zahl von Leben retten würde. Das klassische Beispiel für einen verhaltensmäßigen Risikofaktor ist das Rauchen; heute werden bei gut untersuchten Krankheiten eine Vielzahl von Risikofaktoren gehandelt. Da die Rede von Risikofaktoren vielfach diffus ist und die medial verbreiteten Nachrichten darüber eine Reihe von Problemen und Missverständnissen mit sich bringen können, müssen wir zunächst die Frage stellen: Was sind eigentlich Risikofaktoren?

Risikofaktoren sind keineswegs mit Ursachen von Krankheiten gleichzusetzen; sie sind vielmehr »Determinanten von Krankheitshäufigkeiten, das heißt Faktoren, die das Risiko zu erkranken erhöhen« (Schneeweiß, 1997, S. 73) und die auf der Basis von epidemiologischen Studien in der Bevölkerung nachgewiesen wurden. Mit dem Begriff des Risikos ist in der Epidemiologie eine statistische Wahrscheinlichkeit verbunden, dass bei Vorliegen eines Merkmals (d.h. bei Exposition mit einem Faktor) eine bestimmte Anzahl von Menschen aus einer Population eine spezifische Krankheit erleiden wird. Ein strenger kausaler Nachweis dieses Risikos würde experimentelle Studien voraussetzen, die jedoch aus ethischen Gründen bei Menschen nicht vertretbar sind, weil sie bewusste Schädigungen erzeugen müssten. In der Regel behilft man sich daher entweder mit prospektiven Kohortenstudien oder retrospektiven Fall-Kontroll-Studien (vgl. Schneeweiß, 1997; Brand & Brand, 2002). In *prospektiven Untersuchungen* werden Kohorten von Personen,

die mit einem potentiellen Risikofaktor (z.b. Rauchen) exponiert
sind, über eine längere Zeitperiode verfolgt, um dann die Inzidenz
(Zahl der Neuerkrankungen) einer spezifischen Krankheit (z.b.
Lungenkrebs) in dieser Stichprobe zu messen; diese muss im Vergleich zu einer nicht exponierten Kontrollgruppe signifikant erhöht
sein, um einen Risikofaktor zu belegen. Derartige Studien sind
jedoch sehr aufwendig, vor allem weil sie große Untersuchungsgruppen verlangen (um so größer, je geringer die erwartbare Inzidenz einer Krankheit ist) und über lange Zeitperioden erfolgen
müssen (weil somatische Krankheiten eine lange Entstehungszeit
haben); und sie bergen vielfältige methodische Fallstricke. Dennoch sind ihre Ergebnisse potentiell relativ valide, jedenfalls mehr
als *retrospektive Fall-Kontroll-Untersuchungen*, die jedoch häufig
eingesetzt werden, weil sie ökonomischer durchzuführen sind. Hier
wird versucht, bei einer Stichprobe von Fällen einer neu aufgetretenen Erkrankung (z.B. alle in einem bestimmten Zeitraum neu aufgetretenen Fälle einer Krebserkrankung in einer Region) die voran-
gegangene Exposition mit Risiken (waren diese Menschen in den
letzten 10 Jahren z.B. starke Raucher?) zu rekonstruieren. Um einen
Risikofaktor zu belegen, muss die Exposition in der Fallgruppe vor
Krankheitsbeginn im Vergleich zu einer gesunden Kontrollgruppe
signifikant erhöht gewesen sein. Bei derartigen retrospektiven Messungen gibt es natürlich viele Fehlermöglichkeiten. Die wichtigsten
Fehlerquellen sind erstens die bei Befragungen zurück in die Vergangenheit auftretenden Verzerrungen, wie z.B. eingeschränkte
Erinnerungen oder verzerrte Berichte durch nachträgliche subjektive Erklärungen der eigenen Krankheit *(»effort after meaning«)*;
zum zweiten kann die Wirkungsrichtung fraglich sein, wenn nicht
sichergestellt ist, dass die Exposition mit dem Risikofaktor vor
Krankheitsbeginn erfolgt ist; drittens können Störvariablen *(»con-
founder«)* wirken, die fälschlicherweise eine Korrelation zwischen
dem Risikofaktor und der Krankheit erzeugen, weil sie beide beeinflussen. Wird ein signifikant erhöhtes Risiko für eine Exposition
gemessen, dann kann die Stärke dieser Assoziation berechnet werden, indem man die Inzidenzrate der exponierten Personen dividiert
durch die Inzidenzrate der nicht exponierten Personen *(»relative
rate« eines Risikos)*. Risikofaktoren können als umso besser belegt
gelten, wenn der Risikoquotient hoch ist, wenn eine Beziehung
zwischen der Stärke der Exposition und ihrer Wirkung besteht (z.B.
je stärker und länger Menschen rauchen, umso größer ihr Erkran-
kungsrisiko) und wenn die Zusammenhänge in verschiedenen
Bevölkerungsgruppen nachzuweisen sind. Aber es geht hier immer

um das statistische Risiko, und das bezieht sich immer auf Zusammenhänge in Gruppen; es darf nicht mit dem Risiko für den Einzelnen verwechselt werden, weil im Einzelfall vollkommen andere Risikokonstellationen vorliegen können als in der Population (Jeffery, 1989).

Die *Geschichte der Risikofaktorenforschung* geht bis in die 1950er Jahre zurück. Risikofaktoren wurden zunächst insbesondere auf Koronare Herz- und Kreislauferkrankungen (KHK) bezogen, die als häufigste Todesursache damals vor allem in den USA mit großem Aufwand untersucht wurden. In der berühmten Framingham-Studie (Haynes, Feinleib & Kannel, 1980), die sich auf eine Zufallsstichprobe von etwa 4500 Männern mittleren Alters einer amerikanischen Kleinstadt in Massachusetts stützte, wurde erstmals der Begriff des Risikofaktors verwendet. In dieser Verlaufsstudie wurden regelmäßig alle zwei Jahre medizinische Untersuchungen durchgeführt und dabei Faktoren identifiziert, die im Längsschnitt mit einer erhöhten Inzidenz von Herz- und Kreislauferkrankungen verbunden waren: Als erstes wurden somatische Risiken wie hoher Blutdruck, erhöhtes Cholesterin und Übergewicht gefunden, später wurde dann neben Diabetes auch das Rauchen als verhaltensbedingter Risikofaktor entdeckt. Die intensive empirische »Suche« nach Risikofaktoren für KHK förderte in einer Vielzahl von Untersuchungen zunächst vorwiegend somatische Faktoren zutage, dann wurden zunehmend auch verhaltensbezogene (z.B. Rauchen, Alkoholkonsum und Bewegungsmangel) und psychosoziale Risiken (z.B. Stress und Persönlichkeitsmerkmale) einbezogen, die alle nach demselben methodischen Muster aus epidemiologischen Studien identifiziert wurden. Es wurden mehr und mehr psychosoziale Risikofaktoren gefunden und damit auch eine Reihe von psychologischen Fragen aufgeworfen, zum Beispiel nach den Bedingungen eines bestimmten Risikoverhaltens und nach den Möglichkeiten, dieses in präventiver Absicht zu verändern.

Das *Risikofaktorenmodell* bedeutet nun, dass für eine spezifische Krankheit alle bekannten und nachgewiesenen Risikofaktoren zusammengestellt werden (vgl. in Abb. 3.2 für KHK); ihre Wirkung wird entweder als additiv (die Wirkungen einzelner Faktoren addieren sich) oder als interaktiv (einzelne Risiken stehen in Wechselwirkungen) angenommen. Diese Modelle repräsentieren einfache theoretische Annahmen, welche die Entstehung einer Krankheit mehr oder weniger durch die Zahl und Interaktion von nachgewiesenen Risikofaktoren erklären.

somatisch	psychosozial	verhaltensbedingt
Erhöhtes Cholesterin	Stress	Rauchen
Bluthochdruck	Typ-A-Muster	Bewegungsmangel
Diabetes	Soziale Isolation	Übergewicht
		Übermäßiger Alkoholkonsum

Abb. 3.2 Risikofaktoren von Herz-/Kreislauferkrankungen

In der Risikofaktorenforschung zeigten sich aber auch schon früh eine Reihe von methodischen und konzeptionellen Problemen, die immer wieder *Kritik* aufkommen ließen (vgl. Abholz et al., 1982; Münnich, 1987). Die Ergebnisse variierten oft stark zwischen den Studien, und manche Faktoren ließen sich in Folgestudien nicht replizieren, sodass nicht selten mit großem Medienecho verkündete Risikofaktoren wieder eingeschränkt oder gar zurückgezogen wurden. Die Höhe der Risikorate eines Faktors steht zudem in starker Abhängigkeit von der untersuchten Stichprobe und der jeweiligen Auswahl einbezogener Variablen. Selbst wenn man alle Risikofaktoren bei den am besten untersuchten Herz- und Kreislauferkrankungen einbezieht, dann erklären sie nicht mehr als 50 Prozent der Varianz (Siegrist, 1996), lassen also noch viele Fragen offen.

Die überwiegend empirisch begründete Suche nach Risikofaktoren macht den Mangel an theoretischen Vorstellungen über deren Wirkung überdeutlich. Die Auswahl von Variablen wirkt oft eher zufällig und nicht theoretisch begründet, sie wird allenfalls mit klinischen Erfahrungen begründet; im Prinzip kann eine nahezu unbegrenzte Menge von Einflüssen zu Risikofaktoren werden, wenn es nur zu signifikanten Korrelationen führt. Die nachträglichen Erklärungsversuche eines gefundenen Risikofaktors bedienen sich dann überwiegend biomedizinischer Konzepte und beziehen selten die komplexen Wechselwirkungen zwischen somatischen, psychischen und sozialen Prozessen mit ein. Mit der Vielzahl an inzwischen bekannten Risikofaktoren wäre es eigentlich notwendig, diese in allen Studien einzubeziehen, um ihre additiven oder interaktiven Wirkungen erfassen zu können; die statistischen Analysemodelle sind dazu aber selbst bei großen Stichproben nur begrenzt in der Lage. Ein großes theoretisches Problem liegt darin, dass Risikofaktoren als isolierte Variablen konzipiert werden und damit getrennt von der Person und ihrer Lebenswirklichkeit in ihrer additiven Wirkung analysiert werden. Das dabei implizite Persönlichkeitsmodell bildet Menschen als »Bündel von Risikomerkmalen« ab; das ist aber gerade aus psychologischer Sicht äußerst verkürzt und fragwürdig. Schließlich können aus dem Risikofaktorenansatz für die Praxis gefährliche Folgerungen gezogen werden: Eine vielfach verfolgte präventive Strategie geht in die Richtung, Risikogruppen und/oder Personen mit Risikomerkmalen zu identifizieren und ihre Risiken medizinisch »wegzutherapieren«. Das mag bei einem somatischen Faktor wie z.B. einem hohen Blutdruck noch zu rechtfertigen sein (aber auch hier sollte man mögliche psychosomatische Ursachen berücksichtigen); derartig medizinisch-technische Lösungen für isolierte Faktoren werden aber bei den komplexen psychosozialen Zusammenhängen, die sich hinter den Risikothemen Übergewicht, Rauchen oder Stress verbergen, äußerst problematisch. Der Ansatz der Risikofaktoren legt es nahe, diese Faktoren (in Analogie zu Krankheiten) zu behandeln und nicht die Personen. Dieser Weg führt zu einer zunehmenden Medikalisierung des Alltags und zu einer Stigmatisierung von gesunden Menschen mit Risikomerkmalen. Gesundheitspolitisch ist das eine gefährliche Strategie, und psychologisch ist es eine falsche Strategie, weil sie bei Menschen mehr Abwehr auslöst, als sie zur Mitarbeit an einer Veränderung zu motivieren.

3.4 Das Modell der psychosozialen Krankheitsätiologie

Das Risikofaktorenmodell kann als grundlegender, vorwiegend epidemiologisch orientierter Ansatz der Gesundheitswissenschaften verstanden werden, der sich heute weitgehend innerhalb des biopsychosozialen Krankheitsmodells bewegt. In der Gesundheitspsychologie wurden eine Reihe von psychosozialen Krankheitsrisiken aufgegriffen und in teilweise eigenständigen Forschungsfeldern untersucht. Als zentrale gesundheitspsychologische Forschungsthemen zur Krankheitsentstehung können gesehen werden: Zusammenhänge zwischen Stress und Krankheit, der Einfluss von Persönlichkeitsmerkmalen und von Risikoverhaltensweisen auf die Entstehung von Krankheiten sowie die psychophysiologischen Mechanismen, die zwischen psychischen und somatischen Prozessen vermitteln. Lange Zeit wurden einzelne Risikoarten in relativ einfachen Modellen den Krankheitsmaßen gegenübergestellt; erst

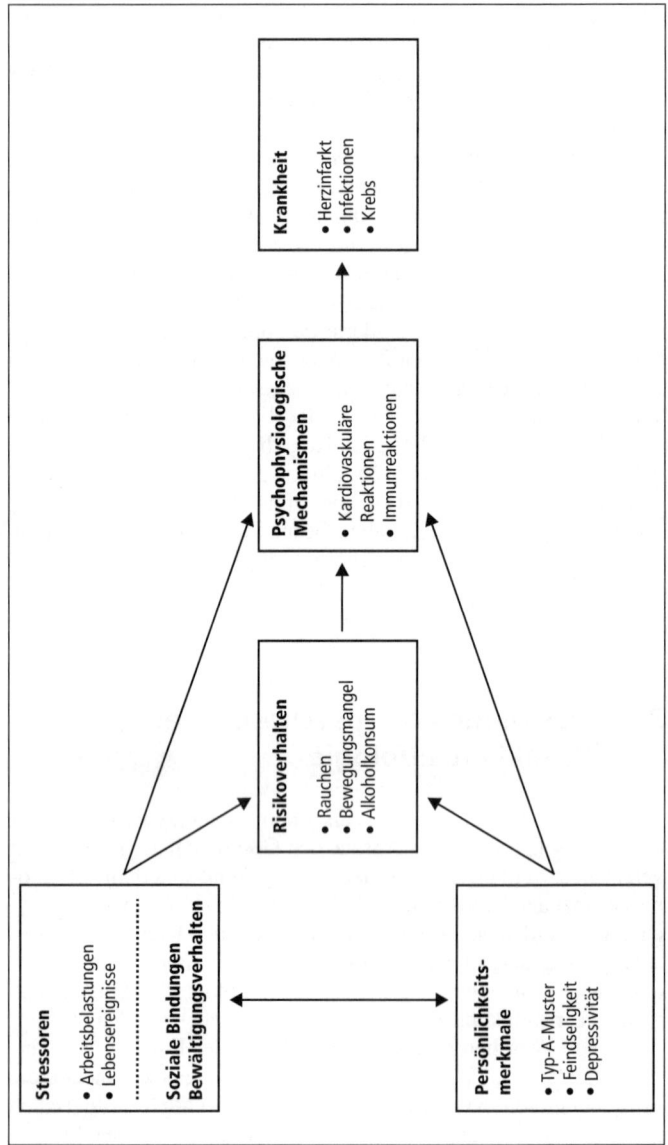

Abb. 3.3 Modell der psychosozialen Krankheitsätiologie (in Anlehnung an Adler & Matthews, 1994, S. 231)

seit kurzem wird versucht, die Interaktionen verschiedener Faktoren stärker einzubeziehen. Wenn man den aktuellen Stand auf der Grundlage von empirisch gut belegten Zusammenhängen zusammenfasst, dann lässt sich ein ätiologisches Modell konstruieren, das die wesentlichen psychosozialen Bedingungen in der Entstehung von Krankheiten enthält. In Anlehnung an die Übersichtsarbeit von Adler und Matthews (1994) soll dieses Modell im Folgenden vorgestellt werden; in Kapitel 4 wird es dann die ausführliche Darstellung von einzelnen Komponenten leiten.

Die folgende hypothetische *Fallgeschichte* soll zunächst einige wesentliche Züge dieses Modells illustrieren:

Herr Hansen ist ein 45-jähriger Handwerker, der als Selbstständiger einen kleinen Betrieb mit drei Mitarbeitern leitet. Er ist verheiratet und hat zwei Kinder im Alter von 7 und 10 Jahren. Herr Hansen lebt stark in seinem Beruf; er hat sich beruflich allmählich hochgearbeitet und einen eigenen Betrieb aufgebaut, worauf er sehr stolz ist. Der Betrieb läuft über viele Jahre sehr gut, es gibt viele Aufträge in der Bauwirtschaft, sodass er expandieren konnte und gut verdient. Herr Hansen arbeitet selbst mit und leitet den Betrieb; das bedeutete vor allem in den Aufbaujahren intensiven Einsatz, um den Betrieb hochzubringen. Er arbeitete über viele Jahre weit mehr als die üblichen Arbeitsstunden, ist unter ständigem Zeit- und Termindruck und trägt die gesamte Verantwortung für die Ausführung der Arbeiten und den Betrieb. Die Arbeit an Wochenenden gehört selbstverständlich dazu und wird vor allem für Büro- und Schreibarbeiten genutzt.

Herr Hansen hat es zu einem ansehnlichen Besitz gebracht, es hat u.a. ein großes Haus gebaut. Er ist stolz darauf und auf seine Kinder, denen er bessere materielle Bedingungen schaffen will, als er es in seiner Kindheit erlebt hat. Allerdings hat er wenig Zeit für seine Familie, da er kaum Freizeit hat und sich seit vielen Jahren keinen Urlaub mehr geleistet hat. Seine Frau kümmert sich um die familiären Angelegenheiten und die Kindererziehung; er ist zufrieden damit und möchte nicht, dass seine Frau beruflich tätig wird. Frau Hansen nörgelt zwar gelegentlich darüber, dass ihr Ehemann so wenig Zeit für die Familie hat, aber sie sieht auch nicht, wie es verändert werden könnte.

Herr Hansen ist deutlich übergewichtig. Außer seiner Arbeit hat er wenig Bewegung. In seinen jungen Jahren war er aktiver Fußballspieler, aber seit er einen eigenen Betrieb hat, ist er aus Zeitmangel nicht mehr sportlich aktiv gewesen. Herr Hansen ist beruflich ziemlich ehrgeizig, er wollte es im Vergleich zu den bescheidenen Verhältnissen seiner Herkunftsfamilie zu etwas bringen – und das hat er aus seiner Sicht geschafft (aber viele seiner ehemaligen Kollegen nicht). Von seiner Persönlichkeit her ist er immer unruhig und ein eher hektischer Typ; er neigt dazu, gelegentlich etwas aufbrausend zu sein, bei Konflikten reagiert er aggressiv und ist leicht verärgert. Herr Hansen raucht seit seiner Jugend, anfangs eher mäßig, aber seit er beruflich so engagiert ist, ist es immer stärker geworden.

Seit einigen Jahren läuft der Betrieb aufgrund konjunktureller Schwierigkeiten und starker Konkurrenz am Ort nicht mehr so gut. Herr Hansen ist zunächst nicht weiter beunruhigt darüber, glaubt vielmehr, diese vorübergehenden Probleme durch mehr eigenen Arbeitseinsatz meistern zu können; das sei er schon seinen Mitarbeitern schuldig, für die er große Verantwortung spürt, weil sie den Betrieb mit ihm aufgebaut haben.

Für gesundheitliche Belange interessiert sich Herr Hansen wenig. Er glaubt, dass er eine stabile Konstitution habe und daher gesundheitlich nicht anfällig sei. Dennoch merkt er, dass es ihm in letzter Zeit gesundheitlich nicht so gut geht: Er fühlt sich oft müde und kraftlos, und er wird beim Treppensteigen schnell atemlos. Auch seine Frau merkt das, spricht ihn an, wenn er sehr müde aussieht oder rot im Gesicht ist; er wehrt das immer ab, aber seine Frau drängt ihn, doch mal zum Arzt zu gehen, wo er seit langer Zeit außer Zahnarztbesuchen nicht mehr war. Nach langem Zögern geht er dann doch – seiner Frau zuliebe – zu einer ärztlichen Vorsorgeuntersuchung, zu der ihn seine Frau anmeldet. Die Untersuchung ergibt Hinweise auf einen zu hohen Blutdruck und ein deutlich erhöhtes Cholesterin im Blut. Der Arzt erklärt ihm, dass dies Risikofaktoren sind und behandelt werden sollten; er rät ihm, vor allem sein Übergewicht zu reduzieren und mit dem Rauchen aufzuhören. Herr Hansen ignoriert aber diese ärztlichen Hinweise und geht nach dieser Untersuchung nicht mehr hin; seiner Frau verschweigt er diese Befunde, es sei alles in Ordnung und kein Grund zur Aufregung.

Seit einiger Zeit hat nun der Betrieb von Herrn Hansen doch ernste Schwierigkeiten, die Auftragslage ist schlecht, und seit kurzem gibt es schwerwiegende finanzielle Probleme. Er muss sogar über Entlassungen nachdenken, was ihn sehr belastet, weil er sich gegenüber seinen langjährigen Mitarbeitern sehr verpflichtet fühlt. Eine Zuspitzung ergibt sich, weil dem Betrieb durch die fehlerhafte Ausführung eines Bauauftrags eine juristische Ausein-

*andersetzung mit hohen finanziellen Forderungen droht. Herr
Hansen versucht alles, um seinen Betrieb zu retten, redet aber mit
niemandem darüber. Er kann aus Sorge kaum mehr schlafen und
hat starke Schmerzen in der Schulter. Kurz nachdem er ein Schreiben des Gerichts erhält, in dem, wie zu befürchten war, hohe
Regressforderungen an seine Firma gestellt werden, erleidet Herr
Hansen einen Herzinfarkt.*

Die Fallgeschichte enthält wichtige psychische und soziale Einflussfaktoren auf die Entstehung eines Herzinfarktes, die heute aufgrund intensiver gesundheitspsychologischer Forschung als gut
belegt gelten können. In Abb. 3.3 wurde ein Modell vorgestellt,
das in Anlehnung an eine Forschungsübersicht von Adler und
Matthews (1994) einen systematischen Überblick über *die psychosozialen Faktoren in der Krankheitsätiologie* gibt.

Das Modell bildet Ergebnisse aus fast 50 Jahren intensiver Forschung ab, die schon lange vor der Etablierung der Gesundheitspsychologie begonnen hat. Bereits in den 1950er Jahren begann man
vor allem in den USA, psychosomatische Zusammenhänge empirisch zu untersuchen. Dabei standen neben *psychischen Störungen*
vor allem jene *organischen Krankheiten* im Vordergrund, die aufgrund hoher Prävalenzraten als dringende gesellschaftliche Probleme angesehen wurden: Als Outcome dieser Studien (d.h als das
zu erklärende Ereignis) wurden neben Mortalitätsraten insbesondere Herz- und Kreislauferkrankungen (vor allem Myokardinfarkt),
Krebserkrankungen, Infektionserkrankungen und Schwangerschaftskomplikationen, später auch AIDS herangezogen.

Wenn Menschen in ihrer sozialen Umgebung *Stress* erfahren,
dann werden sie dadurch anfälliger für organische Krankheiten.
Diese erste ätiologische Erkenntnis basiert auf einer langen
Geschichte der Stressforschung und ist heute für eine Reihe von
Krankheiten gut belegt. Stresserfahrungen zeigten sich in der
Geschichte von Herrn Hansen auf folgende Weise: Er hatte über
lange Zeit starke psychische Belastungen in seiner Arbeit erlebt;
diese chronischen Arbeitsbelastungen waren insbesondere durch
lange Arbeitszeiten, großen Zeitdruck und hohe Verantwortung
bedingt. Eine weitere Form von Stress kann durch abrupte Veränderungen in der Lebenssituation entstehen, die als belastende
Lebensereignisse bezeichnet werden. Herr Hansen war vor allem
durch die Gefährdung seines Betriebs belastet, wobei die zunächst
noch diffuse Bedrohung durch ein gerichtliches Schreiben mit
Regressforderungen konkret wurde; es kann als Lebensereignis

verstanden werden, das einen zukünftigen Verlust (seines Betriebes) ankündigt. Psychische Belastungen könnten zum einen durch individuelle Bemühungen um eine Bewältigung, zum anderen durch soziale Unterstützungen entschärft werden. In beiden Bereichen liegen bei Herrn Hansen keine günstigen Bedingungen vor: Er versucht, den existentiellen Bedrohungen seines Betriebs dadurch zu begegnen, dass er noch mehr arbeitet, was ihn dann noch mehr belastet; er erlaubt seinem Körper kaum Regenerationszeiten, da er auch an Wochenenden arbeitet und sich keinen Urlaub gönnt; und er redet mit niemandem darüber, kann daher auch keine soziale Unterstützung erhalten.

Eine zweiter Bereich von ätiologischen Faktoren umfasst das *Risikoverhalten*: Bei Herrn Hansen können verschiedene Gewohnheiten beobachtet werden, die als Risikoverhalten gewertet werden müssen: Einmal ist er seit längerer Zeit ein starker Raucher; dann ist sein Lebensstil durch eine Bewegungsarmut gekennzeichnet, die vermutlich neben seiner Ernährung (über die wir nichts erfahren) auch zu seinem Übergewicht beiträgt. In der ärztlichen Vorsorgeuntersuchung wurden schließlich zwei somatische Risikofaktoren festgestellt, hoher Blutdruck und hohes Cholesterin; diese sind zwar nicht direkt mit seinem Verhalten verknüpft, können aber indirekt über das Stresserleben psychosomatisch beeinflusst werden. Ein verhaltensbezogener Risikofaktor kann bei Herrn Hansen zudem im Umgang mit seinen gesundheitlichen Beschwerden gesehen werden: Er nimmt diese nicht ernst, wehrt sie ab und vermeidet auch eine Abklärung durch eine ärztliche Untersuchung; erst auf Drängen seiner Frau entscheidet er sich zu einem Arztbesuch, bricht dann aber den Kontakt wieder ab und setzt keine der ärztlichen Empfehlungen um, verhält sich also »*non-compliant*«.

Ein dritter Bereich von möglichen Krankheitsursachen findet sich in der *Persönlichkeit*, in seinen individuellen psychischen Dispositionen. Herr Hansen wird als sehr ehrgeizige und ungeduldige Person beschrieben, die bei Konflikten zu aggressiven Reaktionen neigt und schnell ärgerliche Gefühle zeigt. Dieses Bündel von Merkmalen wird als Typ-A-Verhaltensmuster bezeichnet und gilt als psychischer Risikofaktor für einen Herzinfarkt. In neuerer Zeit werden diese riskanten Merkmale enger gefasst und mehr auf die Emotionen Ärger, Feindseligkeit und Aggression bezogen.

Schließlich werden im Modell *psychophysiologische Mechanismen* als vierte Gruppe von ätiologischen Einflüssen genannt. Sie stellen eine zentrale Vermittlung zwischen psychosozialen Merkmalen und Verhaltensweisen einerseits und körperlichen Prozessen andererseits dar, die dann als Symptome einer Krankheit organisch manifest werden können. Die am besten untersuchten psychophysiologischen Mechanismen sind die kardiovaskulären Reaktionsmuster im Gefolge von Stresserfahrungen und die immunologischen Reaktionen auf Emotionen und Stress. Ein Pfad der Einwirkung kann über hormonelle, vaskuläre und kardiologische Prozesse zu Herz- und Kreislauferkrankungen führen, ein anderer über ein geschwächtes Immunsystem zu Infektions-, Krebs- oder Autoimmunerkrankungen.

Der zentrale Verursachungsprozess läuft im Modell (wie in den Pfeilen von Abb. 3.3 erkennbar) von der Einwirkung der drei Faktorengruppen Stress, Risikoverhalten und individuellen Dispositionen über die psychophysiologischen Mechanismen zur Krankheit. Daneben sind aber auch eine Reihe von *Wechselwirkungen* und von *indirekten Einflüssen* markiert: Der Pfeil von Stress zu Risikoverhalten drückt aus, dass Menschen, die unter Stress stehen, dazu tendieren, ein gesundheitliches Risikoverhalten zu zeigen, also z.B. vermehrt rauchen oder übermäßig Alkohol trinken. Ein ähnlicher Pfad geht auch von der Persönlichkeitsdisposition aus: Menschen mit Typ-A-Muster oder negativen Emotionen neigen ebenfalls zu riskanten Verhaltensweisen. Zudem bestehen Wechselwirkungen zwischen den Stressfaktoren und Persönlichkeitsfaktoren: Wie Stress erlebt wird und wie damit umgegangen wird, ist nicht unabhängig von der Persönlichkeit: Menschen mit Typ-A-Muster werden aufgrund ihres Ehrgeizes und Konkurrenzverhaltens tendenziell mehr in Stresssituationen geraten oder mit Stress (z.B. sozialen Konflikten) in einer Weise umgehen, die den Stress nicht abbaut, sondern vielleicht sogar verstärken kann.

Diese Darstellung des Modells der psychosozialen Krankheitsätiologie in ihren Grundzügen soll zunächst ausreichen, um die wichtigsten empirisch belegten psychischen Einflüsse auf die Entstehung von somatischen Krankheiten und ihre Zusammenhänge kenntlich zu machen. Diese Faktoren, ihre empirischen Belege und theoretischen Erklärungen werden dann in Kapitel 4 im Detail ausgeführt.

3.5 Das theoretische Modell der Salutogenese

Eine ausführliche Begründung für die Einführung einer salutogenetischen Perspektive in die Gesundheitswissenschaften wurde bereits in Abschnitt 3.2 gegeben. Die Formulierung von theoretischen Modellen zur Erklärung von Gesundheit ist inzwischen nicht mehr ganz so neu. Der wichtigste Protagonist dieser Richtung, Aaron Antonovsky (1979, 1987), formulierte bereits im Jahr 1979 in einer umfangreichen Monographie mit dem Titel *»Health, Stress and Coping«* seine grundlegenden Gedanken und fasste sie in ein theoretisches Modell. Antonovsky (1923–1994), ein Kind osteuropäischer jüdischer Emigranten, wurde 1923 in Brooklyn (New York) geboren, hat in den USA Soziologie studiert und dann vor allem in der Medizinsoziologie gearbeitet. Einflussreiche Forschungsarbeiten entstanden zur Rolle von sozialer Schicht und Kultur für die Gesundheit und die Gesundheitsversorgung. Er wanderte dann 1962 mit seiner Familie nach Israel aus und hat dort als Professor an den Universitäten Jerusalem und Beer-Sheva gearbeitet, wo er u.a. eine sozialmedizinische Abteilung aufgebaut hat. Die Schwerpunkte seiner Arbeit lagen in der sozialepidemiologischen Forschung und in der Stressforschung; über die erkannte Bedeutung von Widerstandressourcen im Stressprozess gelangte er allmählich zur Frage der Salutogenese. Die entscheidende Idee kam ihm bei einer empirischen Untersuchung, die sich mit der Gesundheit von israelischen Frauen in den Wechseljahren befasste: Diese Frauen waren zwischen 1914 und 1923 überwiegend in Europa geboren, hatten dort den Holocaust überlebt und waren teilweise interniert in Konzentrationslagern gewesen. Sie hatten also in ihrem Leben äußerst traumatische Erfahrungen gemacht, die für die Opfer auch deutliche gesundheitliche Folgen hatten. Aber Antonovsky war überrascht davon, dass trotzdem ein beträchtlicher Teil von ihnen (immerhin 29 Prozent) in relativ guter Gesundheit war. Das weckte in ihm die Frage, wie es diese Frauen geschafft hatten, trotz extremer und traumatischer Belastungen in ihrem Leben gesund zu bleiben. Vor dem Hintergrund seiner Herkunft aus einer jüdischen Familie können diese Erfahrungen als biographische Wurzeln für seine wissenschaftlichen Ideen und den Wechsel seiner Perspektive gesehen werden.

Lange Zeit wurde der neue Ansatz der Salutogenese nur sehr zögernd aufgegriffen (lange Zeit gab es etwa keine deutsche Übersetzung seiner Bücher, heute ist immerhin sein zweites Werk in deutsch erschienen, Antonovsky, 1997, aber erst 10 Jahre nach seiner Erstpublikation), hat dann aber doch in vielen Gesundheitsdisziplinen große Resonanz erhalten und sowohl Forschung als auch Praxis stark stimuliert. Auch in der Gesundheitspsychologie ist die Salutogenese zunächst eher zurückhaltend aufgenommen worden;

bis heute sind explizit salutogenetische Beiträge vor allem in der Forschung selten, obwohl sie eine sehr interessante Rahmentheorie gerade für die Gesundheitspsychologie wäre und wichtige psychologische Konzepte und Fragen enthält. Im deutschen Sprachraum war der Trierer Persönlichkeitspsychologe Peter Becker (1982) einer der ersten, der die Ideen der Salutogenese aufgegriffen und einer empirischen Überprüfung ausgesetzt hat. Eine aktuelle Bewertung des Modells, des Forschungsstandes zur Salutogenese und seiner praktischen Bedeutung haben Bengel, Strittmatter, Willmann (1998), Wydler, Kolip, Abel (2000) und Faltermaier (2002) vorgenommen.

Im Folgenden soll das *theoretische Modell der Salutogenese von Antonovsky* in ihren Grundzügen dargestellt werden. In Kapitel 5 dient dann das Modell in erweiterter Form als Orientierung für die ausführliche Beschreibung der psychologischen und sozialen Bedingungen von Gesundheit. Das Modell ist in der folgenden Abb. 3.4 schematisch vereinfacht und in enger Anlehnung an Antonovsky (1979, 1987) dargestellt.

Antonovskys Modell der Salutogenese zielt darauf ab, Gesundheit zu erklären und nicht Krankheit. Die zentrale *Frage der Salutogenese* lautet daher: Was erhält Menschen gesund? Antonovsky (1979) hat sein Modell auf der Grundlage der damals vorliegenden empirischen Erkenntnisse entwickelt, die aber natürlich weitgehend aus einer pathogenetisch orientierten Forschung stammten. Die Konzepte sind daher nicht alle neu, sie bekommen aber im Kontext der Salutogenese eine völlig andere Bedeutung. Das Modell enthält vier zentrale Komponenten und formuliert einen Prozess der Interaktion dieser Komponenten und ihrer Einwirkungen auf Gesundheit:

- *Gesundheitskontinuum*: Gesundheit ist in dem Modell der Salutogenese die abhängige und zu erklärende Variable. Gesundheit wird hierbei aber nicht als einfaches Gegenteil von Krankheit verstanden, sondern als ein multidimensionales Gesundheits-Krankheits-Kontinuum konzipiert: Alle Menschen sind auf dem Kontinuum zwischen den beiden extremen Polen absoluter Gesundheit und absoluter Krankheit zu platzieren; zu erklären ist somit nicht Krankheit oder Gesundheit, sondern die Bewegungen auf dem Kontinuum (zum positiven oder zum negativen Pol). Als großen Vorteil dieser Konzeption sieht Antonovsky, dass es die Probleme einer dichotomen Klassifikation in krank oder gesund vermeidet. Die dichotome Unterteilung in Krankheit und Nicht-

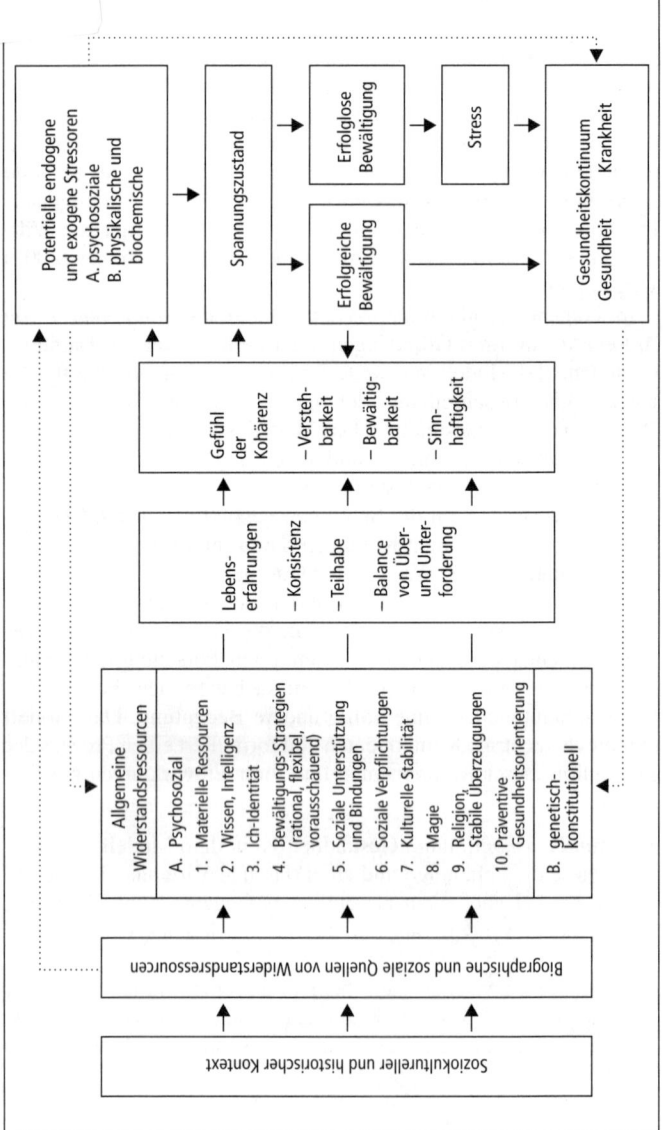

Abb. 3.4 Das Modell der Salutogenese von Antonovsky (nach Antonovsky, 1979, S. 184–185)

Krankheit führt oft zu einer künstlichen Trennung und dazu, dass sich alle professionellen Bemühungen um die kranken Menschen drehen, die ausschließlich als zu behandelnde Patienten verstanden werden. Die Konzentration auf Krankheit hat zur Folge, dass zum einen die Person hinter der Krankheit verschwindet oder als irrelevant betrachtet wird und dass zum anderen alle Nicht-Patienten und Menschen ohne diagnostizierte Krankheit aus der Betrachtung ausgeschlossen sind.

- Eine zentrale Bedeutung in dem Modell der Salutogenese haben das *Stresskonzept* und der *Stressbewältigungsprozess*. Stressoren werden im Modell der Pathogenese ausschließlich als Krankheitsursachen verstanden. Im Gegensatz dazu sieht Antonovsky sowohl pathogene als auch salutogene Auswirkungen von Stress: Wenn Menschen mit Stressoren konfrontiert werden, dann entsteht ein psychischer und körperlicher Spannungszustand, den das Individuum versucht zu bewältigen. Ist die Spannungsbewältigung erfolgreich, dann wird sich eine Person auf dem Gesundheitskontinuum in die positive Richtung bewegen; ist die Spannungsbewältigung nicht erfolgreich, dann reagiert das Individuum körperlich und psychisch mit Stress und bewegt sich auf dem Kontinuum in die negative Richtung; unter bestimmten Bedingungen (z.B. organische Schwachstellen) kann dann eine Krankheit entstehen. Antonovsky spricht von potentiell endogenen und exogenen Stressoren; er zählt darunter sowohl *psychosoziale Stressoren* (wie z.B. belastende Lebensereignisse, Dauerbelastungen durch die Arbeit oder durch soziale Konflikte) als auch *physikalische und biochemische Stressoren* (wie z.B. Bakterien, Viren oder Umweltschadstoffe). Stressoren werden in Antonovskys Stresskonzept nicht als Ausnahmen verstanden, die es, weil sie Krankheitsrisiken sind, möglichst zu vermeiden gilt. Stressoren sind vielmehr im Leben allgegenwärtig und normal, daher nicht immer zu verhindern, auch wenn sie natürlich sozial ungleich verteilt sind. Entscheidend sind in dieser Konzeption somit nicht der Stress, sondern die Bewältigungsmöglichkeiten, womit auf das Coping-Konzept verwiesen ist. Somit stellt sich die Frage, was bedingt, dass Menschen die Stressoren, die sie unweigerlich erleben, erfolgreich bewältigen oder nicht. Zur Erklärung führt Antonovsky zwei Konzepte ein, die als originär für die Salutogenese gelten können.
- Ein Kernstück der Salutogenese sind die *allgemeinen Widerstandsressourcen (»generalized resistance resources«)*: Sie beschreiben »jedes Merkmal einer Person, Gruppe oder Umwelt,

die eine wirksame Spannungsbewältigung erleichtern kann«
(Antonovsky, 1979, S. 99) Allgemeine Widerstandsressourcen
umfassen ein Repertoire von Merkmalen, die in einer Vielzahl
von Belastungssituationen wirksam sein können und die damit
wichtige Bedingungen der allgemeinen Gesundheit sind. Dazu
gehören zum einen genetische und konstitutionelle Ressourcen,
zum anderen psychosoziale Ressourcen wie z. B. Wissen und
Intelligenz, Ich-Identität, gute Coping-Fähigkeiten, soziale Bindungen oder kulturelle Stabilität. Menschen besitzen natürlich
auch spezifische Ressourcen, die eine Bedeutung für die Bewältigung ganz bestimmter Stresssituationen haben; diese werden
von Antonovsky aber nicht weiter ausgeführt. Psychosoziale
Widerstandsressourcen haben sowohl gesellschaftliche als auch
individuell-biographische Wurzeln: Sie entstehen zum einen auf
der Grundlage der soziokulturellen und historischen Verhältnisse, in denen Menschen aufwachsen; zum anderen sind sie
individuell sehr unterschiedlich ausgeprägt und haben ihre
Wurzeln in den jeweiligen biographischen und familiären Bedingungen, unter denen Menschen groß werden. Wenn Personen
über allgemeine Widerstandsressourcen verfügen, dann bedeutet
das, dass sie Lebenserfahrungen machen, die für sie tendenziell
Konsistenz erzeugen, soziale Teilhabe und personale Kontrolle
ermöglichen sowie ein Gleichgewicht von Über- und Unterforderung herstellen.

• Damit sind wir bei dem zweiten Kernstück der Salutogenese,
  dem *Kohärenzgefühl* oder *»Sense of Coherence« (SoC)*, dem
  Antonovsky eine Schlüsselrolle zuweist und dem er einen Großteil seiner letzten Forschungsjahre gewidmet hat. Auf der Grundlage von verfügbaren Ressourcen können Menschen immer
  wieder Lebenserfahrungen der Konsistenz, Teilhabe und Balance
  von Anforderungen machen. Daraus entwickeln sie in der Kindheit und Jugend bis ins frühe Erwachsenenalter hinein eine relativ
  stabile Lebensorientierung und tiefe Überzeugung, dass ihr
  Leben im Prinzip verstehbar, sinnvoll und zu bewältigen ist.
  Antonovsky nennt diese Überzeugung das Gefühl der Kohärenz.
  Unter den Rezipienten von Antonovskys Arbeiten ist es strittig,
  ob dieses komplexe Konstrukt eine Persönlichkeitseigenschaft
  oder eine Lebenseinstellung darstellt (oder beides); sie wird
  jedenfalls als ein bei Erwachsenen relativ überdauerndes Merkmal der Person verstanden, das sich auf grundlegende Einstellungen zum Leben bezieht und wesentlich für den Umgang mit
  Belastungen ist. Es besteht aus drei Komponenten: 1. dem Gefühl

der Verstehbarkeit *(»sense of comprehensibility«)*, also einer Überzeugung, dass die eigene Lebensumwelt kognitiv klar, verstehbar und strukturiert ist (im Gegensatz zu chaotisch); 2. dem Gefühl der Bewältigbarkeit *(»sense of manageability«)*, also der Grundüberzeugung und Zuversicht einer Person, dass die im Leben auf sie zukommenden Anforderungen mit den eigenen Ressourcen im Wesentlichen zu bewältigen sind; 3. dem Gefühl der Sinnhaftigkeit *(»sense of meaningfulness«)*, einem Grundgefühl, dass das eigene Leben sinnvoll ist und Wert, Energie dafür zu investieren. Diese stabile personale Orientierung ist insofern zentral im Prozess der Salutogenese, weil Menschen mit einem ausgeprägten Gefühl der Kohärenz die im Leben auf sie zukommenden Belastungen besser bewältigen können, indem sie ihre verfügbaren Ressourcen optimal mobilisieren, und sich damit in Richtung auf den gesunden Pol des Kontinuums bewegen.

Der Modell der Salutogenese stellt einen komplexen *Prozess* dar, in dem alle Komponenten aufeinander bezogen sind und in dem diverse Wechselwirkungen und Rückkopplungen konzipiert sind. In Abb. 3.4 sind die wichtigsten davon (aber nicht alle, vgl. Antonovsky, 1979, S. 284f.) durch Pfeile symbolisiert. Ein erster Einwirkungsprozess von Bedingungen auf die Gesundheit läuft von den Stressoren über den Spannungszustand und die Art ihrer Bewältigung auf das Gesundheitskontinuum zu (vgl. rechte Hälfte der Abb. 3.4: vertikale Pfeile von oben nach unten). Der zweite Einwirkungsprozess hat den *»Sense of Coherence« (SoC)* als zentrale Vermittlungskomponente: Das Modell erklärt zum einen seine Entstehung aus den allgemeinen Widerstandsressourcen und Lebenserfahrungen (vgl. horizontale Pfeile der Abb. 3.4 von links zum SoC). Zum anderen werden die Wirkungen des SoC auf die Bewältigung des Spannungszustandes und auf die Stressoren abgebildet (vgl. in Abb. 3.4 die beiden horizontalen Pfeile vom SoC nach rechts); ein Rückwirkungseffekt wird dadurch postuliert, dass eine erfolgreiche Bewältigung von Stressoren auch das Kohärenzgefühl stärkt (Pfeil nach links). Ein weiterer wichtiger Rückkopplungseffekt (gestrichelte Pfeile) läuft vom Gesundheitskontinuum zu den Ressourcen: Ein positiver Gesundheitszustand kann langfristig als Ressource verstanden werden, die sich auf die weitere Gesundheitsentwicklung positiv auswirkt. Zudem sind Zusammenhänge zwischen Stressoren und Ressourcen in der Art formuliert (gestrichelter horizontaler Pfeil oben), dass durch Stressoren vorhandene Ressourcen verloren gehen können (z.B. das Lebensereignis eines

Partnerverlustes kann auch zum Verlust einer sozialen Ressource
führen). Die Stressoren hängen natürlich genauso wie die Ressourcen mit der sozialen Lage und Lebensgeschichte einer Person
zusammen; eine Einwirkung wird daher vom soziokulturellen und
historischen Kontext über die biographischen und sozialen Quellen
zu dem Kasten »Stressoren« formuliert (gestrichelter horizontaler
Pfeil oben von links nach rechts).

Das Modell der Salutogenese wird in Kapitel 5 wieder aufgegriffen und durch weitere Konzepte erweitert. Es dient dann als Rahmentheorie, innerhalb der konkrete psychosoziale Bedingungen
von Gesundheit ausgeführt und integriert werden können.

Zusammenfassung

Das Kapitel stellt die im Gesundheitsbereich dominierenden wissenschaftlichen Paradigmen und grundlegende theoretische Modelle vor, die als Orientierung für die folgenden Kapitel dienen. Sie
stellen einen allgemeinen Rahmen her, in dem sich sowohl die Gesundheitswissenschaften als auch die Gesundheitspsychologie bewegen. Als Einstieg wird ein kurzer historischer Exkurs über die
gesellschaftlichen Vorstellungen von Gesundheit und Krankheit
vom Mittelalter bis in die Neuzeit gegeben; er soll verdeutlichen,
dass sich das gesundheitsbezogene Denken immer im Wandel be-
findet und sich in ihnen auch das Weltbild einer Zeit und Gesellschaft spiegelt.

Drei wissenschaftliche Paradigmen dominieren heute Medizin
und Gesundheitswissenschaften: Das biomedizinische Krankheitsmodell stellt das traditionelle Denkmodell der naturwissenschaftlichen Medizin dar; es konzentriert sich auf Krankheiten, die als
Störung des Organismus verstanden werden, mit naturwissenschaftlichen Methoden erfasst und durch eine somatische Behandlung im besten Fall geheilt werden können. Das biopsychosoziale
Krankheitsmodell entstand aus der Kritik am biomedizinischen
Modell. Es erweitert die biologisch-somatische Sicht auf Krankheit
um eine psychische und soziale Dimension, weil das Erleben des
kranken Menschen und seine sozialen Zusammenhänge wesentliche Determinanten für die Entstehung, den Verlauf und die Behandlung von Krankheiten darstellen. Das Modell kann als gemeinsame
Basis der Gesundheitswissenschaften verstanden werden. Das
dritte Paradigma stellt einen wissenschaftlichen Perspektivenwechsel dar: Die Salutogenese sieht nicht Krankheit, sondern Gesund-

heit als das zu erklärende Phänomen; die Grundfrage ist, was Menschen gesund erhält. Die Salutogenese sucht und forscht nach gesunderhaltenden Bedingungen. Im Mittelpunkt stehen nicht primär die pathogenen Kräfte, also Risiken und Stressoren, sondern salutogene Einflüsse und Ressourcen.

Aus den grundlegenden theoretischen Modellen der Gesundheitswissenschaften werden drei herausgegriffen, nämlich das Risikofaktorenmodell, das Modell der psychosozialen Ätiologie von Krankheit und Antonovskys Modell der Salutogenese, und näher erläutert. In jenem Modell, das die psychischen und sozialen Faktoren in der Entstehung von Krankheiten zusammenfasst, sind zentrale Erkenntnisse der Gesundheitspsychologie abgebildet: Stressfaktoren, riskante Persönlichkeitsmerkmale, Risikoverhaltensweisen und psychophysiologische Mechanismen stellen gut belegte Einflussfaktoren auf verschiedene Krankheiten dar und werden in zentralen Forschungsfeldern der Gesundheitspsychologie untersucht. Diese Krankheitsrisiken werden im folgenden Kapitel 4 ausführlich dargestellt.

Weiterführende Literatur

Adler, N. & Matthews, K. (1994). Health psychology: Why do some people get sick and some stay well? *Annual Review of Psychology, 45*, 229–259.

Antonovsky, A. (1987). *Unraveling the mystery of health.* London: Jossey-Bass. (Deutsche Ausgabe: Antonovsky, A. (1997). *Salutogenese. Zur Entmystifizierung der Gesundheit.* Tübingen: DGVT-Verlag).

Engel, G.L. (1979). Die Notwendigkeit eines neuen medizinischen Modells: Eine Herausforderung der Biomedizin. In H. Keupp (Hrsg.), *Normalität und Abweichung* (S. 63–85). München: Urban & Schwarzenberg.

Faltermaier, T. (1994). *Gesundheitsbewußtsein und Gesundheitshandeln. Über den Umgang mit Gesundheit im Alltag.* Weinheim: Beltz.

4 Psychosoziale Bedingungen bei der Entstehung von Krankheiten: Risiken und Risikoverhalten

Nachdem wir in Kapitel 3 grundlegende theoretische Modelle zur Erklärung von Gesundheit und Krankheit kennen gelernt haben, werden im Folgenden die psychischen und sozialen Bedingungen im Einzelnen beschrieben und durch empirische Erkenntnisse zentraler Forschungsgebiete der Gesundheitspsychologie gestützt. Zunächst wird in Kapitel 4 die in der Gesundheitspsychologie noch dominante Krankheitsperspektive im Mittelpunkt stehen und der Blick auf psychosoziale Krankheitsrisiken gerichtet. In Kapitel 5 erfolgt dann ein Perspektivenwechsel zur Salutogenese, und entsprechend werden Bedingungen für Gesundheit und Ressourcen im Vordergrund stehen. Erst die Zusammenschau dieser beiden Perspektiven – und nicht eine allein – macht nach meiner Überzeugung die Gesundheitspsychologie der Zukunft aus.

In Abb. 3.3 wurde bereits ein integratives Modell der psychosozialen Ätiologie von Krankheit vorgestellt. Es wird im Folgenden die Darstellung leiten. Beginnen wollen wir mit der zentralen Rolle von Stressbedingungen bei der Entstehung von Krankheiten (Kap. 4.1), dann werden Merkmale der Persönlichkeit einbezogen (Kap. 4.2). Psychophysiologische Prozesse haben eine zentrale Bedeutung, weil sie die Verwandlung von psychosozialen Phänomenen in körperliche Prozesse erklären können (Kap. 4.3; abschließend wird der Einfluss von riskanten Verhaltensweisen auf die Krankheitsgenese behandelt (Kap. 4.4).

4.1 Stressbedingungen und Krankheit

Das Stresskonzept ist eines der wichtigsten Konstrukte einer angewandten Psychologie, es hat bereits lange vor der Etablierung der Gesundheitspsychologie die psychologische Forschung stark stimuliert. Jede wissenschaftliche Auseinandersetzung mit den gesundheitlichen Auswirkungen von Stress muss sich zunächst mit terminologischen Fragen auseinander setzen. Denn die Popularisierung von Stress und ihre heute selbstverständliche Verwendung in der Alltagssprache verwischen und verwässern manche wissenschaftlichen Erkenntnisse; teilweise kann dadurch der falsche Eindruck entstehen, als sei alles Unangenehme im Leben Stress und als würde zu viel Stress automatisch krank machen.

4.1.1 Stresskonzepte und Stresstheorien

Stresskonzepte. Was bedeutet also Stress im wissenschaftlichen Sinne? – Leider ist diese Frage nicht einfach mit einer allgemein akzeptierten Definition zu beantworten, denn auch in der wissenschaftlichen Literatur gibt es begriffliche Differenzen und unterschiedliche Traditionen; sie führen dazu, dass Stress teilweise unklar und vage, manchmal auch widersprüchlich verwendet wird. Zur Klärung des Begriffs müssen wir kurz auf die historische Entwicklung der Stressforschung eingehen (vgl. auch Laux, 1983).

Der wissenschaftliche Siegeszug des Stressbegriffs begann schon früh, spätestens in den 1950er Jahren, und ist untrennbar mit dem kanadischen Mediziner ungarischer Herkunft *Hans Selye* (1956) verbunden, der wesentlich zur Begründung der Stressforschung und zur Popularisierung des Konzeptes beigetragen hat. Für Selye war *Stress* eindeutig ein *Zustand des Organismus*, der sich durch ein bestimmtes Syndrom physiologischer und endokrinologischer Veränderungen (wie z.B. körperliche Anspannung, Anstieg der Herzrate, Ausschüttung von Hormonen wie Adrenalin) bestimmen und mittels entsprechender Indikatoren messen lässt. Mit *Stressoren* hat er jene Reize bezeichnet, die eine derartige Stressreaktion im Organismus auslösen. Stress ist somit bei Selye als Reaktion definiert und durch bestimmte physiologische Veränderungen im Organismus näher bestimmt. Damit schließt Selye an Vorarbeiten des amerikanischen Physiologen *Walter Cannon* an; er hat bereits 20 Jahre früher ein ähnliches Reaktionsmuster beschrieben, das er *»fight-flight«-Syndrom* nannte und als zentralen biologischen Anpassungsmechanismus verstand. Geraten Lebewesen in für sie gefährliche Situationen, dann kommt es darauf an, dass der Organismus optimal auf die beiden Reaktionsmöglichkeiten »Kampf« oder »Flucht« vorbereitet ist. Dieses Syndrom leistet genau das, indem es für diese überlebensnotwendigen Aktionen so viel wie möglich körperliche Energie bereitstellt, das Herz-und Kreislaufsystem maximal aktiviert und alle nicht notwendigen organismischen Prozesse (z.B. Verdauung) einstellt. Dieser Mechanismus war für Primaten in bestimmten Umwelten und Phasen der Stammesgeschichte überlebensfördernd und brachte Vorteile im Selektionsprozess. Heute hat Stress eher entgegengesetzte Folgen.

In einer zweiten Variante wird Stress über die äußere *Situation* definiert. Als Stress werden dann alle objektiven Anforderungen der Umwelt bezeichnet, oder es werden jene Reizsituationen ausgewählt, die mit Bedrohung und Gefahr verbunden sind. In dieser Terminologie werden dann die subjektiv wahrgenommenen Anforderungen als Beanspruchung oder *»strain«* bezeichnet und über die Reaktionen der Person (emotional, verbal, Verhalten) erschlossen. Situationsbezogene Stressdefinitionen werden heute vorwiegend in den Arbeitswissenschaften und der Arbeitspsychologie, aber auch in der Lebensereignisforschung verwendet. Sie passen auch zu der Herkunft des Begriffes Stress, der ursprünglich aus der Mechanik stammt und mit Robert Hooke, einem einflussreichen Physiker des 17. Jahrhunderts, in Verbindung gebracht wird: Stress bezeichnet im physikalisch-technischen Sinn »diejenige Kraft innerhalb eines Festkörpers, die von einer externen Kraft (load) hervorgerufen wird« (Laux, 1983, S. 456).

Sowohl reaktionsbezogene als auch situationsbezogene Stressdefinitionen haben ihre Grenzen darin, dass sie Stress unabhängig von der Einschätzung der Person oder der Reaktionskapazität des Organismus bestimmen. Eine situationsbezogene Definition muss unterstellen, dass die Stresssituation mehr oder weniger für alle davon Betroffenen die angenommene Wirkung hat. Eine reaktionsbezogene Definition geht davon aus, dass das als Stress bezeichnete Reaktionsmuster in ähnlicher Form bei allen Reizen auftritt, die als Stressoren charakterisiert werden. Die immer wieder feststellbaren großen interindividuellen Unterschiede im Erleben von Stress zeigen jedoch, dass diese Annahmen empirisch nicht haltbar sind. So kann beispielsweise eine objektiv ähnliche Prüfungssituation bei den Kandidaten ganz unterschiedliche Auswirkungen haben, das individuelle Stressreaktionsmuster variiert stark in Abhängigkeit von der Reizsituation und ihrer subjektiven Wahrnehmung. Aus diesem Grunde haben sich in den 1970er Jahren *interaktionistische* Stressdefinitionen herausgebildet, die das Verhältnis von Situation und Person als entscheidend erachten: Stress tritt dann auf, wenn ein Ungleichgewicht zwischen den Anforderungen der Umgebung und den Reaktionskapazitäten der Person besteht. Insbesondere die Arbeiten des amerikanischen Psychologen Richard S. Lazarus haben große Auswirkungen auf die Stressforschung gehabt. Er schlägt vor, Stress als eine bestimmte Form der *Transak-*

tion zwischen den beiden Systemen Person und Umgebung zu verstehen. Mit Transaktion meint er eine dynamische Wechselwirkung zwischen Person und Umwelt, die sich (im Gegensatz zur eher statisch gedachten Interaktion) ständig gegenseitig beeinflussen und dabei verändern.

Lazarus und seine Mitarbeiter definierten auf dieser Grundlage Stress

>*als jedes Ereignis, in dem äußere oder innere Anforderungen (oder beide) die Anpassungsfähigkeit eines Individuums (oder sozialen Systems) oder eines organischen Systems beanspruchen oder übersteigen*< (Larazus & Launier 1981, S. 226).

In dieser Definition werden auf der einen Seite externe Anforderungen aus der Umgebung, aber auch interne Anforderungen (wie persönliche Ziele, selbst gestellte Aufgaben) als das System der Person oder des Organismus fordernde Kräfte konzipiert. Auf der anderen Seite stehen die Anpassungskapazitäten der Person (des Organismus), die von Lazarus auch als Ressourcen bezeichnet werden. Stress entsteht nur dann, wenn die Anforderungen die Anpassungskräfte des personalen Systems beanspruchen oder übersteigen, d.h. wenn ein Ungleichgewicht zwischen Umgebung und Person besteht. Dabei ist es in Lazarus' Stresskonzept entscheidend, wie die Person selbst diese Transaktion bewertet. Diese subjektive Komponente wird in seinen späteren Arbeiten zum Stressbegriff noch stärker betont. Stress ist dann

>*eine besondere Beziehung zwischen Person und Umwelt, die von der Person so eingeschätzt wird, dass ihre Ressourcen beansprucht oder überstiegen werden und ihr Wohlbefinden gefährdet ist*< (Lazarus & Folkman, 1984, S. 19).

Die neuere und vor allem die psychologische Stressforschung stützt sich stark auf diese transaktionale Konzeption von Stress, obwohl damit eine Reihe von Messproblemen für die empirische Forschung verbunden ist (vgl. Faltermaier, 1988).

Stresstheorien. Nach der ersten Klärung des Stressbegriffs soll nun auf die darauf aufbauenden Theorien eingegangen werden. Die Stressforschung war immer interdisziplinär angelegt und ist es auch heute noch. Diese wissenschaftliche Breite ist vor allem für gesundheitspsychologische Ansätze sehr wichtig, weil damit die Verbindungen zwischen körperlichen, psychischen und sozialen Prozessen besser abgebildet werden können. Im Folgenden werden theoretische Ansätze aus drei unterschiedlichen fachlichen Traditionen in exemplarischer Form dargestellt.

Die biologische Stresstheorie von Hans Selye. Wie bereits in der Stressdefinition erkennbar, konzentrierte sich Selye (1956) in seiner physiologischen Stresstheorie auf organismische Prozesse (vgl. Laux, 1983). Der Stresszustand manifestiert sich im Organismus durch ein bestimmtes Muster an messbaren körperlichen Veränderungen. Dieses spezifische Reaktionsmuster nennt Selye »*Allgemeines Adapationssyndrom*« (AAS) und postuliert, dass es *unspezifisch* induziert wird, d.h. unabhängig von der Qualität der auslösenden Reize (Stressoren) ist. Die Theorie basiert empirisch auf einer Vielzahl von Laborexperimenten, die überwiegend an Tieren durchgeführt wurden. In der Standardversuchsanordnung wurden die Tiere intensiven oder lang dauernden schädlichen Reizen (z.B. Kälte, Hitze, Nahrungsentzug, virale Infektion) ausgesetzt und dabei die körperlichen Reaktionen anhand verschiedener Parameter gemessen. Dabei zeigte der Organismus zwar auch reizspezifische Reaktionen; aber von pimärem Interesse war für Selye das dabei erkennbare allgemeine und unspezifische Reaktionsmuster, das einem bestimmten zeitlichen Ablaufmuster folgte. Selye konnte dabei *drei Phasen* unterscheiden*:* 1. *Alarmreaktion*: Bei plötzlicher Konfrontation mit dem schädlichen Reiz zeigt der Organismus eine Alarmreaktion. Sie lässt sich als ein Syndrom von biochemischen und morphologischen Veränderungen beschreiben. Typische Symptome sind dabei die Ausschüttung der Nebennierenrindenhormone Adrenalin und Noradrenalin, die Erhöhung des Blutdrucks, der Herzrate und des Blutzuckerspiegels. Dabei ist eine Schockphase und eine Gegenschockphase zu unterscheiden: In der Schockphase ist der Organismus passiv, die Körpertemperatur, der Blutdruck und der Muskeltonus sinken ab; in der unmittelbar folgenden Gegenschockphase erfolgt eine Gegenregulation, es werden Verteidigungsaktivitäten unternommen, Stresshormone ausgeschüttet und die Schocksymptome gehen zurück. 2. *Widerstandsphase*: Bei andauernder Darbietung des Stressors gehen in der Widerstandsphase die Reaktionen in eine gesteigerte Widerstandsfähigkeit des Organismus über; dieser mobilisiert alle Abwehrkräfte und versucht, sich soweit wie möglich an die Situation anzupassen. 3. *Erschöpfungsphase*: Wird die schädliche Stimulation weiter fortgesetzt, dann brechen irgendwann der Widerstand und die Anpassungsmechanismen des Organismus zusammen. Die Symptome der Alarmreaktion werden dauerhaft und irreversibel, im Extremfall kollabiert der Organismus und stirbt.

Selye hat diese Forschungsergebnisse aus Tierversuchen direkt auf Menschen übertragen, weil er davon ausging, dass das Stress-

dann sogar in eine psychologische Emotionstheorie münden (Lazarus, 1993), zum anderen um das auch wesentlich von Lazarus eingeführte »Coping«-Konzept. Das Konzept der *kognitiven Einschätzung oder Bewertung (»cognitive appraisal«)* ist das Kernstück dieser Stresstheorie, weil es erklärt, warum Menschen auf ähnliche objektive Situationen in unterschiedlicher Weise reagieren. Kurz gesagt, entscheidet die subjektive Bedeutung einer Situation darüber, ob sie belastend ist oder nicht. Es wird angenommen, dass Menschen externe und interne Anforderungen danach bewerten, was sie für das eigene Wohlbefinden bedeuten und welche Ressourcen zu ihrer Bewältigung zur Verfügung stehen. Lazarus (1995) unterscheidet drei Arten von Bewertungen:

- In einer *primären Bewertung (»primary appraisal«)* nimmt die Person eine Einschätzung der Person-Umwelt-Transaktion in Hinblick auf das eigene Wohlergehen vor: Die Situation kann dabei entweder als irrelevant, positiv oder belastend eingeschätzt werden. Wird sie als *belastend* wahrgenommen, dann wird nach der Theorie ein Stressprozess ausgelöst. Dabei gibt es wieder drei Möglichkeiten der Bewertung dieser Belastung, die für die weitere Auseinandersetzung unterschiedliche Folgen haben: Sie kann interpretiert werden a) als Schädigung oder Verlust *(»harm or loss«)*, das heißt eine Beeinträchtigung des Wohlbefindens ist bereits eingetreten (z.B. der Verlust eines Angehörigen); b) als Bedrohung *(»threat«)*, d.h. eine zukünftige Beeinträchtigung, ein persönlicher Schaden oder Verlust ist zu erwarten (z.B. ernste Spannungen in einer Partnerbeziehung); c) als Herausforderung *(»challenge«)*, d.h. die belastende Situation wird auch in den möglichen positiven Konsequenzen für das Wohlergehen wahrgenommen (z.B. dem Erfolg in der bevorstehenden Prüfung).
- In einer *sekundären Bewertung (»secondary appraisal«)* wird die belastende Person-Umwelt-Transaktion von der Person danach eingeschätzt, welche Möglichkeiten und Ressourcen sie hat, um die Belastung erfolgreich zu bewältigen und damit eine mögliche Beeinträchtigung des Wohlbefindens abzuwenden.
- *Eine Neubewertung (»reappraisal«)* wird schließlich dann vorgenommen, wenn eine Person bereits konkret versucht hat, die belastende Situation zu bewältigen. Da die Transaktionen zwischen Person und Umwelt im ständigen Wandel sind, müssen sie auch immer wieder neu bewertet werden: Die belastende Situation kann beispielsweise durch einen erfolgreichen Bewälti-

phänomen ein allgemeiner biologischer Mechanismus ist. Da
wurde vielfach *Kritik* laut, zumal sich Selyes Befunde sow
Tierversuchen als auch in Humanexperimenten nur teilweise
zieren ließen (vgl. Laux, 1983). Die Reaktionsmuster erwiesen
als nicht so uniform wie vorhergesagt, sie variierten selbst bei
lichen physikalischen Reizen (z.B. abrupte versus allmähli
Temperaturerhöhung), umso deutlicher bei sozialen Bedrohung
tuationen. Mason, ein früher Kritiker Selyes, argumentierte, da
die Unspezifität der Stressreaktion primär durch die ausgelös
emotionale Errregung bedingt sei. Er schlug eine andere Erklärun
vor, die empirisch besser zu belegen war (Mason, 1971, zitiert nach
Laux, 1983): Die physiologischen Stressreaktionen werden nur
dann ausgelöst, wenn Situationen für den Organismus als bedrohlich wahrgenommen werden und entsprechende Emotionen auslösen. Diese Weiterentwicklung von Selyes Ansatz muss annehmen,
dass im Stressgeschehen auch Verarbeitungsprozesse des Zentral-
nervensystems involviert sind; sie muss dazu psychische Einflüsse
einbeziehen, nämlich kognitive Bewertungen und Gefühle. Trotz
vieler Kritik an Selye bleibt aber festzuhalten, dass er nicht nur das
Stressphänomen und seine negativen gesundheitlichen Auswirkungen populär gemacht hat, sondern dass er auch erstmals die bei
Stress ablaufenden physiologischen Prozesse im Organismus empirisch beschrieben hat. Wir haben heute natürlich differenziertere
Vorstellungen von den physiologischen Stressprozessen, auf die
wir in einem späteren Abschnitt (Kap. 4.3) noch im Einzelnen eingehen werden.

Die psychologische Stresstheorie von Richard S. Lazarus. An
dieser Stelle setzt der bis heute prominenteste Ansatz einer psychologischen Stresstheorie an. Lazarus hat seine ersten Arbeiten
bereits in den 1960er Jahren veröffentlicht; methodisch hat er
zunächst überwiegend mit Laborexperimenten gearbeitet, um dann
später immer mehr in naturalistische Situationen zu gehen und dort
überwiegend Befragungsmethoden einzusetzen (vgl. Lazarus &
Folkman, 1984). Lazarus und seine Mitarbeiter gehen wie oben
beschrieben von einem transaktionalen Ansatz aus, der Stress als
ein Ungleichgewicht zwischen Anforderungen und Anpassungsressourcen in einem sich ständig wechselnden Verhältnis zwischen der
Person und ihrer Umgebung konzipiert. Im Anschluss an Mason
wird als entscheidendes Moment für die Auslösung einer Stressreaktion die subjektive Bewertung einer Situation gesehen. Die
Theorie von Lazarus und ihre empirischen Überprüfungen kreisen
zum einen um die Fassung dieser kognitiven Prozesse, die später

gungsversuch als nicht mehr so belastend erlebt werden oder mehr als Herausforderung gesehen werden; oder die eigenen Bewältigungsressourcen (z.b. in einer Prüfungssituation) können sich als besser erweisen als vorher gedacht.

Diese drei Formen der kognitiven Bewertung sind Voraussetzungen für die konkreten Versuche einer Person, die belastende Situation zu bewältigen. Das »Coping«-Konzept stellt damit ein zweites zentrales Konstrukt in Lazarus' Stresstheorie dar, mit dem wir uns in Abschnitt 4.1.5 noch näher beschäftigen werden.

Zunächst muss festgehalten werden, dass die kognitiv-psychologische Stresstheorie von Lazarus eine Wende in der Stressforschung eingeleitet hat. Lazarus' Forschungsgruppe an der »University of California, Berkeley« (vgl. Lazarus & Folkman, 1984) und viele andere haben seit den 1970er Jahren versucht, in einer Fülle von Studien mit unterschiedlichen Fragestellungen und bei diversen Gruppen diese psychologischen Prozesse in der Untersuchung von Stress einzubeziehen. Es entstanden neue Messinstrumente, und Befragungsmethoden bekamen nun in der Stressforschung einen sehr viel höheren Stellenwert. Dabei bestehen aber durchaus immer noch große methodische Probleme in der Umsetzung dieser theoretischen Annahmen. So erwies es sich beispielsweise als methodisch schwierig, Stress als transaktionales und prozesshaftes Phänomen zu erfassen oder die postulierten differenzierten Bewertungen adäquat zu messen. Obwohl Lazarus eine wichtige Entwicklung in der psychologischen Stressforschung angestoßen hat, so sind doch heute auch deutlich kritischere Töne zu vernehmen (vgl. Schwarzer, 1996). Dennoch gibt es bislang kaum Alternativen in der psychologischen Stressforschung, zumindest was die Formulierung größerer theoretischer Zusammenhänge betrifft.

Die soziologische Stresstheorie von Leonhard I. Pearlin. Parallel zur psychologischen Stressforschung gibt es eine umfangreiche sozialwissenschaftlich orientierte Stressforschung, die mit teilweise ähnlichen Konzepten arbeitet, ohne dass sich beide Traditionen immer ausreichend zur Kenntnis nehmen würden. Soziologische Ansätze betonen zum einen stärker die gesellschaftlichen und sozialstrukturellen Hintergründe von Belastungssituationen (wie z.B. den sozioökonomischen Status, Familienstatus, Beruf, das Alter und Geschlecht). Zum anderen werden wichtige Bedingungen im Stressprozess wie Lebensereignisse und Dauerbelastungen in sozialen Rollen (wie z.B. Beruf, Ehe, Elternschaft) sowie Ressourcen zur Bewältigung mehr in ihren lebensweltlichen Kontexten verstanden. Denn Stressoren entstehen nicht aus dem Nichts, wie in experimentell-psychologischen Ansätzen oft impliziert ist; sie haben vielmehr eine gesellschaftlich-soziale wie eine individuell-biographische Entstehungsgeschichte. Aber auch die personalen und sozialen Ressourcen einer Person bei der Stressbewältigung sind in diesem sozialen Entstehungsprozess zu verstehen, genau genommen sogar die individuellen Bewertungen von Stressphänomenen.

Eine Reihe von wichtigen soziologische Forscherpersönlichkeiten wären in dieser Tradition zu nennen, wie z.B. der Engländer George Brown oder der Deutsche Johannes Siegrist, die uns beide noch beschäftigen werden. Ich möchte hier aber den amerikanischen Medizinsoziologen und Stressforscher Leonard I. Pearlin auswählen, der mit seiner Arbeitsgruppe seit den 1970er Jahren umfangreiche Studien durchgeführt und wichtige theoretische Modelle entwickelt hat, um insbesondere die sozialen Quellen von Stress zu erklären (vgl. Pearlin et al., 1981; Pearlin, 1989; 1983).

Das Phänomen Stress wird von Pearlin und Mitarbeiter/innen als sozialer *Prozess* konzipert und versucht, in diese Dynamik auch empirisch durch Längsschnittstudien abzubilden (Pearlin et al., 1981). Folgende drei Bereiche konstituieren den Stressprozess: Als *Ursprünge von Stress* werden soziale Bedingungen angenommen und vor allem in Form von Lebensereignissen und chronischen Belastungen untersucht. Die Wirkung dieser Stressbedingungen wird durch *Mediatoren* vermittelt, dabei spielen im Stressprozess vor allem das Bewältigungsverhalten und die soziale Unterstützung eine zentrale Rolle. Schließlich werden die *Manifestationen* von Stress in Form von Gefühlen, beobachtbarem Verhalten, funktionalem Handeln sowie körperlichen und psychischen Symptomen differenziert und untersucht.

Pearlin und seine Arbeitsgruppe haben sich weniger mit lebensverändernden Ereignissen befasst, die sie zwar für eine wichtige Quelle von Stress halten, welche durch die phasenweise dominante Aufmerksamkeit der Forschung für das Lebensereigniskonzept aber überbetont wurde. Sie beschäftigten sich dagegen mehr mit den *andauernden Rollenbelastungen (»role strains«)*, die in verbreiteten sozialen Rollen strukturell angelegt sind und damit einen gesellschaftlichen Einfluss zum Ausdruck bringen. Das Konzept der Rollenbelastungen bezieht sich auf »die Mühen, Herausforderungen und Konflikte oder andere Probleme, die Menschen in ihren normalen sozialen Rollen über die Zeit erfahren.« (Pearlin, 1983, S. 8). Pearlin differenziert sechs Arten von Rollenbelastungen:

1. Belastungen, die sich auf die Aufgaben beziehen, die in einer Rolle erfüllt werden müssen (z.b. die Überforderung in einer beruflichen Tätigkeit);
2. Belastungen, die sich aus interpersonalen Konflikten innerhalb einer Rolle ergeben (z.b. Konflikte in einer Ehe, die aus einer ungleichen Aufgabenverteilung erwachsen, oder Konflikte mit den Kindern in der Elternrolle);
3. Belastungen und intrapersonale Konflikte, die sich aus multiplen sozialen Rollen ergeben (z.b. der Konflikt zwischen den Anforderungen im Beruf und den Anforderungen in der Rolle als Mutter oder Vater);
4. Belastungen durch eine Rolle, die unerwünscht ist und in die man sich hineingezwungen fühlt (z.b. die ungeliebte und begrenzte Rolle als Hausfrau oder als Rentner);
5. Belastungen durch den Verlust oder den Zugewinn von sozialen Rollen (z.B durch die vor allem im frühen Erwachsenenalter entstehenden neuen Rollen im Beruf und der Familie sowie durch die Verluste von Rollen im späteren Erwachsenenalter);
6. Belastungen, die sich aus der Umstrukturierung einer sozialen Rolle ergeben (z.B die Veränderung der eigene Rolle als Eltern, wenn die Kinder erwachsen und selbständig geworden sind).

Diese Rollenbelastungen wirken wesentlich darüber, dass sie dauerhaft und stabil die alltäglichen Lebensbedingungen von Menschen beeinflussen. Dadurch können sie ihre Sicht von sich selbst und damit verbundene Gefühle stark bestimmen und erklären so ihre gesundheitlich ungünstigen Auswirkungen. Die ungünstige Wirkung von chronischen Rollenbelastungen ist nach Pearlin insbesondere dadurch bedingt, dass sie das Selbstkonzept treffen; sie vermitteln den Betroffenen das Gefühl, das eigene Leben nicht im Griff zu haben, und sie werten sich dadurch selbst ab. Die Konzepte von Kontrolle *(»mastery«)* und Selbstachtung *(»self esteem«)* spielen daher eine vermittelnde Rolle zwischen sozialen Stressbedingungen und Stressmanifestationen. Wenn sie stabile Persönlichkeitsmerkmale darstellen, dann können sie als personale Ressourcen betrachtet werden, die neben den sozialen Ressourcen (soziale Unterstützung) wesentlich die Möglichkeiten der Belastungsbewältigung bestimmen. Die Nähe zu Antonovskys Modell der Salutogenese ist an dieser Stelle offensichtlich (vgl. Kap. 3 und 5).

Pearlins Stresstheorie zeichnet sich vor allem dadurch aus, dass sie die notwendige Verbindung von individuellen Stresserfahrungen zu sozialen und gesellschaftlichen Bedingungen herstellt;

damit wird das Individuum in einen sozialen und gesellschaftlichen Kontext gestellt, was eine Individualisierung und Psychologisierung von Stresserfahrungen verhindert. Insbesondere das Konzept der chronischen Rollenbelastungen ist neben dem der Lebensereignisse in der Lage, jene dauerhaften Belastungen zu erfassen, die angenommen werden müssen, um die Entstehung von gesundheitlichen Beeinträchtigungen erklären zu können. Die Annahme eines Stressprozesses ist somit im Unterschied zum aktualgenetischen Stressprozess bei Lazarus viel langfristiger gedacht; er erfasst zeitliche Dimensionen, die gerade für gesundheitliche Fragen von großer Bedeutung sind. Die empirische Überprüfung eines derartig komplexen Modells erweist sich jedoch auch bei den großen Stichproben, die Pearlin zur Verfügung stehen, immer wieder als sehr schwierig.

4.1.2 Stressprozess und Stressforschung

In Abb. 4.1 werden nochmals die wichtigsten Einflüsse schematisch zusammengefasst, die im Stressprozess wirksam werden und von unterschiedlichen Traditionen der Stressforschung untersucht wurden. Sie dient als Übersicht für die folgenden Ausführungen.

In der horizontalen Hauptachse stehen die drei wichtigsten Belastungsarten im Mittelpunkt, die in der Stressforschung unterschieden und in oft getrennten Forschungstraditionen untersucht wurden: Lebensereignisse, Dauerbelastungen und Alltagsärgernisse. Sie sind im Wesentlichen nach der Dauer und der Qualität der Einwirkung zu unterscheiden: Als *belastende Lebensereignisse (»stressful life events«)* werden subjektiv bedeutsame, mehr oder weniger abrupte Veränderungen im Lebensablauf einer Person verstanden wie z. B. der Tod einer nahen Bezugsperson oder der Wechsel des Arbeitsplatzes. *Dauerbelastungen (»chronic stressors«)* sind dagegen langfristige Belastungen, die sich für eine Person in ihren sozialen Rollen oder aus Lebensverhältnissen ergeben, wie z. B. die Belastungen am Arbeitsplatz oder in der Elternrolle. *Alltagsärgernisse (»daily hassles«)* werden die eher kleineren Vorfälle im Alltag bezeichnet, die für eine Person Ärger oder Frustration bedeuten, wie z.B. die lästigen Aufgaben im Haushalt, der häufige Defekt eines Haushaltsgerätes oder das ständige Verlegen von Sachen. Typischerweise stellen diese drei Stressfaktoren keine isolierten Vorgänge dar, sondern sie kumulieren oft in Belastungskomplexen, sodass sich etwa mehrere Lebensereignissen zusammenbal-

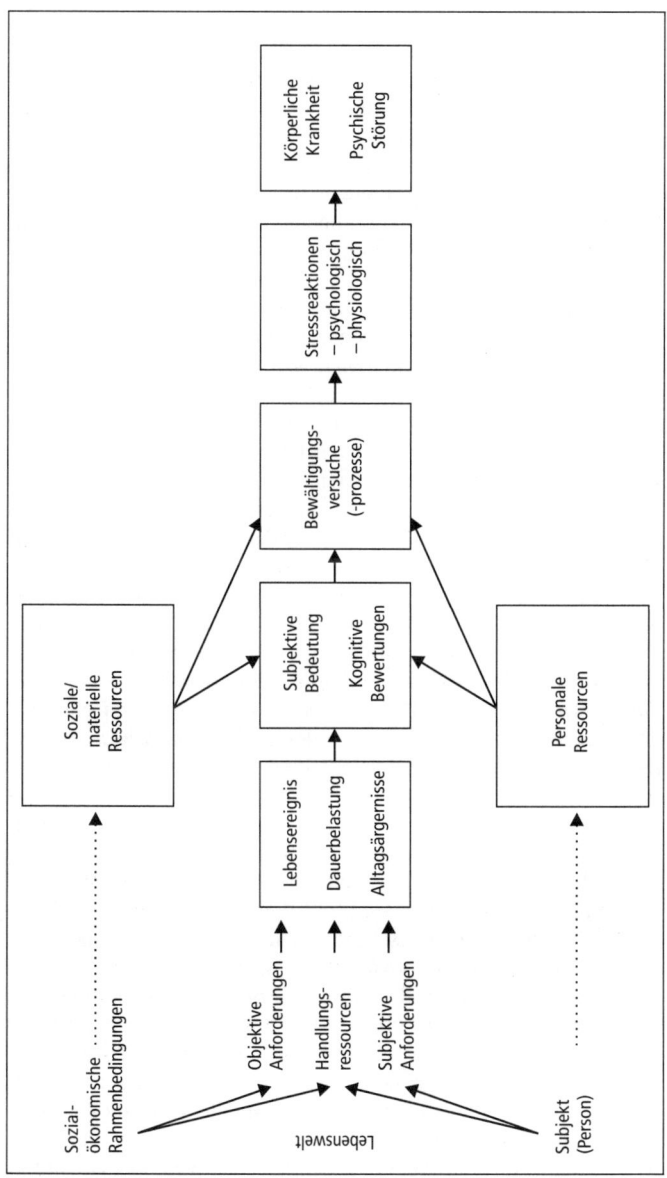

Abb. 4.1 Stressprozess (modifiziert nach Faltermaier, 1987, S. 134)

len oder Ereignisse in chronische Belastungen übergehen (oder umgekehrt). Zudem resultieren aus vielen Belastungen soziale Folgeprobleme, sodass vielfach Sequenzen von auslösenden und aufeinander wirkenden Stressbedingungen entstehen.

Diese Belastungsbedingungen lösen aber erst dann einen Stressprozess aus, wenn sie von der Person entsprechend wahrgenommen werden, d.h. als Belastung subjektiv bedeutsam sind oder als solche kognitiv bewertet werden; sie münden dann in individuelle Versuche oder Prozesse der Bewältigung. Ergeben sich aus den *subjektiven Bewertungen (»cognitive appraisals«)* bedrohliche Einschätzungen und erweisen sich die *Bewältigungshandlungen (»coping efforts«)* als nicht erfolgreich, dann lassen sich als Folge physiologische oder psychische *Stressreaktionen* feststellen. Die Stärke und Dauer dieser ausgelösten Stressreaktionen entscheidet wesentlich über den gesundheitlichen Ausgang, d.h. ob dauerhafte psychische und körperliche Veränderungen entstehen, die als Symptome einer Krankheit gewertet werden können.

Die drei genannten Belastungsquellen entstehen entsprechend dem transaktionalen Stresskonzept aus dem Verhältnis von objektiven und subjektiven Anforderungen sowie den verfügbaren Handlungsressourcen einer Person (vgl. Abb. 4.1, links außen). Sie haben ihre Wurzeln in der jeweiligen *Lebenswelt* einer Person: Diese ist einerseits (nach soziologischen Stresstheorien) geprägt durch die *sozialen und gesellschaftlich-ökonomischen Rahmenbedingungen*, in der eine Person lebt, andererseits (nach entwicklungspsychologischen Theorien) durch die *subjektiven Motive, Bedürfnisse und Ziele*, die sich im Leben einer Person herausbilden. Auch die *sozialen und materiellen Ressourcen* (vgl. Abb. 4.1, obere horizontalen Ache) sowie die *personalen Ressourcen* (untere horizontale Achse), die im Stressbewältigungsprozess unterstützend wirken können, sind jeweils durch eine sozial-gesellschaftliche und eine subjektiv-biographische Entwicklungslinie gekennzeichnet.

Die *Stressforschung* weist in ihrer langen Geschichte eine Reihe unterschiedlicher Traditionen auf, die hier zumindest kurz angedeutet werden müssen. Dabei ist zunächst die experimentelle Stressforschung zu unterscheiden von der naturalistischen Stressforschung. Stress wurde in der frühen Phase vorwiegend unter Laborbedingungen untersucht; diese hat auch heute noch ihre Bedeutung, insbesondere dann, wenn es um die Messung physiologischer Auswirkungen geht. Die kognitive Wende der Stressforschung mit Lazarus hat aber eine deutliche Hinwendung zur Untersuchung von Stress unter Alltagsbedingungen gebracht und in der

Folge ein zunehmende Verwendung von Befragungsmethoden. Die Stressforschung war weiterhin lange Zeit um externe Bedingungen im Belastungsprozess herum organisiert: Die einflussreiche Richtung der Lebensereignisforschung hat sich etwa seit den 1960er Jahren auf die Untersuchung der Zusammenhänge zwischen belastenden Lebensereignissen und psychischen Störungen konzentriert; diese wurde später ergänzt durch *»daily hassles«* und Dauerbelastungen. Chronische Belastungen am Arbeitsplatz stellen schon lange ein relativ eigenständiges Forschungsfeld dar. Später entstanden große und teilweise separate Forschungsgebiete um wichtige Mediatoren im Belastungsgeschehen, vor allem um die Konstrukte der sozialen Unterstützung *(»social support«)* und Bewältigung *(»coping«)*. Lange Zeit war das Interesse in der Psychologie auf den Zusammenhang von Stress und psychischen Störungen konzentriert, war also im Bereich der Klinischen Psychologie angesiedelt. Später entstand dann auch in der Entwicklungspsychologie ein Forschungsgebiet, das die Folgen von kritischen Lebensereignissen für die psychische Entwicklung im Erwachsenenalters untersuchte (vgl. Faltermaier et al., 2002; Filipp, 1995). In der vorläufig letzten Etappe wurde aus einer gesundheitspsychologischen Perspektive die Verbindung von Stress und körperlicher Krankheit aufgegriffen und zunehmend untersucht. Diese Tradition in der Gesundheitspsychologie wird uns im Folgenden vorwiegend beschäftigen. Dabei werde ich zunächst auf die Forschungsrichtung eingehen, die Stress in Form von belastenden Lebensereignissen bestimmt hat und ihre Rolle bei der Entstehung von körperlichen Krankheiten untersucht. Anschließend wird der Schwerpunkt auf chronische Belastungen gelegt und dabei insbesondere die Arbeitsbelastungen herausgegriffen.

4.1.3 Lebensereignisse und Krankheit

Lebensereignisse können in Anlehnung an Definitionen in der Forschungsliteratur (Filipp, 1995; Brown & Harris, 1978; Faltermaier, 1987) durch folgende Merkmale bestimmt werden:

• Lebensereignisse stellen deutliche Veränderungen im bisherigen Lebensmuster einer Person dar, sie bedeuten etwa Veränderungen in wichtigen Aktivitäten, sozialen Rollen oder nahen Bezugspersonen;

- sie verändern dabei die Lebenswelt einer Person relativ abrupt (nicht kontinuierlich), oder wie es Filipp (1995) formuliert, »sie stellen raumzeitliche, punktuelle Verdichtungen im Geschehensablauf innerhalb und außerhalb der Person dar« (Filipp, 1995, S. 24), sie sind damit zeitlich lokalisierbar und datierbar;
- und sie sind für die Person subjektiv bedeutsam und potentiell von starker emotionaler Qualität.

Genauere Analysen dieser drei Definitionsmerkmale und Versuche einer Operationalisierung machen schnell ersichtlich, dass sie noch einen beträchtlichen Unsicherheitsspielraum lassen, welchen aus dem Universum möglicher Lebensveränderungen als Ereignisse in diesem Sinne gewertet und für eine Untersuchung ausgewählt werden sollen: Welche Veränderung im Leben wird als Ereignis betrachtet, was ist genau eine abrupte Lebensveränderung und wann ist eine Veränderung emotional bedeutsam? Es müssen also zusätzliche Eingrenzungen getroffen werden, etwa durch die Auswahl von Lebensbereichen oder Personen, die von diesen Veränderungen betroffen werden. Zunächst ging es vielen Forschern um klinisch relevante Lebensereignisse, d.h. die nach klinisch-psychologischer Erfahrung bedeutsam für die Entstehung von psychischen Störungen sein können. Nach diesem Kriterium wird man etwa Verlustereignisse wie z.B. die Trennung vom Partner, einen Todesfall in der Familie oder den Verlust des Arbeitsplatzes auswählen. Über derartig gravierende Lebensereignisse könnte man sich vielleicht noch einigen; aber können nicht auch von außen ganz harmlos wirkende Vorfälle (z.B. die Zurückweisung eines Jugendlichen durch einen Freund oder eine Freundin) gravierende psychische Konsequenzen haben? Und woher lässt sich vorhersagen, welche Ereignisse für die Genese körperlicher Erkrankungen relevant sein können? Andere Forscher setzten mehr auf die subjektive Auswahl der befragten Personen, was sie an für sich bedeutsamen Lebensereignissen erlebt haben. Aber auch dieses Vorgehen schafft Probleme, weil jetzt jede Person möglicherweise unterschiedlich definiert, was für sie ein Ereignis darstellt, und weil die Auswahl auch durch augenblickliche Stimmungen beeinflusst sein kann; zudem können auch subjektiv als nicht so wichtig erachtete Veränderungen große Wirkungen haben. Halten wir also fest: Es gibt bereits bei der Definition von Lebensereignissen und bei ihrer Operationalisierung beträchtliche Schwierigkeiten, die bis heute die Forschungsergebnisse schwer vergleichbar und beurteilbar machen. Die Ansätze der Lebensereignisforschung unterscheiden sich sehr stark darin, wie sie mit diesem konzeptionellen und methodischen Problem umgegangen sind. Sehen wir uns daher zwei zentrale, aber gegensätzliche Richtungen und ihre Methodik näher an.

In der Frühphase der Lebensereignisforschung dominierte ein sog. *Listenansatz*, den die beiden amerikanischen Psychiater *Holmes und Rahe* (1967) entwickelt hatten: Ihre Grundannahme war, dass alle Lebensänderungen für Individuen mit Anpassungsleistungen verbunden sind; je größer diese sind, umso größer ist die Wahrscheinlichkeit für Krankheiten. Auf dieser Basis konstruierten sie zunächst einen relativ einfachen Fragebogen, den *»Social Readjustment Rating Questionnaire«* (SRRQ), der aus einer Liste von 43 Lebensereignissen bestand, die sie aufgrund ihrer klinischen Bedeutsamkeit ausgewählt hatten. Dazu gehören massive Lebensveränderungen, die in der Regel als sehr negativ und belastend gewertet werden, wie zum Beispiel der Tod des Ehepartners, eine Scheidung oder ein Arbeitsplatzverlust; es finden sich aber auch Ereignisse auf der Liste wie z.B. Heirat, Eintritt in den Ruhestand, Schwangerschaft, Umzug oder Weihnachten, die überwiegend eine positive Bedeutung haben. Holmes und Rahe gingen nun zu Recht davon aus, dass nicht jedes Ereignis die gleiche Wirkung hat und daher nicht einfach die Summe der Ereignisse zu berechnen ist. Um die verschiedenen Lebensereignisse auf der Liste zu gewichten, wurde der Fragebogen einer repräsentativen Stichprobe vorgelegt mit der Instruktion an die Probanden, jedes Ereignis nach dem Grad der normalerweise notwendigen Anpassung einzuschätzen und einen Punktwert zu vergeben; als Referenzwert wurde bei einem Ereignis, Heirat, ein Punktwert von 50 vorgegeben. Die Mittelwerte der Ratings dieser Stichprobe wurde dann den Ereignissen als quantitative Werte *(»life change units«, LCU)* zugeordnet und damit eine Reihung von Ereignissen geschaffen: Den höchsten LCU-Wert hatte mit 100 der Tod des Ehepartners, den geringsten mit 11 eine kleinere Gesetzesverletzung. Diese Skala wurde zum zentralen Teil eines Untersuchungsinstrumentes, dem *»Schedule of Recent Experiences«* (SRE), das verschiedenen Gruppen von Patienten vorgelegt werden konnte. Die Patienten wurden gebeten anzugeben, welche Ereignisse der Liste in einem bestimmten Zeitraum (z.B. in den letzten 12 Monaten) vor dem Krankheitsbeginn bei ihnen vorgekommen sind. Die angekreuzten Ereignisse wurden in ihren LCU-Werten aufsummiert, und dieser Wert diente als Indikator für das Ausmaß der Lebensveränderungen. Auf dieser Basis wurde dann ein Vergleich der kranken Patientengruppe mit einer gesunden Kontrollgruppe vorgenommen, signifikant erhöhte Werte bei der

Patientengruppe wurden als Hinweis auf die Relevanz von Lebensereignissen bei der Entstehung dieser Krankheit interpretiert. In
sehr vielen Studien wurden die unterschiedlichsten Patientengruppen mit diesem Listenverfahren untersucht; signifikante Unterschiede wurden als Beleg interpretiert, dass das Ausmaß an Lebensveränderung einen Einfluss auf die Entstehung einer Krankheit
oder einer psychischen Störung hatte.

Nach dem Muster von Holmes und Rahe (1967) wurden in der
Folge eine Vielzahl von ähnlichen Instrumenten zur Erfassung von
Lebensereignissen entwickelt (vgl. Filipp, 1995). Dieser Listenansatz hatte den Vorteil, dass er einfach und ökonomisch anzuwenden
war. Wohl auch aus diesem Grund gab es in den 1970ern einen
wahren Boom von Lebensereignisstudien bei den unterschiedlichsten Patienten- und Bevölkerungsgruppen. Sehr bald wurde allerdings auch schon massive Kritik an dieser Methode vorgebracht
(vgl. Dohrenwend & Dohrenwend, 1974), die allerdings lange folgenlos blieb. Die *kritischen Einwände* lassen sich in folgenden
Punkten zusammenfassen (vgl. Faltermaier, 1984; Geyer, 1999):
Erstens ist die Auswahl von Ereignissen für die Listen aus dem Universum möglicher Lebensereignisse weder theoretisch begründet
noch methodisch angemessen. Zweitens weist das Verfahren zur
Erfassung und Datierung vergangener Ereignisse schwerwiegende
Probleme in der Reliabilität und Validität auf. Drittens ist die
beschriebene Methode zur Gewichtung von Ereignissen äußerst
fragwürdig, weil es die Bedeutung von Lebensereignissen auf
quantitative Anpassungserfordernisse reduziert und andere Qualitäten außer Acht lässt; zudem weist es eine Fülle an methodischen
Mängeln auf. Viertens sind im Design von retrospektiven Untersuchungen zur Krankheitsätiologie beim Listenansatz schwerwiegende Fehlermöglichkeiten angelegt, die ihre Ergebnisse sehr fragwürdig erscheinen lassen. Die methodische Weiterentwicklung des
Listenansatzes ging in die Richtung, die Qualität von Lebensereignissen stärker zu differenzieren und zwar sowohl durch objektive
Kriterien als auch durch subjektive Einschätzungen: So wurden
Ereignisse etwa danach eingeteilt, ob sie positive oder negative
Valenz haben, einen Zugewinn oder Verlust bedeuten, erwartet oder
unerwartet, kontrollierbar oder unkontrollierbar sind und welches
Ausmaß von Belastung sie mit sich bringen.

Einen grundlegend anderen Forschungsansatz verfolgten die
beiden britischen Medizinsoziologen *George Brown* und *Tirril
Harris* (1978), der zuerst in Studien zur Rolle von Lebensereignissen bei der Genese von psychiatrischen Krankheiten wie Schizo-

phrenie und Depression eingesetzt wurde. Sie entwickelten ein aufwendiges *Interviewverfahren*, den *»Life Events and Difficulties Schedule«* zur Erfassung und Spezifizierung von Lebensereignissen, das zwei Hauptziele hatte (Brown & Harris, 1978): Es sollte die methodischen Probleme des Listenansatzes überwinden und die zentrale Qualität von Ereignissen, ihre subjektive Bedeutung für die betroffene Person, möglichst valide erfassen. Im Einzelnen sieht das Interviewverfahren der Forschergruppe um Brown folgende Schritte vor:

• Die *Erfassung von Lebensereignissen* erfolgt nicht durch eine Liste vorgegebener Ereignisse (durch Ankreuzen des Probanden), sondern wird auf der Grundlage eines ausführlichen Interviews durch trainierte Interviewer vorgenommen. In einem Interviewleitfaden sind 38 Arten möglicher Ereignisse vorgesehen, die zu erfragen und durch spezifische Nachfragen zu präzisieren sind; in einem Manual sind Regeln und Ankerbeispiele formuliert, nach denen die Entscheidung für die Aufnahme von Ereignissen vorgenommen wird. Dieses Vorgehen macht es möglich, eine große Zahl potentiell bedeutsamer Lebensereignisse aufzunehmen, darunter auch stark individuelle Ereignisse. Die registrierten Lebensereignisse werden sorgfältig und möglichst innerhalb einer Woche datiert. Die Reliabilität dieses Verfahrens ist hoch ($r = 0.9$), die Validität kann durch hohe Übereinstimmungswerte zwischen Befragten und Verwandten bei getrennten Interviews (ca. 80 Prozent) als gut gesichert gelten (Brown & Harris, 1978).

• Die *subjektive Bedeutung* von Lebensereignissen wird konzeptionell als ihre wesentliche Qualität betrachtet (nicht die Wiederanpassung) und methodisch durch ein *»Kontext-Rating«* erhoben. Ausgehend von dem methodischen Problem, dass bei retrospektiven Erhebungen die subjektive Bedeutung von Ereignissen durch die Betroffenen verzerrt werden kann (durch nachträgliche Bedeutungszuschreibungen), entwickelte die Brown-Gruppe das folgende Verfahren: Die individuelle Bedeutung eines Ereignisses soll durch geschulte *»Rater«* auf verschiedenen Skalen eingeschätzt werden und zwar auf der Grundlage von möglichst konkreten Hinweisen auf den biographischen und sozialen Kontext, in dem das Lebensereignis auftrat. Die Interviewer haben von den Probanden die näheren Umstände eines Ereignisses (Vorgeschichte, Veränderungen in der sozialen Rolle, erste Reaktionen, Auswirkungen auf Bezugspersonen etc.) möglichst genau zu erfragen; auf der Basis dieser Informationen und detaillierter Ratingregeln wird eine Einschätzung von verschiedenen Bedeutungsqualitäten vorgenommen, insbesondere über die langfristig erlebte Bedrohlichkeit des Lebensereignisses. So wird z.b. die Geburt eines Kindes dann als »langfristig stark bedrohlich« eingeschätzt, wenn sie in offensichtlich schwierigen Umständen wie schlechten Wohnverhältnissen, akuten finanziellen Problemen oder bei schlechter Gesundheit der Mutter stattfindet.

Wie diese beiden Ansätze zeigen, unterscheiden sich die methodischen Zugänge zur Erfassung von Lebensereignissen gravierend. Die Ergebnisse über den Einfluss von belastenden Ereignissen auf die Entstehung von Krankheit sind daher je nach Ansatz entsprechend differenziert zu beurteilen. Nach Hinweisen auf die gravierenden methodischen Probleme des Listenansatzes in der Tradition von Holmes und Rahe (1967) halte ich die Ergebnisse von Studien mit dieser Methodik für nur sehr beschränkt aussagefähig (vgl. Faltermaier, 1987; Geyer, 1999). Dagegen liegen mit dem komplexen Interviewansatz in der Tradition von Brown und Harris (1978) zwar ungleich weniger Arbeiten vor, deren Erträge sind aber als bedeutend valider anzusehen. Wenn ich im Folgenden auf zentrale Erkenntnisse der Lebensereignisforschung eingehe, dann werde ich mich daher überwiegend auf die Brown'sche Tradition stützen.

Lebensereignisstudien haben sich lange Zeit stark auf die Frage konzentriert, welchen Einfluss belastende Ereignisse auf die Entstehung von *psychischen Störungen* haben. Es wurden dabei insbesondere Störungen wie Schizophrenie, Depression oder Angststörungen untersucht, die als psychiatrische Krankheit diagnostiziert werden. Als Pionierarbeiten in der Brown'schen Tradition können dabei die *Studien zur Depression bei Frauen* (Brown & Harris, 1978) verstanden werden. Sie gingen aus von dem epidemiologischen Befund, dass Frauen ein zwei- bis dreimal größeres Risiko haben, an einer klinischen Depression zu erkranken, und versuchten empirisch die Hypothese zu belegen, dass Lebensereignisse eine zentrale Rolle für den Ausbruch einer Depression spielen. Die Studien von Brown und Harris (1978) konzentrierten sich zuerst auf eine städtische Population, indem sie neu erkrankte depressive Patientinnen und eine Zufallsstichprobe von 458 Frauen aus dem Londoner Stadtteile Camberwell, einem Arbeiterbezirk, heranzogen. Die Untersuchungsgruppen bestanden zum einen aus 114 Fällen einer Depression, die stationär oder ambulant behandelt wurden, zum anderen aus diagnostizierten Fällen von Depression, die in der

Stichprobe aus der Gemeinde gefunden wurden. Die Hauptergebnisse können wie folgt zusammengefasst werden (Brown & Harris, 1978):

* Lebensereignisse, die in ihrem Kontext als langfristig schwer bedrohlich eingeschätzt wurden, trugen wesentlich zur Auslösung einer depressive Erkrankung bei; 61% der depressiven Patienten und 68% der depressiven Fälle aus der Gemeinde erlebten vor dem Krankheitsbeginn mindestens ein stark bedrohliches Ereignis (im Gegensatz zu 20% in der gesunden Kontrollgruppe). Wesentlich war aber nicht die Zahl von Ereignissen, sondern ihre Qualität; depressiv wirksam waren nur langfristig stark bedrohliche Ereignisse, und diese waren überwiegend als Verlust zu charakterisieren wie z.b. der Tod oder die schwere Krankheit einer engen Bezugsperson oder die Trennung vom Ehepartner. Die Wirkung von Ereignissen bei der Auslösung einer Depression zeigte sich überwiegend innerhalb eines Zeitraumes von 9 Wochen.

* Zusätzlich spielten chronische Belastungen, die hier als »*Schwierigkeiten*« (»difficulties«) bezeichnet werden, eine wichtige, wenn auch etwas geringere Rolle bei der Entstehung einer Depression: Etwa 50% der depressiven Frauen erlebten vor Krankheitsbeginn mindestens eine langdauernde (mehr als 2 Jahre) und stark bedrohliche Schwierigkeit in den Bereichen Arbeit, Wohnung, Ehe oder Kindererziehung (gegenüber 17% in der gesunden Kontrollgruppe). Zusammengenommen lässt sich berechnen, dass mehr als zwei Drittel der Frauen die depressive Störung unter dem Einfluss eines schwer bedrohlichen Ereignisses oder einer andauernden Belastung entwickelten.

* Da nicht alle Frauen, die eine derartige Belastung erleben, depressiv werden, müssen sie unterschiedlich verwundbar sein. Brown und Harris konnten empirisch zeigen, dass Frauen dann verwundbarer waren für bedrohliche Ereignisse, wenn sie mehrere Kinder im Haushalt hatten, wenn keine vertrauensvolle Partnerbeziehung bestand, wenn sie nicht erwerbstätig waren und einen frühen Verlust ihrer Mutter erlebt hatten. Die unterschiedliche Ausprägung dieser vier Vulnerabilitätsfaktoren erklärt auch einen großen Teil der Schichtunterschiede in der Depression: Frauen aus unteren sozialen Schichten hatten ein höheres Risiko, nach bedrohlichen Lebensereignissen depressiv zu werden, weil sie mehrere dieser Verwundbarkeiten aufwiesen.

Diese Ergebnisse konnten in ihren Grundzügen durch andere Studien zur Depression bestätigt werden (zum Überblick vgl. Faltermaier, 1987; Geyer, 1999). Im Unterschied zu städtischen Populationen hatte in ländlichen Regionen wie einigen schottischen Inseln (Hebriden) jedoch weniger die soziale Schicht den größten Einfluss als vielmehr die soziale Integration in die (religiösen) Gemeinden: Frauen, die weniger gut integriert waren, entwickelten häufiger eine Depression, weil sie mit größerer Wahrscheinlichkeit ein stark bedrohliches Ereignis erlebten und zudem verwundbarer dafür waren (Brown & Prudo, 1981). Diese Ergebnisse zum ätiologischen Einfluss von Lebensereignissen auf die Depression können auch für eine Reihe anderer psychischer Störungen bestätigt werden, die jedoch insgesamt weniger umfassend untersucht wurden: Auch bei der Genese von Schizophrenie, Angstneurosen und Suizidversuchen spielen Lebensereignisse eine wesentliche Rolle; die Qualität der auslösenden Ereignisse unterscheidet sich jedoch teilweise von den primär bedrohlichen Verlustereignissen der Depression.

Wie sieht nun Erkenntnisstand bei den hier im Mittelpunkt stehenden *körperlichen Erkrankungen* aus? Generell kann man zunächst feststellen, dass es insgesamt in diesem Bereich weniger Studien gibt und dass die methodischen Schwierigkeiten der Lebensereignisforschung hier noch bei weitem größer sind. Die Hauptprobleme liegen darin, dass körperliche Krankheiten eine sehr viel längere Entstehungsphase haben und dass der Zeitpunkt des Krankheitsbeginns oft schwierig zu bestimmen ist; zudem sind die methodisch immer wieder geforderten prospektiven Studien nur selten zu realisieren, weil aufgrund der geringen Inzidenzraten riesige Studienpopulationen erforderlich wären, um aussagekräftig zu sein. Dennoch hat sich inzwischen die Forschungslage bei einigen organischen Krankheiten deutlich verbessert. Vor allem zu Herz-/Kreislauferkrankungen, aber auch zu Krebs und anderen Erkrankungen liegen eine Reihe methodisch anspruchsvoller Untersuchungen vor, auf die im Folgenden eingegangen wird.

Der *Herzinfarkt* wurde nicht nur deshalb vielfach untersucht, weil er die häufigste Todesursache in den Industriegesellschaften ist; er eignet sich auch gut für eine Lebensereignisstudie, weil der Beginn eindeutig zu datieren und gut zu diagnostizieren ist. Die vorliegenden Untersuchungen (vgl. Geyer, 1999; Neilson, Brown & Marmot, 1989) zeigen überwiegend, dass auch in der Genese des Herzinfarkts Lebensereignisse eine gewichtige Rolle spielen. Entscheidend sind hier jedoch nicht bedrohliche Verlustereignisse, sondern jene, die Enttäuschung und Fehlschläge in wichtigen Lebenszielen bedeuten *(»goal frustration«)*; diese finden vorwiegend im beruflichen Bereich statt (z.b ein beruflicher Abstieg oder die erzwungene Aufgabe eines Geschäftes). Zudem haben auch chronische Arbeitsbelastungen einen wichtigen Einfluss auf die Entstehung eines Herzinfarktes: Die quantitative Menge an Arbeit (operationalisiert durch Arbeitsstunden und Urlaubsdauer) und belastende Lebensereignisse waren die beiden entscheidenden Faktoren, die auch langfristig (über eine Untersuchungsphase von bis zu 10 Jahren) zur Herausbildung jener physiologischen Veränderungen beitrugen (wie z.b. arteriosklerotische Veränderungen, Bluthochdruck), die einen Herzinfarkt begünstigen (Geyer, 1999; Neilsen et al., 1989).

Die Forschung zum Beitrag von Lebensereignissen für die Entstehung von *Krebserkrankungen* ist schwieriger und die Ergebnisse bisher noch wenig konsistent. Eine neuere deutsche Studie (Geyer, 1999) untersuchte etwa mit dem Brown'schen Lebensereignisinterview die Genese des Mammakarzinoms (Brustkrebs), die häufigste Todesursache von Frauen. Die lange Zeit bis zur Entstehung eines Tumors macht es notwendig, retrospektiv lange Untersuchungszeiträume vor der Diagnose zu erfassen (hier acht Jahre). Geyer (1999) befragte Patientinnen, bei denen der Verdacht auf ein Mammakarzinom klinisch abgeklärt wurde: 33 Frauen hatten einen malignen Befund, sie stellten die Fallgruppe dar; 59 Frauen hatten einen benignen Befund, sie wurden als Kontrollgruppe betrachtet. Die Ergebnisse zeigen einen deutlichen ätiologischen Einfluss von stark bedrohlichen Lebensereignissen: Mindestens 49% der Fallgruppe erlebten im Untersuchungszeitraum ein derartiges Ereignis gegenüber 15% der Kontrollgruppe. Diese Ereignisse können meist als Verlustereignisse gekennzeichnet werden, überwiegend waren es Todesfälle, also irreversible und unkontrollierbare Ereignisse. Der Einfluss von stark bedrohlichen Ereignissen steht dabei in Kombination mit dem Risikofaktor einer familiären Vorbelastung. Zudem lässt sich auch ein sozialer Verwundbarkeitsfaktor belegen: Frauen mit fehlender sozialer Unterstützung sind bei bedrohlichen Ereignissen einem höheren Risiko ausgesetzt, ein Mammakarzinom zu entwickeln.

Schließlich sei beispielhaft noch eine weniger schwerwiegende Krankheit herangezogen. In einer englischen Studie wurden 135 Patienten mit *Magen-Darm-Beschwerden* nach dem Einfluss von Lebensereignissen untersucht (Craig & Brown, 1984); dabei wurden funktionale Störungen unterschieden von Störungen mit eindeutigem organischen Befund. In beiden Gruppen zeigte sich ein

Einfluss von belastenden Lebensereignissen auf die Entstehung dieser Störung, die in einem Zeitraum von wenigen Wochen wirksam waren: Bei funktionellen Störungen waren eher schwer bedrohliche Ereignisse beteiligt, vorwiegend Verlustereignisse. Bei den organischen Störungen spielten mehr jene Ereignisse eine Rolle, die eine starke Enttäuschung in Lebenszielen beinhalten (»goal frustration«). Typischerweise waren das Ereignisse aus dem beruflichen Bereich (z.B. der Zusammenbruch des eigenen Betriebs), bei denen Menschen nach einer Warnung vor einem negativen Ausgang einige Wochen mit intensivem Einsatz, aber letztlich vergeblich versuchten, die »Katastrophe« zu verhindern. Kurze Zeit nach dieser Enttäuschung begann oft die organische Störung.

Dieser knappe Überblick über Ergebnisse zum Einfluss von Lebensereignissen auf die Genese von organischen und psychischen Krankheiten zeigt einerseits deutlich die ätiologische Bedeutung dieses Belastungsfaktors. Die Schlussfolgerungen sind jedoch vor allem bei einigen organischen Erkrankungen noch mit Vorsicht zu ziehen, da teilweise noch wenige Studien vorliegen und ihre Ergebnisse nicht konsistent sind. Andererseits wurden aber auch die Grenzen einer nur auf Lebensereignisse beschränkten Forschungsstrategie erkennbar. Es gibt deutliche Hinweise, dass die Kombination verschiedener Belastungsphänomene und die Einbeziehung des Belastungsbewältigungsprozesses die Erkenntnisse zur Genese von Krankheiten verbessern können. Der Rolle von chronischen Belastungen wurde in einigen Studien schon sehr deutlich und soll nun im folgenden Abschnitt im Mittelpunkt stehen.

4.1.4 Arbeitsbelastungen und Krankheit

Neben Lebensereignissen gelten Dauerbelastungen als zweite wesentliche Quelle von Stress, die in der Ätiologie von Krankheiten einen nachweisbaren Einfluss hat. Chronische Belastungen können in verschiedenen Lebensbereichen und in sozialen Rollen auftreten: Die Bedeutung von chronischen Belastungen für die Krankheitsätiologie wurde insbesondere in den Bereichen der Arbeitswelt, Partnerbeziehung, Elternschaft und bei finanziellen Problemen untersucht (Brown & Harris, 1989; Pearlin, 1989). Vor allem der Zusammenhang von andauernden Arbeitsbelastungen und Krankheit ist relativ gut und lange untersucht worden und soll daher hier exemplarisch herausgegriffen werden.

Was sind *Arbeitsbelastungen* und wie werden sie gemessen? Diese methodische Frage der Stressforschung ist – wie wir bereits oben gesehen haben – grundlegend für die Beurteilung der Forschungsergebnisse. Die Lage ist auch hier nicht einfach, da unterschiedliche Ansätze und Stresskonzepte nebeneinander stehen. *Erstens* gibt es *epidemiologische* Ansätze, die verschiedene Indikatoren von Krankheit (Mortalität, Morbidität, Inzidenz einer spezifischen Krankheit oder von Risikofaktoren dieser Krankheit) in Beziehung setzen zu Merkmalen der Arbeitsumgebung und nach signifikanten Zusammenhängen suchen. Dieser wissenschaftlich wenig befriedigenden, weil oft konzeptionslosen Strategie stehen *zweitens* Ansätze gegenüber, die ein *theoretisches Modell* über den Zusammenhang von Arbeitsbelastung und Gesundheit zugrunde legen und versuchen, es empirisch zu überprüfen. Der in diesem Feld wohl bekannteste Ansatz ist das Modell des amerikanischen Soziologen Robert A. Karasek, der Belastungen primär in einer spezifischen Interaktion zwischen den Anforderungen am Arbeitsplatz und den Entscheidungsspielräumen der Arbeitenden konzipiert (*»demand vs. control«*) und daraus Prognosen für die Erkrankungswahrscheinlichkeit (hier Herz- und Kreislauferkrankungen) formuliert (vgl. Karasek & Theorell, 1990). Einen theoretisch sehr gut fundierten Ansatz hat der deutsche Medizinsoziologe Johannes Siegrist (1996) ausgearbeitet und mit einem umfangreichen Forschungsprogramm verbunden: Er argumentiert auf der Basis umfangreicher Forschungen, dass die Entstehung von Herz- und Kreislauferkrankungen mit sog. beruflichen Gratifikationskrisen zusammenhängen muss. Schließlich sind *drittens* Ansätze aus den Arbeitswissenschaften und der Arbeitspsychologie zu nennen, die *Belastungs-Beanspruchungs-Konzepte* vorgelegt haben, um die gesundheitlichen Auswirkungen beruflicher Arbeit zu erklären (vgl. Österreich, 2001). Die Besonderheit dieser Forschungsansätze liegt darin, dass mit einem situationsbezogenen Belastungsbegriff operiert wird, der mit Belastungen (*»stress«*) die äußeren Bedingungen der Arbeitsaufgabe und der Arbeitsumgebung bezeichnet (Rohmert, 1984). Die dadurch bedingten Auswirkungen beim arbeitenden Individuum werden als Beanspruchungen (*»strain«*) bezeichnet und entweder als unmittelbare physiologische Folgen (z.B. in den Bereichen Muskeln, Herz/Kreislauf-System, Haut, Sinnesorgane), als psychische Folgen oder als langfristige gesundheitliche Beeinträchtigungen erfasst. In jedem Fall muss bei diesem Zugang eine möglichst objektive Analyse der Arbeitsbedingungen vorgenommen werden. Den Arbeitswissenschaften geht es dabei mehr um die Höhe und Dauer der physiologischen Belastungen, die sich aus der Arbeitsaufgabe und Arbeitsumgebung ergeben, während die Arbeitspsychologie Verfahren der Beobachtung und Befragung einsetzt, um die Bedingungen der Arbeit und der Arbeitstätigkeit nach psychischen Belastungen zu analysieren (Dunckel, 1998). Belastungen werden dabei etwa in der Berliner Schule der Handlungsregulationstheorie (Österreich, 2001) mit den Bedingungen bei der Ausführung von Arbeitstätigkeiten in Zusammenhang gebracht und drücken sich dann z.b. in Regulationshindernissen, in Zeitdruck oder Monotonie aus.

Die Probleme einer Forschung, die Zusammenhänge zwischen andauernden Arbeitsbelastungen und Erkrankungen feststellen will, liegen vor allem in der Langfristigkeit dieser ätiologischen Prozesse. Sie würden prospektive Studien über lange Zeit und mit großen Stichproben erfordern; diese sind nicht nur aufwendig und teuer, sondern sie haben auch ihre eigenen Schwächen: Hohe Dropout-Raten gefährden die Interpretation der Daten, und die Arbeitsbedingungen sind in der Regel nicht über den Untersuchungszeitraum konstant; sie können sich gerade bei gefährdeten Personen deutlich verändern, weil diese oft eine berufliche Abwärtsmobilität aufweisen, sodass die beruflichen Bedingungen kurz vor Krankheitsbeginn oft gar nicht den entscheidenden Einfluss darstellen. Dennoch liegen inzwischen sehr ernst zu nehmende *Ergebnisse* über den Zusammenhang von Arbeitsbelastungen und Herz- und Kreislauferkrankungen vor, die teilweise auf Längsschnittstudien von 5 bis zu 12 Jahren beruhen (vgl. Adler & Matthews, 1994; Siegrist, 1996; Taylor, Pepetti & Seeman, 1997). Als *gesundheitlich riskant* können danach insbesondere spezifische *Arbeitsbedingungen* wie ständiger Lärm und Schichtarbeit betrachtet werden sowie der große Komplex von *Belastungen*, der als *Überforderung (»work overload«)* bezeichnet wird und vor allem mit hohem Zeitdruck, vielen Überstunden, zu großer Arbeitsmenge und psychomentaler Überforderung einhergeht. Aber auch berufliche *Rollenkonflikte* und *soziale Konflikte* am Arbeitsplatz, Arbeitstätigkeiten, die hohe Verantwortung für andere mit sich bringen, sowie die erlebte Gefährdung des eigenen Arbeitsplatzes erwiesen sich als Belastungsfaktoren, die ein hohes Krankheitsrisiko mit sich bringen.

Nach dem Modell von *Karasek* scheint insbesondere die Kombination von hohen psychomentalen Anforderungen (*»high demand«*) und geringen Kontroll- und Entscheidungsmöglichkeiten (*»low control«*) in der Arbeit entscheidend zu sein; sie erzeugt hohen Distress und trägt damit zu einem hohen Krankheitsrisiko bei

(Karasek & Theorell, 1990). Diese Hypothese wird durch eine beeindruckende Zahl von empirischen Studien zur Vorhersage von Herz-Kreislauferkrankungen unterstützt, darunter auch besonders aussagekräftige Längschnittsstudien. Sie passt auch zu dem stabilen epidemiologischen Befund, dass Herz- und Kreislauferkrankungen in den meisten Industriegesellschaften in den unteren sozialen Schichten häufiger vorkommen, weil dort mehr Arbeitsplätze mit hohen Anforderungen und geringen Entscheidungsspielräumen vorkommen. In weiteren Kombinationen der beiden Dimensionen Anforderung und Kontrolle kann Karaseks Modell voraussagen, dass Arbeitsplätze mit hoher Anforderung und hohem Kontrollspielraum zu aktivem Lernen beitragen und damit die Entwicklungschancen und die Gesundheit einer Person fördern. Dagegen würde eine Arbeit mit geringer Anforderung und geringer Kontrolle eher demotivierende und passivierende Wirkungen haben, die sich auch im Freizeitverhalten der Arbeitenden wiederfinden können. Trotz insgesamt guter empirischer Unterstützung gibt es in Karaseks Modell aber auch einige offene Fragen (vgl. Siegrist, 1996). Zunächst muss angemerkt werden, dass sich der überwiegende Teil von Studien zu diesem Modell auf männliche Industriearbeiter bezog, sodass eine Verallgemeinerung dieser Ergebnisse auf Frauen und Dienstleistungsberufe offen ist. Zudem sind mit den beiden Dimensionen der Anforderung und Kontrolle ausschließlich situative Bedingungen der Arbeit angesprochen, sodass im Sinne der modernen Stresstheorien die Frage entsteht, wie weit ihre Wirkung durch die subjektive Bewertung des Individuums und seine Bemühungen zur Stressbewältigung modifiziert werden. Weiterhin spielt bei Karasek die soziale Dimension am Arbeitsplatz keine Rolle. Wir haben aber inzwischen sehr gute Belege, dass *soziale Beziehungen in der Arbeit* insbesondere für die Ätiologie von Herz- und Kreislauferkrankungen eine wichtige Rolle spielen (Siegrist, 1996). Die fehlende Anerkennung und Unterstützung durch Kollegen und Vorgesetzte sowie soziale Konflikte am Arbeitsplatz erhöhen das koronare Risiko, während die Verfügbarkeit von sozialer Unterstützung am Arbeitsplatz die negativen Effekte von psychischen Belastungen abfedert und damit das Risiko verringert. Der fehlende soziale Rückhalt am Arbeitsplatz scheint sich besonders dann gravierend auszuwirken, wenn er mit geringer Kontrolle über die Arbeitsbedingungen verbunden ist. Obwohl die Bedeutung der sozialen Beziehungen in der Arbeit empirisch gut belegt ist, so wissen wir doch noch wenig darüber, worin genau ihre Wirkung liegt.

Der deutsche Gesundheitswissenschaftler *Siegrist* hat ein komplexes theoretisches Modell vorgelegt, das viele der genannten Belastungsfaktoren integriert und in einem über viele Jahre aufgebauten eindrucksvollen Forschungsprogramm empirisch untersucht wurde. Siegrist (1996) entwickelte sein theoretisches Modell auf der Basis vorliegender Erkenntnisse und formulierte als zentrale Hypothese, dass *berufliche Gratifikationskrisen* im mittleren Erwachsenenalter den entscheidenden psychosozialen Einfluss auf die Entstehung von Herz- und Kreislauferkrankungen darstellen. Berufliche Gratifikationskrisen stellen eine chronifizierte Form sozialer Krisen dar und liegen dann vor, »wenn ein Missverhältnis zwischen (hoher) erbrachter Arbeitsleistung und (vergleichsweise niedriger) erhaltener Belohnung vorliegt« (Siegrist, 1996, S. 97). Eine hohe berufliche Verausgabung kann sowohl durch externe Anforderungen am Arbeitsplatz als auch durch intrinsische berufliche Kontrollbestrebungen, d.h. durch eine stark ausgeprägte Leistungsbereitschaft der arbeitenden Person, zustande kommen. Werden für diese Anstrengungen keine angemessenen Belohnungen erhalten, so ist chronischer Distress zu erwarten. Diese Gratifikationen können auf der Ebene des Einkommens, der sozialen Anerkennung oder des beruflichen Status zum Ausdruck kommen. Siegrist und seine Mitarbeiter untersuchten dieses Modell in mehreren empirischen Studien (Siegrist, 1996). Eine angemessene Prüfung war insbesondere durch eine Längsschnittstudie möglich, die über 6,5 Jahre und mit vier Erhebungszeitpunkten an 416 männlichen Metallarbeitern mittleren Alters (25–55 Jahre) durchgeführt wurde mit dem Ziel, psychosoziale Determinanten von Herzinfarkten zu finden. Die Ergebnisse bestätigen wesentliche Aussagen des Modells: Verschiedene Indikatoren für hohe berufliche Verausgabung (z.B. eine längere Rationalisierungsphase im Betrieb, jahrelange Tätigkeit im Schichtdienst) bei gleichzeitig niedriger Belohnung (z.B. eine konkrete Gefährdung des Arbeitsplatzes) können prospektiv zentrale somatische Risikofaktoren für Herz- und Kreislauferkrankungen wie einen pathologisch erhöhten Blutdruck und erhöhte Blutfettwerte (Gesamtcholesterin, LDL-Cholesterin) voraussagen. Weiterhin erklären diese psychosozialen Belastungen auch das Auftreten eines Herzinfarktes bei Probanden im Untersuchungszeitraum: Das relative Risiko, an einem Herzinfarkt zu erkranken, ist bei Industriearbeitern etwa 3- bis 4-mal erhöht, wenn sie chronische gratifikationskritische Belastungen erlebt haben, unabhängig davon, ob auch andere Risikofaktoren vorliegen (ebd.).

Diese empirischen Befunde und theoretischen Modelle bestätigen insgesamt die Rolle von chronischen Belastungen für die Entstehung von organischen Krankheiten. Zwar ist der Zusammenhang zwischen Arbeitsbelastungen und koronaren Herzerkrankungen besonders gut untersucht, aber tendenziell lassen sich ähnliche Assoziationen auch für andere Dauerbelastungen und für andere Erkrankungen (Infektionserkrankungen, Schwangerschaftskomplikationen) bestätigen (vgl. Adler & Matthews, 1994; Taylor et al., 1997). Es wurde jedoch bereits vielfach erkennbar, dass die Frage nach dem Einfluss von Belastungen auf Krankheit den komplexen Stressprozess (vgl. Abb. 4.1) stark vereinfacht. Die betroffenen Menschen erscheinen in diesem Ansatz oft als Opfer belastender Lebensverhältnisse. Wir haben bereits die große Bedeutung des Subjektes im Stressgeschehen kennen gelernt; Menschen tragen selbst über ihre subjektiven Einschätzungen und über ihre konkreten Bemühungen, die erlebten Belastungen zu bewältigen, wesentlich dazu bei, ob Stressoren gesundheitliche Folgen haben oder nicht. Dieser Teil des Stressprozesses wird uns daher im Folgenden noch näher beschäftigen.

4.1.5 Bewältigungsstile und Bewältigungsressourcen

Die Bemühungen von Menschen, ihre erlebten Belastungen zu bewältigen, sind so alltäglich und selbstverständlich, dass sie in der Stressforschung lange übersehen wurden. Heute gilt jedoch das Konzept der Bewältigung (»coping«) als unverzichtbarer Teil des Stressprozesses; den Bewältigungsversuchen der betroffenen Person wird eine zentrale vermittelnde Rolle zwischen Stressoren und möglichen Krankheitsfolgen zugeschrieben (vgl. Abb. 4.1). Die Grundannahme ist, dass psychische Belastungen nur dann negative gesundheitliche Auswirkungen haben, wenn sie nicht angemessen bewältigt werden können.

Was ist nun unter *Bewältigung* zu verstehen? Der amerikanische Psychologe *Richard S. Lazarus* hat nicht nur eine sehr einflussreiche psychologische Stresstheorie entwickelt, sondern er hat auch wesentlich zur Begründung und Verbreitung des Coping-Konzeptes beigetragen.

Lazarus und seine Mitarbeiterin Susan Folkman definieren dabei Bewältigung

»als die sich ständig verändernden kognitiven und verhaltens-mäßigen Bemühungen einer Person, mit den spezifischen externen

und/oder internen Anforderungen fertig zu werden, die so einge-
schätzt werden, dass sie ihre eigenen Ressourcen beanspruchen
oder übersteigen« (Lazarus & Folkman, 1984, 141).

Sehen wir uns die *Merkmale von Bewältigung* noch etwas
genauer an. Ein Bewältigungsversuch ist notwendigerweise auf
Belastungen bezogen, aber es ist offen gelassen, ob er erfolgreich
ist oder nicht. Im Gegensatz zu anderen Coping-Konzepten, die
etwa zwischen angemessenen Coping-Prozessen und dysfunktiona-
len Abwehrprozessen unterscheiden (Haan, 1977), setzt der Ansatz
von Lazarus keinen Erfolg dieser Bemühungen voraus. Die zitierte
Definition enthält deutlich Lazarus' transaktionale Stresskonzeption, denn Bewältigung bezieht sich jeweils auf die subjektiv wahrgenommenen Anforderungen. Weiter ist von Bemühungen die
Rede; das bedeutet, dass eine Person nicht automatisch auf Stressreize reagiert oder sich an Veränderungen anpasst, sondern sich in
irgendeiner Weise anstrengen oder sich auch bewusst entscheiden
muss, was nun zu tun oder zu lassen ist. Bewältigungsversuche
können dabei einmal auf der Ebene des beobachtbaren Verhaltens
erfolgen, sie können aber auch intrapsychische Reaktionen, also
kognitive oder emotionale Prozesse beinhalten. Das heißt, eine
gedankliche Neueinschätzung, dass eine wahrgenommene Belastung nicht so schwerwiegend wie bisher angenommen ist, weil auch
andere Menschen Ähnliches erleben, kann bereits als Form der
Bewältigung verstanden werden. An dieser Stelle wird jedoch auch
deutlich, dass damit die Unterscheidung zwischen den kognitiven
Einschätzungen *(*»*appraisals*«*)*, die oben als Teil der Belastung dargestellt wurden, und den kognitiven Umstrukturierungen, die jetzt
als Teil der Bewältigung erscheinen, empirisch kaum mehr aufrecht
zu halten ist. Bewältigungsbemühungen haben jedoch immer das
Ziel, emotionale Belastungen abzubauen und das Wohlbefinden
wieder herzustellen. Ob dieses Ziel erreicht wurde, ob also ein
Bewältigungsversuch wirksam war, das ist empirisch schwer zu
bestimmen. Den Erfolg müsste man an der Reduktion einer emotionalen Belastung oder am Abbau des Problemniveaus messen, was
nicht einfach ist. Schließlich enthält die obige Definition auch eine
Aussage zum zeitlichen Ablauf: Coping-Bemühungen werden als
»sich ständig verändernd« beschrieben. Damit verweist Lazarus
darauf, dass sowohl das Stressgeschehen als auch die darauf bezogene Bewältigung als prozesshaft und dynamisch zu verstehen ist.
So wie sich Anforderungen und Einschätzungen ständig verändern
können, so müssen auch die darauf bezogenen Bewältigungsversuche im Wandel sein. Lazarus hat dabei jedoch in der Regel einen

kurzfristigen, aktualgenetischen Prozess im Auge und vernachlässigt damit etwas die längerfristigen Bewältigungsprozesse, die gerade in Bezug auf chronische Belastungen notwendig werden.

Lazarus und seine Mitarbeiter unterscheiden *zwei Funktionen* von Coping:

- *Problemorientierte* (»instrumentelle«) Bewältigungsversuche sind auf die Veränderung der Person-Umwelt-Beziehung gerichtet, also primär auf die Anforderungen, die zu den Belastungen geführt haben. Es wird versucht, das Problem selbst zu verändern, zum Beispiel indem bei zu hohen Anforderungen am Arbeitsplatz versucht wird, diese durch ein Gespräch mit dem Vorgesetzten zu reduzieren.
- *Emotionsorientierte* (»palliative«) Bewältigungsversuche sind auf die ausgelösten Emotionen gerichtet; dabei wird versucht, die negativen Gefühle zu regulieren, zum Beispiel die in der beruflichen Überforderungssituation ausgelösten Ängste durch Einnahme eines Medikamentes oder durch Trinken von Alkohol zu dämpfen. An diesem Beispiel zeigt sich im Übrigen, dass Bewältigungsversuche durchaus nicht nur positiv sein müssen, sondern zu gesundheitlich riskanten Verhaltensweisen führen können.

Weiter werden vier inhaltliche *Formen von Bewältigung* unterschieden, die jeweils diese beiden Funktionen erfüllen können (Lazarus, 1995): Die Bewältigung kann erstens darin bestehen, nach Informationen zu suchen (um z.B. ein Problem lösen zu können), zweitens direkte Handlungen zu unternehmen (z.B. andere um Hilfe zu bitten), drittens Handlungen zu unterlassen bzw. Handlungsimpulse zu unterdrücken (z.B. den Ärger über seinen Chef nicht in einer impulsiven verbalen Beleidigung auszudrücken) und viertens, die Belastungen durch intrapsychische Versuche zu bewältigen (indem z.B. eine Bedrohung geleugnet oder umgedeutet wird). Wie Weber (1992) argumentiert, müsste über die Beschreibung von Verhaltensweisen hinaus auch das Ziel eines Bewältigungsversuchs berücksichtigt werden, wenn die theoretische Konzeption ernst genommen wird. Sie plädiert daher für die stärkere Einbeziehung und Erfassung von *Bewältigungsintentionen* und unterscheidet vier Facetten: Bewältigung kann sich richten auf die Regulation von Emotionen, auf die Lösung eines der Belastung zugrunde liegenden Problems, auf die Stabilisierung des Selbstwertes und auf die Regulierung der sozialen Interaktion.

Die *Messung* des Bewältigungsverhaltens ist ein schwieriges Unterfangen: Es gibt eine Reihe von Fragebogeninstrumenten, die von den Probanden erwarten, aus einer Fülle möglicher Reaktionen diejenigen anzugeben, die sie in einer konkreten Belastungssituation gewählt haben oder die sie in der Regel wählen (vgl. zum Überblick: Schwarzer, 1996). Das bekannteste dieser Instrumente ist die von Lazarus und seinen Mitarbeitern entwickelte *»Ways of Coping Checklist«* (Folkman & Lazarus, 1980; deutsche Fassung Ferring & Filipp, 1989), die auch in einer neueren Version vorliegt (Folkman & Lazarus, 1988). In 66 Items wird ein weiter Bereich von Coping-Versuchen vorgegeben, die von den Probanden in Bezug auf ein belastendes Ereignis in den letzten vier Wochen retrospektiv einzuschätzen sind. Die Items lassen sich verschiedenen Bereichen oder Subskalen zuordnen, wie z.B. Distanzierung, Selbstkontrolle, geplante Problemlösung, Flucht bzw. Vermeidung oder Suche nach sozialer Unterstützung. Andere Instrumente basieren auf einer dispositionellen Konzeption von Coping, die stärker von in der Persönlichkeit verankerten situationsübergreifenden Bewältigungsstilen ausgeht. Ein Beispiel dafür ist das Modell von Krohne (1996), das zwei zentrale und voneinander unabhängige Dimensionen von Bewältigung unterscheidet: *Vigilanz* beschreibt einen Modus, Bedrohungen aktiv anzugehen und zu verarbeiten, um Unsicherheit zu reduzieren; *kognitive Vermeidung* charakterisiert dagegen die gedankliche Abwendung von den Bedrohungshinweisen, um die davon ausgehende aversive Erregung zu vermeiden.

Insgesamt ist die empirische Erfassung von Bewältigung bisher nicht befriedigend gelöst. Insbesondere das Messinstrument der Lazarus-Gruppe bleibt weit hinter ihrem theoretischen Anspruch zurück, weil es weder die kognitiven Bewertungen von Belastungen noch die postulierten transaktionalen Prozesse angemessen erfassen kann. Die relativ willkürliche Auswahl eines individuell belastenden Ereignisses als Bezugsgröße ist fragwürdig und macht den Vergleich von Bewältigungsversuchen zwischen Personen methodisch problematisch. Die retrospektive Erfassung derartig subtiler kognitiver Bewertungen und Prozesse stößt zudem an die Grenzen des Erinnerungsvermögens und ist aufgrund von retrospektiven Rekonstruktionen sehr fehlerbehaftet. Hinter den methodischen Schwierigkeiten verbergen sich ernst zu nehmende konzeptionelle Probleme (vgl. Faltermaier, 1987; Weber, 1992): Ein Großteil der Coping-Forschung konzentriert sich auf die kurzfristigen und aktualgenetischen Reaktionen auf Belastungen und beschreibt Coping über verschiedene Verhaltenssegmente, die anschließend auf empirischem Wege wieder aggregiert werden. Für die handelnde Person stellt die Bewältigung von Belastungen jedoch in der

Regel einen subjektiv sinnvollen Handlungsablauf dar, der ein Ziel hat und oft Teil eines langfristig angelegten Alltagshandelns ist. Wenn die einzelnen Verhaltenssegmente benannt, aber nicht mehr zu einem subjektiv intendierten Handlungsablauf integriert werden, dann wird eine entscheidende Qualität des Bewältigungshandelns übersehen. Zudem ignoriert die fast ausschließliche Erfassung von individuellen Bewältigungsversuchen die Tatsache, dass Bewältigungsprozesse in der Regel in einem sozialen Kontext ablaufen und oft erst durch das Handeln mehrerer Personen beschreibbar sind.

Ein Konsens bei der Lösung dieser Schwierigkeiten ist zur Zeit nicht in Sicht. Der größere Teil der Coping-Forschung setzt weiter auf die Fragebogeninstrumente, ein Teil experimentiert mit Alternativen wie der Tagebuchmethode (Stone & Neale, 1984), und ein anderer Teil versucht, längerfristige Bewältigungsstile über offene, qualitative Forschungsmethoden zu erfassen (Faltermaier, 1987). Trotz einer erkennbaren Ernüchterung über die bisher bescheidenen Erträge der Coping-Forschung bleibt klar, dass dieser Part der handelnden Person ein unverzichtbarer Bestandteil des Stressprozesses ist. Die Gesundheitspsychologie kommt daher aufgrund des zentralen Einflusses von Stressprozessen auf Krankheiten nicht ohne ein Konzept von Bewältigung aus.

Bewältigungsressourcen. Ein ergänzender Zugang zur Bewältigung von Belastungen bezieht die einer Person verfügbaren Ressourcen ein, die ein angemessenes Copingverhalten unterstützen können (vgl. Abb. 4.1). Wie das Bewältigungsverhalten gelten auch die Bewältigungsressourcen als Moderatoren zwischen Belastung und Krankheit: Bei vorliegenden Belastungen vermindert die Verfügung über Ressourcen das Risiko einer Erkrankung. Wir unterscheiden zum einem *soziale Ressourcen*, die insbesondere über das Konstrukt der sozialen Unterstützung extensiv untersucht wurden, *materielle Ressourcen*, die Verfügbarkeit über finanzielle Mittel und Güter, und *personale Ressourcen*, die Merkmale der Person umfassen wie ihre Kontrollüberzeugung oder ihr Selbstwertgefühl (Pearlin, 1989).

Beginnen wir bei den sozialen Ressourcen und mit einigen begrifflichen Differenzierungen. *Soziale Ressourcen* thematisieren die sozialen Beziehungen einer Person unter dem Aspekt, dass diese für die Bewältigung von Belastungen mobilisiert werden können, und unterstellt eine wie immer geartete positive Wirkung. Sie stellen ein Potential dar, das aber nicht genutzt werden muss. *Soziale Unterstützung* beschreibt dagegen die in einer Belastungssituation tatsächlich geleistete Hilfe durch Personen aus dem sozialen Umfeld; die vorhandenen sozialen Ressourcen werden abgerufen (z.b. durch ein konkretes Hilfesuchen), und es finden soziale Interaktionen mit für die Stressbewältigung positiver Wirkung statt. Mit dem *sozialen Netzwerk* wird schließlich ein struktureller Aspekt bezeichnet, indem die sozialen Beziehungen als Netzwerk beschrieben werden, in das eine Person eingebunden ist, ohne zu spezifizieren, welche Funktion diese haben; im Falle einer sozialen Unterstützung werden Personen aus dem sozialen Netzwerk für die Bewältigung von Belastungen genutzt.

Welche Personen sind nun damit gemeint? Als Mitglieder des sozialen Netzwerkes und damit als *Quellen von sozialer Unterstützung* werden in der Regel einbezogen: enge Vertrauenspersonen, die Partnerin oder der Partner, die Mitglieder der eigenen Familie, die Verwandten, Freundinnen und Freunde, Arbeitskollegen und Nachbarn. Das soziale Netzwerk kann beschrieben werden nach seiner Größe (Anzahl der Personen), Dichte oder der Qualität der Beziehungen zu und unter den Netzwerkmitgliedern.

Soziale Unterstützung kann unterschiedliche Formen annehmen und entsprechende *Funktionen* für eine Person haben (nach House, 1981):

- *Emotionale Unterstützung* umfasst die Vermittlung von Empathie, Sorge, Liebe und Vertrauen; sie erfolgt in der Regel über intime und intensive Gespräche, in der die Belastungen auch gefühlsmäßig zum Ausdruck gebracht werden können;
- *instrumentelle Unterstützung* bezieht sich auf direkte Hilfeleistungen bei der Lösung von Problemen oder auch indirekte praktische Unterstützungen (z.B. einer alleinstehenden Mutter in einer Krisensituation zeitweise die Kinder abzunehmen);
- *informationelle Unterstützung* bedeutet, dass eine Person von anderen Informationen erhält, die ihr bei der Auseinandersetzung mit einem Problem helfen können (z.B. für eine arbeitslose Person der Hinweis auf einen passenden Job);
- *evaluative Unterstützung* umfasst schließlich die Vermittlung von Informationen, die einer Person eine bessere Einschätzung ihrer selbst ermöglichen (z.B. durch positive oder kritische Rückmeldungen).

Personale Ressourcen beschreiben ein Repertoire an relativ stabilen Dispositionen und Fähigkeiten einer Person, auf die sie sich in der konkreten Auseinandersetzung mit Belastungen stützen kann. Sie können als Ergebnis einer Lerngeschichte verstanden werden, die sich im Laufe des Lebens insbesondere auf der Grundlage von

Bewältigungserfahrungen aufgebaut haben. In der Coping-Forschung wurden insbesondere die Konstrukte der Kontrollüberzeugung, der Selbstwirksamkeitsüberzeugung und des Selbstwertgefühls einbezogen und untersucht.

Im Folgenden sollen kurz einige *ausgewählte Forschungsergebnisse* berichtet und neuere Trends in der Coping-Forschung skizziert werden (vgl. Thoits, 1995; Kaluza, 1996a). Es scheint klar, dass Menschen in der Auseinandersetzung mit belastenden Lebensereignissen, Dauerbelastungen oder alltäglichen Ärgernissen immer eine Vielzahl von Bewältigungsreaktionen zeigen und dabei sowohl problem- als auch emotionsorientierte Strategien kombinieren. Aktive, problembezogene Coping-Versuche sind dann wahrscheinlicher, wenn die belastende Situation als kontrollierbar wahrgenommen wird (z.B. in den Belastungsbereichen Ehe, Partnerschaft, Kindererziehung), emotionsbezogene dann, wenn sie als unkontrollierbar eingeschätzt wird (z.B. bei beruflichen und finanziellen Belastungen). Für die naheliegende Hypothese, dass problemorientierte Versuche generell effektiver sind als emotionsorientierte, lässt sich zwar ein Trend erkennen, der aber nicht eindeutig ist; einige emotionsbezogenen Strategien wie z.B. die Verleugnung des Problems sind etwa kurzfristig wirksam, aber langfristig eher schädlich. Insgesamt gibt es keine Coping-Strategie, die über alle Belastungssituationen hin wirksam ist: Das Coping-Verhalten ist stark abhängig von der Art der Belastung und ihrem Kontext; ihre Effektivität hängt davon ab, welches Kriterium zu welchem Zeitpunkt im Bewältigungsprozess gewählt wird. Vorliegende Untersuchungen zeigen, dass Frauen mehr zu einem emotionalen und expressiven Coping-Stil neigen, während Männer ihre Gefühle mehr kontrollieren und sich stärker um Problemlösungen bemühen. Es ist gut belegt, dass Frauen eher bereit sind als Männer, aktiv nach sozialer Unterstützung zu suchen. Diese Strategie zeigte sich zudem als sehr wirksame Form der Bewältigung von Belastungen.

Dieses Ergebnis steht in Einklang mit der umfangreichen Forschung zur *Bedeutung von sozialer Unterstützung als Bewältigungsressource* (Thoits, 1995, Schwarzer, 1996); sie lässt sich in drei Schlussfolgerungen zusammenfassen:

- Menschen, die sozial integriert sind, haben generell eine bessere körperliche und psychische Gesundheit;
- subjektiv wahrgenommene emotionale Unterstützung ist in der Lage, die schädlichen Auswirkungen von belastenden Lebens-

ereignissen und Dauerbelastungen abzufedern, sie stellt somit eine Bewältigungsressource in Bezug sowohl auf körperliche wie psychische Krankheitsfolgen dar;
- das einfachste und beste Maß von sozialer Unterstützung scheint eine intime und vertrauensvolle Beziehung zu sein, typischerweise die zu einem Ehe- oder Lebenspartner; sie schützt sowohl vor körperlichen als auch vor psychischen Krankheiten.

Das Hauptproblem der Forschung über soziale Unterstützung ist aber nach wie vor, dass wir nur wenig über die Wirkmechanismen dieser offensichtlich mächtigen Bewältigungsressource wissen. Zudem zeigt sich, dass die ausschließliche Wahrnehmung von sozialen Beziehungen als Unterstützungspotential zu sehr vereinfachend ist. Unterstützende Beziehungen werden daher heute zunehmend sowohl von der Seite des Gebers wie des Empfängers von Unterstützung gesehen, wobei es eine immer wichtigere Frage wird, welche jeweiligen psychischen »Kosten« aus dem Hilfegeben und dem Hilfenehmen entstehen (Thoits, 1995).

Bei personalen Bewältigungsressourcen gibt es gute Belege für die Wirksamkeit einer internalen Kontrollüberzeugung (Thoits, 1995): Menschen, die in Belastungssituationen überzeugt von den eigenen Einflussmöglichkeiten sind, haben ein geringeres Risiko sowohl für körperliche Krankheiten als auch für psychische Störungen. Ein hohes Selbstwertgefühl scheint insbesondere vor psychischen Beeinträchtigungen wie Depressionen und Angst zu schützen. Die naheliegende Begründung dafür, nämlich dass Personen mit diesen Ressourcen effektivere Coping-Stile zeigen, lässt sich bisher aber nicht eindeutig belegen.

Damit sind wir am Ende dieses großen Abschnitts über den Zusammenhang von Stresserfahrung und Krankheitsrisiko bei einer Frage angelangt, die über die Stressforschung hinaus reicht: Haben die großen Unterschiede zwischen Individuen in ihrer Verwundbarkeit für Krankheiten auch etwas mit ihren individuellen Dispositionen zu tun? Die angesprochenen personalen Ressourcen legen es nahe, dass die Bewältigung von Belastungen auch von stabilen Merkmalen der Person abhängt. Welchen Einfluss haben dann Persönlichkeitsmerkmale auf die Entstehung einer organischen Krankheit?

4.2   Persönlichkeitsmerkmale und Krankheit

Der psychische Einfluss auf die Ätiologie von Krankheiten, der über Persönlichkeitsmerkmale bzw. individuelle Dispositionen läuft, ist in Abb. 3.3 (S. 58) in dem Kasten links unten angeführt. Die Pfeile zu den beiden Kästen darüber zeigen die engen Verbindungen zu den Stressprozessen und Risikoverhaltensweisen, die wir später noch genauer beschreiben werden.

Was verstehen wir unter Persönlichkeit und unter Persönlichkeitsmerkmalen? Zwei Aspekte sind hier in aller Kürze zu nennen, ohne näher in die Persönlichkeitspsychologie (vgl. Laux, 2003) einsteigen zu können: Persönlichkeit bezieht sich zum einen immer auf die Einmaligkeit einer Person und betont damit die Unterschiede zwischen den Menschen in ihren Einstellungen, Motiven, Fähigkeiten, Werten etc. Zum anderen verweist Persönlichkeit auf überdauernde und relativ stabile Merkmale einer Person. Diese sind als solche nicht selbst beobachtbar, aber aus dem Verhalten eines Menschen in verschiedenen Situationen erschließbar; wenn sich eine Person zum Beispiel in verschiedenen Situationen konsistent in einer »intelligenten« (oder »ängstlichen«) Weise verhält, dann würden wir sie als »intelligent« (»ängstlich«) bezeichnen und damit auf ein stabiles Merkmal schließen. Die neuere Persönlichkeitspsychologie versteht die Persönlichkeit immer als eine Interaktion zwischen Person und Situation. Sie kann die Merkmale einer Person aber nur erfassen, wenn sie ihr Verhalten in verschiedenen Situationen misst. Genau das machen Persönlichkeitstests, indem sie Menschen (hypothetisch) in verschiedene Situationen setzen und erfragen, wie sie sich darin verhalten würden. Aus den Antworten wird auf zugrunde liegende Dimensionen der Persönlichkeit (z.B. Extraversion-Introversion) geschlossen.

Was nun den Zusammenhang zwischen Persönlichkeit und Krankheit betrifft, so können drei verschiedene Ansätze unterschieden werden. Erstens ist die lange Tradition der psychoanalytisch geprägten Psychosomatik zu nennen, die auf der Grundlage einer ausgearbeiteten Persönlichkeitstheorie komplexe Zusammenhänge zwischen persönlichen Dispositionen und bestimmten (psychosomatischen) Krankheiten hergestellt hat. Zweitens ist die empirisch-epidemiologisch orientierte Gesundheitsforschung zu nennen, die in der Regel einzelne Merkmale einer Person in ihren Zusammenhängen mit bestimmten Krankheiten untersucht und aus signifikanten Korrelationen auf einen ätiologischen Einfluss dieses Persönlichkeitsfaktors schließt. Während in der ersteren Tradition

weitgehend ein Mangel an empirischer Evidenz für die theoretisch
formulierten Zusammenhänge herrscht, so kann in der zweiten
Richtung ein Mangel an theoretisch ausgearbeiteten Konzepten
festgestellt werden. Daher wird drittens heute zunehmend versucht,
die komplexen Interaktionen zwischen unterschiedlichen personalen Einflussfaktoren zu berücksichtigen und interaktive Modelle
empirisch zu untersuchen. Das Kapitel ist somit in drei Teile aufgebaut: Es beginnt mit den historisch frühen psychosomatischen
Persönlichkeitstheorien (Kap. 4.2.1), skizziert dann wesentliche
Erkenntnisse zum Zusammenhang zwischen einzelnen Persönlichkeitsmerkmalen und Krankheit (Kap. 4.2.2) und wendet sich
schließlich komplexeren Interaktionsprozessen zwischen verschiedenen personalen Merkmalen zu (Kap. 4.2.3).

4.2.1 Psychosomatische Persönlichkeitstheorien

Wie in Kapitel 2 bereits angedeutet, liegen die Wurzeln einer wissenschaftlichen Beschäftigung mit den psychischen Ursachen von
somatischen Krankheiten ganz wesentlich in der Tradition der Psychosomatik (vgl. Danzer, 1995; Uexküll, 1996). Viele Hypothesen,
die später empirisch untersucht wurden, gründen in psychosomatischen Theorien. Die Psychosomatik kann allgemein verstanden
werden als »die Lehre von den krankhaften Prozessen, bei denen
somatische und psychosoziale Faktoren gemeinsam und sich gegenseitig beeinflussend betrachtet werden« (Heim & Willi, 1986,
S. 409). Der psychosomatische Ansatz geht von der Überzeugung
aus, dass psychische Faktoren in der Genese von (manchen) organischen Erkrankungen eine wesentliche Rolle spielen und dass sich
folglich auch die Behandlung dieser (psychosomatischen) Krankheiten auf die Veränderung psychischer Prozesse konzentrieren
muss. Historisch betrachtet, gründet die Psychosomatik weitgehend
in der Tradition der Psychoanalyse (Adler, 1996) und damit auf Theorien, die Störungen in der frühen Entwicklung der Persönlichkeit
in Verbindung mit der späteren Genese von Krankheiten bringen.
  Der Begründer der Psychoanalyse, *Sigmund Freud* (1856–1939),
hat sich bekanntlich vor allem mit der Entstehung von Neurosen
beschäftigt, einer Klasse von psychischen Störungen (wie z.B.
Depression, Angst- oder Zwangsneurose). Er war der Meinung,
dass sich die damals noch junge psychoanalytische Bewegung
zunächst bei der Erklärung von neurotischen Störungen beweisen
müsse, bevor sie sich so schwierigen Themen wie der Psychosoma-

tik zuwenden könne. Er selbst hat sich daher kaum mit psychosomatischen Fragen beschäftigt, aber in seinen Arbeiten theoretische Grundlagen geliefert, die später bei seinen Nachfolgern auch in psychosomatische Theorien eingeflossen sind (vgl. Plaum & Stefanos, 1979). Eine wichtige Basis der Psychosomatik war die tiefenpsychologische Persönlichkeitstheorie (vgl. Mertens, 2004). Freud beschreibt, um es hier nur kurz anzudeuten, die Entwicklung der Persönlichkeit aus dem Zusammenspiel dreier psychischer Instanzen: Die angeborenen Triebe und die unbewussten Bedürfnisse eines Individuums (»Es«) geraten im Laufe der psychischen Entwicklung in Gegensatz zu den über die Eltern vermittelten und vom Kind durch Identifikation übernommenen Normen einer Gesellschaft (»Über-Ich«). In der frühen Kindheit bildet sich im Rahmen der kognitiven Entwicklung allmählich eine Instanz (»Ich«) heraus, die eigene Aktivitäten zunehmend bewusst und willentlich steuert und dabei zwischen den Strebungen des »Es« und den Geboten und Verboten des »Über-Ich« vermittelt. Das »Ich« kann als Kern der Persönlichkeit verstanden werden. Störungen in frühen Phasen der Entwicklung der Persönlichkeit (begründet z.B. in der Beziehung zwischen Mutter und Kind) bleiben als ungelöste Konflikte ein verdrängter Teil der Persönlichkeit und können später ernste psychische Störungen (Neurosen) verursachen.

Neben diesem persönlichkeitstheoretischen Rahmen wurde Freuds *Konzept der »Konversion«* zu einer wichtigen Basis für die frühen psychologischen Erklärungsansätze (Plaum & Stefanos, 1979). In der psychologischen Analyse der Hysterie, einer in der bürgerlichen Epoche um 1900 vor allem bei Frauen sehr häufigen Störung, kam Freud zum Ergebnis, dass sich die dabei auftretenden körperlichen Symptome (z.B. Lähmungen, Sprechstörungen, Schmerzen ohne organische Ursachen) aus einer Konversion, d.h. der Umwandlung von psychischer Energie in körperliche, erklären lassen. Als Ursachen dieser Symptome werden wie auch bei anderen Neurosen psychische Konflikte in der frühen Kindheit angenommen; da sie ungelöst sind und daher verdrängt werden müssen, erzeugen sie auch in späteren Lebensphasen immer wieder Vorstellungen (z.B. sexuelle Phantasien), die für das »Ich« unverträglich und Angst auslösend sind, daher wieder ins Unbewusste verdrängt werden müssen. Die mit dem Konflikt und seiner Verdrängung verbundene emotionale Erregung wird im Falle der Hysterie in körperliche Energie umgewandelt und äußert sich in körperlichen Symptomen. Diese Symptome können auch als symbolischer Ausdruck der verdrängten Phantasien interpretiert werden.

Georg *Groddeck* (1866–1934), ein Nachfolger Freuds, aber auch ein sehr eigenständig denkender Psychoanalytiker, wird oft als »Vater der Psychosomatik« bezeichnet, weil er sich als einer der ersten intensiv mit psychosomatischen Krankheiten und ihrer Behandlung auseinander gesetzt hat. Er war lange Zeit weitgehend vergessen, auch weil er als »wilder Analytiker« sehr umstritten war und ist, wurde aber in jüngerer Zeit wieder neu entdeckt (vgl. Will, 1984). Groddeck bezog sich auf Freuds Konversionsmodell und wandte es auf organische Erkrankungen wie z.B. Krebs oder Tuberkulose an. Er leitete in den 1920er Jahren eine Kurklinik in Baden-Baden und war dabei als praktizierender Arzt sehr erfolgreich tätig. Er behandelte seine Patienten mit einer Kombination von Diät, Massage und psychoanalytischer Gesprächstherapie. Nach seiner Vorstellung hat jede Krankheit den Zweck, einen inneren Konflikt zu lösen oder zu verdrängen. Gleichzeitig kann sie als ein Symbol verstanden werden, das diesen inneren Vorgang darstellt und damit einen Zugang in der Therapie ermöglicht. Die entscheidende psychische Instanz ist für Groddeck das »Es«, das für ihn aber mehr als das Unbewusste darstellt, nämlich die kreative Urkraft eines Menschen; damit sei es in der Lage, den Körper durch Symbolisierungen in Dienst zu nehmen. Die psychoanalytische Behandlung arbeitet nun mit diesen im Ausdruck einer Krankheit enthaltenen Symbolisierungen und versucht, die Prozesse des »Es« und die verdrängten Konflikte bewusst zu machen. Wie in jeder Psychoanalyse stellt die therapeutische Beziehung zwischen Patient und Therapeut die Grundlage der Arbeit dar, insbesondere werden die »Übertragungen« des Patienten auf den Therapeuten als Zugang zum Unbewussten genutzt, weil sie Projektionen von seinen früheren Beziehungskonflikten darstellen.

Einige Jahrzehnte später hat der in Chicago arbeitende amerikanische Psychoanalytiker *Franz Alexander* (1891–1964) eine einflussreiche und aus unserer heutigen Sicht systematischere und weniger spekulative Theorie als Groddeck entwickelt (Plaum & Stefanos, 1979; Schwenkmezger, 1994). Auch Alexander ging von Freuds Konversionsmodell aus und nahm an, dass jede psychosomatische Krankheit auf einem unbewussten psychischen Konflikt beruht. Seine zentrale Hypothese war nun, dass die durch den Konflikt aufgebaute und nicht abgeführte *emotionale Spannung* zu chronischen vegetativen Veränderungen führt; je nach dem Inhalt des Konfliktes wird mehr der Sympathikus aktiviert oder mehr der Parasympathikus, sodass entsprechend unterschiedliche Krankheiten resultieren. Betrifft der psychische Konflikt z.B. ein Thema, das dauerhaft Emotionen wie Aggression, Feindseligkeit oder Konkurrenz zum Ausdruck bringt, dann wird der Sympathikus chronisch aktiviert; daraus können entsprechende körperliche Krankheiten wie Bluthochdruck, Migräne oder Herzerkrankungen entstehen. Werden dagegen durch den Konflikt Gefühle ausgedrückt, die mit Hilflosigkeit, Rückzug oder Regression verbunden sind, dann wird dadurch der Parasympathikus erregt, der physiologisch den oralen Bereich und den Magen-Darm-Trakt steuert, somit zu Krankheiten wie Asthma und Ulkus (Geschwür) im Magen- und Darmbereich führen kann. Alexander versucht somit, einen Zusammenhang zwischen dem Inhalt eines Konfliktes, spezifischen Emotionen und spezifischen psychosomatischen Krankheiten herzustellen. Zwar fehlt auch für dieses theoretische Gebäude als Gesamtes die empirische Unterstützung, aber in Teilbereichen sind Forschungsergebnisse durchaus damit vereinbar (vgl. unten).

Schließlich soll als letzter Ansatz noch das Konzept der *Alexithymie* erwähnt werden, das von der »Französischen Schule der Psychosomatik« in den 1970er Jahren formuliert wurde (vgl. Plaum & Stefanos, 1979). Grundlage dieser Theorie war die klinische Beobachtung, dass psychosomatisch erkrankte Menschen oft unfähig zum Ausdruck ihrer Gefühle sind, was sich auch in einem sehr mechanistischen Denken *(»pensee operatoire«)* äußert. Es wird angenommen, dass sich bei Menschen, die nicht in der Lage sind, ihre durch psychische Konflikte aufgebauten Gefühle wahrzunehmen und auszudrücken, allmählich starke emotionale Spannungen aufbauen, die bei entsprechend langer Dauer zur Entstehung von Krankheiten führen können.

In dieser kleinen Auswahl an psychoanalytisch geprägten psychosomatischen Ansätzen (vgl. dazu ausführlicher: Uexküll, 1996) lässt sich eine gemeinsame *Erklärungslinie* erkennen: Sie unterstellen alle einen zugrunde liegenden psychischen Konflikt, der zu einer starken und andauernden emotionalen Erregung führt; da diese Gefühle nicht bearbeitet werden, vielmehr – weil bedrohlich – verdrängt werden müssen, werden die aufgebauten Spannungen nicht abgeführt. Daher erfolgt eine Konversion dieser psychischen Energie in körperliche Spannungen (in jeweils unterschiedlichen Funktionsbereichen des Organismus), die bei entsprechend langer Dauer zur Entwicklung einer organischen Krankheit führen kann. Die Behandlung einer psychosomatischen Krankheit muss daher an den psychischen Ursachen ansetzen, sie muss den unbewussten inneren Konflikt mit psychotherapeutischen Mitteln bearbeiten und möglichst auflösen, um damit auch die Quelle der pathologischen Spannungen zu beseitigen.

Eine Einschätzung dieser psychosomatischen Theorien muss zuerst kritisch nach ihrer empirischen Basis fragen. In der Regel wurden die Theorien ohne systematische und kontrollierte Studien aus einer klinischen Praxis mit psychosomatischen Patienten entwickelt. Damit entstehen große Zweifel an ihrer empirischen Geltung, diverse kritische Einwände liegen nahe: Die Arbeit mit einer selektiven Auswahl erkrankter Patienten kann nur beschränkt etwas über die Genese dieser Störungen aussagen. Zudem werden keine Aussagen über die verwendeten empirischen Methoden gemacht, die Absicherung gegenüber subjektiven Interpretationen des Therapeuten fehlt ebenso wie der Vergleich mit gesunden Kontrollgruppen; damit werden Grundregeln empirischer Forschung nicht erfüllt. Weiterhin wird hier wieder ein methodisches Grundproblem von retrospektiven Methoden zur Krankheitsgenese erkennbar: Die als Ursachen angenommenen psychischen Probleme der erkrankten Menschen können ebenso das Resultat der Krankheit selbst sein oder der Suche der Patienten (oder des Therapeuten) nach einer Erklärung für ihre Krankheit (z.B. die Feststellung, dass psychosomatische Patienten ihre Gefühle nicht ausdrücken können). Hinzu kommt die allgemeine Kritik an der Psychoanalyse, die sich vor allem daran festmacht, dass die als entscheidend unterstellten unbewussten Phänomene sich weitgehend einer methodisch zuverlässigen Erfassung entziehen. Dennoch wäre die Kritik überzogen, würden die dargestellten psychosomatischen Theorien gänzlich verworfen. Wie wir noch sehen werden, können einige Ansätze durchaus als Reservoir für interessante Hypothesen und ihre empirische Überprüfung verstanden werden und Anregungen für die therapeutische Praxis geben. Die beträchtlichen methodischen Schwierigkeiten, den Einfluss von Merkmalen der Persönlichkeit auf die Genese körperlicher Erkrankungen zu belegen, werden in der weiteren Darstellung noch deutlich werden.

4.2.2 Riskante Persönlichkeitsmerkmale

Historisch folgte der Phase komplexer psychosomatischer Theorien, deren Geltung empirisch nicht genügend belegt ist, etwa ab den 1960er Jahren eine Phase umfangreicher empirischer Forschung, die sich aber durchaus dieser frühen Theorien zur Entwicklung von Hypothesen bediente. So kann die bis heute bekannteste Forschungsrichtung, die den Einfluss eines Persönlichkeitsmerkmals, das Typ-A-Muster genannt wurde, auf die Entstehung von koronaren Herzerkrankungen nachzuweisen versuchte, vor dem Hintergrund der Theorie von Alexander gesehen werden. Die im Folgenden beschriebenen Ansätze lassen sich dadurch charakterisieren, dass sie einzelne Merkmale oder Typen der Persönlichkeit in ihrem ätiologischen Einfluss auf eine spezifische Krankheit untersucht haben; das Persönlichkeitsmerkmal wurde quasi als eine Art Risikofaktor neben anderen in epidemiologisch orientierte Studien eingebaut. Im Unterschied zur psychoanalytischen Tradition basieren diese Merkmale aber nicht auf einer ausgearbeiteten Theorie der Persönlichkeit; es werden vielmehr pragmatisch einzelne Facetten der Persönlichkeit, die als Risikofaktor wirken könnten, herausgegriffen, entsprechend operationalisiert und dann empirisch nach Zusammenhängen mit Krankheit untersucht.

Typ-A-Muster. Das Konzept der Typ-A-Persönlichkeit oder des Typ-A-Verhaltensmusters geht auf die US-amerikanischen Kardiologen Friedman und Rosenman zurück, die Ende der 1950er Jahre begannen, dieses Konzept als Risikofaktor für Herzerkrankungen zu untersuchen. Die Gründe für das neue Interesse an Persönlichkeitsmerkmalen lagen darin, dass sich die klassischen Risikofaktoren (hoher Blutdruck, hohes Cholesterin, Rauchen) als nicht ausreichend zur Vorhersage von koronaren Herz-/Kreislauferkrankungen erwiesen. In der Konstruktion eines Persönlichkeitstyps A wurden sie durch ihre klinischen Erfahrungen mit Koronarpatienten, aber auch durch Alexanders Theorie angeregt. Sie legt nahe, dass Menschen mit einer Disposition zu latenter oder offener Aggression anfälliger für Herzerkrankungen sind, weil diese Emotion dauerhaft das sympathische Nervensystem aktivieren und damit pathologische Veränderungen am Herz-und Kreislaufsystem (wie z.B. hohen Blutdruck) auslösen kann. Als klassische Merkmale einer Typ-A-Persönlichkeit gelten:

- Tendenz zu Hektik und Ungeduld;
- ehrgeiziges und konkurrenzorientiertes Leistungsstreben;
- Neigung zu Ärger und zu feindseligen Gefühlen;
- Neigung zu Aggressivität.

Die Begründer dieses Konstruktes, Friedman und Rosenman (1974), definierten das Typ-A-Verhaltensmuster als einen

»… handlungs- und emotionsbezogenen Komplex, der bei einer Person beobachtet werden kann, die auf aggressive Weise in einen ständigen Kampf verstrickt ist, mehr und mehr in immer weniger Zeit zu leisten, und die das wenn notwendig auch gegen den Wider-

stand anderer Personen oder Sachen durchsetzt« (p. 37, zitiert nach Schwenkmezger, 1974, S. 49, Übers. d. Verf.).

Das Zitat löst möglicherweise bei den Lesern Assoziationen aus, die sie an das Stereotyp eines »Managers« denken lassen. Das ist kein Zufall, denn gerade zu Beginn dieser Forschungsrichtung herrschte in der amerikanischen Kultur die Vorstellung, dass die Manager als Prototypen der modernen Industriegesellschaft besonders anfällig für die Zeitkrankheit Herzinfarkt seien. Dieses Bild hat sich später verändert, auch unter dem Einfluss von Forschungsergebnissen, dass die koronare Gefährdung in den unteren sozialen Schichten deutlich höher ist und dass das Typ-A-Muster sich auch in den unteren Schichten häufig findet. Der Begriff des »Verhaltensmusters« soll vermutlich in Absetzung von klassischen Persönlichkeitstypologien betonen, dass es sich hier um beobachtbare Verhaltenstendenzen handelt, die auch methodisch auf diese Weise messbar sind. Zwei Arten von Messinstrumenten wurden zur Erfassung von Typ-A-Mustern eingesetzt (vgl. Kupfer, 1993): Zu Beginn dominierte ein Interviewverfahren, das »Strukturierte Interview« (SI), das aus einem Leitfaden-Interview und einem Verhaltenstest bestand; später wurden zunehmend Fragebogeninstrumente eingesetzt, vor allem der »*Jenkins Activity Survey*« (JAS) war sehr verbreitet.

In einer ersten Phase der Forschung in den 1970er und 1980er Jahren hat das Typ-A-Konstrukt einen wahren Siegeszug angetreten (vgl. Kupfer, 1993). Die Befunde aus vielen Untersuchungen waren vielversprechend, insbesondere zeigten die großen, prospektiven und damit sehr aussagefähigen Studien zu koronaren Herzerkrankungen wie die »*Western Collaborative Group Study*« (WCGS) (mehr als 3000 Männer) oder die »*Framingham*«-Studie (etwa 1700 Männer und Frauen) signifikante Zusammenhänge: Menschen mit einem Typ-A-Muster hatten (im Vergleich zu Typ-B-Personen ohne A-Merkmale) über einen Zeitraum von achteinhalb Jahren ein mehr als doppelt so hohes Risiko, eine Herzerkrankung zu erleiden; das Typ-A-Muster trug unabhängig von anderen Risikofaktoren zur Gefährdung bei. Etwa ab Mitte der 1980er Jahre gab es dann allerdings einige Rückschläge, weil neuere Studien diese Ergebnisse nicht replizieren konnten oder die Zusammenhänge geringer ausfielen. Vor allem die Studie von Ragland und Brand (1988) löste große Irritationen aus, weil sie in einer Follow-up-Studie der WCGS-Population zum Ergebnis kam, dass nach einem Herzinfarkt entgegen den Erwartungen die Mortalitätsrate von Typ-A-Personen geringer war als die von Typ-B-Personen. Diese negativen Befunde führten zu ernsten Zweifeln und zu bis heute anhaltenden Kontroversen, was nun vom Typ-A-Muster als koronarer Risikofaktor zu halten sei (vgl. Überblicksarbeiten von Kupfer, 1993; Schwenkmezger, 1994; Amelang & Schmidt-Ratjens, 2003).

Zwei *Schlussfolgerungen* können aus dieser widersprüchlichen Forschungslage gezogen werden: Es gibt *erstens methodische Erklärungen* für diese diskrepanten Ergebnisse (Kupfer, 1993). Das früher überwiegend eingesetzte Interviewverfahren zur Erfassung von Typ-A produzierte eher positive Ergebnisse, die später vermehrt eingesetzten Fragebogen eher negative. Beide Verfahren haben ihre Schwächen, aber sie messen auch unterschiedliches; das Interviewverfahren kann zumindest den Anspruch erheben, das Konstrukt komplexer und damit möglicherweise valider zu erfassen. Zudem unterscheiden sich die Studienpopulationen zum Teil deutlich und lassen so diskrepante Befunde als nicht ganz verwunderlich erscheinen: Einmal werden Menschen aus der allgemeinen Bevölkerung untersucht, ein anderes Mal koronare Hochrisikogruppen und schließlich bereits erkrankte Personen. Es ist auch nicht auszuschließen, dass sich bereits Veränderungen der Risikolagen in der Bevölkerung ergeben haben, sodass die in den früheren Kohorten messbaren Effekte bei späteren nicht mehr nachweisbar sind. Schließlich hängen die Ergebnisse auch stark davon ab, welches Outcome-Kriterium verwendet wird: Misst man die Inzidenz von koronaren Herzerkrankungen, so ist das nicht vergleichbar mit der koronaren Mortalität, weil bei der Überlebensrate noch andere Einflüsse wirksam sind. Die Befunde von Ragman und Brand (1988) wurden auch damit erklärt, dass möglicherweise in der Rehabilitationsphase nach der Erkrankung die leistungsorientierten Typ-A-Personen besser in der Lage waren, ihr Risikoverhalten zu verändern und daher ihr Risiko nach der Erkrankung geringer war als das von Typ-B-Personen. Somit lassen sich eine Reihe von Erklärungen für die negativen Ergebnisse finden, die in der Methodik liegen, sodass daraus nicht der wissenschaftliche Abgesang dieses Konstruktes zu begründen ist (Kupfer, 1993). Hinter diesen methodischen Problemen verbergen sich aber auch größere konzeptionelle Schwächen, weil das Typ-A-Konstrukt bislang ein theoretisch kaum begründetes Bündel von Merkmalen umfasst, bei denen weder klar ist, wie sie in die Persönlichkeitsstruktur eingepasst sind, noch welche Merkmale wirksam sind (Schwenkmezger, 1994). Die zweite Schlussfolgerung wäre daher, das Typ-A-Konstrukt in seiner Binnenstruktur genauer zu differenzieren und ihre ätiologisch wirksamen Bestandteile zu identifizieren.

Die neuere Forschung hat genau das gemacht und sich stärker auf einzelne Komponenten des Typ-A-Musters konzentriert, insbesondere auf *Ärger* und *Feindseligkeit* als spezifisch emotional-kognitive Merkmale und auf *Aggressivität* als Verhaltenstendenz. Sie werden entweder getrennt oder in ihrer Verbindung als *AHA-Syndrom (»anger, hostility, aggression«)* in ihren Einflüssen auf Herzerkrankungen untersucht. Nach den bisher vorliegenden Ergebnissen scheinen diese emotionalen Komponenten des Typ-A-Konstruktes ein größeres koronares Risiko darzustellen als die berufsbezogenen Aspekte (Konkurrenz). So werden signifikante Zusammenhänge zwischen unterdrücktem Ärger und koronaren Risikofaktoren (wie z.b. erhöhtem Blutdruck und kardiovaskulärer Reaktivität) berichtet sowie Assoziationen zwischen Feindseligkeit und koronarem Risiko (Rodin & Salovey, 1989; Kupfer, 1993; Adler & Matthews, 1994; Schwenkmezger, 1994). Aber auch bei dieser neuen Entwicklung muss die weitere Forschung abgewartet werden, bevor solide Schlussfolgerungen zu ziehen sind.

Typ-C-Konzept. Als weiteres typologisch angelegtes Merkmal ist das Typ-C-Verhaltensmuster zu nennen, das als Persönlichkeitsmerkmal zur Entstehung von Krebserkrankungen beitragen soll. Menschen, die kooperativ, hilfsbereit und freundlich sind, dabei geduldig, wenig anspruchsvoll und gegenüber autoritären Menschen nachgiebig sind – also in vieler Hinsicht das Gegenstück zur Typ-A-Persönlichkeit – sollen gefährdet für eine Krebserkrankung (*»cancer«*) sein, daher werden sie Typ-C genannt (vgl. Schwenkmezger, 1994). Die bisherige Forschung gibt für diese auf die nordamerikanische Forscherin Lydia Temoshok zurückgehende Hypothese jedoch nur wenig Unterstützung (ebd.); das Typ-C-Konstrukt oder auch die Rede von der »Krebspersönlichkeit« sind daher äußerst kritisch zu sehen. In den umstrittenen Arbeiten von Grossart-Maticek, ein Heidelberger Mediziner, und Eysenck, ein bekannter britischer Persönlichkeitspsychologe, wurde ein Persönlichkeitstypus 1 beschrieben, der sich vor allem durch die Hemmung beim Ausdruck ich-bezogener Bedürfnisse und die Unterdrückung von Gefühlen charakterisieren lässt. Aufgrund ihrer Aufsehen erregenden positiven Ergebnisse bei der Vorhersage von Krebserkrankungen haben diese beiden Forscher in der Fachwelt zuerst großes Erstaunen, dann aufgrund ihrer sehr undurchsichtigen Methoden große Skepsis bis Ablehnung ausgelöst (vgl. Amelang & Schmidt-Ratjens, 2003).

Negative Emotionen. Eine andere Forschungsrichtung hat sich der Frage zugewandt, ob nicht Personen, die eine Tendenz zu negativen

Emotionen wie Angst und Depression aufweisen, eine stärkere Gefährdung für die Entwicklung von Krankheiten haben (Schwenkmezger, 1994). Dispositionen zu negativen Gefühlen lassen sich insbesondere in einem Persönlichkeitstypus finden, der als *»Neurotizismus«* bezeichnet wird; er stellt eine zentrale Dimension in vielen Persönlichkeitsmodellen dar und ist durch Merkmale wie Ängstlichkeit, Depressivität, emotionale Labilität und geringes Selbstwertgefühl beschreibbar. Diese These würde in Einklang stehen mit den beschriebenen Komponenten des Typ-A-Konstruktes, Ärger, Feindseligkeit und Wut, die auch als Disposition zu negativen Gefühle verstanden werden können. In psychosomatischen Theorien taucht die Unterdrückung negativer Gefühle immer wieder als riskanter Persönlichkeitszug auf; und es gibt empirische Befunde, dass Menschen mit dem Merkmal Neurotizismus häufiger gesundheitlich riskante Verhaltensweisen zeigen (Marks et al., 2000). Neuerdings wird negative Affektivität auch unter einem neuen Konstrukt aufgegriffen und weckt als *Typ-D-Persönlichkeit* (D = »distressed«) neue Hoffnungen (vgl. Amelang & Schmidt-Ratjens, 2003). Insgesamt sind die empirischen Belege für ätiologische Bedeutung dieser Disposition aber bisher nicht eindeutig. Einerseits liegen Ergebnisse vor, die prospektiv einen Zusammenhang von Depression, Angst und emotionaler Labilität in der Genese von kardiovaskulären Krankheiten (Herzinfarkt, Bluthochdruck) belegen, weniger jedoch in der Genese von Krebserkankungen (Adler & Matthews, 1994; Amelang & Schmidt-Rathjens, 2003). Es gibt zudem deutliche Befunde, dass negative Gefühle auch eine Verringerung der Immunkompetenz zur Folge haben (vgl. Kap. 4.3), was die ätiologische Bedeutung dieses personalen Merkmals unterstreichen würde. Andererseits scheinen die Zusammenhänge bei objektiven Krankheitsindikatoren weniger deutlich als bei subjektiven. Subjektive Maße von Beschwerden oder Krankheit sind jedoch sehr anfällig für methodische Probleme wie Konfundierungen, weil sie sich mit der Messung von Merkmalen der Persönlichkeit überlappen könnten; das reduziert die Aussagekraft dieser Untersuchungen.

Wie sich gezeigt hat, steht insgesamt die Frage nach dem Einfluss der Persönlichkeit bei der Entstehung von Krankheiten vor großen *methodischen und konzeptionellen Schwierigkeiten*, was eindeutige Schlussfolgerungen immer wieder erschwert (Schwenkmezger, 1994). Ein *erstes* Problem ist das Design der Untersuchungen. Retrospektive Studien sind bei diesem Gegenstand mit großer Vorsicht zu betrachten, weil sie vor der fast unmöglichen Aufgabe stehen, Persönlichkeitsmerkmale unabhängig von der aktuellen

Krankheit und vor dem Beginn der Erkrankung, also weit zurück-
gehend in die Vergangenheit, zu rekonstruieren. Dagegen benötigen
prospektive Studien lange Untersuchungsperioden, um überhaupt
pathologische körperliche Veränderungen erfassen zu können, und
umfangreiche Stichproben, da bei Krankheiten mit geringen Inzidenzraten (z.b. Krebsarten) niedrige Fallzahlen zu erwarten sind;
diese Studien sind schwierig zu realisieren und entsprechend selten.
Kausale Aussagen zum ätiologischen Einfluss von Persönlichkeitsmerkmalen sind daher schwer zu erreichen; die vielen korrelativen
Studien sind sehr fehleranfällig, Experimente auf diesem Feld
nahezu ausgeschlossen. Ein *zweites* Problem ist die Konzeption und
Messung des Persönlichkeitskonstruktes. Die Forschung hat sich
bisher weitgehend auf einzelne isolierte Merkmale konzentriert, die
theoretisch kaum systematisch abgeleitet wurden. Ihre Messung
erfolgte oft durch sehr vereinfachte Instrumente (z.b. die Fragebogen zur Erfassung von Typ-A oder Feindseligkeit), die vielfach
methodisch unzulänglich sind und das Konstrukt nur unzureichend
abbilden (Rodin & Salovey, 1989). Das bedeutet schließlich *drittens*, dass die Zusammenhänge dieser Merkmale untereinander und
ihre Integration in einem Modell der Persönlichkeit stark vernachlässigt werden. Die Konzentration auf den Zusammenhang
zwischen Persönlichkeit und Krankheit lässt zudem die anderen
ätiologischen Faktoren und den Prozess der Entstehung oft unberücksichtigt, was bei der multikausalen Genese dieser Krankheiten
ein großes Versäumnis ist. Es spricht daher viel für die Schlussfolgerung, dass die bisherige empirische Forschung die Verbindung
von Persönlichkeit und Krankheit zu stark vereinfacht hat und dass
sie zukünftig verstärkt auf komplexere und interaktionistische
Modelle setzen sollte (Schwenkmezger, 1997).

4.2.3 Interaktionen von Persönlichkeitsmerkmalen

Im Folgenden soll zum Abschluss dieses Themenkomplexes noch
auf einige Zusammenhänge aufmerksam gemacht werden, die bei
der Frage nach dem Einfluss der Persönlichkeit auf die Entstehung
von Krankheiten berücksichtigt werden sollten. Das folgende
Schema soll zur Veranschaulichung der interaktiven Zusammenhänge zwischen Persönlichkeit und Krankheit dienen.
   Die empirische Forschung deutet darauf hin, dass verschiedene
Persönlichkeitsmerkmale eine ätiologische Bedeutung haben. Es
gibt nun in jüngster Zeit verstärkt Forderungen, einmal die Inter-

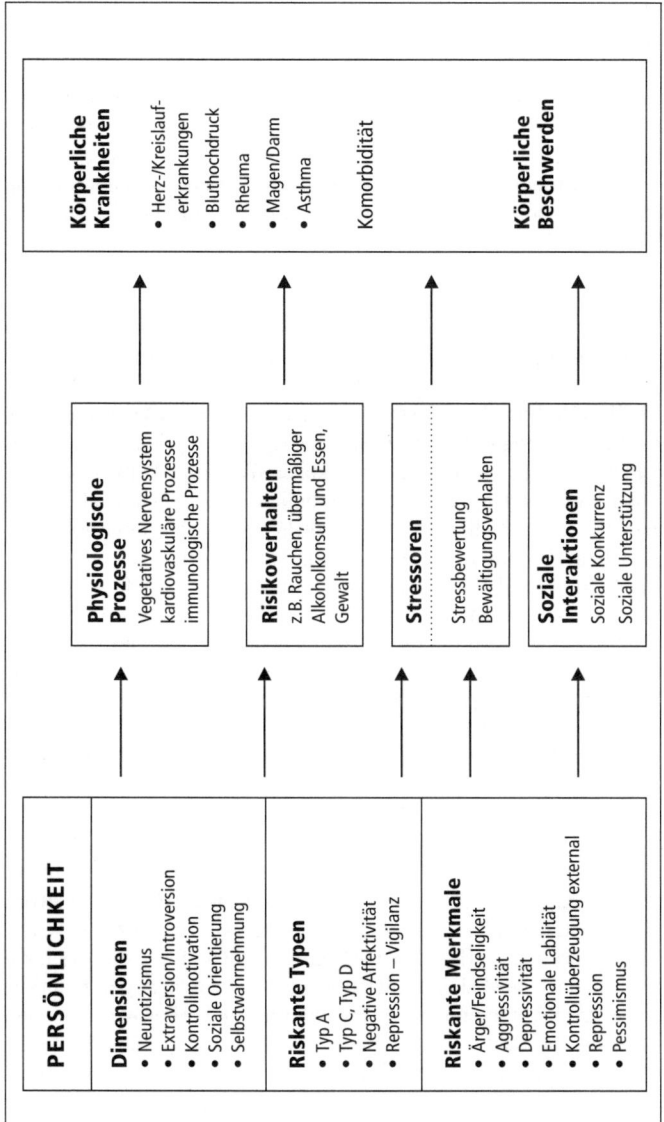

Abb. 4.2 Wirkmechanismen von Persönlichkeitsmerkmalen in der Krankheitsätiologie

aktion dieser Merkmale stärker zu berücksichtigen (Amelang &
Schmidt-Rathjens, 2003) und sie zudem in ein umfassendes Persönlichkeitsmodell zu integrieren (Kohlmann, 2003). Eine sinnvolle Ausweitung der Komplexität könnte es sein, neben riskanten
auch protektive Faktoren einzubeziehen und damit die Interaktion
zwischen den Vulnerabilitäts- und Schutzfaktoren der Persönlichkeit zu berücksichtigen (vgl. Kap. 5). Empirische Studien, die eine
Reihe von potentiell riskanten Persönlichkeitsmerkmalen in ihren
Zusammenhängen mit unterschiedlichen Krankheiten untersuchen
(Amelang & Schmidt-Rathjens, 2003), zeigen interessante Perspektiven auf: Einige Merkmale wie zum Beispiel emotionale Labilität stehen nicht nur in signifikanten Verbindungen zu verschiedenen Krankheiten, sondern auch zur Komorbidität (mehrere
Krankheiten treten gleichzeitig auf); bei einigen Krankheiten
(KHK, Bluthochdruck, Asthma, Magenkrankheiten) scheinen Persönlichkeitsfaktoren eine bedeutsame Rolle zu spielen, während bei
anderen (Diabetes, Schlaganfall) keine Wirkung nachweisbar war.
Die Einbindung von riskanten Persönlichkeitszügen in ein Gesamt-
modell der Persönlichkeit wurde bisher nur selten unternommen.
Das heute dominierende Eigenschaftsmodell der Persönlichkeit,
das 5-Faktoren-Modell *»Big Five«* von Costa und McCrae, enthält
fünf globale Dimensionen der Persönlichkeit: Neurotizismus,
Extraversion, Verträglichkeit, Gewissenhaftigkeit und Offenheit
(vgl. Laux, 2003). Es wäre eine sehr sinnvolle Aufgabe, die potentiell riskanten und protektiven Persönlichkeitszüge in ein derartiges
Persönlichkeitsmodell einzuordnen.

In Abb. 4.2 wird eine erste hierarchische Ordnung in einem Modell
der Persönlichkeit (linke Box) vorgeschlagen, in der übergreifende
Dimensionen, riskante Persönlichkeitstypen und einzelne Merkmale im Zusammenhang stehen. Die bisher wohl am häufigsten ein-
bezogene gesundheitlich relevante Dimension der Persönlichkeit,
Neurotizismus, umfasst vor allem das Konstrukt der negativen
Affektivität; damit sind spezifische emotionale Tendenzen bzw. riskante Merkmale verbunden wie Depressivität und Ängstlichkeit, die
eher defensiven sozialen Rückzug bedeuten, sowie Ärger, Feindseligkeit und Aggressivität, die sowohl offen und offensiv nach außen
als auch verdeckt und nach innen gerichtet sein können. Daneben
wären für gesundheitliche Fragen vor allem jene Dimensionen interessant, die Menschen nach ihrer Kontrollmotivation (internale
oder externale Kontrollüberzeugung), sozialen Orientierung (z.B.
Extraversion oder Introversion) und Selbstwahrnehmung (Identität,
Vigilanz-Repression, Selbstwertgefühl) unterscheiden.

Nun stellt sich die Frage, über welche *Wirkmechanismen* individuelle Dispositionen der Persönlichkeit einen Einfluss auf die Entstehung von Krankheiten haben können (vgl. mittlere Box in Abb. 4.2). Ein großer Teil der bisher dargestellten Arbeiten geht davon aus, dass Persönlichkeitsmerkmale *direkt* über ihre *physiologischen* Auswirkungen zur Entstehung einer Krankheit beitragen. So postuliert die Theorie von Alexander einen Wirkungsprozess, der von spezifischen Emotionskomplexen (Feindseligkeit/Aggressivität, Regression/Hilflosigkeit) über die Auslösung von physiologischen Prozessen im Sympathikus oder Parasympathikus bis hin zur Genese spezifischer psychosomatischer Krankheiten führt. Die empirische Forschung bringt zumindest ansatzweise Belege für einen Wirkmechanismus, in dem das vegetative Nervensystem eine vermittelnde Instanz darstellt und pathologische Veränderungen über kardiovaskuläre Prozesse laufen können. Ein zweiter psychosomatischer Weg zur Krankheit könnte über psychosoziale Einflüsse auf das Immunsystem laufen, was Krankheiten wie Infektionen, Krebs oder Rheuma erklären könnte (vgl. Kap. 4.3).

Neben diesen direkten Einflüssen der Persönlichkeit, deren ätiologische Wirkungen aber noch im Einzelnen nachzuweisen wären, sind aber auch eine Reihe von *indirekten* Effekten vorstellbar und teilweise auch empirisch belegt (vgl. auch Schwenkmezger, 1994; Kohlmann, 2003). Der Einfluss der Persönlichkeit kann sich dadurch manifestieren, dass manche Menschen eher disponiert dazu sind, ein *Risikoverhalten* (wie z.B. Rauchen, übermäßigen Alkoholkonsum und Essen) zu zeigen und dadurch anfälliger für Krankheiten zu werden. So gibt es empirische Hinweise (Adler & Matthews, 1994), dass sowohl depressive als auch feindselige Menschen stärker rauchen, mehr Alkohol konsumieren oder eher übergewichtig sind, und sie deswegen auch ein erhöhtes Risiko für Herzerkrankungen aufweisen. Bestimmte negative Emotionen scheinen also zu einem riskanten Verhalten oder vielleicht sogar zu einem riskanten Lebensstil beizutragen. Hier sind auch aggressive Tendenzen zu nennen, die zu einer stärkeren Gewalt- und Risikobereitschaft führen und auf diesem Weg zu gesundheitlichen Gefährdungen beitragen.

Ein anderer indirekter Einfluss der Persönlichkeit kann über den ausführlich dargestellten *Stressprozess* laufen (vgl. Kap. 4.1). Menschen unterscheiden sich, wie wir gesehen haben, darin, welche Strategien der Stressbewältigung sie wählen und wie effektiv diese sind. Dabei hat sich die Unterscheidung zwischen den Persönlichkeitsmerkmalen der Repression (Defensivität und kognitive Vermeidung von bedrohlichen Situationen) und Vigilanz (kognitive Zuwendung) als wichtig erwiesen, weil sie nicht nur unterschiedliche Bewältigungsstile und Einschätzungen der Bedrohung bedingen, sondern auch differentielle physiologische Erregungsmuster erklären können (Kohlmann, 2003): Personen, die sich von der Bedrohung abwenden und sie vermeiden, nehmen etwa Schmerzen als weniger wichtig wahr, verzögern damit den rechtzeitigen Arztbesuch und haben eine erhöhte Stressreaktivität (ebd.). Auch die Kontrollüberzeugung kann als Disposition verstanden werden, die den Stil der Bewältigung (problem- oder emotionsorientiert) wesentlich mitbestimmt (vgl. Kap. 4.1). Wenn nun Menschen eine Belastungssituation nicht angemessen bewältigen können, dann werden auch die davon ausgehenden negativen Emotionen (Angst, Depression, Hilflosigkeit) nicht beseitigt. Auf diese Weise kann mit der Flucht in ein Risikoverhalten (übermäßiges Essen, Alkohol- und Drogenkonsum) eine unangemessene Strategie der Bewältigung gewählt werden, die zwar kurzfristig die unguten Gefühle beseitigen, aber langfristig neue gesundheitliche Gefährdungen und Probleme mit sich bringen; damit kehren die negativen Gefühle immer wieder, und möglicherweise kommen neue hinzu (z.B. Schuldgefühle wegen des Alkoholkonsums).

Selten untersucht, aber sehr naheliegend ist die Vermutung, dass Typ-A-Persönlichkeiten einen Lebensstil haben, der sie mit größerer Wahrscheinlichkeit in Stresssituationen bringt und deren Stresseinschätzungen und Bewältigungsversuche mitunter zu weiteren Schwierigkeiten führen. Menschen, die stark konkurrenzorientiert sind, sich ständig unter Zeitdruck setzen und aggressive Tendenzen haben, werden in sozialen Interaktionen – ob beruflich oder privat – mehr Probleme zu gewärtigen haben. Und sie werden in Krisensituationen weniger auf die sozialen Beziehungen und die soziale Unterstützung von Bezugspersonen zurückgreifen können, was – wie wir wissen – gesundheitlich tendenziell ungünstige Auswirkungen hat.

Es gehen somit eine Reihe möglicher ätiologischer Einflüsse von der Persönlichkeit aus, die in ihren interaktiven Zusammenhängen aber bisher noch nicht genügend untersucht sind, auch weil diese große methodische Herausforderungen mit sich bringen. Personale Dispositionen (z.B. chronisch negative Gefühle wie Ärger oder Angst) können vor allem deshalb gesundheitliche Gefährdungen mit sich bringen, weil sie – anders als situative Belastungen – eine Quelle *permanenter* Stimulation des Organismus darstellen. Demgegenüber gibt es aber auch Dispositionen, die –

wie wir in Kapitel 5 ausführen werden – auch gesundheitlich protektiv wirken können.

In der psychosozialen Ätiologie von Krankheiten (vgl. die schematische Übersicht in Abb. 3.3) wird nun nach den beiden Einflussfaktoren Stress und Persönlichkeit die dritte zentrale Frage gestellt, nämlich über welche Mechanismen diese psychosozialen Phänomene zu körperlichen Veränderungen werden, die bis hin zu organischen Schädigungen mit Krankheitswert führen.

4.3 Psychophysiologische Zusammenhänge

Wir haben uns bisher mit psychosozialen Risikofaktoren befasst, die in einer empirisch nachgewiesenen Verbindung zur Ätiologie von Krankheiten stehen: Auf welche Weise allerdings psychische Erfahrungen von Stress oder riskante persönliche Dispositionen dazu beitragen, dass eine körperliche Krankheit entsteht, diese Frage ist bislang weitgehend offen geblieben. Wir müssen uns somit näher mit den psychosomatischen Verbindungen und vermittelnden Prozessen befassen. Psychische Phänomene wirken über bestimmte physiologische Prozesse im Organismus, diese sind das notwendige Zwischenglied zur Erklärung pathologischer Veränderungen, wie es in Abb. 3.3 (S. 58) bereits veranschaulicht wurde.

4.3.1 Psychophysiologische Regulationen

Bevor wir auf wichtige psychophysiologische Zusammenhänge eingehen, müssen zuerst einige Grundprinzipien der organismischen Regulation erläutert werden. Die grundlegenden Funktionen des Körpers wie Essen, Trinken, Schlafen und Wachen, Wärme und Kälte sowie die Aktivierung des Organismus werden über *biologische Regelkreise* gesteuert (vgl. Tewes & Schedlowski, 1994). Dieses komplexe Regelungssystem hat den Zweck, den biologischen Gesamtzustand des Organismus möglichst konstant zu halten, es wird deshalb das Prinzip der »Konstanz des inneren Milieus« bezeichnet. Wenn das organismische System im Gleichgewicht gehalten werden soll, dann müssen Abweichungen des Ist-Zustandes vom Soll-Zustand erkannt (über sensorische Inputs propriozeptiver Rezeptoren) und durch entsprechende Gegenregulationen wieder ausgeglichen werden. Man kann sich diese Regelkreise wie

die thermostatgesteuerte Heizungsregulation einer Wohnung vorstellen: Der eingestellte Sollwert der Raumtemperatur führt bei
Abweichungen des Istwerts nach unten (Messfühler) zur Aktivierung der Heizung, bei Erreichen des Sollwertes wird die Heizung
wieder ausgeschaltet. Da der Organismus im ständigen Austausch
mit seiner Umwelt steht, sind diese biologischen Systeme immer in
Bewegung, die Homöostase muss also permanent neu hergestellt
werden; man spricht daher auch von einem Fließgleichgewicht
(»steady state«). Die homöostatische Regulation betrifft den
gesamten Stoffwechsel des Organismus (wie z.B. die Aufnahme
von Nahrung und Flüssigkeit, die Wärmeregulation, die Ausschei-
dungen), seinen Informationsaustausch und viele andere Funktionen. Sie werden in koordinierten Teilsystemen gesteuert, wobei für
unsere Fragen insbesondere die neurophysiologischen, neuroendokrinen und neuroimmunologischen Regulationen von Interesse
sind. Die Steuerung erfolgt autonom, d.h. wir müssen die Aufrechterhaltung des inneren Milieus nicht willentlich kontrollieren, und
die intern ablaufenden Prozesse werden in der Regel auch nicht
bewusst erlebt. Wahrgenommen werden jedoch in Teilsystemen die
sensorischen Meldungen eines Mangels, die durch Messfühler im
Organismus angezeigt werden; ihre Verarbeitung im Zentralnervensystem löst Bedürfnisse wie zum Beispiel Hunger, Durst oder
Müdigkeit aus, und diese werden dann durch entsprechende instrumentelle Handlungen (Essen, Trinken, Schlafen) wieder ausgeglichen.

Im *Zentralnervensystem* (ZNS), das Gehirn und Rückenmark
umfasst, sind Instanzen in Regionen des Hirnstamms für die
autonome Steuerung dieser inneren Vorgänge verantwortlich: So
steuert der Thalamus im Vorderhirn das Essen und Trinken, die Formatio Reticularis im Mittelhirn den Schlaf-Wach-Rhythmus und
das Aktivierungsniveau, die Medulla im Hinterhirn die Atmung.
Vom ZNS zu unterscheiden ist das *Periphere Nervensystem;* es
leitet mit seinen über den ganzen Körper laufenden Nervenverbin-
dungen die sensorischen Informationen von der Peripherie des
Organismus in das ZNS (afferente Bahnen) und die steuernden
Informationen vom ZNS in die ausführenden Organe oder Muskeln
(efferente Bahnen).

Eine besondere Rolle bei allen psychophysiologischen Prozessen
hat das *Autonome Nervensystem* (ANS); es ist insbesondere für die
Aktivierung und Regeneration des Organismus verantwortlich und
hat damit lebenserhaltende Funktionen. Es ist in zwei Teilsystemen
organisiert:

- Der *Sympathikus* mobilisiert den Organismus zur Aktivität, indem er physiologisch zu seiner Aktivierung beiträgt und dafür maximale Energie bereitstellt. Die Herzrate, der Blutdruck und die Atmung steigen an, die Verdauungsaktivitäten werden eingeschränkt. Diese *Aktivierung* des Organismus *(»arousal«)* kann durch äußere Reize (insbesondere durch neue, unbekannte, bedrohliche), durch innere Reize (wie z.B. die Erregung von Schmerzrezeptoren) oder auch durch Kognitionen (wie z.B. ärgerliche oder angstvolle Gedanken) erfolgen. Sie hat die Funktion, den Organismus optimal auf das Handeln vorzubereiten. Sie entspricht daher im psychischen Erleben und in der muskulären Bereitschaft einem Spannungszustand.

- Der *Parasympathikus* hat dagegen eher gegenläufige (antagonistische) Funktionen und Wirkungen: Seine Erregung repräsentiert den Ruhezustand des Organismus, in dem Energie bewahrt wird und die systemerhaltenden Funktionen (Verdauung; Stoffwechsel) im Vordergrund stehen. Das entspricht erlebnismäßig, physiologisch und muskulär einem Entspannungszustand.

Die Erfassung der physiologischen Aktivierung, die über das ANS gesteuert wird, kann nur indirekt über verschiedene Indikatoren erfolgen. In der Forschung und Praxis haben sich verschiedene *psychophysiologische Parameter* bewährt (Heim & Willi, 1986): die Herzrate oder der Blutdruck zur Messung kardiovaskulärer Prozesse, die Atmungsfrequenz zur Messung respiratorischer Prozesse, das Elektroenzephalogramm (EEG) zur Messung zentralnervöser Prozesse, das Elektromyogramm (EMG) zur Messung neuromuskulärer Prozesse, der Hautwiderstand (erfasst Schweißabsonderungen) zur Messung vegetativer emotionaler Erregung sowie der Hormonspiegel (insbesondere der Neurotransmitter Adrenalin, Noradrenalin, Cortisol) im Urin oder Blut zur Messung endokriner Stressprozesse. Neue technologische Entwicklungen haben die Messungen vielfach vereinfacht.

Zwei psychophysiologische Teilsysteme sind für die Erklärung von psychosozialen Einflüssen in der Krankheitsätiologie besonders wichtig und können auf einen relativ guten Erkenntnisstand verweisen: Die psychische Auslösung von kardiovaskulären Reaktionen und immunologischen Reaktionen werden im Mittelpunkt der folgenden Darstellung stehen.

4.3.2 Kardiovaskuläre Reaktionen

Das Regelungssystem der kardiovaskulären Reaktionen des Organismus ist insbesondere für die Erklärung von Erkrankungen des Herz- und Kreislaufsystems wie zum Beispiel Bluthochdruck oder Herzinfarkt von großer Bedeutung. Einige Jahrzehnte Stressforschung haben uns ein relativ gut gesichertes Wissen über die im Organismus in der Reaktion auf Stressreize ablaufenden Prozesse erbracht. Sie werden im Folgenden beschrieben und sind in einem Ablaufschema der Abb. 4.3 zusammengefasst.

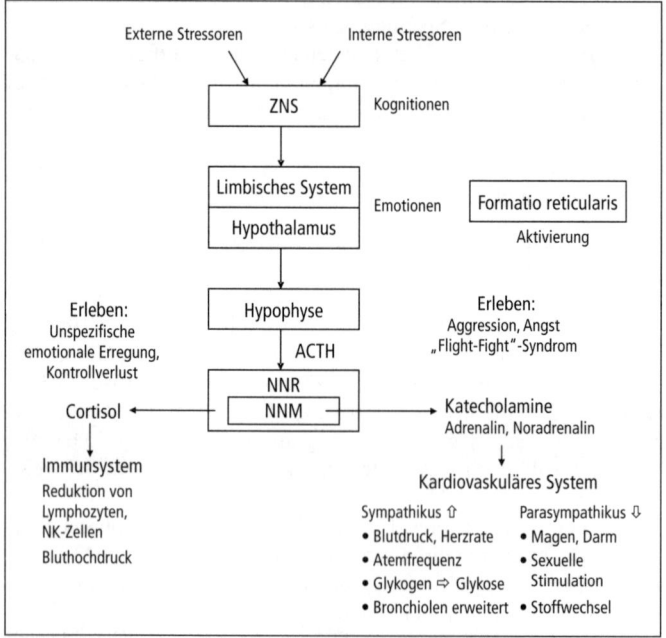

Abb. 4.3 Psychophysiologische Prozesse der Stressreaktion

Die physiologische Stressreaktion kann wie oben bereits dargestellt (Kap. 4.1) durch externe Stressoren wie kritische Lebensereignisse oder Dauerbelastungen, aber auch durch interne Stressoren (Kognitionen der Bedrohung) ausgelöst werden. Wie wir wissen, ist es entscheidend für die Stresswirkung, wie Stressoren subjektiv von einer Person wahrgenommen werden. Wir müssen somit davon ausgehen, dass zunächst eine kognitive Verarbeitung dieser Reize im

ZNS erfolgt, die aber oft wie bei Notfallreaktionen (z.b. eine gefährliche Situation im Autoverkehr) in Bruchteilen von Sekunden erfolgt und eine kognitive Einschätzung über die Bedrohlichkeit einer Situation zur Folge hat. Wie psychologische Stresstheorien zeigen, können Stressoren nicht nur von außen, sondern auch von innen kommen: Die Vorstellung von einer bedrohlichen oder ärgerlichen Situation kann ähnliche Prozesse auslösen wie die reale Situation.

Zwei Steuerungszentren im ZNS sind nun für die weitere Verarbeitung wichtig: Die Stressoren lösen zum einen eine *Aktivierung* (*»arousal«*) des Organismus aus, diese wird in der *Formatio reticularis* im Stammhirn gesteuert. Die Aktivierung bewirkt die Erregung des Cortex, d.h. wir werden in unserem Bewusstsein wach und aufmerksam für eine neue Situation; über den Hypothalamus wird zudem das Autonome Nervensystem aktiviert. Zum anderen werden beim Erleben von Stress verschiedene *Emotionen* (Angst, Bedrohung, Aggression) ausgelöst. Diese werden im *Limbischen System* koordiniert, einer Struktur im Hirnstamm in der unmittelbaren Umgebung von Thalamus und Hypothalamus, welche die Funktion hat, negative und positive Gefühle sowie die Motivation zu kontrollieren.

Der *Hypothalamus* ist für die Steuerung grundlegender biologischer Triebe wie der Aggression, der Angst oder der Sexualität verantwortlich, auch für die Stressreaktion. Er stellt die zentrale vermittelnde Instanz zwischen dem ZNS und dem ANS dar, ist damit von großer Bedeutung für die Verbindung psychischer und körperlicher Prozesse. Der Hypothalamus ist aber auch die zentrale Schaltstelle für das *endokrine System*, das über die Produktion und Ausschüttung von Hormonen viele körperlichen Prozesse regelt und in enger Koordination mit dem ANS steht. Hormone sind Botenstoffe (Transmitter), die wesentlich für die langfristige Regulation von zentralen körperlichen Funktionen wie Wachstum, Stoffwechsel und Reproduktion sowie für die Aufrechterhaltung des organismischen Gleichgewichtes sind. Sie werden in verschiedenen über den Körper verteilten Hormondrüsen erzeugt, ausgeschüttet und über den Blutkreislauf im Körper verteilt. Zur neuroendokrinen Regulation steht der Hypothalamus in enger lokaler Verbindung mit der *Hypophyse* (Hirnanhangsdrüse), der zentralen Hormondrüse des Körpers, die wiederum über stimulierende Hormone die Aktivitäten weiterer Hormondrüsen im Körper kontrolliert: Zu nennen sind insbesondere die Schilddrüse mit ihrem Hormon Tyroxin (steuert das Wachstum), die Bauchspeicheldrüse mit ihrem Hormon

Insulin (steuert den Stoffwechsel und die Energieversorgung;) und die Gonaden (Eierstöcke; Hoden) mit ihren Hormonen Testosteron, Östrogen, Progesteron (steuert die Fortpflanzung).

Bei einer Stressreaktion, d.h. bei einer im ZNS erkannten Bedrohung des Organismus, aktiviert der Hypothalamus in der Steuerzentrale sowohl das ANS als auch die zentrale Hormondrüse, die Hypophyse. Diese schüttet ein stimulierendes Hormon, das ACTH (Adrenocorticotropes Hormon), in das Blut aus, was in der Folge weitere Prozesse in einer peripheren Hormondrüse, der Nebenniere, auslöst, im Nebennierenmark (NNM) und in der Nebennierenrinde (NNR). Für die physiologischen Abläufe der Stressreaktion werden drei eng zusammenhängende Systeme unterschieden (Tewes & Schedlowski, 1994):

• *Das NNM – Katecholamin-System*: Bereits Cannon hat die Wirkung dieses Systems als »Notfallreaktion« beschrieben (vgl. Kap. 4.1) und ihr die biologische Funktion zugeschrieben, den Organismus bei akuten Bedrohungen auf eine unmittelbare Reaktion, entweder mit Kampf oder Flucht, vorzubereiten (»*Flight-Fight*-Syndrome«). Dabei wird der Organismus maximal aktiviert, und die Energieressourcen für ein schnelles Handeln werden bereitgestellt. Im Erleben dominieren entsprechend Gefühle der Aggression oder der Angst. Physiologisch wird der Sympathikus des ANS aktiviert und Katecholamine, Hormone des Nebennierenmarks (NNM), ausgeschüttet. Die beiden Katecholamine *Adrenalin* und *Noradrenalin* gelten als die zentralen Stresshormone und haben unter anderem deutliche Auswirkungen auf das kardiovaskuläre System: In der Folge steigen der Blutdruck und die Herzrate an, die Atmung beschleunigt sich, die Durchblutung der Herz- und Skelettmuskulatur verbessert sich, die Bronchiolen der Lunge erweitern sich (dagegen verengen sich die Blutgefäße an der Peripherie des Körpers), die Pupillen weiten sich, und die als Glykogen im Blut gespeicherte Energie wird in Glucose (also frei verfügbare Energie) umgewandelt. Dagegen werden jene körperlichen Funktionen, die vom Parasympathikus gesteuert werden, gedämpft, insbesondere die Magen-Darm-Tätigkeit, die sexuelle Erregbarkeit und das Wachstum. Die biologische Funktion dieses Reaktionsmusters ist, den Organismus durch die Aktivierung des Herz- Kreislaufsystems und die Bereitstellung von Energie (Glukose) unmittelbar handlungsbereit zu machen und dafür alle nicht notwendigen körperlichen Vorgänge zu unterbinden.

• *Das NNR – Cortisol-System*: Gesteuert durch die Hypophyse und die Ausschüttung von ACTH werden in der Nebennieren-rinde die Cortikosteroide ausgeschüttet, eine Gruppe von Hor-monen, die vor allem die Energieproduktion und den Stoffwech-sel regeln. Die NNR-Achse der Stressreaktion wird mehr in Situationen der Handlungsunfähigkeit und Hilflosigkeit aktiviert und führt insbesondere zum Anstieg des Cortisolspiegels im Blut. Im Erleben ist damit eher eine unspezifische emotionale Erregung verbunden und nicht die spezifisch gerichteten Emoti-onen (Aggression, Angst) wie im Katecholamin-System. Ergeb-nisse von Tierversuchen legen die Hypothese nahe, dass das Cor-tisol-System eher in Stresssituationen aktiviert wird, die einen Kontrollverlust darstellen und ein passives Verhaltensmuster nahelegen, das als Rückzug und Konservierung bezeichnet wird. Die physiologischen Auswirkungen von längerfristig erhöhtem Cortisol liegen vor allem in der Erhöhung des Blutdrucks und in der Verminderung der Kompetenz des Immunsystems; letztere bringt eine größere Anfälligkeit für Infektionskrankheiten mit sich. Langfristig wurde auch eine Beeinträchtigung der Frucht-barkeit beobachtet.

• *Das Testosteron-System*: Das männliche Sexualhormon Testoste-ron wird in den Hoden erzeugt und spielt in der sexuellen Ent-wicklung und für die Potenz des Mannes eine zentrale Rolle. Untersuchungen deuten darauf hin, dass es auch in der Stressre-aktion eine wichtige Rolle spielt. In Situationen, die durch aggressiv-dominantes Verhalten charakterisiert sind, ist der Tes-tosteronspiegel erhöht; bei andauerndem und passivem Stress und in Situationen der Hilflosigkeit sinkt jedoch das Testosteron stark ab, und das Cortisol ist erhöht, was die Immunabwehr redu-ziert. Die biologische Bedeutung des Testosterons in der Stress-reaktion wird in seiner physiologischen Wirkung gesehen, die Muskulatur mit Glukose zu versorgen und aggressiv-dominantes Verhalten zu erzeugen, damit den Erfolg einer aktiven Auseinan-dersetzung zu verbessern.

Die beschriebenen physiologischen Effekte von Stress und der dadurch ausgelösten negativen Emotionen können nun bei andauernder Stimulation einige pathologische Auswirkungen erklären, insbesondere die Genese von Herz- und Kreislauferkran-kungen, ohne dass diese ätiologischen Prozesse schon in allen Einzelheiten geklärt wären. Koronare Herzerkrankungen, wozu insbesondere der Herzinfarkt (Myokardinfarkt: Verschluss von

Herzkranzgefäßen) und die Angina Pectoris (schmerzhafte Verengung von Herzkranzgefäßen) zu zählen sind, werden durch die Verengung und den Verschluss von Herzkranzgefäßen (Koronararterien) verursacht. Der Bluthochdruck (essentielle Hypertonie: ein dauerhaft erhöhter Blutdruck mit Systole über 160 mm/Hg und Diastole über 95 mm/Hg) ist einer der wichtigsten somatischen Risikofaktoren des Herzinfarktes, gilt aber auch als eigenständige Krankheit mit überwiegend psychosomatischen Ursachen. Er ist die Folge einer gestörten Regulation des Blutdrucks, die sowohl durch die Menge des durch die Gefäße gepumpten Blutes als auch durch den Widerstand der Blutgefäße bedingt ist. Bei allen Herz- und Kreislauferkrankungen ist die Verengung der Blutgefäße ein zentraler pathologischer Mechanismus. Sie ist bedingt durch Ablagerungen von Plaquen an den Innenwänden der Gefäße (Atherosklerose) und führt zur Verengung ihres Durchfluss-Lumens; gleichzeitig kann eine Verhärtung der Gefäßwände (Arteriosklerose) erfolgen, die sie weniger elastisch macht, damit den Blutdruck und die Gefahr von Rupturen der Gefäße erhöht.

Die dauerhafte Aktivierung des Sympathischen Nervensystems (mit Erhöhung der Herzfrequenz und des Blutdrucks) durch Stressreize oder Emotionen (als stabile Persönlichkeitsdispositionen) kann nun einen physiologischen Prozess in Gang setzen, der den Blutdruck allmählich höher regelt; der Sollwert verschiebt sich durch ständige Stimulation und geringe Ruhephasen langsam nach oben, die homöostatische Regelung erfolgt schließlich auf einem erhöhten Niveau. Zudem kommt es auch mit bedingt durch andere Risikofaktoren (Cholesterin, Rauchen, genetische Faktoren, Alter) zu einer Verengung und Verhärtung der Blutgefäße. Beide Prozesse zusammen potenzieren sich und erhöhen die Wahrscheinlichkeit von Minderdurchblutung und dem Verschluss von Gefäßen, damit von koronaren (und cerebralen) Erkrankungen. Bei diesen psychosomatischen Zusammenhängen ist zudem zu berücksichtigen, dass es individuelle Unterschiede in kardiovaskulärer Reaktivität gibt: Manche Menschen reagieren auf Anforderungen und Stresssituationen schneller und stärker als andere mit diesem kardiovaskulären und neuroendokrinen Muster und scheinen dadurch auch ein größeres Risiko für Herzerkrankungen zu haben (Adler & Matthews, 1994). Dabei ist aber noch unklar, ob diese individuelle organische Verwundbarkeit für Herzerkrankungen bedingt ist durch genetische Faktoren, durch Persönlichkeitsmerkmale (z.B. Typ A) oder durch individuelle Muster der Stresseinschätzung.

4.3.3 Immunologische Reaktionen

Wie in der Darstellung der Stressreaktion bereits erkennbar war, kann auf diesem physiologischen Weg, insbesondere über die NNR-Cortisol-Achse, auch das Immunsystem beeinflusst werden. Damit sind Einflüsse auf die Ätiologie einer Reihe von Erkrankungen vorstellbar, von harmlosen Infektionserkrankungen bis hin zu schwerwiegenden Krebserkrankungen, AIDS und Autoimmunerkrankungen.

Das Immunsystem hat eine zentrale Bedeutung für die Aufrechterhaltung der physiologischen Homöostase des Körpers und damit für die Gesundheit (vgl. Schulz et al., 1997). Seine Aufgabe besteht im Wesentlichen darin, potentiell schädigende Substanzen oder Mikroorganismen (ob von außen und von innen kommend) zu erkennen, zu bekämpfen und zu beseitigen. Das können Bakterien, Viren, Pilze oder Krebszellen (mutierte Zellen des eigenen Körpers) sein; sie werden *Antigene* genannt. Zur Abwehr dieser schädigenden Einflüsse steht dem Organismus ein vielfältiges und komplex arbeitendes Immunsystem zur Verfügung. Es produziert Zellen, sog. *Antikörper*, die spezialisiert sind auf die Abwehr von in den Körper eindringenden oder mutierten Antigenen. Antikörper zerstören den Krankheitserreger durch eine Art Verschmelzung mit der Zelle des Antigens (Phagozytose). Dabei unterscheidet man die zellulare Abwehr, die durch körpereigene Antikörper die Schadstoffe vor Ort in der betroffenen Zelle bekämpft, und die humorale Abwehr, die eher indirekt ansetzt und spezifisch auf die Antigene passende Antikörper produziert. Die wichtigsten Antikörper sind die Leukozyten (weiße Blutkörperchen), eine wichtige Unterform stellen die Lymphozyten dar; unter diesen sind die NK-Zellen (*»natural killer cells«*) spezialisiert auf die Bekämpfung von Viren und Krebszellen, die Makrophagen auf Bakterien. Diese Abwehrzellen werden in verschiedenen *Organen des Immunsystems* erzeugt, die wichtigsten sind das Knochenmark, die Thymusdrüse, die Milz und die Lymphknoten.

Die Bedeutung des Immunsystems für die Gesundheitspsychologie liegt nun darin, dass es inzwischen zunehmend empirische Belege gibt für die vielfältigen Wechselwirkungen zwischen psychosozialem Erleben und der Wirkung des Immunsystems. Die engen Verbindungen zwischen dem Immunsystem, dem endokrinen System und dem Zentralen Nervensystem sind deutlich zu erkennen. Eine eigene Forschungsrichtung, die *Psychoneuroimmunologie*, hat sich in den letzten 20 Jahren erfolgreich mit diesen

Zusammenhängen beschäftigt. Einige für unsere Fragen wichtige *Ergebnisse* werden im Folgenden kurz zusammengefasst (vgl. im Überblick: Cohen & Herbert, 1996):

• *Stressfaktoren* beeinflussen wichtige Parameter des Immunsystems negativ (sie reduzieren z.B. die Produktion von Lymphozyten oder NK-Zellen). Diese stressbedingte Reduktion der Immunkompetenz scheint vor allem durch eine Aktivierung des Sympathikus erzeugt zu werden. Gleichgerichtete Ergebnisse wurden für unterschiedliche Stressbedingungen gefunden, nämlich für im Labor erzeugten akuten Stress, für alltägliche belastende Ereignisse (wie z.B. Prüfungen oder Streitigkeiten) und für chronische Belastungen (wie z.B. Pflege von Angehörigen).

• Auch *negative Emotionen und Stimmungen* reduzieren die Immunabwehr, dagegen können positive Stimmungen sie sogar verbessern. Menschen mit einer klinisch relevanten depressiven Störung weisen beispielsweise eine unterdrückte Immunabwehr auf.

• Aus noch wenigen Studien gibt es erste Hinweise, dass auch Persönlichkeitsmerkmale wie Repression/Abwehr einen negativen Einfluss auf die Immunkompetenz haben könnten.

• Studien zeigen deutliche Zusammenhänge zwischen der Qualität von *sozialen Beziehungen* (nach verschiedenen Indikatoren) und der Kompetenz des Immunsystems: Menschen, die sich einsam fühlen, in schlechten Partnerbeziehungen leben oder vom Partner getrennt sind, haben schlechtere Werte in ihren immunologischen Funktionen; dagegen scheinen Menschen, die soziale Unterstützung oder positive, vertraute Beziehungen haben, bessere Immunreaktionen zu zeigen.

• Die weitergehende Frage, ob diese psychosozialen Einflüsse auf das Immunsystem auch die *Entstehung von Krankheiten* erklären können, muss mit größerer Vorsicht beantwortet werden: Es gibt deutliche, konsistente Ergebnisse, dass Stress oder negative Emotionen zur Genese von weniger schweren Infektionskrankheiten (wie z.B. Erkältung, Grippe oder Herpes) beitragen. Für die Ätiologie und den Verlauf von schweren Erkrankungen wie Krebs und AIDS sind die über das Immunsystem wirkenden Einflüsse von Stress, Persönlichkeitsmerkmalen oder negativen Emotionen schwer zu belegen und bislang noch nicht überzeugend. Aber es gibt erste Hinweise, dass psychologische Faktoren auch bei Autoimmunerkrankungen wie rheumatischer Arthritis eine wichtige Rolle spielen; in diesem Fall reagiert das Immunsystem zu stark gegen körpereigene Zellen.

Obwohl die über das Immunsystem und das kardiovaskuläre System wirkenden ätiologischen Prozesse noch nicht in allen Facetten nachzuvollziehen sind, so gibt es doch zunehmend empirische Belege dafür, dass auf diesen Wegen psychosomatische Einwirkungen möglich und wahrscheinlich sind. Weitere psychophysiologische Vermittlungsprozesse sind zu ergänzen, etwa die psychischen Einflüsse auf das muskuläre System, die etwa über muskuläre Spannungen zu häufigen Krankheitsbildern wie chronische Rückenbeschwerden und Kopfschmerzen beitragen können.

4.4 Risikoverhalten und Krankheit

Als letzte in diesem Kapitel behandelte Einflussgröße im Modell der psychosozialen Ätiologie von Krankheiten werden uns nun die verhaltensbedingten Risiken beschäftigen (vgl. Abb. 3.3). Sie sind unter den Konzepten des Risikoverhaltens bzw. Gesundheitsverhaltens heute einer der Schwerpunkte der gesundheitspsychologischen Forschung geworden. Die Gründe dafür liegen erstens in den angewachsenen empirischen Erkenntnissen, dass die dominierenden Ursachen von Krankheiten und Todesfällen in den Industrienationen in verschiedener Weise mit dem Verhalten und dem Lebensstil der Menschen zu tun haben. Daraus ergibt sich zweitens eine große praktische Bedeutung für die Prävention, weil verhaltensbedingte Risiken zumindest potentiell veränderbar sind. Drittens fühlt sich natürlich gerade die Psychologie aufgrund ihres Gegenstandes und ihrer Tradition in besonderer Weise zuständig für die Erklärung des gesundheitsbezogenen Erlebens und Verhaltens.

Zunächst muss nochmals daran erinnert werden, dass die verhaltensbedingten Risikofaktoren erst allmählich in das Blickfeld von epidemiologischen Studien kamen, weil sich die somatischen Faktoren für die Genese der untersuchten Krankheiten als nicht ausreichend erklärungskräftig erwiesen. Insbesondere mit dem sich allmählich in der Bevölkerung ausbreitenden Wissen über die gravierenden gesundheitlichen Auswirkungen des Rauchens oder die Bedeutung des sexuellen Verhaltens für die AIDS-Epidemie ist die Rede vom Risikoverhalten ähnlich populär geworden wie der Stressbegriff. In der Öffentlichkeit finden heute teilweise kontroverse Diskurse statt über verschiedene Formen des Risikoverhaltens (Rauchen, Übergewicht, sexuelles Risikoverhalten), sei es in Gesundheitspolitik, in den Medien oder im alltäglich-privaten

Bereich, die teilweise fast zu Glaubenskämpfen ausarten und dann oft Stigmatisierungen von breiten Bevölkerungsgruppen nach sich ziehen.

Das *Risikoverhalten* kann zunächst ähnlich wie ein Risikofaktor bestimmt werden: Es ist ein verhaltensbedingter Faktor, der empirisch nachgewiesen die Inzidenz einer spezifischen Krankheit in der Population erhöht und daher für den Einzelnen mit einer gewissen Wahrscheinlichkeit eine Gefährdung für eine Krankheit darstellt. Wichtig ist dabei zum einen, dass ein Risikoverhalten nicht allgemein zu bestimmen ist, sondern zunächst nur in Bezug auf die jeweils untersuchte Krankheit (in der Regel konzentrieren sich epidemiologische Studien auf einzelne Krankheiten). So kann sich aber durchaus das paradoxe Resultat ergeben, dass ein Verhalten für eine Erkrankung ein Risiko, für eine andere aber einen Schutz darstellt (z.B. der Konsum bestimmter Fette). Zum anderen bezieht sich die berechnete Wahrscheinlichkeit einer Erkrankung bei einem verhaltensbedingten Risikofaktor immer auf eine Population und kann nicht direkt auf den einzelnen Menschen übertragen werden (vgl. Jeffery, 1989). Überwiegend sind die bekannten Risikoverhaltensweisen wie zum Beispiel Rauchen, fettreiche Ernährung oder mangelnde Bewegung an den beiden dominierenden und am meisten untersuchten schweren Krankheiten orientiert, nämlich an koronaren Herzerkrankungen und Krebserkrankungen.

Der Begriff des *Gesundheitsverhaltens (»health behaviour«)* wird teilweise komplementär zum Risikoverhalten verwendet, teilweise dient er aber auch als Überbegriff sowohl für gesundheitlich förderliches als auch für riskantes Verhalten. Das Gesundheitsverhalten im engeren Sinn *(»preventive health behaviour«)* und die gesundheitspsychologischen Erklärungsmodelle dafür werden uns ausführlich in Kapitel 5 beschäftigen. Es sei aber schon hier darauf aufmerksam gemacht, dass auch in der Gesundheitspsychologie oft die etwas bedenkliche Tendenz herrscht, das Gesundheitsverhalten einfach als das Gegenteil eines Risikoverhaltens zu operationalisieren: Ein Gesundheitsverhalten wäre dann, nicht zu rauchen, keinen Alkohol zu trinken, keine fettreiche Ernährung zu sich zu nehmen, kein sexuelles Risikoverhalten zu zeigen etc. Diese an einer Dichotomie von Gesundheit und Krankheit orientierte Klassifikation ist grob vereinfachend und sollte in der Gesundheitspsychologie in Zukunft überwunden werden.

Zunächst sollen uns aber in diesem Abschnitt primär zwei Fragen beschäftigen: Welche Verhaltensweisen stellen in welcher Weise ein Krankheitsrisiko dar und wie ist es zu erklären, dass Menschen dieses Verhalten als Teil ihres Lebensstils zeigen, obwohl ihnen meist seine schädlichen Wirkungen bekannt sind?

4.4.1 Verhalten als Krankheitsrisiko

Die heute bekannten Risikoverhaltensweisen wurden überwiegend in epidemiologischen Studien entdeckt, welche die Ursachen von Herz- und Kreislaufkrankheiten oder Krebskrankheiten, den beiden Haupttodesursachen in den Industrienationen, erforschen wollten. *Rauchen* gilt dabei als ein zentraler Risikofaktor für beide Erkrankungen. Die bekannte Framingham-Studie und viele ihrer Nachfolgestudien konnten belegen, dass Verhaltensgewohnheiten wie das Zigarettenrauchen und ungesunde Ernährung (reich an Kalorien, gesättigten Fettsäuren, tierischem Cholesterin, Salz) das koronare Risiko deutlich erhöhen (Evans, Barer & Marmot, 1994). Die Wahrscheinlichkeit, dass Raucher an einer Herzerkrankung sterben, ist etwa 2-mal höher (im Vergleich zu Nichtrauchern), dass sie an einem Lungenkrebs sterben, etwa 5-mal höher (Schwarzer, 1996). Rauchen erhöht auch das Risiko für andere Erkrankungen, insbesondere für Infektionskrankheiten und chronische Bronchitis sowie für Tumorerkrankungen im Bereich von Mundhöhle, Kehlkopf und Speiseröhre. Die Höhe des Risikos schwankt dabei zwischen Studien und Ländern deutlich, was auch damit zusammenhängt, dass das Risiko eines einzelnen Faktors (z.B. Rauchen) nur schwer von anderen schädlichen Einflüssen (z.B. Luftverschmutzung, Alkohol) zu isolieren ist. Die neuere Forschung erbrachte das gesundheitspolitisch wichtige Ergebnis, dass auch Passivrauchen ein Risiko darstellt (v.a. für Lungenkrebs und Atemwegserkrankungen), was insbesondere bei Ehefrauen und bei Kindern von Rauchern nachgewiesen wurde (ebd.).

Eine zweite wichtige Form des Risikoverhaltens ließ sich im Bereich der *Ernährung* aufzeigen: Menschen, die in ihrer Nahrung einen großen Anteil von tierischen Fetten (vor allem Fleisch) und einen geringen Anteil von Balaststoffen (Gemüse, Obst) zu sich nehmen, haben ein höheres Risiko, an verschiedenen Krebsarten (Brust, Darm, Gebärmutterkrebs) zu erkranken (Marks et al., 2000; Schwarzer, 1996). Zudem weisen Menschen mit einem erhöhten Cholesterinspiegel (>250 mg/dl) im Blutserum ein höheres Risiko für koronare Herzerkrankungen auf; eine wesentliche Determinante des Cholesterins ist aber der Fettanteil, der über die Nahrung zugeführt wird. Dabei scheint sich in neuerer Zeit abzuzeichnen, dass nicht so sehr die absolute Menge an Fett entscheidend ist als vielmehr das Verhältnis von gesättigten Fettsäuren zu mehrfach ungesättigten Fettsäuren.

Schließlich spielt auch ein *übermäßiger Alkoholkonsum* eine große Rolle als Risikofaktor für eine Reihe von körperlichen Erkrankungen und Gefährdungen sowie für ernste psychische Probleme: Bei starken und chronischen Trinkern wurde ein höheres Risiko für Krebserkrankungen (v.a. für Leberkrebs, Bauchspeicheldrüsenkrebs) (Schwarzer, 1996), für Leberzirrhose und für irreversible neurologische Störungen (Marks et al., 2000) nachgewiesen. Ein starker Alkoholkonsum erhöht zudem deutlich die Wahrscheinlichkeit von Unfällen und Gewaltanwendungen, und er führt bekanntermaßen schnell zur Entwicklung von Abhängigkeit und Sucht, mit allen ihren sozialen, psychischen und körperlichen Folgeproblemen.

An dieser Stelle wird aber auch deutlich, dass die isolierte Betrachtung einzelner riskanter Verhaltensweisen unbefriedigend ist: Nicht nur lässt sich die isolierte ätiologische Wirkung eines Faktors forschungsmethodisch nur schwer belegen, auch in der alltäglichen Wirklichkeit ist das Zusammenwirken von Risiken eher die Regel als die Ausnahme. So sind zum Beispiel starke Alkoholkonsumenten oft auch starke Raucher, was ihr Risiko für Erkrankungen potenziert. Ein weiterer Zusammenhang zwischen riskanten Verhaltensweisen zeigt sich am Beispiel des *Übergewichtes*: Es stellt einen Risikofaktor für koronare Herzerkrankungen und für eine Reihe anderer Krankheiten (wie z.B. Diabetes, Krankheiten des Bewegungsapparates) dar, und es ist wesentlich bedingt durch Verhaltensgewohnheiten in den Bereichen von Ernährung und Bewegung. Etwas vereinfacht gesagt, ist das Risiko von Übergewicht und entsprechender gesundheitlicher Folgeprobleme abhängig vom Verhältnis der in der Nahrung zugeführten Energie (Menge und Kalorienanteil) zu der über die körperliche Bewegung verausgabten Energie.

Einen ersten überzeugenden Beleg für das Zusammenwirken mehrerer verhaltensbezogener Risiken wurde in der *»Alameda County Study«* (Berkman & Breslow, 1983) erbracht. Beginnend in den 1960er Jahren, stellt sie eine der ersten und inzwischen klassischen epidemiologischen Längsschnittstudien dar. Sie untersuchte die Zusammenhänge zwischen gesundheitsbezogenen Verhaltensweisen und dem Gesundheitszustand über einen Zeitraum von über 10 Jahren in einer für die Untersuchungsregion in Kalifornien repräsentativen Stichprobe von fast 7000 Personen. Dabei wurden die folgenden sieben ›Gesundheitspaktiken‹ ausgewählt, die jeweils weitgehend als Gegenteil eines Risikoverhaltens zu verstehen sind: Nichtrauchen, mäßiger Alkoholkonsum, ausreichender (mindestens 7–8 Stunden) Schlaf, kein Übergewicht, regelmäßige Bewegung, regelmäßige Mahlzeiten (3 pro Tag) und tägliches Frühstück. Ein Index dieser Verhaltensweisen war nicht nur signifikant mit dem subjektiv gemessenen Gesundheitszustand verbunden, er war auch in der Lage, langfristig das ›harte‹ Outcome-Maß der Mortalität vorauszusagen: Die Mortalitätsrate war in allen Altersgruppen und bei Männern wie bei Frauen um so höher, je höher die Zahl der riskanten Gewohnheiten war.

Tab. 4.1: Überblick über verbreitete Risikoverhaltensweisen und ihre möglichen gesundheitlichen Folgen

Risikoverhaltensweisen	Mögliche Krankheitsfolgen
Rauchen/Tabakkonsum	KHK, Lungenkrebs, chronische Bronchitis, Infektionskrankheiten
Übermäßiger Alkoholkonsum	KHK; Krebs; Leberzirrhose; Unfälle/Gewalt; Abhängigkeit
Ungesunde Ernährung (reich an Kalorien, gesättigten Fettsäuren, tierischem Cholesterin, Salz)	Krebs, KHK
Übergewicht (Fehlernährung/Bewegungsmangel)	KHK; Diabetes; Bewegungsapparat (Rücken, Gelenke)
Exzessives Sonnenbaden	Hautkrebs
Riskantes Sexualverhalten	AIDS (»Acquired Immune Deficiency Syndrome«)
Riskantes Autofahren	Unfälle
Keine Früherkennungsuntersuchungen	verspätete Behandlungen von Krankheiten

Die beschriebenen epidemiologischen Zusammenhänge zeigen somit, dass eine Reihe von Verhaltensgewohnheiten mit der Entstehung von körperlichen Krankheiten in Verbindung stehen. In Tab 4.1 werden die Risikoverhaltensweisen und ihre möglichen

Krankheitsfolgen im Überblick dargestellt. Einige Risikoverhaltensweisen wie zum Beispiel das Rauchen oder ein übermäßiger Alkoholkonsum können als *generelle* Risikofaktoren verstanden werden, weil sie das Risiko für mehrere Erkrankungen erhöhen. Auch das Unterlassen von sinnvollen Früherkennungsuntersuchungen oder das nicht rechtzeitige Aufsuchen eines Arztes bei gravierenden Beschwerden kann als generelles Risikoverhalten gelten, weil es die rechtzeitige medizinische Diagnose und Behandlung einer Krankheit verhindert. Andere riskante Verhaltensweisen wie exzessives Sonnenbaden oder riskantes Sexualverhalten sind *spezifische* Risikofaktoren, weil sie mit spezifischen Krankheiten (hier: Hautkrebs bzw. AIDS) in Verbindung stehen (Schwarzer, 1996). Der Beitrag einer einzelnen Verhaltensweise zur Erklärung der Krankheitsätiologie ist jedoch relativ gering. Zudem gibt es immer wieder große methodische Probleme des eindeutigen Nachweises von Risikofaktoren (vgl. Kap. 3); mit der zunehmenden Zahl von einbezogenen Risiken verändern (und vermindern) sich auch die erklärenden Anteile einzelner Faktoren. Es erscheint daher notwendig, in der zukünftigen Forschung stärker die Wechselwirkungen einzelner riskanter Verhaltensweisen und ihre möglichen Auswirkungen auf mehrere Krankheiten zu berücksichtigen. Man könnte aber auch noch einen Schritt weiter gehen und das Zusammenwirken von riskanten und protektiven Aspekten eines Lebensstils auf die Gesundheit bzw. auf Krankheiten in den Mittelpunkt stellen (vgl. Kap. 5).

Es fällt auf, dass viele Risikoverhaltensweisen gesellschaftlich weit verbreitete und über lange Epochen auch akzeptierte Konsummittel betreffen. Sie haben als Genussmittel für das Individuum unmittelbare positive Wirkungen, die oft auch mit sozial erwünschten Konsequenzen verbunden sind. Der Siegeszug von Genussmitteln wie Alkohol, Tabak, Kaffee, Schokolade oder Tee lässt sich historisch in Zusammenhang mit der Epoche der Industrialisierung bringen (Schivelbusch, 1983), wo diese spezifische leistungssteigernde Funktionen hatten. Der kontinuierliche Anstieg des Zigarettenkonsums wurde etwa in den USA erst gebremst, als sich in den 60er Jahren des 20. Jahrhunderts die schädigende Wirkung des Tabakkonsums immer deutlicher abzeichnete; seither hat der Tabakkonsum und der Anteil der Raucher eine rückläufige Entwicklung genommen. Diese Ambivalenz zwischen dem individuellen Streben nach Genuss und Lebensqualität einerseits und den gesundheitlichen Gefahren andererseits ist zentral, um ein Risikoverhalten zu verstehen.

4.4.2 Psychosoziale Bedingungen des Risikoverhaltens

Es ist davon auszugehen, dass heute einem großen Teil der Bevölkerung bekannt ist, dass Gewohnheiten wie Rauchen, starker Alkoholkonsum oder fettreiche Ernährung zu gesundheitlichen Schäden führen können. Das starke öffentliche Interesse an Gesundheit und die schnelle Popularisierung von Expertenbotschaften dürften das Wissen über diese gesundheitlichen Risiken, insbesondere über ungesunde oder riskante Verhaltensweisen, inzwischen breit gestreut haben. Obwohl sich in vielen Ländern deutliche Rückgänge in einigen Risikoverhaltensweisen abzeichnen, so zeigen dennoch immer noch viele Menschen trotz dieses Wissens gesundheitlich riskante Lebensstile und nehmen dadurch mögliche Schäden in Kauf. Wie ist das zu erklären? – Wir müssen die Antworten zum einen in psychischen und sozialen Motiven suchen, die Menschen zum Erwerb und zur Aufrechterhaltung dieser Verhaltensgewohnheiten bringen, weil diese eben nicht nur negative, sondern auch positive Wirkungen haben. Zum anderen müssen wir in Rechnung stellen, dass sich die Risiken nicht unmittelbar zeigen, sondern körperliche Schäden erst in einem langfristigen, oft unmerklichen Prozess entstehen; auch wird das Expertenwissen über gesundheitliche Risiken von Laien nicht unmittelbar rezipiert, sondern subjektiv (d.h. immer selektiv) wahrgenommen und kognitiv verarbeitet. Wir werden in Kapitel 5 einige Modell der Gesundheitspsychologie kennen lernen, die uns erklären können, welche kognitiven Bedingungen zum Abbau eines riskanten Verhaltens und zum Aufbau eines Gesundheitsverhaltens beitragen können. An dieser Stelle werden lediglich drei für das Verständnis von riskanten Gewohnheiten zentrale Hintergründe angeführt: Ich werde mich erstens auf die subjektiv attraktiven Aspekte des Risikoverhaltens konzentrieren, dann zweitens auf die kognitive Verarbeitung von Informationen über das damit verbundene gesundheitliche Risiko eingehen und drittens Verbindungen zu den schon bekannten Konzepten von Stress und Persönlichkeit herstellen. In Kapitel 7 wird dann der Erwerb und die Aufrechterhaltung von riskanten Verhaltensweisen (wie z.B. Rauchen, Alkoholkonsum, sexuelles Risikoverhalten) ausführlicher beschrieben und zwar im Kontext des Umgangs mit Gesundheit in der Jugendphase.

Alle genannten Risikoverhaltensweisen betreffen *zentrale Lebensaktivitäten* wie Essen, Trinken, Bewegen oder Sexualität, sie sind damit selbstverständlicher Teil einer gesellschaftlich über lange Epochen etablierten Alltagskultur (vgl. Marks et al., 2000).

Zudem sind sie – und das ist entscheidend – ganz wesentlich Mittel und Formen des Genusses: Sie haben zumindest kurzfristig oft ausgesprochen *positive und verstärkende Wirkungen*, sie ermöglichen es zu genießen, befriedigen Lust, machen Spaß, erzeugen positive Stimulation und werden oft auch sozial geteilt und verstärkt. Die folgenden Beispiele sollen dies illustrieren:

- Der Konsum von Tabak und von Alkohol hat stimulierende und entspannende Wirkungen und fördert soziale Kontakte. Von Troschke (1993) hat etwa die subjektiven Motive des Tabakkonsums zusammengestellt und kam auf sieben positive Funktionen: Rauchen ermöglicht Selbstdarstellung durch öffentliche Rituale; vermittelt Anerkennung in sozialen Gruppen; strukturiert soziale Interaktionen, ist somit ein Medium zur Kommunikation; strukturiert Zeit- und Handlungsabläufe (eine »Zigarettenpause« machen); hilft, negative Stimmungen und Gefühle (wie z.B. Nervosität, Frustration, Langeweile) abzubauen; und vermittelt positive Gefühle durch die entspannende und euphorisierende Wirkung des Nikotins.
- Essen ist über den Sättigungseffekt hinaus deutlich mit Genuss verbunden. Insbesondere die gesundheitlich bedenklichen Stoffe wie die Fettanteile der Nahrung sind auch Träger des Geschmacks oder haben wie zum Beispiel Süßigkeiten (z.B. Schokolade) positive und gefühlsaufhellende Wirkungen.
- Sexualität kann als der Inbegriff für höchste körperliche Lust, absolute soziale Intimität und emotionale Erfüllung verstanden werden. Gesellschaftlich werden heute Sexualität und Partnerbeziehungen in liberaler Weise gelebt, der Wechsel des Intimpartners ist nicht mehr die Ausnahme, sondern Teil eines akzeptierten Lebensstils. Die in Zeiten von AIDS notwendige Selbstkontrolle im Sinne von »Safer Sex« ist im Kontext einer Kultur der Lustorientierung und des Sich-gehen-lassens schwer zu realisieren.
- In der aktuellen gesellschaftlichen Kultur haben der Körper und seine Ästhetik eine große Bedeutung bekommen. Die in westlichen Gesellschaften herrschenden Schönheitsideale sind mit schlanken sonnengebräunten Körpern verbunden. Sonnenbaden ist daher eine sozial verbreitete und subjektiv oft sehr positiv besetzte Gewohnheit; die Orientierung an einem sozial erwünschten und mit körperlicher Attraktivität verbundenen Idealgewicht ist vor allem für Frauen eine stark verhaltensregulierende und selbstwertrelevante Vorgabe. Gegen diese mächtigen Normvorgaben sind Einschränkungen, die aus langfristigen gesundheit-

lichen Gründen oder Risiken notwendig wären, schwierig umzusetzen.

• Das Auto ist nach wie vor ein wichtiges gesellschaftliches Sta-
  tussymbol, das Freiheit und Macht suggeriert. Riskantes und
  schnelles Autofahren bringt für das Individuum, vor allem für
  junge Menschen, nicht nur einen körperlichen Kick mit sich und
  befriedigt Abenteuerlust und das Austesten eigener Grenzen; es
  ist oft auch mit sozialer Anerkennung und hohem Status verbunden.

Der Konsum von Genussmitteln bringt aber nicht nur individuelle
Befriedigungen, er ist auch in hohem Maß in eine soziale Kultur
eingebunden, die als Tradition über viele Generationen weiterge-
geben wurde. Gewohnheiten wie das Rauchen von Tabak, der
Konsum von Alkohol und Drogen sowie das Essen werden sozial
und kulturell hergestellt; sie sind Teil eines Sozialisationsprozesses,
der natürlich nicht uniform verläuft, sondern nach Geschlecht, sozialer Schicht, Bildung und kulturellen Milieus differenziert erfolgt.
So zeigen sich deutliche soziale Unterschiede in der Prävalenz
dieser Risikogewohnheiten: Regelmäßige Raucher und starke
Alkoholtrinker sind häufiger in den unteren sozialen Schichten und
bei Männern zu finden; gleiches gilt für ungesunde Ernährung
(Blaxter, 1990). Die Übernahme von gesundheitlich riskanten Ver-
haltensmustern ist auch Teil eines persönlichen Entwicklungspro-
zesses, der vor allem in der Adoleszenz stattfindet und auch mit der
Suche nach einer eigenen Identität zusammenhängt. Im weiteren
Lebenslauf werden sie durch soziale Anerkennung, durch gesellschaftlichen Status und Symbole von Macht aufrechterhalten. Bei
der Auseinandersetzung mit der Gesundheit im Jugendalter
(Kap. 7.1) werden diese Aspekte wieder aufgegriffen und näher
ausgeführt.

Risikoverhaltensweisen sind somit in starkem Maße durch subjektive Motive und Einstellungen sowie durch gesellschaftliche
Bedingungen und Alltagskulturen geprägt. Aber wie sieht es mit
der subjektiven Sicht auf ein gesundheitliches Risiko aus, wie
werden die vielen öffentlichen *Risikobotschaften kognitiv verarbeitet* und warum führen sie bei vielen Menschen zu keiner Verhaltensänderung? Wenn Experten ein Verhalten als gesundheitlich riskant
bezeichnen, dann wird diese Botschaft selten von den angesprochenen Menschen einfach übernommen, weder als Überzeugung und
noch viel weniger als Impuls zur Verhaltensänderung. Es bestehen
zu viele Unsicherheiten, und es können vielfältige Zweifel an der

Risikoeinschätzung eines im Alltagsleben etablierten Verhaltens gehegt werden; selbst Experten können nur Wahrscheinlichkeits- aussagen machen, die im Einzelfall nicht stimmen müssen. Empi- rische Studien zeigen aber, dass die Wahrnehmung gesundheit- licher Risiken subjektiv verzerrt wird: Wir schätzen das Risiko anderer Menschen in der Regel angemessener ein als unser eigenes. Diese Tendenz, die eigene Verwundbarkeit zu unterschätzen, wird »unrealistischer Optimismus« genannt (Schwarzer, 1996). Wein- stein (1988) nimmt in einem Stufenmodell der Risikowahrnehmung an, dass Menschen auf einer Stufe 1 zuerst überhaupt über eine Gefahr informiert sein müssen, um darauf reagieren zu können; auf einer Stufe 2 käme dann die Überzeugung hinzu, dass diese Gefahr zumindest für einige Menschen real und ernst zu nehmen ist; erst auf einer Stufe 3 würde dann aufgrund von Erfahrungen auch das eigene Risiko und die eigene Verwundbarkeit als solche zugestan- den werden. Untersuchungen zeigen, dass viele Menschen über die Risiken eines Verhaltens (z.B. des Rauchens) zwar informiert sind und auch zugestehen, dass es für viele Menschen eine Gefährdung darstellt; die weitere Schlussfolgerung, dass es für sie selbst riskant ist, wird jedoch mit vielen Begründungen nicht gezogen, hat damit auch keine Konsequenzen für das eigene Verhalten.

Wenn Verhaltensgewohnheiten einmal etabliert sind, dann erwei- sen sie sich oft als sehr resistent gegen Veränderungen, auch wenn diese subjektiv beabsichtigt werden. Die Veränderung einer habitu- alisierten Alltagspraxis setzt starke Motive voraus. Vor allem müssen Menschen erwarten können, dass sie damit ihre Gesundheit positiv beeinflussen können; in der Literatur wird diese Überzeu- gung als *Ergebniserwartung* oder *Kontrollüberzeugung* bezeichnet (Schwarzer, 1996). Sie müssen zudem überzeugt sein, dass sie per- sönlich auch in der Lage sind, das Verhalten zu verändern; diese Kognitionen werden als *Kompetenzüberzeugung* oder *Selbstwirk- samkeit (»self efficacy«)* genannt (ebd.). Alle Veränderungen erzeu- gen neben den möglichen gesundheitlichen Nutzen auch *subjektive Kosten.* Dieser Aspekt wird in Modellen des Gesundheitsverhaltens als subjektive Kosten-Nutzen-Abwägung eingebaut. Das bekann- teste Modell ist dabei das *»Health Belief Model«,* das postuliert, dass die Bereitschaft, ein Risikoverhalten (z.B. Rauchen) zu verän- dern, abhängt von dem subjektiv wahrgenommenen Nutzen im Ver- hältnis zu den wahrgenommenen Kosten. Der Nutzen einer Verhal- tensänderung ergibt sich einmal daraus, ob sich eine Person ernsthaft bedroht fühlt, d.h. schwere gesundheitliche Konsequen- zen (wie z.B. Lungenkrebs) befürchtet und sich auch für anfällig hält. Wenn sie die Änderung des Verhaltens (Aufhören mit dem Rauchen) für geeignet hält, dieser wahrgenommenen Bedrohung zu begegnen, wird sie subjektiv vom Nutzen überzeugt sein. Diesem stehen jedoch mögliche Kosten gegenüber: Die Veränderung des im Alltag etablierten Verhaltens mag als sehr mühsam eingeschätzt werden, viele positive Aspekte gehen verloren (der Genuss, die angenehmen sozialen Kontakte etc.), und negative Aspekte kommen hinzu (eine mögliche Gewichtszunahme). Die Abwägung dieser Überzeugungen über Nutzen und Kosten einer Veränderung sollen nach dieser Theorie über ihre Realisierung entscheiden. Nun haben sich inzwischen weitgehend die skeptischen Stimmen gegen dieses kognitiv-rationale Entscheidungsmodell durchgesetzt; es stehen heute eine Reihe von gesundheitspsychologischen Modellen zur Vorhersage von Verhaltensweisen (vgl. Kap. 5.5) zur Verfügung, die konzeptionell fundierter sind und empirisch bessere Vorhersagen ermöglichen. Dennoch ist der Aspekt der subjektiven Kosten wichtig und sollte nicht außer Acht gelassen werden.

Zum Abschluss soll noch ein dritter wichtiger Aspekt angesprochen werden: Es gibt deutliche Verbindungen zwischen den verschiedenen Komponenten des ätiologischen Modells (vgl. Abb. 3.3), insbesondere zwischen *Risikoverhalten, Stress und Persönlichkeitsdispositionen*. So zeigen prospektive Studien, dass Menschen unter Stress (z.B. nach Verlustereignissen) zu mehr gesundheitlich riskanten Verhaltensweisen (z.B. Rauchen, exzessiver Alkoholkonsum) neigen (Adler & Matthews, 1994). Umgekehrt zeigen Personen mit guter sozialer Unterstützung in derartigen Stresssituationen weniger riskantes Verhalten (ebd.). Ein weiterer Zusammenhang wurde zwischen personalen Dispositionen und dem Risikoverhalten empirisch nachgewiesen: Sowohl Personen mit depressiven Zügen als auch mit feindseligen oder Typ-A-Merkmalen zeigen im Längsschnitt über mehrere Jahre häufiger Risikogewohnheiten wie z.B. Rauchen, erhöhter Alkoholkonsum oder Übergewicht (ebd.). Diese Befunde demonstrieren nochmals, dass enge Wechselwirkungen zwischen zentralen psychosozialen Risiken in der Entstehung von Krankheiten bestehen. Ein Risikoverhalten scheint offenbar häufig als Mittel zur Bewältigung von psychischen Belastungen zu fungieren, unter Bedingungen von sozialer Unterstützung ist das jedoch weniger wahrscheinlich. Weiterhin scheinen negative Emotionen als persönliche Dispositionen den Erwerb und die Aufrechterhaltung von riskanten Gewohnheiten zu begünstigen. Es gibt somit eine Fülle von subjektiven und sozialen Motiven sowie etablierte gesellschaftliche Kulturen, die als Bedingungen von Risikoverhaltensweisen berücksichtigt werden müssen. Diese Komplexität an Verbindungen erklärt, warum eine Veränderung von riskanten Gewohnheiten oft so schwierig sind.

Zusammenfassung

Das Modell der psychosozialen Ätiologie von Krankheit bildet die Grundlage für eine ausführliche Darstellung von psychischen und sozialen Bedingungen, deren Einfluss auf die Entstehung von Krankheiten empirisch belegt ist: Stressbedingungen, riskante Merkmale der Persönlichkeit, Risikoverhaltensweisen und psychophysiologische Mechanismen werden jeweils in ihren grundlegenden Konzepten beschrieben, durch wichtige und aktuelle Ergebnisse der empirischen Forschung illustriert und in ihrer Reichweite diskutiert.

Das Stresskonzept hat in der Gesundheitspsychologie traditionell und aktuell eine große Bedeutung, weil es einen zentralen psychosomatischen Einflusspfad auf verschiedene Krankheiten beschreibt. Nach einer Klärung des Stressbegriffs werden zunächst wichtige theoretische Ansätze vorgestellt, jeweils eine physiologische, psychologische und soziologische Stresstheorie, und in einem Modell des Stressprozesses integriert. Ergebnisse aus prominenten Forschungsrichtungen der Gesundheitspsychologie, über belastende Lebensereignisse, chronische Arbeitsbelastungen und Bewältigungsprozesse, zeigen dann die Möglichkeiten, aber auch die Schwierigkeiten empirischer Untersuchungen von Stressfaktoren in der Krankheitsätiologie.

Der Nachweis eines ätiologischen Einflusses von Persönlichkeitsmerkmalen stellt eine große Herausforderung für die empirische Forschung in der Gesundheitspsychologie dar. Nach einer Einführung in die Tradition psychosomatischer Persönlichkeitstheorien werden aktuelle Forschungsergebnisse zu riskanten Persönlichkeitsmerkmalen wie dem Typ-A-Verhaltensmuster berichtet. Aktuell versucht man vor allem, die Interaktionen zwischen verschiedenen personalen Einflussfaktoren und ihre Wirkmechanismen genauer zu untersuchen. Psychophysiologische Wirkmechanismen stellen entscheidende Bindeglieder zwischen psychischen Phänomenen und organischen Krankheiten dar. Wichtige Forschungsbereiche der Gesundheitspsychologie konzentrieren sich auf Zusammenhänge zwischen psychischen Faktoren und den Reaktionen des kardiovaskulären Systems und des Immunsystems;

damit lassen sich zentrale Einflussprozesse in der psychosomatischen Genese von weit verbreiteten Krankheiten erklären. Die Untersuchung des Risikoverhaltens und ihrer Veränderungsmöglichkeiten stellt heute einen Schwerpunkt der Gesundheitspsychologie dar. Das ist auch in den wachsenden empirischen Erkenntnissen begründet, dass die Krankheiten und Todesfälle in den Industriegesellschaften zum großen Teil durch riskantes Verhalten verursacht sind, das veränderbar ist. Für die Aufklärung der Bedingungen von riskanten Verhaltensweisen fühlt sich natürlich die Psychologie aufgrund ihres Gegenstandes besonders berufen. In der Gesundheitspsychologie wurden eine Reihe von Erklärungsansätzen entwickelt, die als Modelle des Gesundheitsverhaltens in Kapitel 5 gesammelt dargestellt werden. Die psychologische Erklärung des Risikoverhalten muss drei Zusammenhänge berücksichtigen: Verhaltensbedingte Risiken betreffen zentrale Lebensaktivitäten wie Essen, Trinken, Bewegen und Sexualität, die in hohem Maße positive und verstärkende Wirkungen haben; gesundheitliche Risiken werden nicht objektiv wahrgenommen, sondern subjektiv unterschiedlich verarbeitet; schließlich müssen riskante Gewohnheiten auch in ihrer Bewältigungsfunktion gesehen werden, weil sie Möglichkeiten darstellen, mit belastenden Situationen oder negativen Gefühlen umzugehen, allerdings unangemessen und mit schädlichen Folgen.

Weiterführende Literatur

Geyer, S. (1999). *Macht Unglück krank? Lebenskrisen und die Entwicklung von Krankheiten.* Weinheim, München: Juventa.

Kaluza, G. (2003). Stress. In M. Jerusalem & H. Weber (Hrsg.), *Psychologische Gesundheitsförderung. Diagnostik und Prävention* (S. 339–361). Göttingen: Hogrefe.

Marks, D., Murray, M., Evans, B. & Willig, C. (2000). *Health psychology. Theory, research and practice.* London: Sage.

Schwarzer, R. (2004). *Psychologie des Gesundheitsverhaltens* (3. überarbeitete und erweiterte Auflage). Göttingen: Hogrefe.

Schwenkmezger, P. & Schmidt, L. (Hrsg.)(1994). *Lehrbuch der Gesundheitspsychologie.* Stuttgart. Enke.

Siegrist, J. (1996). *Soziale Krisen und Gesundheit.* Göttingen: Hogrefe.

5 Psychosoziale Bedingungen von Gesundheit: Salutogenese, Gesundheitsressourcen und Gesundheitsverhalten

Nachdem wir uns in Kapitel 4 an der Erklärung von Krankheiten orientiert haben und ausführlich die gesundheitspsychologischen Erkenntnisse über psychosoziale Einflüsse und Krankheitsrisiken zusammengestellt haben, erfolgt nun ein Perspektivenwechsel. Im folgenden Kapitel wird die Gesundheit im Mittelpunkt stehen, und es werden die psychischen und sozialen Bedingungen herausgearbeitet, die Gesundheit erhalten und fördern können. Wir bewegen uns somit innerhalb eines Paradigmas der Salutogenese, das in Kapitel 3 bereits eingeführt und durch Antonovskys Modell beschrieben wurde.

Es sei nochmals betont, dass ich für die Gesundheitspsychologie beide Perspektiven für notwendig halte und dass sie sich keineswegs ausschließen, vielmehr sinnvoll ergänzen können. Da jedoch der überwiegende Teil der gesundheitspsychologischen Forschung (wie auch der gesundheitswissenschaftlichen) nach wie vor explizit oder implizit an Krankheit und somit an der Pathogenese orientiert ist, bedarf es dringend einer stärker salutogenetischen Orientierung. Für die zukünftige Entwicklung der Disziplin Gesundheitspsychologie scheinen mir gerade diese salutogenetischen Fragen besonders interessant, weil sie innovative Weiterentwicklungen in der Theorie und neue Ansätze für die Praxis versprechen. Wir müssen allerdings aktuell noch damit leben, dass die Forschungslage zur Salutogenese und zu den Gesundheitsressourcen noch bei weitem ungünstiger ist als zur Pathogenese. Es werden daher in diesem Teil noch viele Fragen offen bleiben und manche Ausführungen theoretisch-hypothetisch bleiben müssen. Dennoch haben sich gerade in den letzten Jahren einige Forschungsrichtungen entwickelt, die sich einer Gesundheitsperspektive verschrieben haben oder zu ihr beitragen. Das bereits dargestellte theoretische Modell der Salutogenese von Antonovsky dient im Weiteren als Basis für die Darstellung, weil es m.E. nach wie vor die am besten ausgearbeitete Rahmentheorie mit hohem Integrationspotential darstellt (vgl. Faltermaier, 1994; Bengel et al., 1998). Die kritischen Stellen dieses Ansatzes werden jedoch benannt und dabei auch andere gesundheitstheoretische Ansätze einbezogen, die dieses Modell ergänzen oder erweitern können.

Das folgende *integrative Modell der Salutogenese* stellt zentrale psychosoziale Bedingungen von Gesundheit in einem Prozessmodell dar (Abb. 5.1). Es ist an das Model von Antonovsky (1979) angelehnt (vgl. Abb. 3.4, S. 66), erweitert und modifiziert es aber an einigen Stellen, um Konstrukte und Zusammenhänge zu benennen, die nach dem aktuellen Forschungsstand als zusätzliche Einflüsse auf Gesundheit einbezogen werden müssen. Abb. 5.1 dient gleichzeitig dazu, einen Überblick über den Aufbau des Kapitels und seine Systematik zu geben.

Zunächst werden Gesundheit als zu erklärendes Konstrukt eingeführt und insbesondere die Inhalte eines positiven Gesundheitsbegriffs näher bestimmt (Kap. 5.1). In Antonovskys Ansatz spielen die bereits beschriebenen Konzepte von Stress und Stressbewältigung eine zentrale Rolle im Prozess der Salutogenese; sie können nicht nur pathogene Effekte haben, sondern unter bestimmten Bedingungen auch die Gesundheit fördern (Kap. 5.2). Entscheidende Komponenten der Salutogenese sind die Gesundheitsressourcen; sie werden zuerst begrifflich bestimmt und dann inhaltlich in einigen psychologisch relevanten Formen dargestellt, soweit möglich auf der Grundlage empirischer Ergebnisse (Kap. 5.3). In Antonovskys Modell hat das »Kohärenzgefühl« eine Schlüsselrolle in der Salutogenese; um dieses Konstrukt herum hat sich in den letzten Jahren eine großer Teil der Salutogenese-Forschung organisiert, deren Erträge hier zu diskutieren sind (Kap. 5.4). In Ergänzung zu Antonovsky werden dann subjektive, soziale und aktionale Einflüsse auf Gesundheit eingeführt: Dabei werden zuerst die umfangreichen gesundheitspsychologischen Forschungen zum Gesundheitsverhalten vorgestellt und zentrale Erklärungsmodelle in ihren Erträgen gesichtet (Kap. 5.5). Dann wird mit dem Konstrukt des Gesundheitshandelns eine Forschungsrichtung beschrieben, die sich stärker auf die Erklärung von alltäglichen Handlungen und gesunden Lebensweisen konzentriert und dazu die subjektiven und sozialen Vorstellungen von Gesundheit und das Laiengesundheitssystem heranzieht (Kap. 5.6).

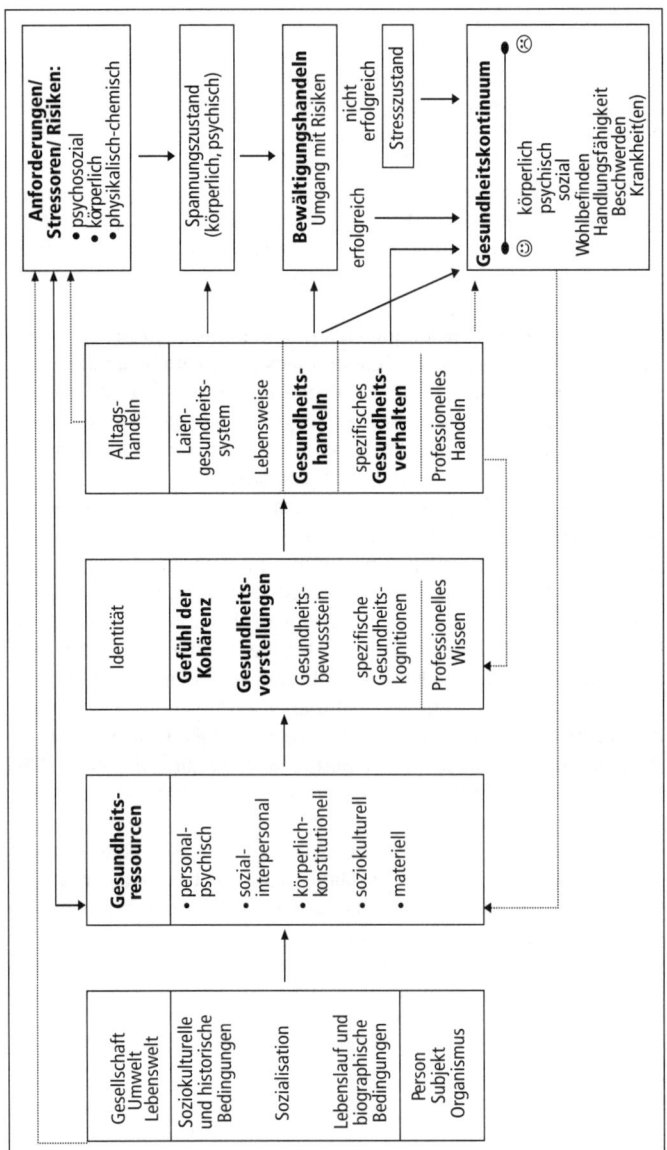

Abb. 5.1 Integratives Modell der Salutogenese und der subjektiven/sozialen Konstruktion von Gesundheit

5.1 Gesundheitsbegriff und Gesundheitskontinuum

In Kapitel 2 wurde bereits die grundlegende Frage aufgeworfen, wie ein Gesundheitsbegriff wissenschaftlich zu bestimmen sei. Angesichts der großen Schwierigkeiten bei der Lösung dieser Aufgabe und des mangelnden Konsenses über ein angemessenes Gesundheitskonzept gehen viele Gesundheitsforscher immer noch den pragmatischen Weg, zwar von Gesundheit zu reden, aber diese implizit als Gegenteil von Krankheit zu verstehen und zu operationalisieren. Wenn man aber der Meinung ist, dass es auch in der Gesundheitspsychologie darum gehen muss, Gesundheit (nicht nur Krankheiten) zu erklären und zu fördern, wenn also eine salutogenetische Perspektive für notwendig erachtet wird, dann ist diese Haltung unbefriedigend. Wir müssen dann Gesundheit auch positiv bestimmen und in diesem Sinne einen ‚umfassenden' Begriff von Gesundheit zugrunde legen. In dieser Arbeit wird entschieden eine Orientierung an der Salutogenese vertreten und daher trotz vieler noch vorhandener Bedenken ein positives Gesundheitskonzept formuliert. Ich stütze mich dabei zum einen auf die Vorarbeiten von Antonovsky (1979, 1987), zum anderen auf die in der Gesundheitspsychologie wieder neu entstandene Diskussion über eine angemessene Konzeption von Gesundheit (Becker, 1996; Schmidt, 1998; Faltermaier & Kühnlein, 2000). Ich werde mich zunächst mit den Inhalten von Gesundheit befassen und dann Gesundheit als einen Prozess sowie auf einem Kontinuum beschreiben.

Inhalte von Gesundheit. Bereits die bekannte Definition der Weltgesundheitsorganisation (vgl. Kap. 2) formulierte Gesundheit in eine positive Richtung und grenzte sich explizit ab von einer ausschließlich negativen Bestimmung als Abwesenheit von Krankheit und Gebrechen. Sie wählte dabei den Begriff des Wohlbefindens, der auf der körperlichen, psychischen und sozialen Ebene differenziert und mit dem Attribut »vollkommen« in Richtung einer Idealnorm zugespitzt wurde (was dann vielfach kritisiert wurde). Man ist sich heute zumindest theoretisch weitgehend einig, dass Gesundheit auf mehreren Ebenen und sowohl positiv als auch negativ zu bestimmen ist. Und es gibt eine Reihe von inhaltlichen Kategorien und Dimensionen, die in wissenschaftlichen und alltäglichen Definitionen von Gesundheit immer wieder auftauchen. Der folgende Versuch einer Bestimmung und Systematisierung des Gesundheitskonzeptes kann daher als Zusammenstellung von zentralen Kategorien gesehen werden, die auch eine weitgehende

Akzeptanz in der Literatur haben (vgl. Abb. 5.2, angelehnt an Faltermaier & Kühnlein, 2000).

	Körperlich	Psychisch	Sozial
Befinden	Wohlbefinden Stärke	Wohlbefinden Stärke	Wohlbefinden
Aktions- potential	Handlungsfähigkeit Leistungsfähigkeit	Handlungsfähigkeit Leistungsfähigkeit	Handlungsfähigkeit Arbeitsfähigkeit Leistungsfähigkeit
Fehlen bzw. geringes Maß an Störungen	Beschwerden Schmerzen Probleme Krankheit	Probleme Krankheit	Einschränkung in Rollenerfüllung Soziale Abweichung

Abb. 5.2 Inhaltliche Bestimmungen von Gesundheit

Gesundheit lässt sich auf drei Ebenen beschreiben, einer körperlichen, psychischen und sozialen (vgl. horizontale Achse in Abb. 5.2). Eine *multidimensionale* Bestimmung von Gesundheit erscheint notwendig, um das Phänomen in ihren psychosomatischen und psychosozialen Zusammenhängen zu erfassen (sie ist aber nicht ohne Brisanz für den Zuschnitt psychologischer Teildisziplinen). Weiterhin lässt sich Gesundheit inhaltlich sowohl positiv definieren als auch negativ, d.h. indem das Vorhandensein oder Fehlen von körperlichen, psychischen und sozialen Zuständen angeführt wird. Einige Merkmale von Gesundheit sind stark mit dem subjektiven Erleben einer Person verbunden (z.B. Wohlbefinden), andere lassen sich auch objektiv (d.h. auch durch externe Beobachter) bestimmen und erfassen (z.B. die körperliche Leistungsfähigkeit oder das Aussehen).

Eine inhaltliche Bestimmung kann Gesundheit zunächst als einen *Zustand* des Organismus oder der Person beschreiben (vgl. vertikale Achse in Abb. 5.2): Dabei sind mindestens drei Bereiche zu unterscheiden:

• erstens das aktuelle *Befinden* einer Person, das sich subjektiv etwa als körperliches oder als psychisches Wohlbefinden ausdrückt. Auf der psychischen Ebene lässt sich das Wohlbefinden umschreiben durch Attribute wie zufrieden, ausgeglichen, glücklich, voller Lebensfreude; soziales Wohlbefinden thematisiert das Eingebundensein in befriedigende soziale Beziehungen (soziale Harmonie);

• zweitens das *Aktionspotential*, das sich in der Handlungs- und Leistungsfähigkeit eines Menschen (Funktionalität) manifestiert und sich an Indikatoren wie der körperlichen Fitness, der geistigen Leistungsfähigkeit oder der Erfüllung sozialer Rollen (z.B. Arbeitsfähigkeit) messen lässt;
• drittens lässt sich Gesundheit negativ an *Störungen* im System des Organismus oder der Person bestimmen. Gesundheit kann dann zum Beispiel im Fehlen oder geringen Ausmaß von körperlichen oder psychischen Beschwerden (Problemen), von Schmerzen oder einer diagnostizierten Krankheit zum Ausdruck kommen, im sozialen Bereich im Grad der Einschränkungen in der Erfüllung sozialer Rollen.

Viele Versuche von Experten, Gesundheit positiv zu definieren (vgl. Seeman, 1989; Schmidt, 1998), beziehen sich auf einen subjektiven oder sozialen Referenzrahmen, sie implizieren sowohl individuelle als auch soziale Normen. Gesundheit wird dabei zum einen als subjektive Erfahrung (Wohlbefinden, Gleichgewicht) beschrieben, zum anderen über funktionale Qualitäten bestimmt (d.h. als Leistungsfähigkeit, als Potential zur Rollenerfüllung oder zur Aktualisierung).

Gesundheit als Prozess. Die Beschreibung von Gesundheit als Zustand ist jedoch nicht ausreichend; denn damit würde statisch festgeschrieben, was in Wirklichkeit durch die Wechselwirkungen zwischen Person und Umwelt in ständiger Veränderung ist. Gesundheit muss daher auch als *Prozess* verstanden werden, der sich kurzfristig und längerfristig beschreiben lässt. Zum einen gibt es normale Schwankungen im Gesundheitszustand von Tag zu Tag (oder sogar innerhalb des Tages), zum anderen im Laufe des Lebens. Becker und Mitarbeiter (2000) haben eine in diesem Zusammenhang wichtige Unterscheidung zwischen aktueller und habitueller Gesundheit vorgeschlagen und die Hypothese formuliert, dass sie durch unterschiedliche Modelle zu erklären sind. Die *aktuelle Gesundheit* würde eher unmittelbar erlebbare Zustände und ihre kurzfristigen Schwankungen umfassen, während die *habituelle Gesundheit* mehr eine stabile Disposition und ihre langfristigen Wellen der Veränderung beschreibt. In diesem Sinne sollte das Hauptziel einer Theorie der Salutogenese sein, habituelle Gesundheit zu erklären.

Allgemein könnte man sagen, dass der Organismus bzw. die Person danach streben, immer wieder einen *Gleichgewichtszustand* herzustellen; dieser ist aber insofern labil, weil er ständig bedroht wird durch Einflüsse von außen und durch die Verausgabung von

Energie. Wenn man Gesundheit wesentlich als ein Aktionspotential versteht, dann ist der Organismus als System bemüht, sich energetisch immer wieder zu regenerieren; nach einer intensiven Verausgabung von Energie benötigt er Ruhephasen zur Regeneration, nach Zeiten der Ruhe strebt er wieder nach Bewegung und Aktivität. Ist der Organismus oder die Person zum Beispiel alters- oder krankheitsbedingt nicht mehr ganz so leistungsfähig, dann braucht er/sie möglicherweise längere Regenerationszeiten oder kann nicht mehr so viel Energie verausgaben, er/sie muss daher mit den Kräften ökonomischer haushalten.

Der wesentliche Beitrag von Antonovsky (1979) zur Fassung eines Gesundheitsbegriffs liegt darin, dass er die bisherige dichotome Kategorisierung in Gesundheit oder Krankheit verworfen und stattdessen die Konzeption eines *Gesundheitskontinuums* eingeführt hat. Die Kritik an einer dichotomen Klassifizierung von Menschen in gesund oder krank hat zum einen konzeptionelle Gründe: Es ist oft künstlich oder willkürlich, die Grenze zwischen Gesundheit und Krankheit zu bestimmen; die Konzentration auf Krankheit schafft zudem eine eigene Realität und verhindert, dass die Person als Ganzes mit ihrer Geschichte gesehen wird. Zum anderen folgt in der Praxis aus dieser Einteilung, dass sich das professionelle Gesundheitssystem ausschließlich auf kranke Menschen konzentriert und die nicht Kranken weitgehend ignoriert. Das Dichotomiemodell lässt es nicht zu, »eine Beziehung wahrzunehmen zwischen der Person als gesundem Nicht-Patienten und der gleichen Person als krankem Patienten.« (Antonovsky, 1979, S. 45) In Antonovskys Kontinuumsmodell von Gesundheit variiert nun jede Person auf einem multidimensionalen Kontinuum zwischen einem positiven Pol maximaler Gesundheit *(»health ease«)* und einem negativen Pol maximaler Krankheit *(»health dis-ease«)*; letzterer ist nahe am Zusammenbruch des organismischen Systems. Jeder Mensch nimmt zu einem bestimmten Zeitpunkt einen spezifischen Ort auf dem Kontinuum ein und kann sich im Zeitverlauf in die positive oder negative Richtung bewegen. Antonovsky (1979) selbst hat allerdings in seiner Konzeption Gesundheit weitgehend negativ bestimmt (durch Kriterien wie funktionale Einschränkungen oder Schmerzen) und keine positive Definition von Gesundheit vorgenommen. Das scheint in einem Denkansatz der Salutogenese und im Modell eines zweipoligen Kontinuum nicht schlüssig.

Ich verwende daher das Kontinuumsmodell insofern modifiziert, als ich sowohl den positiven als auch den negativen Pol über eine einheitliche Dimension von Gesundheit definiere: Das Kontinuum bewegt sich somit zwischen den Polen von *maximaler* und *minimaler Gesundheit*. Damit stellt sich die Frage nach dem Verhältnis von Gesundheit und Krankheit. Gesundheit wird hier als umfassendes Konstrukt und als allgemeiner Zustand des Organismus bzw. der Person verstanden, der auf einem multidimensionalen (körperlich-psycho-sozialen) Kontinuum variiert und Krankheit/Krankheiten als spezifische Phänomene einschließt. Man kann also krank sein auf verschiedenen Niveaus von Gesundheit. Krankheit und Gesundheit schließen sich nicht aus. Ein Mensch kann krank sein und sich auf dem Gesundheitskontinuum weit oben befinden, er kann auf dem Gesundheitskontinuum weit unten stehen und muss dennoch nicht an einer Krankheit leiden. In dieser Konzeption wäre es im Prinzip möglich, dass Krankheiten auch eine positive gesundheitliche Bedeutung erhalten, weil sie eine heilsame Reaktion des Organismus auf Störungen darstellen können, ihre Überwindung daher eine Bewegung zum positiven Pol von Gesundheit bewirkt.

Die Fragestellung der Salutogenese wäre mit Antonovsky insofern zu präzisieren, als es nicht um die Erklärung eines statischen Gesundheitszustandes geht, sondern um die Bewegung einer Person auf dem Gesundheitskontinuum: Welche Kräfte bewegen eine Person oder Bevölkerungsgruppe in Richtung auf den positiven Pol von Gesundheit? Bleiben wir zunächst bei den von Antonovsky angenommenen Einflussfaktoren Stressbewältigung, Ressourcen und Kohärenzgefühl.

5.2 Stressbewältigung und Gesundheit

Stress wurde bisher weitgehend als psychosozialer Risikofaktor für verschiedene Krankheiten dargestellt (vgl. Kap. 4.1). In einem Modell der Salutogenese wird nun jedoch postuliert, dass Stressoren nicht nur pathogene Auswirkungen haben, sondern unter bestimmten Bedingungen die Gesundheit auch positiv fördern können. Antonovsky (1979, 1987) formulierte den folgenden *Einwirkungspfad* auf das Gesundheitskontinuum (vgl. Abb. 5.1, vertikaler Pfad rechts außen): Psychosoziale sowie physikalische und biochemische Stressoren lösen im Organismus einen Spannungszustand aus, der vom Individuum eine Auseinandersetzung verlangt. Wird diese Spannung erfolgreich bewältigt, dann bewegt sich das Individuum zum positiven Pol auf dem Gesundheitskontinuum; wird sie

nicht erfolgreich bewältigt, dann wird körperlich und psychisch
eine Stressreaktion ausgelöst; infolgedessen bewegt sich das Individuum zum negativen Pol von Gesundheit, und es können sich
Krankheiten entwickeln, vor allem dann, wenn im Organismus
bereits Schwachstellen vorhanden sind.

Diese Konzeption des Stressprozesses basiert auf Antonovskys
philosophischer Grundposition, dass Stressoren und Risiken zum
Leben gehören und es eine Illusion wäre, sie ganz beseitigen zu wollen. Leben bedeutet für ihn nicht, im Gleichgewicht zu sein (Prinzip
der Homöostase), wie viele Theorien von Gesundheit annehmen,
sondern es ist unvermeidlich mit Leid und mit Ungleichgewicht verbunden (Prinzip der *Heterostase*). Der menschliche Organismus
wird als ein System verstanden, das in Richtung Entropie, also letztlich auf seine Auflösung zustrebt. Wenn aber Stressoren allgegenwärtig sind und nicht immer vermieden werden können, dann ist es
die entscheidende Frage der Salutogenese, wie es Menschen schaffen, die ausgelösten Spannungen erfolgreich zu bewältigen und
damit gesund zu bleiben. Antonovsky geht nicht davon aus, dass
alle Menschen in ihrem Leben in gleichem Maße mit Stressoren
konfrontiert werden; die unterschiedliche soziale Verteilung von
Belastungen wird natürlich gesehen, aber sie würde diesem Argu-
ment nicht prinzipiell widersprechen.

Der Ausgangspunkt des Einflussprozesses auf das Gesundheitskontinuum sind also *potentielle exogene und endogene Stressoren*:
Antonovsky unterscheidet psychosoziale, physikalische und biochemische Stressoren. *Stressoren* sind Anforderungen, welche die
Ressourcen eines Systems beanspruchen oder übersteigen, für die
der Organismus keine automatischen oder leicht verfügbaren
Anpassungsreaktionen hat (Antonovsky, 1987). Die *psychosozialen Stressoren* umfassen – wie in Kapitel 4 dargestellt – Lebensereignisse, chronische Belastungen und »*daily hassles*«; sie sind
das dominante Thema in Antonovskys Stressmodell. Dagegen
werden *physikalische und biochemische Stressoren* zwar benannt,
aber inhaltlich nicht weiter ausgearbeitet. Wir können sie uns zum
Beispiel als physikalische und chemische Schadstoffe (Noxen), als
körperliche Verletzungen sowie als biologische Antigene (Mikroorganismen) wie Bakterien, Viren und Pilze vorstellen. Sie stellen
Risiken für den Organismus dar, der jedoch mit physiologischen
Abwehrmechanismen reagieren kann (durch organische Selbst-
regulationen wie z.B. die Wundheilung oder das Immunsystem);
diese Noxen als Stressoren zu bezeichnen, weitet vielleicht den
Stressbegriff zu sehr aus und ist auch missverständlich. Ich werde

im Folgenden von Anforderungen und Risiken als Überbegriff sprechen und damit sowohl psychosoziale Stressoren als auch physikalische und biochemische Risiken einbeziehen. Die Differenzierung in externe und interne Anforderungen betont den Entstehungszusammenhang von Stressoren und Risiken: Sie können ebenso aus der sozialen und ökologischen Umwelt, der Gesellschaft, Kultur und Lebenswelt von Menschen entstehen wie aus der Person oder dem Organismus kommen.

Die Rede von potentiellen Stressoren deutet an, dass es zumindest bei den psychosozialen Anforderungen auch von *subjektiven Prozessen* und Wahrnehmungen der Person abhängt, ob sie als Stressoren auch wirksam werden. Antonovsky stützt sich dabei weitgehend auf die bereits dargestellte Stresstheorie von Lazarus (vgl. Kap. 4.1). Im Stressprozess werden verschiedene Formen von subjektiven *Einschätzungen (»appraisals«)* unterschieden:

- In einer *primären Einschätzung I* wird danach gefragt, ob subjektiv überhaupt eine Belastung wahrgenommen wird, d.h. ob die Anpassungsressourcen des Organismus beansprucht und Spannungen auslöst werden;
- in einer *primären Einschätzung II* wird gefragt, ob die wahrgenommenen Anforderungen für das eigene Wohlbefinden positiv, neutral oder bedrohlich sind;
- in der *primären Einschätzung III* wird das als bedrohlich bewertete Problem danach beurteilt, welche emotionale und instrumentelle Bedeutung es hat, d.h. welche Emotionen zu regulieren und welche Probleme zu lösen sind.
- Analog zu Lazarus' Theorie nimmt Antonovsky (1987) eine *sekundäre Einschätzung (»secondary appraisal«)* an, bei der eine Person nach den verfügbaren Ressourcen fragt und wie diese mobilisiert werden können. Sie ist die unmittelbare Voraussetzung für die Bewältigungshandlungen. Die primären und sekundären Einschätzungen erfolgen nahezu zeitgleich und wirken zusammen, sie implizieren somit keine zeitliche Abfolge, wie die Begriffe nahelegen könnten.
- In einer *tertiären Einschätzung (»tertiary appraisal«)* versucht die handelnde Person, ein Feedback über den Handlungsverlauf zu bekommen und einzuschätzen, ob die eigenen Handlungen erfolgreich waren oder korrigiert werden müssen.

Im Gegensatz zu den meisten Stresstheorien unterscheidet Antonovsky einen *Spannungszustand* von einem Stresszustand. Die Spannung *(»tension«)* ist eine automatische Konsequenz der wahrgenommenen Anforderung; sie lässt sich als psychisch-emotionale und als körperliche Spannung verstehen. Das Individuum versucht dann, über sein Bewältigungsverhalten *(»coping behavior«)* die entstandene Spannung zu lösen, entweder durch instrumentelle Versuche der Problemlösung oder durch die Regulierung von Emotionen. Wird die Belastungssituation und die daraus entstandene Spannung erfolgreich bewältigt, so bewegt sich eine Person auf dem Gesundheitskontinuum in eine positive Richtung. Ist sie nicht erfolgreich, dann entsteht im Organismus aus der Anspannung ein physiologischer und emotionaler Stresszustand, der die Person in Richtung auf den negativen Pol von Gesundheit bewegt und bei entsprechend langer Dauer und Verwundbarkeit auch eine Krankheit hervorrufen kann.

Das *Konzept der Bewältigung* spielt eine zentrale Rolle in Antonovskys Modell. Die Bewältigung stellt nicht nur ein aktuelles Verhalten dar, sondern muss als Prozess verstanden werden, der auch langfristig verlaufen kann. Bewältigung bezieht sich zum einen immer auf eine konkrete Belastungssituation. Es kann also keinen Bewältigungsstil geben, der in allen Stresssituationen erfolgreich wäre, vielmehr muss eine Person ihre Bemühungen flexibel an die jeweils spezifischen Anforderungen und Bedingungen anpassen. In den konkreten Bewältigungshandlungen wird eine Person die ihr verfügbaren Ressourcen mobilisieren. Antonovsky geht davon aus, dass jedes Individuum ein eigenes Repertoire von Coping-Strategien zur Verfügung hat und somit auch ein individuumspezifisches Bewältigungsmuster zeigen wird. Je breiter das Repertoire an Bewältigungsstrategien und Ressourcen, um so größer ist die Wahrscheinlichkeit, dass eine Person in einer konkreten Anforderungssituation die richtigen Handlungen auswählen kann. Das verfügbare Repertoire an Handlungsressourcen wurde im Laufe der Biographie erworben, es steht aber immer auch in einem kulturellen Rahmen, in dem bestimmte Regeln für Bewältigung vorgeschrieben sind (wie z.B. Trauerrituale). Dabei ist die Flexibilität in der Anwendung dieses Repertoires entscheidend (vgl. auch Thoits, 1995).

Antonovskys Stresskonzeption steht damit in Einklang mit dem kognitiv-psychologischen Ansatz von Lazarus. Er modifiziert ihn vor allem darin, dass er einen ‚normalen‘ Spannungszustand von einem Stresszustand unterscheidet; und er nimmt an, dass die situationsbezogene Bewältigung von Belastungen auf der Basis individuumspezifischer Ressourcen und im kulturellen Kontext erfolgt. Der Hauptunterschied liegt aber in der Annahme, dass erfolgreich bewältigte Stressoren eine salutogenetische Wirkung haben und nicht nur helfen, Krankheiten zu vermeiden. Ob eine erfolgreiche Bewältigung von Spannungen gelingt und damit eine Bewegung zum positiven Pol auf dem Gesundheitskontinuum erfolgt, das hängt entscheidend von zwei Größen ab: den verfügbaren Widerstandsressourcen und dem Kohärenzgefühl (SoC). Diese beiden zentralen Konzepte der Salutogenese stehen daher in den folgenden Abschnitten im Mittelpunkt.

5.3 Gesundheitsressourcen

Gesundheitsressourcen werden in Antonovskys Modell der Salutogenese zunächst als *allgemeine Widerstandsressourcen (»generalized resistance resources«)* verstanden, d.h. als »jedes Merkmal einer Person, Gruppe oder Umwelt, das eine wirksame Spannungsbewältigung erleichtern kann« (Antonovsky, 1979, S. 99). Ressourcen werden also bestimmt in Hinblick auf ihre Rolle beim Widerstand der Person oder des Organismus gegenüber gesundheitsschädigenden Einflüssen, genauer gesagt, beim Umgang mit Stressoren. Sie werden insofern als ‚allgemeine‘ Kräfte bezeichnet, weil sie in verschiedenen Belastungssituationen wirksam sind, im Gegensatz zu spezifischen Widerstandsressourcen, die nur in bestimmten Situationen benötigt werden.

Mein Vorschlag eines integrativen Modells der Salutogenese (vgl. Abb. 5.1 und Kap. 5.6) impliziert nun, den Ressourcenbegriff zu erweitern, so dass gesundheitliche Ressourcen nicht nur auf die Bewältigung von Belastungen bezogen sind, sondern auch als Voraussetzungen von gesundheitsbezogenen Aktivitäten betrachtet werden können. *Gesundheitsressourcen* wären dann dauerhaft verfügbare Kräfte oder Merkmale einer Person, sozialen Gruppe oder Umwelt, die eine positive Einflussnahme auf das Gesundheitskontinuum ermöglichen oder erleichtern können. Das grenzt sie ab von Schutzfaktoren (protektiven Faktoren), die aus der Perspektive formuliert sind, Krankheiten zu vermeiden. Ressourcen stellen keinen direkten Einfluss auf Gesundheit dar, aber indirekt ermöglichen oder erleichtern sie diesen. Somit ist zu unterscheiden zwischen dem Potential an Ressourcen und ihrer Mobilisierung.

Aktuell bestehen in der Verwendung des Ressourcenbegriffs noch große Unsicherheiten. Der Begriff ist konzeptionell wenig geklärt und wird oft diffus oder missverständlich verwendet. Dennoch gibt es zunehmend Forschungsaktivitäten, die sich auf gesundheitliche Ressourcen beziehen und ihre Wirkung empirisch zu belegen suchen (vgl. Antonovsky, 1979, 1987; Beutel, 1989; Hobfoll, 1989; Kraft et al., 1994; Thoits 1995). Die folgende systematische Darstellung von Gesundheitsressourcen beruht zum einen auf den Arbeiten Antonovskys und zum anderen auf den Ergebnissen dieser Ressourcenforschung; sie benennt Formen von Gesundheitsressourcen, für deren Wirksamkeit es empirische Belege gibt. Einschränkend sei jedoch darauf verwiesen, dass sich ein großer Teil der Forschung auf einzelne Ressourcen bezogen hat und diese überwiegend in ihrer Funktion bei der Bewältigung von Belastungen untersucht wurden. Daher wissen wir noch wenig über die Wechselwirkungen zwischen unterschiedlichen Ressourcen und über ihre spezifische Wirkungsweise im Prozess der Salutogenese.

In der Regel werden interne und externe Gesundheitsressourcen unterschieden, insbesondere personale und soziale Ressourcen sind für die Gesundheitspsychologie bedeutsam. Ich werde im Folgenden die personal-psychischen und körperlichen Ressourcen als interne unterscheiden von den sozial-interpersonalen, soziokulturellen und materiellen Ressourcen als externe:

1. *Personal-psychische Ressourcen* beziehen sich auf psychische Merkmale der Person und lassen sich wie folgt differenzieren:

• *Persönlichkeitsmerkmale*: Individuelle Dispositionen können dann als Gesundheitsressourcen wirken, wenn sie eine Grundlage für die erfolgreiche Bewältigung von Belastungen sind oder die Ausführung eines Gesundheitsverhaltens unterstützen. Als sehr gut untersucht können vor allem spezifische *»traits«* wie *Kontrollüberzeugungen* und *Selbstwirksamkeitsüberzeugungen* gelten. Die generalisierte Erwartung internaler Kontrolle, insbesondere dass eine Person meint, selbst zu ihrer Gesundheit beitragen zu können (im Gegensatz zu der Erwartung, dass sie weitgehend von anderen oder vom Schicksal abhängt), und die Überzeugung, dass sie auch die Kompetenz zur Umsetzung eines Gesundheitsverhaltens hat, sind wesentliche Determinanten vieler gesundheitsbezogener Aktivitäten. *Optimismus* kann im Sinne einer globalen zuversichtlich-hoffnungsvollen Lebenseinstellung als protektives Merkmal einer Person gelten. Dabei muss allerdings zwischen einem defensiven und einem funktionalen Optimismus unterschieden werden (Schwarzer, 1996): Während ersterer der Abwehr von Bedrohungen dient und auf diese Weise eher zur Fehleinschätzung der eigenen gesundheitlichen Gefährdung beiträgt, würde letzterer die Ausführung eines positiven Gesundheitsverhaltens erleichtern. Als kognitive Dispositionen können das *Gesundheitswissen* einer Person und ihre *Intelligenz* als gesundheitliche Ressourcen wirksam werden (Antonovsky, 1979), weil sie sowohl die Bewältigung von Belastungen erleichtern als auch einen rationalen Umgang mit der eigenen Gesundheit fördern können. Auch für einige komplexe Persönlichkeitskonstrukte konnte belegt werden, dass sie als Gesundheitsressourcen wirken. Insbesondere ist das von Kobasa und ihren Mitarbeitern formulierte und empirisch untersuchte Konzept der *Widerstandsfähigkeit (»hardiness«)* zu nennen (Kobasa, Maddi & Kahn, 1982). Es kombiniert drei Komponenten: *»Commitment«* beschreibt das Ausmaß der inneren Verpflichtung und engagierten Grundhaltung einer Person, *»Challenge«* die Tendenz, Belastungen als Herausforderung wahrzunehmen, und *»Control«* ist mit der bereits beschriebenen internalen Kontrollüberzeugung gleichzusetzen. In diesem Sinn als widerstandsfähig eingestufte Menschen haben günstigere Werte auf Indikatoren von Gesundheit, weil sie – so vermuten die Autoren – Belastungen optimistischer einschätzen und besser bewältigen. Das stärker emotional geprägte Konstrukt des *Selbstwertgefühls* (Thoits, 1995) konnte vielfach als Ressource für die Bewältigung belegt werden und weist positive Zusammenhänge insbesondere mit psychischer Gesundheit auf. Es kann zudem als emotionaler Teil eines umfassenderen Konstruktes der Identität verstanden werden. Antonovsky (1979) nennt unter Bezug auf Erikson die *Ich-Identität* als wichtige personale Ressource; sie umschreibt »ein Gefühl von der inneren Person, integriert und stabil, dennoch dynamisch und flexibel; auf die soziale und kulturelle Wirklichkeit bezogen, jedoch mit genügend Unabhängigkeit ...« (S. 109).

- *Handlungskompetenzen*: Ob Menschen die in ihrem Leben die auf sie zu kommenden Belastungen angemessen bewältigen können und ob sie rechtzeitig und effektiv in Bezug auf ihre Gesundheit handeln können, das hängt neben kognitiven und emotionalen Merkmalen auch von ihren konkreten Handlungskompetenzen ab. Diese offensichtliche Ebene von Ressourcen wird in der Gesundheitsforschung selten thematisiert, daher liegen kaum Forschungsergebnisse vor. Ein erster naheliegender Aspekt sind die Kompetenzen einer Person, um Belastungen zu bewältigen. Obwohl wir wissen, dass sich aufgrund der situationsspezifischen Anforderungen keine generell effektiven Coping-Handlungen beschreiben lassen, so können doch mit Antonovsky einige Kriterien genannt werden, die Bewältigungsstrategien zu wirksamen

Handlungsressourcen machen. Antonovsky (1979) bezeichnet eine Coping-Strategie als den »Gesamthandlungsplan zur Bewältigung von Stressoren« (S. 112) und schlägt drei Kriterien vor, wann diese als effektive Ressource betrachtet werden kann: *Coping-Strategien* sollten *rational, flexibel und vorausschauend* sein. Sie sollten erstens einen Stressor und seine Bedrohung angemessen, realitätsnah und somit rational einschätzen, zweitens sollten die verfügbaren Handlungsoptionen in Hinblick auf die situativen Anforderungen flexibel ausgewählt und gegebenenfalls korrigiert werden, und drittens sollten die Handlungen vorausschauend sein, indem sie auch die langfristigen Konsequenzen antizipieren. Als weitere generelle Handlungsressourcen können die *sozialen Kompetenzen* einer Person gelten, weil der Umgang mit Belastungen und mit Gesundheit in vielen Fällen im sozialen Kontext stattfindet. Menschen müssen dabei andere Personen und soziale Beziehungen angemessen wahrnehmen, sie müssen verbal und nonverbal adäquat und klar verständlich kommunizieren, und sie benötigen Fähigkeiten zur Gestaltung von Beziehungen sowie zum Umgang mit interpersonalen Konflikten. Für das Gesundheitshandeln dürfte sich eine *präventive Lebensorientierung* generell als Vorteil und damit als Ressource erweisen. Präventiv orientierte Menschen denken und handeln vorsorgend und in langfristigen Dimensionen, sie sind weniger am augenblicklichen Vorteil oder Lustgewinn ausgerichtet.

2. *Sozial-interpersonale Ressourcen* beziehen sich auf die soziale Umwelt, die Lebenswelt und die sozialen Beziehungen einer Person. Folgende Aspekte sind zu unterscheiden:

• Die *sozialen Unterstützungsressourcen* wurden bereits als zentrales Thema der Forschung über Bewältigungsressourcen vorgestellt (vgl. Kap. 4.1) und dort in seinen wesentlichen Funktionen beschrieben. Die empirischen Belege für die Wirkung von sozialer Unterstützung und von sozialer Integration als Gesundheits- und Bewältigungsressource sind zwar überwältigend; dennoch sind die genauen Mechanismen dieser Wirkung immer noch wenig verstanden.

• Die *sozialen Netzwerke*, in die Personen eingebunden sind, beschreiben den strukturellen Aspekt von sozialen Ressourcen. Nach bisherigen Erkenntnissen scheint es weniger die Größe von sozialen Netzwerken zu sein als die Stabilität und Qualität ihrer Beziehungen, die sie als Ressource wirksam werden lassen. Antonovsky (1987) schließt aus den Ergebnissen der Forschung, dass soziale Netzwerke vor allem dann als soziale Ressource wirken, wenn zwischen den Menschen ein Gefühl gegenseitiger Verpflichtung herrscht; soziale Beziehungen im Netzwerk werden dann als dauerhaft gewertet, sie schaffen emotionale Bindungen und gemeinsame Werte. Empirisch wurde immer wieder gefunden, dass *Vertrauensbeziehungen* die wichtigste Form von sozialer Unterstützung leisten.

3. Körperlich-konstitutionelle Ressourcen umfassen Funktionen des Organismus und Kräfte des Körpers, die einen wirksamen Beitrag nicht nur in der Abwehr von Stressoren und Risiken, sondern auch zur positiven Förderung von Gesundheit leisten. Die körperliche Konstitution und die Stabilität bzw. Verwundbarkeit von Organsystemen sind natürlich auf der Grundlage der genetischen Ausstattung eines Individuums zu sehen. Für die gesundheitspsychologische Analyse sind insbesondere folgende Arten von körperlichen Ressourcen bedeutsam, weil sie veränderbar sind und psychisch beeinflusst werden:

- *Immunkompetenz*: Die Fähigkeit des Immunsystems, die den Organismus bedrohenden Antigene zu bekämpfen, ist wesentlich für die Abwehr und Überwindung von Krankheiten. Sie kann somit als wichtige körperliche Ressource verstanden werden, die nicht nur in der genetisch-konstitutionellen Ausstattung des Organismus, sondern auch in der Umwelt eines Individuums begründet ist. Wir haben gesehen, dass die Kompetenz des Immunsystems interindividuell variiert und dabei auch wesentlich durch psychische Faktoren beeinflusst werden kann (vgl. Kap. 4.3); die Immunabwehr kann zum Beispiel durch positive Emotionen gesteigert und durch negative reduziert werden.

- Die *Stabilität des vegetativen und kardiovaskulären Systems* stellt eine körperliche Disposition dar, die zentral ist für die Erhaltung des organismischen Gleichgewichtes und für den Grad der Anfälligkeit für Herz- und Kreislauferkrankungen. Sie kann als Ressource gesehen werden, die eine starke genetisch-konstitutionelle Basis hat, die aber auch variiert zwischen Personen und im Lebenslauf Schwankungen unterworfen ist. Insofern kann sie durchaus etwas mit dem Lebensstil einer Person zu tun haben.

- *Körperliche Fitness*: Sie lässt sich über Merkmale wie muskuläre Ausstattung und Kraft, körperliche Beweglichkeit sowie körperliche Ausdauer und Kondition bestimmen. Die körperliche Fitness einer Person kann als wichtige gesundheitliche Ressource verstanden werden: Zum einen vermindert sie die Verwundbarkeit für Infektionserkrankungen, Verletzungen, muskuläre Verspannungen, Rückenbeschwerden oder Herzerkrankungen. Zum anderen stellt sie einen ganz wesentlichen Einfluss auf das körperliche und psychische Wohlbefinden einer Person und ihre Leistungsfähigkeit dar, damit für zentrale Indikatoren einer positiven Gesundheit. Körperliche Fitness hat ihre Basis natürlich in der konstitutionellen Ausstattung, sie ist jedoch bekanntlich durch Übung und Training wesentlich zu beeinflussen, sodass die Möglichkeit besteht, körperliche Ressourcen systematisch aufzubauen. Dabei ist jedoch auch sehr deutlich zu erkennen, dass die gesundheitliche Wirkung eine Frage der Art und des Ausmaßes eines Trainings ist. Der Aufbau einer körperliche Ressource kann sehr schnell in eine Gefährdung umschlagen, wenn er überzogen wird.

• *Körpergefühl:* In diesem Zusammenhang spielt die individuelle Wahrnehmung und die Einstellung zum eigenen Körper eine wichtige Rolle. Ein gutes Körpergefühl kann dann als Ressource gelten, wenn es dazu beiträgt, körperliche Belastungsgrenzen und Beschwerden zu erkennen, den eigenen Körper gefühlsmäßig positiv zu besetzen und auch körperliches Wohlbefinden zu empfinden. Es ist anzunehmen, dass Menschen auf der Grundlage eines positiven Körpergefühls pfleglich und vorsorgend mit dem eigenen Körper umgehen, ein insgesamt günstigeres Gesundheitsverhalten und geringeres Risikoverhalten zeigen sowie im Falle von Beschwerden rechtzeitig Maßnahmen ergreifen, somit insgesamt ihre Gesundheit fördern können.

4. *Sozio-kulturelle Ressourcen* gehen über das Individuum und seine Lebenswelt hinaus und sind in der gesellschaftlichen und kulturellen Umwelt verankert. Mit Antonovsky (1979) lassen sich zwei Aspekte nennen:

• Ein bestimmtes Maß an *kultureller Stabilität* trägt dazu bei, dass die Lebenswelt für ein Individuum überschaubar bleibt und die im Lebenslauf sozialisierten Einstellungen und Fähigkeiten sowie das kulturell geprägte Wissen auch ihre Bedeutung behalten. Schneller gesellschaftlicher Wandel (z.B. ein politischer Systemwechsel) oder große kulturelle Brüche (z.B. durch Migration) gefährden diese Grundlagen für das Alltagshandeln und entwerten oft wichtige Ressourcen für die Belastungsbewältigung und das Gesundheitshandeln, welche immer in einem sozialen und kulturellen Kontext stehen.

• Alle Gesellschaften und Kulturen vermitteln ein System von kollektiven Überzeugungen, die Antworten auf Grundfragen des

Lebens und der Existenz geben; das können *religiöse oder philosophische Überzeugungen* sein, aber auch magische Aktivitäten, die häufig eng mit gesundheitlichen Themen verbunden sind (z.b. Regeln zur Hygiene und Ernährung, der Umgang mit sozialen Belastungen und Konflikten).

5. Schließlich sind *materielle Ressourcen* zu nennen, die jedoch oft übersehen oder unterschätzt werden. Die Verfügung über Geld, Vermögen, Güter und Dienstleistungen kann eine wesentliche Voraussetzung für die Bewältigung von Belastungen und für die Gestaltung einer gesunden Lebensweise darstellen.

Für die Fragen der Gesundheitspsychologie sind natürlich vor allem die psychischen und sozialen Gesundheitsressourcen von Bedeutung. Aber vielfach müssen für eine angemessene Konzeption von Ressourcen auch die körperliche, sozio-kulturelle und materielle Ebene einbezogen werden, weil diese eng mit der psychosozialen Dimension verbunden sind. Es wurde bereits mehrfach angedeutet, dass die *Wurzeln von Gesundheitsressourcen* auch im *gesellschaftlichen* Bereich zu finden sind. Unterschiedliche gesellschaftliche, soziale, kulturelle, ökologische und historische Bedingungen nehmen Einfluss auf die Herausbildung von Ressourcen. Die oft festgestellten sozialen Unterschiede im Gesundheitszustand der Bevölkerung nach sozioökonomischem Status, Geschlecht, Bildung oder Kultur dürften zum großen Teil in der ungleichen Verteilung von Ressourcen begründet sein: Die materiellen Lebensbedingungen und Sozialisationsbedingungen von sozialen Gruppen stellen strukturelle Grundlagen für viele der genannten Ressourcen dar. In den *Lebensläufen* von Individuen und ihren *biographischen* Erfahrungen sind unterschiedliche Möglichkeiten für Herausbildung von Gesundheitsressourcen angelegt; damit ergeben sich aber auch Chancen, dass Menschen selbst durch individuelle oder kollektive Aktivitäten zum Aufbau ihrer Ressourcen beitragen können.

Im Mittelpunkt der Salutogenese steht die Frage, welches allgemeine Wirkprinzip sich in der beschriebenen Verfügung über Ressourcen ausdrückt und in welcher Weise sie zur Genese von Gesundheit beitragen können. Antonovsky hat sich mit diesem Thema in seinen späten Arbeiten am meisten beschäftigt. Seine zentrale Hypothese war, dass Menschen mit vielen und ausgeprägten Ressourcen eher Lebenserfahrungen machen, die ihnen Konsistenz vermitteln, soziale Teilhabe und personale Kontrolle ermöglichen sowie eine Balance zwischen Über- und Unterforderung herstellen. Diese Erfahrungen lassen eine Lebensorientierung entstehen, die er das

Gefühl der Kohärenz *(»Sense of Coherence«)* genannt hat und als wesentliche Determinante einer gelingenden Bewältigung von Belastungen, damit von Gesundheit verstanden hat. Mit dem Kohärenzgefühl als zentralem Konstrukt im Prozess der Salutogenese werden wir uns im folgenden Abschnitt ausführlich befassen.

5.4 Das Kohärenzgefühl und die Salutogenese

5.4.1 Das Konzept des »Sense of Coherence«

Die Entwicklung des theoretischen Konstruktes Kohärenzgefühl war Antonovskys Antwort auf eine offene Frage im Modell der Salutogenese. Theoretisch war folgendes Problem zu lösen: Wenn Menschen viele und angemessene Widerstandsressourcen haben, warum wirken sie sich positiv auf die Bewältigung von Spannungen aus, welcher Prozess steht dahinter? Antonovsky schlägt folgende Lösung vor: Wenn Menschen über ausgeprägte Ressourcen verfügen, dann machen sie im Laufe ihres Lebens eher Erfahrungen, die sie einen inneren Zusammenhang erkennen und Überzeugungen entstehen lassen, am sozialen Leben beteiligt zu sein und das Leben gestalten zu können. Sie entwickeln aus diesen Lebenserfahrungen eine Zuversicht, dass die Welt für sie im Wesentlichen erklärbar und auch kontrollierbar ist, dass sich die auftretenden Belastungen auch bewältigen lassen. Mit dem Kohärenzgefühl ist die tiefe Überzeugung eines Menschen gemeint, dass das Leben trotz vieler Belastungen, Risiken und Unwägbarkeiten doch im Prinzip zu verstehen ist, überwiegend Sinn macht und die auf ihn zu kommenden Probleme zu bewältigen sind. Auf der Grundlage von qualitativen Interviews mit Menschen, die ein Trauma erlebt hatten, präzisierte Antonovsky diese Ideen und kam zu folgender Definition:

»Das Gefühl der Kohärenz ist eine globale Orientierung, sie drückt aus, in welchem Maße man ein durchgehendes, überdauerndes und dennoch dynamisches Gefühl der Zuversicht hat, dass (1) die Ereignisse der inneren und äußeren Umwelt im Laufe des Lebens strukturiert, vorhersehbar und erklärbar sind; (2) die Ressourcen verfügbar sind, um den durch diese Ereignisse gestellten Anforderungen gerecht zu werden; und (3) diese Anforderungen als Herausforderungen zu verstehen sind, die es wert sind, sich dafür einzusetzen und zu engagieren« (Antonovsky, 1987, S. 19).

Sehen wir uns diese komplexe Definition etwas genauer an. Zunächst ist die Rede von einer »globalen Orientierung«. Sie drückt aus, dass hier nicht spezifische Einstellungen einer Person zu einzelnen Aspekten der Umwelt gemeint sind, sondern eine umfassende Sichtweise von der Welt, die aber handlungsrelevant ist und sich möglicherweise aus einzelnen Einstellungen abstrahieren lässt. Dann wird von einem »Gefühl der Zuversicht« gesprochen, das näher als »durchgehend, überdauernd und dynamisch« charakterisiert wird. Mit Zuversicht kann man eine positive Erwartung an die Zukunft verstehen; durch ihre nähere Bestimmung als »Gefühl« (englisch: *»sense«*) wird sie aber weniger als definitive Überzeugung, vielmehr als etwas unbestimmt gekennzeichnet, was aber realistisch ist angesichts einer Zukunft, die notwendigerweise unsicher ist. Die Zuversicht ist aber durchgehend, d.h. sie betrifft weite Aspekte des Lebens, und sie ist andauernd, was auf eine relativ stabile Einstellung oder Disposition verweist, die sich aber – weil dynamisch – dennoch verändern kann, aber wohl nur in längeren zeitlichen Phasen. Drei *Komponenten* bestimmen den Inhalt dieser Orientierung und dieses Gefühls der Zuversicht (vgl. Antonovsky, 1987, Kap. 2):

- Das *Gefühl der Verstehbarkeit (»sense of comprehensibility«)* bezieht sich auf die Wahrnehmung seiner inneren und äußeren Umwelt, sie stellt eine kognitive Komponente des Kohärenzgefühls dar. Die Verstehbarkeit ist dann hoch, wenn eine Person die Informationen über ihre Lebenswelt als klar, geordnet und strukturiert erlebt, im Gegensatz zu chaotisch, zufällig und unverständlich; die Ereignisse im Leben sind für sie erklärbar und damit in gewissem Maße auch voraussehbar.
- Das *Gefühl der Bewältigbarkeit (»sense of manageability«)* bezieht sich auf die Anforderungen der Umwelt und wie weit sie subjektiv als kontrollierbar wahrgenommen werden. Eine Person hat dann ein hohes Gefühl der Bewältigbarkeit, wenn sie ihre Ressourcen als angemessen wahrnimmt, um mit diesen Anforderungen umzugehen. Auch hier handelt es sich also um eine kognitive Einschätzung, die sich auf die eigenen Handlungsmöglichkeiten bezieht, die aber auch eine emotional gefärbte Zuversicht enthält, dass Dinge gut ausgehen werden, auch unabhängig vom eigenen Zutun.
- Das *Gefühl der Sinnhaftigkeit (»sense of meaningfulness«)* beschreibt schließlich eine motivationale Komponente, die ausdrückt, wie weit eine Person das eigene Leben und ihre Le-

bensumwelt auch als emotional bedeutungsvoll und persönlich wichtig wahrnimmt. Bei einem hohen Gefühl der Sinnhaftigkeit werden die Anforderungen im Leben als persönliche Herausforderung gesehen, die es wert sind, sich dafür einzusetzen; es gibt bedeutungsvolle Bereiche im Leben, die hoch geschätzt werden und die persönlich Sinn geben.

Diese drei Komponenten sind als eng zusammenhängend zu verstehen; sie sind alle notwendig, um das Gefühl der Kohärenz einer Person zu beschreiben und um eine erfolgreiche Bewältigung von Spannungen vorauszusagen. Dennoch leisten sie unterschiedliche Beiträge zum theoretischen Konstrukt. Am wichtigsten ist wohl das Gefühl der Sinnhaftigkeit als motivationale Komponente; denn wenn Menschen für sich keine emotional bedeutungsvollen Lebensbereiche sehen, dann sind auch starke Überzeugungen der Verstehbarkeit und Bewältigbarkeit ohne dauerhafte Grundlage. Und wenn die eigene Umwelt nicht verständlich ist, dann wird sie auch kaum als bewältigbar wahrgenommen werden; insofern ist die Verstehbarkeit von Anforderungen die Grundlage für die wahrgenommene Bewältigbarkeit.

5.4.2 Wie wirkt das Kohärenzgefühl in der Salutogenese?

Antonovsky (1987) formuliert in seiner Theorie die Hypothese, dass ein hohes Kohärenzgefühl entscheidend dazu beiträgt, Widerstandsressourcen zu mobilisieren, um eine erfolgreiche Spannungsbewältigung zu erreichen. Der »Sense of Coherence« (SoC) vermittelt auf diese Weise zwischen den Ressourcen und den konkreten Bewältigungshandlungen in einer Belastungssituation. Im Modell wird also deutlich unterschieden zwischen der Verfügbarkeit von Ressourcen und ihrer Mobilisierung im Prozess der Stressbewältigung: »Die Person mit einem starken SoC wählt die spezifische Bewältigungsstrategie aus, die am besten dazu geeignet erscheint, mit dem aktuellen Stressor umzugehen« (S. 138).

Der Einfluss eines Gefühls der Kohärenz auf die Bewältigung von Stressoren erfolgt theoretisch auf verschiedenen Ebenen des Stressprozesses (vgl. Kap. 5.2): *Erstens* wird angenommen, dass der SoC wesentlich bestimmt, wie Stressoren subjektiv eingeschätzt werden: Menschen mit einem starken Kohärenzgefühl tendieren dazu, Anforderungen gar nicht als Stressoren zu bewerten *(primary appraisal I)*, die wahrgenommenen Stressoren als weniger bedrohlich für das eigene Wohlbefinden einzuschätzen *(primary appraisal II)* und das den Stressoren zugrunde liegende Problem klarer und differenzierter wahrzunehmen *(primary appraisal III)*. *Zweitens* wird die Hypothese formuliert, dass Personen mit einem hohen SoC dazu tendieren, in einer konkreten Belastungssituation flexibel jene Ressourcen aus ihrem Reservoir auszuwählen, die am besten zur Bewältigung der ausgelösten Spannungen geeignet sind. Ein hohes Gefühl der Sinnhaftigkeit wird die motivationale Basis für engagierte und zielstrebige Bemühungen zur Bewältigung schaffen; ein hohes Gefühl der Verstehbarkeit ist zentral dafür, um das Problem ausreichend zu verstehen und kognitiv zu klären; und ein hohes Gefühl der Bewältigbarkeit wird die Zuversicht geben, dass die Bemühungen auch erfolgreich sein werden. *Drittens* wird schließlich angenommen, dass Personen mit einem hohen SoC nach dem erfolgten Bewältigungshandeln dessen Auswirkungen und Erfolg auch angemessener einschätzen können *(tertiary appraisal)*; durch ein realistisches Feedback werden sie eher in der Lage sein, wenn notwendig auch die Bewältigungsstrategien zu korrigieren.

Aus diesen drei Gründen wird in der Theorie von Antonovsky (1987) ein hohes Kohärenzgefühl die erfolgreiche Bewältigung von Stressoren fördern, damit die Entstehung von Stress verhindern und eine Bewegung zum positiven Pol des Gesundheitskontinuums auslösen. Ein Gefühl der Kohärenz ist somit theoretisch weder eine allgemeine Ressource noch ein spezifischer Coping-Stil. Die Bewältigung bezieht sich immer auf spezifische Situationen und Stressoren, es kann daher keinen universell effektiven Coping-Stil geben. Eine Person hat aber im Rahmen ihres kulturellen Kontextes ein Reservoir an Bewältigungsstrategien und anderer Ressourcen zur Verfügung; es kommt entscheidend darauf an, ob sie aus diesem Fundus flexibel jene wählen und mobilisieren kann, die in der spezifischen Situation am besten passen. Genau dafür ist das Kohärenzgefühl verantwortlich.

Kann nun das Kohärenzgefühl auch über andere Wege als dem Stressprozess die Gesundheit beeinflussen? Antonovsky (1987) lehnt explizit einen direkten Einfluss des SoC auf das Gesundheitsverhalten ab: »Ich behaupte nicht, dass Personen mit einem starken SoC mit größerer Wahrscheinlichkeit Verhaltensweisen zeigen werden, die erwiesenermaßen gut für die Gesundheit sind – nicht zwischen den Mahlzeiten zu essen, nicht zu rauchen, regelmäßige körperliche Aktivität usw. (...) Diese Verhaltensweisen werden weit mehr durch sozialstrukturelle und kulturelle Faktoren determiniert als durch die Art, wie jemand die Welt sieht, und ich möchte diese beiden nicht vermischen« (S. 152 f.). Er gesteht jedoch insofern einen indirekten Einfluss des SoC auf das Gesundheitsverhalten zu, als er vermutet, dass Menschen mit einem starken SoC in der Auseinandersetzung mit Stressoren weniger mit einem Risikoverhalten (wie Rauchen oder Trinken) reagieren, vielmehr angemessene Bewältigungsmuster zeigen. Ein zweiter Einflusspfad des SoC auf das Gesundheitskontinuum wird über direkte *physiologische Wirkungen* angenommen: Antonovsky (1987, Kap. 6) formuliert unter Bezug auf physiologische Modelle drei Hypothesen: Erstens kann ein starker SoC über eine adäquate Informationsverarbeitung im Gehirn Störungen in der Selbstregulation des organismischen Systems verhindern, zweitens kann er die Funktionen des Immunsystems positiv beeinflussen und drittens dazu beitragen, dass neuroimmunologische und neuroendokrine Ressourcen aktiviert werden.

Wenn das Kohärenzgefühl – wie gezeigt – eine Schlüsselrolle im Prozess der Salutogenese spielt, dann ist es die entscheidende Frage, *wie der SoC entsteht und gefördert werden kann.* Im Modell von Antonovsky ist der SoC eng mit der Wirkung von Widerstandsressourcen verbunden: Die Verfügbarkeit über Ressourcen bestimmt die Art der Lebenserfahrungen, die Menschen machen. Erfahren sie im Laufe ihres Lebens ein hohes Maß an Konsistenz, an sozialer Teilhabe und personaler Kontrolle sowie eine Balance von Belastungen, dann entwickelt sich ein starkes Gefühl der Kohärenz. »Konsistente Erfahrungen schaffen die Basis für die Komponente der Verstehbarkeit; eine gute Belastungsbilanz für die Komponente der Bewältigbarkeit; und (…) die Partizipation bei der Lebensgestaltung für die Komponente der Sinnhaftigkeit« (Antonovsky, 1987, S. 92). Die sozialen Strukturen, in der Menschen aufwachsen, schaffen eine wesentliche Grundlage für die verfügbaren Ressourcen (z.B. materielle, soziale), sie sind damit auch die Wurzeln für die Herausbildung eines starken Kohärenzgefühls. Unterschiedliche gesellschaftliche, historische und kulturelle Bedingungen erklären somit die unterschiedlichen Ausprägungen eines Kohärenzgefühls. Weiterhin müsste sich die Entwicklung des SoC im Laufe des Lebens über die Phasen der Kindheit, der Adoleszenz und des Erwachsenenalters im Einzelnen beschreiben lassen; leider gibt es dafür aber bisher nur indirekte empirische Hinweise. Antonovsky vertritt die These, dass sich die Entwicklung des SoC im frühen Erwachsenenalter, also in einem Alter von etwa 30 Jahren stabilisiert hat und dass danach größere Veränderungen für die Mehrheit der Menschen nicht mehr zu erwarten sind. Er betont jedoch, dass es für diese These noch keine eindeutigen empirischen Belege gibt, sie aber aufgrund theoretischer Überlegungen plausibel erscheint (Antonovsky, 1998). Da bis heute die notwendigen Längsschnittsstudien fehlen, müssen diese zentralen Fragen der Salutogenese noch weitgehend offen bleiben.

5.4.3 Stand der Salutogenese-Forschung

Wie steht es nun um die empirische Fundierung des Modells der Salutogenese? Wie ist der Stand der Forschung zur Salutogenese einzuschätzen und wie weit ist die Rolle des Kohärenzgefühls belegt? Die interdisziplinäre Gesundheitsforschung hat sich lange Zeit nur zögernd mit der Salutogenese befasst und um ihre empirische Fundierung bemüht. Aufgrund dieser relativ kurzen Geschichte der Salutogenese-Forschung müssen noch viele Fragen offen bleiben. Ein Großteil der Forschung war an der Untersuchung des SoC orientiert, auch weil sich Antonovsky selbst in diesem Bereich stark engagiert hat; andere Teile des Prozessmodells wurden dagegen eher selten thematisiert. Im Wesentlichen hat sich die empirische Forschung zur Salutogenese bisher auf drei Bereiche von Fragen konzentriert:

1. Welche Zusammenhänge bestehen zwischen dem Kohärenzgefühl (*»Sense of Coherence«*) und verschiedenen Indikatoren von Gesundheit?
2. Wie weit spielt das Kohärenzgefühl die postulierte Rolle als Moderator in der Bewältigung von Stressoren?
3. Welche inhaltliche Struktur hat das Konstrukt des *»Sense of Coherence«* (SoC) und lässt sich diese empirisch bestätigen? Wie ist das Konstrukt in der Bevölkerung nach sozio-demographischen Merkmalen verteilt?

Neuere Übersichten über den Forschungsstand (Bengel, Strittmatter & Willmann, 1998; Wydler, Kolip & Abel, 2000; Faltermaier, 2002) kommen zum Ergebnis, dass es einerseits deutliche unterstützende Befunde für das Modell gibt, dass andererseits aber auch eine Reihe von Problemen und offenen Fragen bestehen. So lassen sich zwar die postulierten positiven Zusammenhänge zwischen dem Kohärenzgefühl und Indikatoren der psychischen Gesundheit sowie – in geringerem Maße – mit Indikatoren der körperlichen

Gesundheit nachweisen (Bengel et al., 1998). Allerdings beruhen diese Befunde fast ausschließlich auf Querschnittstudien, welche die Richtung der Zusammenhänge und damit die Frage von Ursache und Wirkung offen lassen müssen. Die wenigen Längsschnittstudien sind in ihren Ergebnissen tendenziell zwar theoriekonform, aber nicht immer eindeutig. Untersuchungen zeigen, dass das Kohärenzgefühl als Moderator in der Bewältigung von Stressoren fungiert (ebd.): Personen mit hohen SoC-Werten scheinen positivere Bewältigungsstile zu haben, Personen mit niedrigen SoC-Werten eher negative. Die Versuche, die inhaltliche Struktur des Konstruktes des »*Sense of Coherence*« (SoC) in Faktorenanalysen zu bestätigen, waren nicht erfolgreich: Es lässt sich zwar ein Generalfaktor erkennen, aber die drei Komponenten eines Gefühls der Verstehbarkeit, der Bewältigbarkeit und der Sinnhaftigkeit sind empirisch über die Faktorenstruktur nicht eindeutig zu reproduzieren. Die Stabilität des SoC-Konstruktes im Erwachsenenalter ist nach dem aktuellen Forschungsstand nicht eindeutig zu bestätigen; es fehlen Längsschnittstudien, die diese Frage beantworten könnten.

5.4.4 Grenzen von Antonovskys Theorie der Salutogenese

Das theoretische Modell der Salutogenese ist von Antonovsky selbst nie als eine fertige Lösung verstanden worden, vielmehr als eine erste Antwort auf die Frage nach der Salutogenese. Die Theorie ist zunächst schlüssig und basiert auf dem damaligen Forschungsstand, ist aber durchaus offen für Weiterentwicklungen. Die empirische Forschung hat sich bisher dem Modell aber noch lange nicht in seiner Komplexität und Prozesshaftigkeit gewidmet. Die vorliegenden Ergebnisse zeigen in ihrer Gesamttendenz, dass die theoretische Konzeption in ihrer Substanz durchaus trägt. Sie zeigen aber auch eine Reihe offener Fragen, wie z.B. bei der Konzeption und Messung des Kohärenzgefühls, bei den empirischen Indikatoren eines Gesundheitskontinuums oder beim Zusammenwirken verschiedener Ressourcen und ihren Beiträgen zur Entwicklung des Gefühls der Kohärenz.

Neben der empirischen Fundierung sind auch immer wieder *kritische Fragen zur Konzeption* der Salutogenese gestellt worden: Reichen die im Modell formulierten Bedingungen aus, um Gesundheit zu erklären? Zwei Argumentationslinien stehen dabei im Mittelpunkt: Erstens wurde die *geringe Bedeutung des Gesundheits-verhaltens* im Modell und Antonovskys Position dazu in Frage gestellt (Faltermaier, 1994). Ist es wirklich so, dass die verhaltens-bezogenen Einflüsse auf die Gesundheit nur über die Bewältigung von Stressoren wirksam werden oder überwiegend sozialstrukturell bedingt sind? Oder anders formuliert: Ist das Individuum nicht in der Lage, auch unabhängig von seiner Reaktion auf Stressoren sich aktiv zur eigenen Gesundheit zu verhalten, sei es durch gesundheit-lich riskante oder förderliche Aktivitäten? Die umfangreichen gesundheitspsychologischen Forschungen zum Gesundheitsverhal-ten sind in Antonovskys Modell der Salutogenese kaum integrier-bar. Wenn Menschen auch in Bezug auf ihre Gesundheit als Sub-jekte verstanden werden, dann muss das auch in der Salutogenese zum Ausdruck kommen, indem ihr gesundheitsbezogenes Handeln und seine Bedingungen aufgenommen werden. Daher wurde das Modell der Salutogenese erweitert um die handlungsbezogenen Komponenten des Gesundheitsverhaltens, des Gesundheitshan-delns und der gesundheitsbezogenen Lebensweise sowie um ihre psychischen und sozialen Bedingungen (vgl. Abb. 5.1; vgl. Kap. 5.5 und 5.6).

Zweitens wurde Antonovskys Theorie vorgeworfen, die Genese von Gesundheit zu stark von der Seite des Individuums zu konstru-ieren und *sozialstrukturelle Einflüsse zu vernachlässigen* (Geyer, 1997; 2000; Siegrist, Neumer & Margraf, 1998). Dieser Einwand trifft zwar insofern nicht zu, als Antonovsky Gesundheit durchaus als Ergebnis sozialer Bedingungen versteht und diese im Modell auch mit formuliert sind, etwa als soziokulturelle und historische Wurzeln von Widerstandsressourcen. Wie diese sozialen Rahmen-bedingungen aber wirksam werden, das ist in der Theorie in der Tat wenig ausgearbeitet. Sozialepidemiologische Befunde zeigen deut-liche soziale Unterschiede im Gesundheitszustand, insbesondere zwischen sozialen Schichten, Geschlechtern und Kulturen (vgl. Mielck & Bloomfield, 2001); ein angemessenes Modell der Saluto-genese muss diese sozialen Differenzen erklären können. Sozial-strukturelle Bedingungen von Gesundheit wären an verschiedenen Stellen in das Modell integrierbar, z.B. als soziale Quellen von Res-sourcen, Stressoren und Bewältigungsbemühungen, als soziale Basis von Gesundheitsverhaltensweisen und Gesundheitsvorstel-lungen. Das Modell der Salutogenese wäre somit zu ergänzen durch eine Perspektive, die Gesundheit als subjektiv und sozial konstru-iert versteht. Diese Perspektive wird die folgenden beiden Abschnitte 5.5 und 5.6 leiten.

5.5   Das Gesundheitsverhalten und seine Bedingungen

Wenn die Gesundheit aktiv durch das Individuum beeinflusst werden kann, dann müssen in den Gesundheitstheorien auch das individuelle und soziale Handeln einen wesentlichen Stellenwert erhalten. Um diesen aktionalen Einfluss auf Gesundheit zu konzipieren, hat sich in der Gesundheitspsychologie der Begriff des Gesundheitsverhaltens durchgesetzt und eine eigene Forschungstradition begründet: Es liegen inzwischen umfangreiche empirische Untersuchungen und theoretische Modelle vor, um Bedingungen des Gesundheitsverhaltens zu erklären (vgl. Schwarzer, 1996/2004). Der Rückgriff auf den Begriff des Verhaltens liegt nahe, weil dieser in der Psychologie eine lange und dominierende Tradition aufweist. Was versteht man aber genau unter einem Gesundheitsverhalten?

5.5.1 Der Begriff des Gesundheitsverhaltens

Um den Begriff zu klären, muss zunächst der Bezug zu dem schon eingeführten Risikoverhalten hergestellt werden (vgl. Kap. 4.4). Ein Risikoverhalten ist dadurch bestimmt, dass sich durch eine Verhaltensgewohnheit die Wahrscheinlichkeit erhöht, dass Menschen eine Krankheit entwickeln. Entsprechend wird durch ein *Gesundheitsverhalten* die Wahrscheinlichkeit erhöht, dass Krankheiten vermieden werden oder – positiv formuliert – dass Gesundheit erhalten wird. Die große Bedeutung von verhaltensbedingten Risiken für die Entstehung von Krankheiten ist bereits lange erkannt; im Umkehrschluss wurde nun gefolgert, dass ein Gesundheitsverhalten – als Gegenteil eines Risikoverhaltens – Krankheiten verhindern kann und damit Gesundheit erhält. Um diese Bedeutung zu betonen, wird häufig – sprachlich nicht ganz korrekt – von einem *präventiven Gesundheitsverhalten (»preventive health behavior«)* gesprochen, zur Unterscheidung vom Gesundheitsverhalten *(»health behavior«)*, das auch als Überbegriff für alle gesundheitsbezogenen Verhaltensweisen verwendet wird. Als Basis dieser Gegenüberstellung von präventivem Gesundheitsverhalten und Risikoverhalten lässt sich ein dichotomer Gesundheitsbegriff erkennen, der Gesundheit als das Fehlen einer Krankheit versteht. Genau genommen kann also bei einem so definierten Gesundheitsverhalten lediglich angenommen werden, dass es Krankheiten verhindert, aber nicht dass es Gesundheit fördert. Ein Blick in die empirische Forschung bestätigt diese enge Definition des Gesundheitsverhaltens. Die bekannte »*Alameda County Study*« (Berkman & Breslow, 1983) war als Längsschnittstudie angelegt, um Faktoren im Lebensstil zu finden, die Gesundheit vorhersagen; gemessen wurde das jedoch umgekehrt an der Mortalitätsrate in einer repräsentativen Stichprobe von erwachsenen Menschen im Alter zwischen 30 und 69 Jahren. Die folgenden fünf Verhaltensgewohnheiten erwiesen sich sowohl einzeln als auch kombiniert über einen Untersuchungszeitraum von 9 Jahren als signifikante Prädiktoren einer geringeren Mortalität: Nichtrauchen, kein übermäßiger Alkoholkonsum, kein Übergewicht, ausreichende körperliche Bewegung und ausreichender Schlaf (7 bis 8 Stunden). Diese Verhaltensweisen können überwiegend als Gegenteil eines Risikoverhaltens verstanden werden.

Diese Bestimmung von Gesundheitsverhalten über das Fehlen von riskanten Gewohnheiten leitet einen großen Teil der Forschung zum Gesundheitsverhalten. Sie versucht zu erklären, unter welchen Bedingungen spezifische Formen eines Gesundheitsverhaltens gezeigt werden. Die Unterlassung oder Reduktion von Rauchen, von starkem Alkoholkonsum, die Vermeidung von riskantem Sexualverhalten, der Abbau von Übergewicht, von Bewegungsmangel und von Fehl- oder Überernährung sind typischerweise untersuchte Formen des Gesundheitsverhaltens. Eher selten werden Gesundheitsverhaltensweisen einbezogen, die Gesundheit positiv fördern können, wie z.B. gesunde Ernährung und Bewegung, vermutlich auch weil es oft schwer fällt, objektiv zu bestimmen, wann genau ein Verhalten eine gesunde Wirkung hat. Als Gesundheitsverhalten wird auch die Inanspruchnahme von Vorsorgeuntersuchungen und Früherkennungsmaßnahmen, von Impfungen sowie die Mitarbeit bei einer ärztlichen Behandlung (»*Compliance*«) untersucht. Damit wird unterstellt, dass es gesund und rational für eine Person ist, regelmäßig einen medizinischen Experten zu Kontrolluntersuchungen aufzusuchen oder von Experten empfohlene Maßnahmen (Impfungen, Behandlungen) durchzuführen.

In einer klassischen Arbeit definierten Kasl und Cobb (1966) das *Gesundheitsverhalten* als »jede Aktivität einer sich gesund empfindenden Person, die Krankheiten verhindern oder sie in einer noch nicht symptomatischen Phase entdecken soll« (S. 246). Sie bestimmen damit den Begriff über das Verhalten einer noch gesunden Person und über ihre präventive Intention; sie grenzen damit das

Gesundheitsverhalten ab vom Krankheitsverhalten (*»illness beha-vior«*) und vom Krankenrollenverhalten (*»sick role behavior«*) ab. Das *Krankheitsverhalten* umfasst das Verhalten von Personen, die bereits Symptome wahrnehmen und die sich darum bemühen, eine Diagnose oder geeignete Behandlung zu erreichen. Das *Kranken-rollenverhalten* beschreibt das Verhalten von Personen, die bereits die medizinische Diagnose einer Krankheit erhalten haben und danach streben, geeignete Behandlungen zu erlangen oder das Fort-schreiten der Krankheit zu verhindern. Auch diese Abgrenzung des Gesundheitsverhaltens ist problematisch, weil sie unterstellt, dass sich eindeutig und objektiv zwischen einer symptomatischen und asymptomatischen Phase unterscheiden lässt.

Gemeinsam an den bisher genannten Definitionen ist, dass das Gesundheitsverhalten weitgehend *durch Experten definiert* wird. Ärzte oder andere Fachleute bestimmen auf der Grundlage des vor-handenen Fachwissens, dass die Unterlassung oder Ausführung eines bestimmten Verhaltens positiv für die Gesundheit von Men-schen ist. Das unterstellt einen Konsens, den wir jedoch in vielen gesundheitsbezogenen Handlungsbereichen nicht haben. Zudem standen wir schon bei der Diskussion des Risikoverhaltens vor dem Problem, dass epidemiologische Erkenntnisse nur Wahrscheinlich-keitsaussagen in Bezug auf eine Population sind, die sich nicht bruchlos auf den Einzelfall übertragen lassen. Schließlich muss zur Kenntnis genommen werden, dass es in der Bevölkerung ein All-tagswissen darüber gibt, welche Verhaltensweisen Gesundheit erhalten und Krankheiten vermeiden können; dieses Laienwissen ist durchaus als eigenständig zu verstehen und kann vom Experten-wissen signifikant abweichen. Die wenigen Studien, die das Gesundheitsverhalten aus der *Sicht der Subjekte* bestimmen ließen, kamen etwa zu folgenden Ergebnissen: In einer repräsentativen amerikanischen Studie (Harris & Guten, 1979) wurden durch offene Fragen die wichtigsten Aktivitäten zur Erhaltung oder För-derung der eigenen Gesundheit exploriert; in den Antworten domi-nierten Ess- und Ernährungsgewohnheiten (71%), Schlaf, Ruhe und Entspannung (46%) sowie körperliche Bewegung, Training und Erholung (36%), nur 19% nannten in diesem Zusammenhang den Kontakt mit Ärzten. Trotz dieser Einschränkungen, was eine ange-messene Definition betrifft, liegen wichtige empirisch begründete Erklärungsmodelle des Gesundheitsverhaltens vor, die wir im Fol-genden etwas genauer ansehen werden.

5.5.2 Modelle des Gesundheitsverhaltens

Die empirische Forschung, die Bedingungen eines Gesundheitsverhaltens zu erklären versucht, ist heute eines der Hauptforschungsgebiete der Gesundheitspsychologie (vgl. Schwarzer, 1996; Marks et al., 2000), sie ist aber auch in der sozialwissenschaftlichen Gesundheitsforschung weit verbreitet (Albrecht, 1994). Im Wesentlichen werden dabei drei Arten von Bedingungen des Gesundheitsverhaltens untersucht: erstens soziodemographische Variablen wie soziale Schicht, Bildungstand, Familienstatus und Geschlecht, zweitens kognitive Variablen in Form von gesundheitsbezogenen Einstellungen und Überzeugungen sowie drittens soziale Variablen wie soziale Unterstützung und soziale Netzwerke.

Das historisch älteste und wohl bekannteste Modell ist das »Health Belief Model«, das bereits in den 1960er Jahren entwickelt wurde und seither die empirische Forschung stark stimuliert hat. Die gesundheitspsychologische Forschung konzentrierte sich auf die sozial-kognitiven Einflüsse und hat inzwischen eine Reihe von Modellen entwickelt, die das Gesundheitsverhalten zu erklären beanspruchen. Dabei wurden auch sozialpsychologische Modelle zur Erklärung des Zusammenhangs von Einstellung und Verhalten auf das Gesundheitsverhalten angewendet; sie haben neue Aspekte eingeführt wie die Herausbildung von Intention und Volition. In neuerer Zeit sind stärker prozessorientierte Modelle formuliert worden, die auch das Aufrechterhalten eines veränderten Verhaltens berücksichtigen. Die folgende Darstellung wird wichtige Modelle aus unterschiedlichen theoretischen Traditionen aufgreifen und dabei zentrale Bedingungen des Gesundheitsverhaltens verdeutlichen.

Das »Health Belief Model«

Warum nehmen Menschen eine von Experten empfohlene Früherkennungsuntersuchung nicht in Anspruch? Warum rauchen Menschen, obwohl sie wissen und es ständig öffentlich verbreitet wird, dass Rauchen gesundheitlich schädlich ist? Diese für die Praxis der Prävention grundlegenden Fragen veranlassten Gesundheitsforscher schon früh, nach den Motiven für ein Gesundheitsverhalten oder seine Unterlassung zu suchen (Becker, 1974). Die ersten Antworten fanden sie in zwei zentralen Einstellungen oder gesundheitlichen Überzeugungen (»health beliefs«): Um ein bestimmtes Gesundheitsverhalten zu zeigen, müssen Menschen erstens eine Bedrohung durch eine Krankheit wahrnehmen (»perceived threat«)

und zweitens davon überzeugt sein, dass dieses Verhalten geeignet ist, die Bedrohung abzuwehren.

- Die erste Überzeugung wird als wahrgenommene Bedrohung oder *Risikowahrnehmung* bezeichnet und stellt eines der zentralen kognitiven Konzepte der Gesundheitspsychologie dar. Es setzt sich aus zwei Momenten zusammen, nämlich der Überzeugung, durch ein Gesundheitsproblem persönlich verwundbar zu sein (*»perceived susceptibility«*), und wie ernst die Konsequenzen einer Krankheit wahrgenommen werden (*»perceived severity«*). Wenn eine Person zum Beispiel denkt, dass sie selbst für eine Krebserkrankung gefährdet ist und dass diese Krankheit schwerwiegende negative Folgen für sie haben würde, dann wird sie für sich ein gesundheitliches Risiko erkennen und motiviert sein, etwas zu unternehmen, um diese Bedrohung abzuwehren.
- Die zweite Überzeugung betrifft den *wahrgenommenen Nutzen* einer Gegenmaßnahme oder eines Gesundheitsverhaltens (*»perceived benefits«*), das jeweils im Verhältnis zu den *wahrgenommenen Barrieren oder Kosten* dieses Verhaltens (*»perceived barriers«*) eingeschätzt wird. Wenn eine Frau beispielsweise denkt, dass eine regelmäßige Vorsorgeuntersuchung beim Gynäkologen helfen würde, eine Krebserkrankung an der Brust oder Gebärmutter zu verhindern, dann wird sie auch eher motiviert sein, dieses Vorsorgeverhalten zu zeigen. Es könnte aber sein, dass sie dennoch zögert, weil der Arztbesuch mit einem großen Aufwand verbunden ist (es gibt an ihrem Wohnort keinen Gynäkologen, sie muss dazu aufwändige Reise machen) oder mit großen psychischen ›Kosten‹ verbunden ist (es ist ihr peinlich, eine gynäkologische Untersuchung vornehmen zu lassen). Wenn ein Mann zum Beispiel denkt, dass er wesentlich dazu beitragen könnte, keinen Lungenkrebs zu bekommen, wenn er mit dem Rauchen aufhören würde, dann wird ihn das motivieren. Es könnte aber sein, dass die Aufgabe des Rauchens für ihn mit beträchtlichen Nachteilen oder Kosten verbunden ist, weil er nicht nur den angenehmen Genuss des Tabaks im Kreise seiner Kollegen aufgeben müsste, sondern auch glaubt, er könne das nicht auf Dauer durchhalten.

Das *»Health Belief Model«* nimmt nun an, dass Menschen, die sich stark verwundbar für eine Krankheit mit schwerwiegenden Konsequenzen fühlen und die zudem überzeugt davon sind, dass ein bestimmtes Gesundheitsverhalten diese Bedrohung abwehren kann, die weiterhin glauben, dass die Barrieren zur Ausführung des Verhaltens überwunden werden können und seine Nachteile nicht so gewichtig sind, dass Menschen mit diesen gesundheitlichen Überzeugungen (»health beliefs«) dieses Verhalten auch ausführen werden. Zusätzlich muss noch ein gewisser Anstoß erfolgen, der ein Handeln auslösen kann (»cues of action«): Das können interne Reize sein, wenn eine Person zum Beispiel bereits leichte Beschwerden durch das Rauchen wahrnimmt, oder externe Hinweise, wenn sie von einem Arzt einen warnenden Hinweis erhält oder mit der Brustkrebserkrankung einer Bekannten oder dem Lungenkrebs eines Kollegen konfrontiert wird (vgl. Abb. 5.3).

Das »Health Belief Model« ist entscheidungstheoretisch orientiert und basiert auf der Annahme, dass Menschen nur dann ein präventives Verhalten zeigen werden, wenn in ihrer subjektiven Abwägung der Nutzen einer Maßnahme die erwarteten Kosten übersteigt. Die Kritik an diesem Modell macht sich zum einen an dieser zweckrationalen Position fest, die unterstellt, dass Menschen in gesundheitlichen Angelegenheiten kognitiv nach einem ökonomischen Kalkül entscheiden und dabei Emotionen, irrationale Motive, soziale Einflüsse und Gewohnheiten keine Rolle spielen. Zum anderen erwies sich das Modell trotz einer Vielzahl von Untersuchungen bei unterschiedlichen Verhaltensweisen empirisch in ihrer Vorhersagekraft als eher schwach, die erklärte Varianz war vielfach gering. Entsprechend wurden immer wieder wichtige Variablen genannt, die das Modell nicht berücksichtigt hat, z.B. die Unterscheidung von Intention und Verhalten, Kompetenzerwartungen und soziale Einflüsse.

Das »Precaution Adoption Process«-Modell
Aus der Kritik an den vorwiegend statischen Modellen des Gesundheitsverhaltens wie dem »Health Belief Model« entwickelte der amerikanische Psychologe Neil Weinstein (1988) eine dynamische Theorie, die in Form eines Stufenmodells aufgebaut ist. Weinstein ging es darum, Formen eines präventiven Gesundheitsverhaltens oder Schutzverhaltens vor einer Vielzahl von Gefahren zu erklären; dazu gehören neben gesundheitlichen Gefährdungen auch Gefahren in den Bereichen Umwelt, Natur, Beruf oder Kriminalität (beispielsweise Schadstoffe in der Umwelt, Risiken in der Arbeitswelt, Naturkatastrophen, Verkehrsunfälle oder Überfälle). Weinstein greift zwei zentrale Überzeugungen des »Health Belief Models« auf, nämlich die wahrgenommene Verwundbarkeit und den wahrgenommenen Schweregrad einer Gefahr, bringt sie aber in eine

Health Belief Model (HBM)	„Precaution Adoption Process"-Modell	Theorie des Geplanten Handelns	„Health Action Process Approach" (HAPA)	Trans-theoretisches Modell (TTM)
Risikowahrnehmung: • Wahrgenommene Verwundbarkeit • Wahrgenommener Schweregrad	Wahrgenommene Verwundbarkeit (3-stufig) Wahrgenommener Schweregrad (3-stufig)	Persönliche Einstellung	Risikowahrnehmung: • Wahrgenommene Verwundbarkeit • Wahrgenommener Schweregrad	Sorglosigkeit
Wahrgenommener Nutzen	Ergebniserwartung (3-stufig)	Subjektive Norm	Ergebniserwartung	Bewusstwerden
Wahrgenommene Kosten	Wahrgenommene Kosten	Wahrgenommene Kontrolle	Kompetenzerwartung	
Handlungsauslöser				
Intention → Gesundheitsverhalten	Intention → Gesundheitsverhalten	Intention → Gesundheitsverhalten	Intention → Volition: • Handlungsplanung • Handlungskontrolle → Gesundheitsverhalten	Vorbereitung → Handlung Aufrechterhaltung Stabilisierung

Abb. 5.3 Modelle des Gesundheitsverhaltens im Vergleich

dynamische Form. Er unterscheidet folglich drei Stufen von Erwartungen über die eigene *Verwundbarkeit*, die nach dem Grad der eigenen Betroffenheit variieren:

- Stufe 1: Wissen über eine Gefahr, z.B. »ich habe davon gehört, dass es ein Problem mit Überfällen in diesem Stadtteil gibt«;
- Stufe 2: Erwartung, dass andere Menschen (mit einiger Wahrscheinlichkeit) von dieser Gefahr betroffen werden, z.B. »andere Personen sind wirklich durch Überfälle gefährdet«;
- Stufe 3: Eine persönliche Gefährdung wird wahrgenommen, z.B. »es ist wirklich möglich, dass ich auch selbst überfallen werde«.

Eine Vorsichtsmaßnahme würde erst auf Stufe 3 ergriffen, also dann, wenn eine Person sich auch selbst als verwundbar erlebt, diese setzt aber die beiden vorhergehenden Stufen voraus. Die Überzeugung auf Stufe 1 impliziert zunächst, dass man überhaupt über diese Gefahr informiert ist. Das Fortschreiten zu Stufe 2 bedarf dann der Einschätzung, dass diese Gefahr zumindest für eine bedeutsame Zahl von Menschen wirklich existiert und nicht zu vernachlässigen ist, weil die erhaltenen Informationen glaubwürdig sind oder selbst erlebt wurden. Der Schritt von Stufe 2 zur Stufe 3 ist besonders kritisch, weil es bei vielen Menschen eine Tendenz gibt, die eigene Gefährdung zu unterschätzen. Ein Vielzahl von Studien hat bei unterschiedlichen Gefahren belegen können, dass Menschen zwar oft das Risiko anderer durchaus realistisch einschätzen, sich selbst aber nicht als verwundbar wahrnehmen oder nur mit geringer Wahrscheinlichkeit (Weinstein, 1988; Schwarzer, 1996). Dieser Effekt wird als ›optimistischer Fehlschluss (bias)‹ bezeichnet: Wir nehmen das eigene Risiko verzerrt wahr und unterschätzen es oft, während wir das Risiko anderer angemessener einschätzen.

Eine zweite Form der Risikowahrnehmung betrifft die Einschätzung, wie ernst eine Gefahr zu sehen ist, also den *Schweregrad einer Bedrohung*. Diese wird ebenso wie die Verwundbarkeit in drei Stufen eingeteilt. Als dritte Determinante eines präventiven Gesundheitsverhaltens postuliert das Modell *die Überzeugung von der Wirksamkeit einer Vorsichtsmaßnahme* oder eines präventiven Verhaltens; in der Fachliteratur wird diese Überzeugung auch *Ergebnis-Erwartung oder Konsequenzerwartung* genannt. Weinstein teilt diese Erwartung wieder in drei Stufen ein:

- Stufe 1: Das Wissen, dass es überhaupt eine Vorsichtsmaßnahme gibt;

- Stufe 2: Die Überzeugung, dass diese Vorsichtsmaßnahme im Allgemeinen wirksam ist;
- Stufe 3: Die Überzeugung, dass diese Vorsichtsmaßnahme persönlich wirksam ist.

Weinsteins Modell zur Erklärung eines präventiven Gesundheitsverhaltens formuliert also einen Prozess, der drei Überzeugungen in einem dynamischen Prozess bringt, Überzeugungen über die Verwundbarkeit durch eine Gefahr, über die Schwere ihrer Folgen und über die Wirksamkeit von Vorsichtsmaßnahmen, indem er sie über jeweils drei Stufen variiert. Die Ausführung eines präventiven Verhaltens setzt voraus, dass eine Person erstens eine persönliche Verwundbarkeit durch eine Gefahr wahrnimmt, diese zweitens persönlich als sehr ernsthaft einschätzt und drittens ein Schutzverhalten sieht, das sie für sich selbst als sehr wirksam beurteilt. Unter diesen Bedingungen und unter dem zusätzlichen Einfluss, dass die *Kosten eines Vorsorgeverhaltens* nicht als zu hoch eingeschätzt werden, erfolgt auf einer vierten Stufe eine *Entscheidung zum Handeln (Intention)*, die dann auf einer fünften Stufe ausgeführt wird (vgl. Abb. 5.3). Auch zwischen der Absicht zum Handeln und ihrer Ausführung werden Bedingungen formuliert, die diesen Schritt ermöglichen oder erschweren, z.B. die Komplexität einer Vorsorgemaßnahme, die dazu notwendigen Mittel an Zeit, Aufwand und Ressourcen sowie die damit konkurrierenden Anforderungen im Leben.

Weinsteins *»Precaution Adoption Process«*-Modell ist insofern ein Fortschritt, als es nicht mehr statisch ist, sondern einen dynamischen Prozess mit benennbaren Stufen formuliert. Die Theorie unterscheidet deutlich zwischen der Intention und der Ausführung des Verhaltens. Im Gegensatz zu vielen anderen Modellen des Gesundheitsverhaltens versucht es zumindest tendenziell zu berücksichtigen, dass Menschen in ihrem Leben vielfältigen Anforderungen ausgesetzt sind und sie im Alltag nicht nur im Hinblick auf ein spezifisches Verhalten orientiert sind, nicht nur gesundheitsbezogen planen und handeln können.

Theorie des geplanten Verhaltens (»Theory of Planned Behavior«)
Diese Theorie ist eine Weiterentwicklung der bekannten »Theorie der Handlungsveranlassung« *(»Theory of Reasoned Action«)* von Ajzen und Fishbein (1980). Beide Ansätze stammen aus einer sozialpsychologischen Tradition und haben den allgemeinen Anspruch, den Zusammenhang zwischen Einstellung und Verhalten zu erklä-

ren. Sie wurden von der Gesundheitspsychologie aufgegriffen, um die Herausbildung des Gesundheitsverhaltens zu erklären (vgl. Schwarzer, 1996; Schlicht, 2002). Die Theorie basiert auf der Annahme, dass die Ausführung eines Verhaltens immer vorab der Ausbildung einer Intention, eines Vorsatzes bedarf. Wir nehmen uns vor, mit dem Rauchen aufzuhören, mit dem Joggen zu beginnen oder regelmäßig eine Zahnseide zur Zahnpflege zu benutzen, bevor wir das – möglicherweise – auch tun. Das Modell unterscheidet somit zwischen Intention und Verhalten, denn bekanntlich führen Vornahmen nicht notwendig zur Ausführung eines Verhaltens. Das Modell strebt aber primär an, die Herausbildung einer Intention zu erklären.

Die Intention zu einem Gesundheitsverhalten wird nach dem Modell bedingt durch drei kognitiv-emotionale Erwartungen: Der persönlichen Einstellung bezüglich des Verhaltens, der subjektiven Norm bezüglich des Verhaltens und der wahrgenommenen Verhaltenskontrolle.

- Die *persönliche Einstellung* wird als eine gefühlsmäßige Einschätzung gegenüber einem bestimmten Gesundheitsverhalten verstanden wie zum Beispiel zum regelmäßigen Joggen: Ich kann es als positiv oder negativ bewerten, regelmäßig körperlich aktiv zu sein. Diese Einstellung beruht auf Überzeugungen über die Konsequenzen dieses Verhaltens, hier zum Beispiel, ob ich erwarte, dass sich für mich dadurch positive Folgen beispielsweise für meine Gesundheit oder negative Konsequenzen durch die Monotonie oder durch die Anstrengungen des Laufens ergeben (Ergebnis-Erwartung).
- Die *subjektive Norm* umfasst die Vorstellung davon, wie andere wichtige Bezugspersonen (Eltern, Freunde, Kollegen) dieses Gesundheitsverhalten bewerten. Sie basiert zum einen darauf, welche Überzeugungen bei diesen Personen wahrgenommen werden, und zum anderen auf der subjektiven Bereitschaft, diesen Erwartungen nachzukommen. So kann zum Beispiel eine junge Frau zwar denken, dass die ihr nahestehenden Menschen beispielsweise von sportlichen Aktivitäten überhaupt nichts halten; das kann sie beeinflussen, sie kann sich aber über diese Erwartungen auch hinwegsetzen.
- Die *wahrgenommene Verhaltenskontrolle* bezieht schließlich mit ein, ob sich eine Person die Ausführung eines Verhaltens auch zutraut; das hängt ab sowohl von ihren Kontrollüberzeugungen als auch von den wahrgenommenen Möglichkeiten, das Verhal-

ten auch auszuführen. Eine Person könnte sich zum Beispiel sehr unsicher sein, ob sie Joggen auch regelmäßig durchhalten kann (z.b. auch bei schlechtem Wetter) oder ob sie genügend Zeit dafür erübrigen kann. Das spricht sowohl eigene Kompetenzen als auch äußere Faktoren an.

Die Theorie des geplanten Verhaltens zeichnet sich dadurch aus, dass sie die Intention zu einem Gesundheitsverhalten als Vermittler zwischen Einstellung und Verhalten beschreibt. Intentionen werden durch die drei beschriebenen Formen von Erwartungen voraussagt (vgl. Abb. 5.3). Diese Prädiktoren haben sich empirisch als umso besser gezeigt, je spezifischer sie in Bezug auf das Zielverhalten formuliert wurden. So würde zum Beispiel die Absicht, regelmäßig zu joggen, am besten vorausgesagt durch eine positive Einstellung zur körperlichen Bewegung im Allgemeinen, zum Dauerlaufen im Besonderen, die auch von den Freunden und Bekannten geteilt wird (subjektive Norm) und dessen Ausführung man sich nicht nur zutraut, sondern auch zeitlich gut planbar ist (Verhaltenskontrolle). Weiterhin wird es als Vorteil gesehen, dass in diesem Modell auch soziale Einflüsse in Form von subjektiven Normen mit aufgenommen sind. Deutliche Kritik macht sich an der dritten Komponente fest, der wahrgenommenen Kontrolle. Schwarzer (1996) stellt etwa fest, dass in diesem Konstrukt nicht eindeutig zwischen der wahrgenommenen und der tatsächlichen Kontrolle unterschieden wird. Er präferiert stattdessen dafür, subjektive Kontrolle durch das bewährte Konstrukt der Selbstwirksamkeit zu ersetzen. Zudem erklärt das Modell zwar die Entstehung von Intentionen, gibt aber keine Antwort auf das Problem, dass Intentionen nicht notwendigerweise zur Ausführung eines Verhaltens führen. Schließlich muss insgesamt bezweifelt werden, ob die Zielsetzung des Modells, spezifische Intentionen durch sehr spezifische Einstellungen zu erklären, wirklich einen großen Fortschritt darstellt. Das praktische Problem, wie jemand zu einem spezifischen Gesundheitsverhalten zu motivieren ist, würde kaum durch die Antworten des Modells zu lösen sein, nämlich dass man ihm eben zu positiven Einstellungen, Normen und Kontrollerwartungen gegenüber diesem Verhalten verhelfen muss. Wie das zu geschehen hätte, erklärt das Modell nicht.

»Health Action Process Approach« (HAPA)
Im deutschen Sprachraum hat vor allem das *sozial-kognitive Prozessmodell gesundheitlichen Handelns* von Ralf Schwarzer (1996; 2002) große Resonanz erhalten, im Englischen wird es als *»Health*

Action Process Approach« bezeichnet. Es wurde über mehrere Jahre und auf der Grundlage vieler empirischer Studien entwickelt. Das Modell macht den Versuch, die bewährten Komponenten der vorliegenden Verhaltenstheorien zu integrieren und dennoch eine möglichst sparsame Theorie zu formulieren, die sich gut in Messvorschriften übersetzen lässt. Das Modell baut wesentlich auf der Selbstwirksamkeitstheorie von Albert Bandura (1986) auf. Im Unterschied zu den vorhergehenden Theorien beansprucht dieses Modell nicht nur die Erklärung der Intention zu einem Verhalten, sondern es beschreibt auch die Phase nach der Bildung einer Absicht, wenn es um die Umsetzung in das konkrete Handeln und um seine Aufrechterhaltung geht. Diese Phase wird als Volitionsprozess bezeichnet; es geht um die alte psychologische Frage nach dem Willen, die in neuerer Zeit in der Psychologie eine Renaissance erlebt.

Zunächst versucht das sozialkognitive Prozessmodell, die Bildung von *Intentionen* für ein Gesundheitsverhalten zu erklären. Es greift dabei zum einen auf das im *»Health Belief Model«* formulierte und auch in anderen Modellen bewährte Konstrukt der Risikowahrnehmung zurück; zum anderen spielen Ergebniserwartungen und Kompetenzerwartungen eine zentrale Rolle (vgl. Schwarzer, 1996).

- *Risikowahrnehmung*: Die wahrgenommene Verwundbarkeit durch eine gesundheitliche Gefahr und ihr wahrgenommener Schweregrad werden als Erwartungen verstanden. Sie stellen bei der Verwundbarkeit einen Zusammenhang zwischen einer Situation und einem zukünftigen Ergebnis her (»wenn ich so weiterlebe, dann werde ich eines Tages einen Herzinfarkt bekommen«) und beim Schweregrad eine Verbindung zwischen einem Ergebnis und seinen Folgen (»ein Herzinfarkt wäre das Ende meiner beruflichen Karriere und würde meine Lebensqualität ruinieren«). Beide Erwartungen ergeben zusammen die Einschätzung einer Bedrohung oder eines persönlichen Risikos (»ich habe Angst davor, eines Tages einen Herzinfarkt zu bekommen«).
- *Ergebniserwartungen*: Aufbauend auf dieser wahrgenommenen Bedrohung kommt eine zweite Form von Erwartungen ins Spiel, die sich auf mögliche Maßnahmen zur Abwehr dieser Bedrohung beziehen. Die sog. Handlungs-Ergebniserwartungen oder auch Konsequenzerwartungen (Kontrollüberzeugungen) bedeuten, dass sich eine Person nicht passiv dieser Gefahr ausgeliefert sieht, sondern glaubt, sich selbst durch ein bestimmtes Verhalten

schützen zu können, eine Gefahr abwehren oder ein Risiko vermindern zu können. Eine Person könnte zum Beispiel überzeugt
davon sein, dass sie die Gefahr eines Herzinfarktes verringern
könnte, wenn sie mehr körperliche Bewegung hätte, Sport treiben
und mit dem Rauchen aufhören würde.

- *Kompetenzerwartungen*: Wenn Menschen davon überzeugt sind,
  selbst im Prinzip etwas gegen eine Bedrohung tun zu können,
  dann heißt es noch lange nicht, dass sie sich das auch wirklich
  zutrauen. Das von Bandura entwickelte *Konzept der Selbstwirksamkeit (»self-efficacy«)*, im deutschen Sprachraum auch als
  Kompetenzerwartung bezeichnet, hat große Resonanz in kognitiven Modellen des Gesundheitsverhaltens bekommen und wird
  als einer der wichtigsten Prädiktoren einer Verhaltensänderung
  gesehen (Schwarzer, 1996). Die Theorie postuliert, dass die
  Erwartung von Menschen, ein Verhalten auch kompetent ausführen zu können, eine wesentliche Bedingung dafür ist, es auch zu
  tun. Ob Kompetenzerwartungen entwickelt werden, hängt etwa
  davon ab, ob wir schon einmal selbst erlebt haben, ähnliche
  Anforderungen meistern oder ein ähnliches Verhalten erfolgreich
  ausführen zu können; aber auch indirekte Erfahrungen am Beispiel anderer Personen oder in symbolischer Form können einen
  Einfluss auf die Herausbildung von Selbstwirksamkeitsüberzeugungen haben. Im Falle eines Gesundheitsverhaltens wird nun
  nach Schwarzers Modell eine Person nur dann eine Verhaltensin-
  tention bilden, wenn sie sich die Kompetenz dafür zuschreibt.
  Zum Beispiel: »Ich weiß, dass ich in der Lage bin, regelmäßig
  sportliche Aktivitäten zu treiben, aber ich bin mir nicht sicher, ob
  ich es schaffe, auch das Rauchen aufzugeben.«

- *Volitionaler Prozess:* Hier geht es um die oft vernachlässigte
  Frage, unter welchen Bedingungen eine beabsichtigte Handlung
  auch umgesetzt wird. »Volition wird hier (...) als Sammelbegriff
  für alle handlungsbezogenen Kognitionen direkt vor, während
  und nach einer Handlung verstanden« (Schwarzer, 1996, S. 89).
  Zunächst muss die beabsichtigte Handlung im Einzelnen geplant
  werden (Handlungsplan). Wenn die Handlung begonnen wird,
  dann muss ihre Ausführung ständig kontrolliert und gegenüber
  anderen Anforderungen oder Ablenkungen aufrechterhalten
  werden (Handlungskontrolle). Nach dem Abschluss einer Handlung müssen ihre Ergebnisse wahrgenommen und Erfolge oder
  Misserfolge bewertet werden (Handlungsbewertung). Im Volitionsprozess kommt es darauf an, dass die Person situative Barrieren überwindet und Ressourcen erschließt. Eine wichtige Rolle

in diesem Prozess spielt wieder einmal die Kompetenzerwartung, die mit bestimmt, ob Widerstände bei der Planung und Ausführung überwunden werden; zudem kann die Handlungsausführung wesentlich durch den sozialen Rückhalt anderer Personen unterstützt werden, z.b. indem Angehörige oder Freunde an die geplanten Aktivitäten erinnern, die Durchführung bestärken oder diese gar gemeinsam ausgeführt werden.

Das transtheoretische Modell (TTM)
Insbesondere um die Änderung eines Gesundheitsverhaltens zu erklären und mit zunächst starkem Bezug auf Suchtverhaltensweisen (wie z.b. Rauchen) wurde von dem amerikanischen Psychologen James Prochaska und seiner Arbeitsgruppe das sog.»transtheoretische Modell« formuliert (Prochaska & DiClemente, 1984) und in einer Vielzahl von empirischen Studien weiterentwickelt (Prochaska & Velicer, 1997; Keller, 2002). Es ist als Stufenmodell angelegt und hat vor allem wegen seiner guten Anwendbarkeit in der Praxis in den letzten Jahren große Aufmerksamkeit und Verbreitung erhalten. Als Kern des Modells werden sechs *Stufen der Veränderung (»Stages of Change«)* formuliert und operationalisiert:

- Sorglosigkeit *(»precontemplation«)*: Es besteht keine Absicht, das Problemverhalten in den nächsten sechs Monaten zu verändern;
- Bewusstwerden *(»contemplation«)*: Es wird erwogen, das Problemverhalten innerhalb der nächsten sechs Monate zu verändern;
- Vorbereitung *(»preparation«)*: Es wird ernsthaft an eine Veränderung des Verhaltens innerhalb der nächsten 30 Tage gedacht;
- Handlung *(»action«)*: Das Zielverhalten (z.B. Abstinenz) wird gezeigt und über einen Zeitraum von bis zu sechs Monaten aufrechterhalten;
- Aufrechterhaltung *(»maintenance«)*: Das Zielverhalten wird aufrechthalten und zwar länger als sechs Monate;
- Stabilisierung *(»termination«)*: Die Aufrechterhaltung des Zielverhaltens hat sich stabilisiert, es besteht keine Versuchung oder Rückfallgefahr mehr.

Die Veränderung eines Problemverhaltens erfolgt über ein Durchlaufen dieser als qualitativ unterschiedlich gedachten Stufen. Der Prozess der Veränderung, also ein Fortschreiten auf den Stufen, erfolgt vor allem dadurch, dass Personen die Pros und Contras eines Problemverhaltens abwägen (Entscheidungsbalance) und dass ihre

Selbstwirksamkeitserwartungen ansteigen. Auch Rückfälle sind in diesem Modell vorgesehen und werden als normale Schwierigkeiten im Veränderungsprozess verstanden. Die Theorie nimmt an, dass auf den verschiedenen Stufen kognitive und affektive Prozesse stattfinden, die vor allem die subjektive Bewertung des Problemverhaltens und seine emotionale Bedeutung ändern und mögliche Verhaltensalternativen durchspielen.

Das Transtheoretische Modell (TTM) wurde in der Entstehungsphase vorwiegend auf die Raucherentwöhnung bezogen; inzwischen wird das Modell aber auch zur Erklärung einer Reihe anderer Gesundheitsverhaltensweisen herangezogen, wie beispielsweise körperliche Bewegung, Nutzung von Kondomen oder Ernährungsverhalten. In der Praxis ermöglicht das Modell eine Passung der Intervention und Motivierung an die jeweilige Stufe des Veränderungsprozesses, auf der sich die Zielpersonen befinden. Vor allem die Eignung für die praktische Anwendung etwa in der Suchtberatung und die gute Akzeptanz bei den Teilnehmern hat das Modell sehr bekannt gemacht. Evaluationsstudien zeigen beachtliche Erfolgsquoten bei den auf dem Modell beruhenden Programmen der Raucherentwöhnung (Keller, 2002). Die empirische Unterstützung für das Modell kommt allerdings überwiegend von Querschnittstudien; als dynamisches Modell müsste es jedoch Belege durch Längsschnittstudien geben, die bisher noch weitgehend fehlen (Sniehotta & Schwarzer, 2003). Im Gegensatz zu anderen Modellen des Gesundheitsverhaltens setzt das Transtheoretische Modell nicht nur in der Intentionsbildung an, sondern bezieht die Phase des Veränderungsprozesses und seiner Stabilisierung stärker ein (vgl. Abb. 5.3)

5.5.3 Grenzen psychologischer Modelle des Gesundheitsverhaltens

Obwohl sich die Modelle des Gesundheitsverhaltens inzwischen zunehmend durch eine stärkere Integration von zentralen Variablen und durch prozessuale Konzeptionen auszeichnen, oft durch umfangreiche empirische Untersuchungen gestützt werden, so weisen sie doch eine Reihe von konzeptionellen und methodischen Grenzen auf, die ihre Relevanz für die Praxis der Prävention und Gesundheitsförderung einschränken (vgl. Faltermaier, 1994). Die im Folgenden ausgeführten kritischen Punkte sollen diese Einschätzung belegen:

- Die Modelle erklären in der Regel nur ein *einzelnes spezifisches Gesundheitsverhalten*, das meist negativ definiert und als Vermeidung eines Risikoverhaltens verstanden wird. Gesundes Verhalten wird typischerweise gefasst als Abstinenz oder Abbau von Rauchen, von übermäßigem Alkoholkonsum, von Bewegungsmangel und Übergewicht, von fettreicher oder hoch kalorischer Ernährung sowie als Inanspruchnahme von Vorsorge- oder Früherkennungsuntersuchungen. Das operationalisierte Gesundheitsverhalten steht damit konzeptionell deutlich im Kontext eines Risikofaktoren- und Krankheitsmodells. Zielvariablen sind jene Verhaltensweisen oder ihre Veränderung, die aus der Sicht von (medizinischen) Experten als gesund und rational definiert werden. Wie die befragten Personen dieses Verhalten einschätzen, was sie selbst als gesundes Verhalten verstehen, das wird in dieser Tradition nicht berücksichtigt. Durch die Auswahl eines spezifischen Gesundheitsverhaltens werden isolierte Verhaltenselemente aus dem Strom und Kontext des Alltagshandelns herausgegriffen; das macht es schwer, die im Alltag bestehenden engen Zusammenhänge zwischen verschiedenen Verhaltensweisen wieder herzustellen. Ein grundsätzliches methodisches Problem bleibt zudem ungelöst, nämlich dass in den Studien meist nicht das Verhalten selbst gemessen wird, sondern die subjektive Intention zu seiner Ausführung.
- Die psychologischen Modelle des Gesundheitsverhaltens enthalten als prädiktive Variablen fast ausschließlich Kognitionen. Die theoretischen Erklärungen haben somit eine *kognitivistische* Ausrichtung, sie unterstellen oft eine Zweckrationalität im Handeln, die gerade bei gesundheitlichen Fragen nicht angemessen ist. Emotionale oder irrationale Einflüsse sind in die Modelle in der Regel nicht einbezogen, auch soziale Einflüsse werden meist nur indirekt berücksichtigt. Die gesundheitlichen Überzeugungen sind aus der Sicht eines Expertenmodells konzipiert, es werden keine Versuche gemacht, die Gesundheitsvorstellungen aus der Sicht eines im Alltag eigenständig handelnden Subjektes zu verstehen. Die Modelle beziehen sich zudem fast ausschließlich auf psychologische Bedingungen und vernachlässigen damit den Einfluss sozialer Strukturen, obwohl sich im Gesundheitsverhalten immer wieder deutliche Unterschiede zwischen sozialen Schichten, Geschlechtern und Altersgruppen zeigen.
- Kritisch muss auch der *methodische Ansatz* dieser Forschungstradition betrachtet werden. Zur Operationalisierung der psychologischen Variablen und Kognitionen werden häufig einfache

Skalen konstruiert. Die konzeptionelle Nähe vieler kognitiver Variablen lässt jedoch leicht Überlappungen in ihrer Messung und damit die Gefahr von methodischen Konfundierungen entstehen. Die Zusammenhänge zwischen den Variablen werden ausschließlich durch statistische Modelle abgebildet, d.h. auf der Ebene von Gruppenzusammenhängen. Die statistische Kombination von Einflussfaktoren hat jedoch einige Nachteile: Sie kann nur eine begrenzte Zahl von Variablen einbeziehen, dabei werden individuumspezifische Kombinationen von Kognitionen übersehen, und in isoliert gemessenen Kognitionen wird der Bezug zur Lebenswelt der Befragten eliminiert.

- Es kann als Fortschritt betrachtet werden, dass die Modelle des Gesundheitsverhaltens zunehmend als *Prozess* konzipiert werden. Die abgebildeten Prozesse haben jedoch überwiegend nur eine kurzfristige und aktualgenetische Dimension, langfristige Prozesse, die gerade für gesundheitliche Belange zentral sind und die auch biographische Veränderungen einbeziehen müssten, werden nicht modelliert.

- Schließlich muss es als Nachteil der Modelle gesehen werden, dass sie ausschließlich *individuelle Verhaltensweisen* einbeziehen, die auf eine Verhaltensänderung der Person abzielen. Im Alltag hat das Gesundheitsverhalten aber nicht nur eine soziale Bedeutung, sondern es wird vielfach auf einer kollektiven Ebene abgestimmt oder organisiert, und es könnte sich natürlich auch auf eine Veränderung von Umweltbedingungen richten. Es spricht somit einiges dafür, das Gesundheitsverhalten stärker als soziales Handeln zu konzipieren.

Die markierten Grenzen des dargestellten gesundheitspsychologischen Forschungsansatzes zur Erklärung von Gesundheitsverhalten sprechen dafür, in der Konzeption und empirischen Erfassung von subjektiven Gesundheitsfaktoren auch andere Wege zu gehen. Das folgende Kapitel wird einen Ansatz vorstellen, der sich stärker in einer sozialwissenschaftlichen Tradition bewegt und dabei den Gegenstand auch in anderen Begriffen erfasst: Im Folgenden wird von Gesundheitsvorstellungen, von Gesundheitshandeln und gesunden Lebensweisen die Rede sein.

5.6 Gesundheitsvorstellungen, Gesundheitshandeln und das Laiengesundheitssystem

5.6.1 Subjektive und soziale Konstruktion von Gesundheit

Grundlegend für diesen Ansatz ist die Annahme, dass Gesundheit auch aktiv hergestellt werden kann und dass dabei die Person als handelndes Subjekt und die gesellschaftlichen Bedingungen eine zentrale Rolle spielen. Der Rahmen eines Modells der Salutogenese wird mit dem Einbezug einer subjektiven und sozialen Konstruktion von Gesundheit deutlich erweitert (vgl. Abb. 5.1): Die Gesundheit wird nicht allein durch die Reaktionen eines Individuums auf Stressoren, durch Bewältigungsverhalten, verfügbare Ressourcen und Kohärenzgefühl bedingt, sondern sie wird auch wesentlich aktiv hergestellt durch das Subjekt und durch gesellschaftliche Verhältnisse. Menschen sind in der Lage, sich bewusst und reflexiv zu ihrer eigenen Gesundheit zu verhalten und als Individuum oder als soziale Gruppen Aktivitäten zu ergreifen, um ihre Gesundheit zu erhalten oder zu fördern. Jede Gesellschaft zeichnet sich durch einen bestimmten Umgang mit Gesundheit und Krankheit aus, der sich in sozialen und beruflichen Strukturen sowie in gesellschaftlichen Institutionen manifestiert. Moderne Gesellschaften haben zur Erhaltung der Gesundheit in der Bevölkerung und zur Behandlung von Krankheiten ein umfangreiches und stark differenziertes professionelles Gesundheitssystem aufgebaut; gleichzeitig ist jedoch in jeder Gesellschaft auch ein informelles, in den Strukturen des Alltags verstecktes System wirksam, in dem medizinische Laien gesunderhaltende Aktivitäten entfalten. Die Gesundheit der Bevölkerung wird durch diese gesellschaftlichen Systeme wesentlich beeinflusst, und der soziale Umgang mit Gesundheit wirkt sich auch auf das Handeln der Individuen aus.

Im Unterschied zur beschriebenen Forschungsrichtung zur Erklärung des Gesundheitsverhaltens steht dieser gesundheitspsychologische Ansatz in einer *sozialwissenschaftlichen Tradition*; er beruht auf einer *Theorie des Subjektes,* hat ein anderes Menschenbild und weist einen stärker gesellschaftstheoretischen Ansatz auf. Das zeigt sich sowohl in der Konzeption des Gegenstandes als auch in seinem methodischen Zugang. Der Mensch wird als potentiell

aktives und kompetentes Subjekt und als (Mit-)Gestalter seines
Lebens (und seiner Gesundheit) verstanden; dieses Menschenbild
steht in Gegensatz zu wissenschaftlichen Ansätzen, die Individuen
als determiniert von Umweltbedingungen, mehr oder weniger als
passive Opfer von Verhältnissen begreifen. Die Begriffe des
Gesundheitsverhaltens und Gesundheitshandelns deuten unterschiedliche Denktraditionen an. Gesundheitsverhalten verweist auf
ein beobachtbares und umgrenztes Verhalten, auf eine Betrachtung
des Individuums in spezifischen Situationen und auf eine Kombination kognitiver Variablen, die Verhaltensweisen voraussagen; in
dieser Konzeption lassen sich durchaus noch die behavioristischen
Wurzeln einer S-R-Psychologie erkennen. Im Gegensatz dazu handelt das Individuum in einem subjekttheoretischen Ansatz subjektiv
sinnvoll, mehr oder weniger kompetent und bewusst, auf persönliche Ziele ausgerichtet und steht dabei notwendigerweise in einem
sozialen Kontext. Der Begriff des *Gesundheitshandelns* wurde auf
dieser Grundlage entwickelt und dem Begriff des Gesundheitsverhaltens entgegengesetzt (Faltermaier, 1994).

Im Unterschied zur Konzentration auf einzelne Kognitionen als
Prädiktoren von Verhalten, also auf umgrenzte individuelle Überzeugungen oder Erwartungen, ist im Subjektansatz die Rede von
Gesundheitsvorstellungen (Flick, 1998), von subjektiven Konzepten und Theorien von Gesundheit und Krankheit sowie vom
Gesundheitsbewusstsein (Faltermaier, 1994). Damit sind eher komplexe Vorstellungen gemeint, die aus der Sicht des Subjektes
rekonstruiert (nicht in Form von isolierten kognitiven Variablen
gemessen) werden und die im sozialen Kontext stehen. Der Forschungsansatz strebt an, methodisch diese Vorstellungen vor allem
durch offene Verfahren sichtbar zu machen; er unterstellt damit,
dass Menschen potentiell über ein komplexes Alltagswissen über
Gesundheit und Krankheit verfügen, das ihr gesundheitsbezogenes
Handeln wesentlich beeinflusst, und über Handlungskompetenzen,
die eine eigenständige Ausführung ermöglichen. Forscher/innen
müssen diese alltäglichen Handlungsprinzipien erst einmal verstehen, bevor sie Einschätzungen über seine Angemessenheit machen
können.

Abb. 5.4 stellt den bereits dargestellten Ansatz des Gesundheitsverhaltens in den Kontext einer subjektiven und sozialen Konstruktion von Gesundheit. Sie gibt einen Überblick über verschiedene
Ansätze und ihre zentralen Begriffe, wie Gesundheit subjektiv oder
sozial beeinflusst werden kann; sie können als mögliche Pfade im
Rahmen eines Modells der Salutogenese (vgl. Abb. 5.1) verstanden

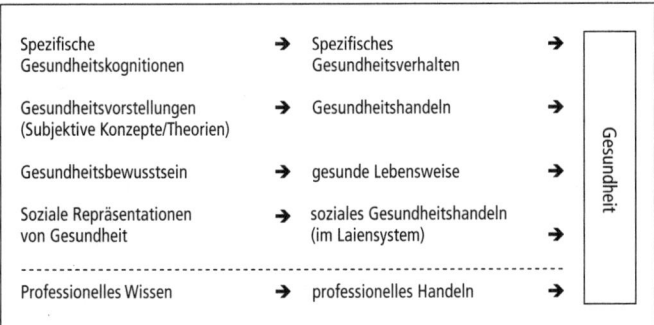

Abb. 5.4 Subjektive und soziale Konstruktion von Gesundheit: Ansätze im Überblick

werden und nehmen in ihrer Komplexität von oben nach unten zu. Im oberen Abschnitt der Abb. 5.4 werden Einflüsse genannt, die überwiegend im Laiengesundheitssystem ablaufen, in der unteren Zeile wird der Einfluss des professionellen Systems auf die Gesundheit der Bevölkerung abgebildet. Die skizzierten Ansätze und ihre unterschiedlichen Begriffe werden im Folgenden die Darstellung leiten.

5.6.2 Subjektive Konzepte und Theorien von Gesundheit

Zur empirischen Untersuchung der subjektiven und sozialen Konstruktion von Gesundheit hat sich seit den 1970er Jahren eine Forschungstradition entwickelt, die unter dem Oberbegriff der Gesundheitsvorstellungen läuft (Herzlich, 1973; Faltermaier, 1994, Bengel & Belz-Merk, 1997; Flick, 1998). Es wird danach gefragt, was medizinische Laien unter Gesundheit verstehen und was sie glauben, das sie gesund erhält oder krank macht. In einer Vielzahl von quantitativen und qualitativen Studien wurden inzwischen die subjektiven Konzepte bzw. sozialen Repräsentationen von Gesundheit sowie die subjektiven Theorien von Gesundheit und Krankheit bei unterschiedlichen Bevölkerungsgruppen untersucht.

- *Subjektive Konzepte von Gesundheit* umfassen Vorstellungen und Begriffe, mit denen Menschen (ihre eigene) Gesundheit beschreiben und bestimmen.

- *Subjektive Theorien von Gesundheit* stellen darüber hinausgehende Vorstellungen dar über positive und negative Einflüsse auf ihre Gesundheit. Sie enthalten in der Regel auch Aussagen über die komplexen Zusammenhänge dieser Einflussbedingungen und werden daher analog zu wissenschaftlichen Theorien als »Laientheorien« verstanden.
- *Subjektive Krankheitstheorien* beziehen sich in der Regel jeweils auf spezifische Krankheiten und enthalten Vorstellungen über das Krankheitsbild, über ihre Ursachen und Konsequenzen, ihren zeitlichen Verlauf sowie über ihre Behandlungsmöglichkeiten.
- *Soziale Repräsentationen von Gesundheit und Krankheit* bringen insbesondere die soziale Dimension in den Gesundheitsvorstellungen auf den Begriff; sie betonen damit, dass es sich um sozial und kulturell geteilte und vermittelte Vorstellungen handelt.

Im Folgenden soll ein kurzer Abriss über die wichtigsten Ergebnisse dieser Forschungsrichtung gegeben werden, die vor allem in Europa ihren Schwerpunkt hat (vgl. dazu ausführlich: Bengel & Belz-Merk, 1997; Faltermaier & Kühnlein, 2000, Faltermaier, 2005). Abb. 5.5 stellt einen Überblick über die verschiedenen Vorstellungen von Gesundheit und Krankheit dar und verdeutlicht den sozialen, biographischen und subjektiven Kontext, in dem sie stehen.

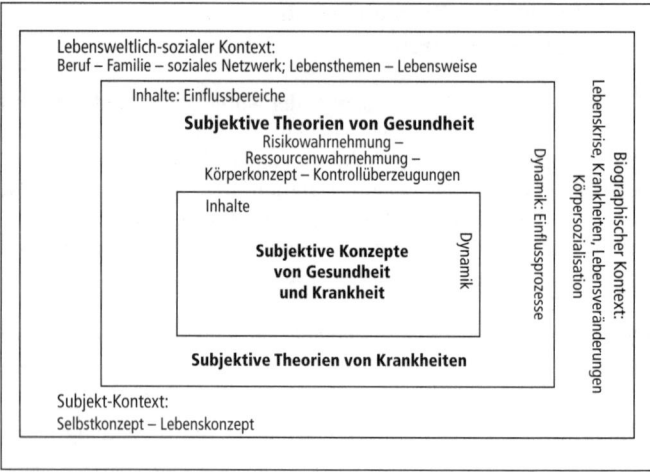

Abb. 5.5 Subjektive Vorstellungen von Gesundheit und Krankheit im Kontext (in Anlehnung an Faltermaier & Kühnlein, 2000, S. 152)

Subjektive Konzepte von Gesundheit.
Die klassische Studie der französischen Sozialpsychologin Claudine Herzlich (1973) kann als Ausgangspunkt für die Untersuchung von Gesundheitsvorstellungen gesehen werden. Sie untersuchte auf der Basis einer an sozialen Repräsentationen orientierten Konzeption und durch qualitative Interviews die Vorstellungswelt von Gesundheit und Krankheit in einer Stichprobe aus der Mittelschicht. Als Hauptergebnis der Studie wurde das subjektive Verständnis der Befragten von Gesundheit rekonstruiert und in folgende drei Kategorien gefasst:

- »Gesundheit als Vakuum« wird nicht positiv bestimmt, sondern ist nur am Fehlen einer Krankheit erkennbar;
- »Gesundheit als Reservoir« ist dagegen subjektiv erlebbar und beschreibt ein organisch-biologisches Charakteristikum des Individuums, das sich vor allem in einer körperlichen Robustheit und in der Widerstandskraft gegenüber schädigenden Einflüssen äußert;
- »Gesundheit als Gleichgewicht« bedeutet unmittelbare persönliche Erfahrung, die sich durch körperliches Wohlbefinden, eine gute Stimmung und gute Beziehungen zu anderen umschreiben lässt; sie stellt in gewisser Weise einen Idealzustand von Gesundheit dar.

Nachfolgende Studien in vielen europäischen Ländern und mit unterschiedlichen methodischen Ansätzen konnten diese ersten Befunde in ihren Grundzügen bestätigen. Und sie trugen dazu bei, die Kategorien des Laienbegriffs von Gesundheit weiter auszudifferenzieren (vgl. Blaxter, 1990; Calnan, 1987; Faltermaier & Kühnlein, 2000). Heute lässt sich eine weitgehende Konvergenz in den Ergebnissen über die subjektiven Konzepte von Gesundheit erkennen.

Erwachsene Menschen aus unterschiedlichen Gruppen der Bevölkerung bestimmen die Inhalte von Gesundheit sowohl positiv als auch negativ:

- Sie beziehen erstens Gesundheit *positiv* auf das psychische und körperliche Befinden, das meist als Wohlbefinden bezeichnet wird, aber auch eine innere Kraft und Stärke sowie ein seelisches Gleichgewicht und Harmonie in sozialen Beziehungen beinhalten kann. Zweitens wird Gesundheit als Aktionspotential verstanden, das in der körperlichen und psychischen Handlungs- und Leistungsfähigkeit erlebt wird und auf der sozialen Ebene durch die Fähigkeit beschrieben wird, den sozialen Erwartungen an die Arbeitstätigkeit und an berufliche Leistungen zu entsprechen.

• Gesundheit wird jedoch auch *negativ* definiert, erstens durch das Fehlen von körperlichen und psychischen Beschwerden, zweitens durch ein geringes Ausmaß an Schmerzen oder gesundheitlichen Problemen sowie drittens durch die Abwesenheit einer Erkrankung.

Diese subjektiven Definitionen von Gesundheit lassen sich allgemein in unterschiedlichen sozialen Gruppen finden. Leichte Schicht- und Geschlechtsunterschiede sind zwar zu erkennen; Frauen betonen etwa stärker die psychische Seite von Gesundheit, Männer mehr den Leistungsaspekt, die Unterschiede sind aber nicht durchgehend festzustellen. Repräsentative Studien zeigen ein Vorherrschen von positiven Bestimmungen von Gesundheit in der Bevölkerung (z.B. eine große Studie in Großbritannien), in der psychisches Wohlbefinden, Leistungsfähigkeit und körperliche Fitness viel häufiger genannt wurden als die Abwesenheit von Krankheit (Blaxter, 1990). Qualitative Untersuchungen weisen jedoch darauf hin, dass Menschen ihre Gesundheit in der Regel durch mehrere Kategorien bestimmen und dabei oft positive und negative Inhalte miteinander kombinieren. Insgesamt fällt auf, dass die befragten Menschen ihre Gesundheit überwiegend differenziert wahrnehmen und oft auf mehreren Ebenen (körperlich, psychisch, sozial) beschreiben.

Als weiteres wichtiges Ergebnis der Forschung über subjektive Gesundheitskonzepte zeigen qualitativ-biographische Studien, dass Laien ihre Gesundheit nicht nur als einen statischen Zustand, sondern auch als einen *dynamischen Prozess* verstehen. Die folgenden vier dynamischen Typen von Gesundheit wurden in einer qualitativen Interviewstudie mit Berufstätigen aus Verwaltung und Handwerk rekonstruiert (Faltermaier & Kühnlein, 2000):

• On-off-Dynamik: Es gibt nur zwei alternative Zustände, Gesundheit oder Krankheit. Bei einer Veränderung wechseln sie sich übergangslos ab; wer krank wird, der ist nicht mehr gesund, und umgekehrt (Schalter-Modell);

• Reduktionsprozess: Die Gesundheit verändert sich im Zeitverlauf kontinuierlich. Sie stellt sich dabei in jungen Jahren als ein maximales Potential dar, das dann im Laufe des Lebens durch ungünstige Einflüsse oder Alterungsprozesse mehr oder weniger schnell abnimmt (Batterie-Modell);

- Regenerationsprozess: Gesundheit stellt ein Potential dar, das im Laufe des Lebens abnehmen kann, das sich aber durch günstige Einflüsse auch wieder auffüllen kann (Akkumulator-Modell);
- Expansionsprozess: Gesundheit als Potential kann sich unter sehr günstigen Umständen sogar erweitern (Generator-Modell).

Diese dynamischen Typen von Gesundheit lassen sich jeweils mit den oben genannten inhaltlichen Kategorien kombinieren und ergeben so differenzierte Laienkonzepte von Gesundheit. Ihre praktische Bedeutung liegt darin, dass sie als kognitive Schemata die Selbstwahrnehmung von Menschen in gesundheitlichen Fragen leiten. Wer Gesundheit etwa positiv über das körperliche oder psychische Wohlbefinden versteht, der wird auch leichte Veränderungen im Körper oder in seiner Stimmung als Teil von Gesundheit wahrnehmen, damit seine Gesundheit differenzierter erfahren als jemand, der sie nur über das Auftauchen von Beschwerden oder einer Krankheit erlebt.

Subjektive Theorien von Gesundheit und Krankheit.
Auf der Grundlage ihres individuellen Gesundheitskonzepts stellen Laien in der Regel auch weitergehende Überlegungen an, was ihre Gesundheit positiv oder negativ beeinflussen kann. Diese Vorstellungen werden als subjektive Theorien von Gesundheit bezeichnet; sie sind ein zwar seltener, aber wichtiger Gegenstand einer vor allem qualitativ orientierten Gesundheitsforschung (vgl. Faltermaier, 2003). Auf der Grundlage vorliegender Studien kann davon ausgegangen werden, dass Laien in ihren subjektiven Theorien vielfach komplexe gedankliche Konstruktionen vornehmen, in denen sie verschiedene inhaltliche Faktoren miteinander kombinieren und zugleich dynamische Prozesse beschreiben. In der bereits erwähnten qualitativen Studie von Faltermaier et al. (1998) konnten in einer Untersuchungsgruppe erwachsener Menschen aus Handwerks- und Verwaltungsberufen vier allgemeine Typen von subjektiven Gesundheitstheorien rekonstruiert werden:

- *Risikotheorien* nehmen an, dass die Gesundheit durch bestimmte Risiken, Belastungen und Schadstoffe gefährdet wird. In einer ersten Variante dominieren externe Risiken, die vor allem in Schadstoffen der Umwelt (in Nahrung oder Luft) sowie in psychischen und körperlichen Belastungen am Arbeitsplatz gesehen werden. Da die Risiken von außen kommen, wird eine personale Kontrolle als nur schwer möglich erlebt. In einer zweiten Variante werden dagegen die Risiken mehr im eigenen Verhalten und in der Lebensweise angenommen, etwa in einem Mangel an Bewegung, in einem zu starken Konsum von Genussmitteln (Alkohol, Rauchen) sowie in einem Zuviel an Ärger und Stress. Bei dieser Vorstellung ist eine personale Kontrolle zumindest prinzipiell möglich.

• *Ressourcentheorien* sehen dagegen die Haupteinflüsse auf die eigene Gesundheit in der Verfügbarkeit über externe oder interne Ressourcen. Gesundheitliche Ressourcen werden vor allem wahrgenommen in der eigenen Disposition (z.b. eine robuste Konstitution, eine starke Persönlichkeit), in der Lebensweise (z.B. befriedigende berufliche Tätigkeiten und Erfolgserlebnisse, ein guter Umgang mit Belastungen) und in der sozialen Umgebung (z.B. vertrauensvolle Beziehungen). Wer über derartige Kräfte verfügt, der kann sich die Gesundheit weitgehend erhalten; wenn diese Ressourcen aber geschwächt werden, dann ist auch die Gesundheit gefährdet.

• *Ausgleichs- und Balancetheorien* nehmen an, dass bestimmten Risiken die Gesundheit gefährden können, dass diese aber ausgeglichen oder kompensiert werden können. Es wird also ein Wechselverhältnis angenommen zwischen Einflüssen, die Gesundheit gefährden und die sie erhalten. Als typische Kompensationsmöglichkeiten bei einer sehr belastenden Berufstätigkeit werden viel Ruhe und Entspannung in der Freizeit genannt, Ärger und soziale Konflikten in der Arbeit können durch eine gute soziale Unterstützung in der Familie, im Freundes- und Kollegenkreis ausgeglichen werden, bei sehr ungünstigen Umweltverhältnissen und Arbeitsumgebungen kann ein häufiger Aufenthalt in der Natur entgegenwirken. Noch etwas weiter geht die Vorstellung, dass die Gesundheit durch eine umfassende Balance zwischen körperlichen, psychischen und sozialen Kräften hergestellt werden kann. In dieser subjektiven Theorie wird angenommen, dass jede Person ein optimales Gleichgewicht zwischen diesen Kräften aufweist, das sie erkennen muss. Dieses Gleichgewicht ist aber labil, weil es durch Anforderungen von innen oder außen immer wieder gefährdet wird; die Balance muss daher im System immer wieder erneuert werden. Eine personale Kontrolle ist auf allen Ebenen möglich und bietet vielerlei Ansatzpunkte, dabei steht die positive Gestaltung von sozialen Beziehungen und innerer Zufriedenheit im Vordergrund.

• *Schicksalstheorien* gehen davon aus, dass die Gesundheit dann verloren geht, wenn eine Krankheit schicksalhaft oder altersbedingt eintritt. Die Ursachen von Krankheiten werden vor allem in biologischen Alterungsprozessen und in schicksalhaften Ereignissen gesehen, die vor allem bei einer anfälligen körperlichen Disposition wirksam werden können. Ein personaler Einfluss wird hier kaum für möglich gehalten, allenfalls ein rechtzeitiger Gang zum Arzt.

Die in dieser Untersuchungsgruppe rekonstruierten Typen verdeutlichen sowohl das breite Spektrum als auch die mögliche Komplexität von subjektiven Gesundheitstheorien. Sie werden von den Befragten in der Regel durch eigene Erfahrungen und in biographischen Erzählungen begründet, sind daher subjektiv fest verankert und keineswegs nur oberflächlich angeeignete Ideen. Die zukünftige Forschung muss diese ersten Ergebnisse aber noch durch ähnliche Studien in anderen sozialen Gruppen bestätigen und ergänzen.

Besser untersucht als Gesundheitstheorien sind *subjektive Krankheitstheorien*, insbesondere jene Vorstellungen, die gesunde Menschen über die Ursachen von weit verbreiteten Krankheiten wie z. B. Herzinfarkt, Krebs, AIDS oder psychische Erkrankung entwickelt haben (vgl. Filipp & Aymanns, 1997; Flick, 1998). In subjektiven Krankheitstheorien geben Laien psychosomatischen, psychosozialen und verhaltensbedingten Ursachen einen hohen Stellenwert. Insbesondere in den subjektiven Theorien vom Herzinfarkt werden psychosoziale Faktoren (wie z.B. Stress oder berufliche Belastung), eine ungesunde Lebensweise (Rauchen, Alkohol, falsche Ernährung) oder seelische Probleme als zentrale Ursachen angenommen. Bei Krebserkrankungen spielen zwar auch Umweltverschmutzung und organische Faktoren (Vererbung) eine wichtige Rolle, aber für die Mehrheit der Befragten stehen psychosoziale Ursachen im Vordergrund. Somit scheinen psychosoziale Einflussfaktoren sowohl bei den subjektiven Gesundheitstheorien als auch bei den subjektiven Theorien von verbreiteten schweren Krankheiten zu dominieren.

Subjektive Theorien geben die Richtung und wahrgenommenen Möglichkeiten des Handelns vor. Sie deuten an, was eine Person glaubt, erhalten oder verändern zu müssen, um gesund zu bleiben oder um Krankheiten zu vermeiden. Sie haben daher als subjektive Grundlagen potentiell eine große Bedeutung für die Prävention und Gesundheitsförderung.

Komplexe Verbindungen von Gesundheitsvorstellungen
Obwohl die empirisch untersuchten subjektiven Konzepte und Theorien von Gesundheit bereits eine beachtliche Komplexität er-

kennen lassen, so muss doch die Frage gestellt werden, welche gesundheitsbezogenen Vorstellungen für die Erklärung eines Alltagshandelns und einer gesunden Lebensweise zusätzlich von Bedeutung sind und wie verschiedene Vorstellungen miteinander in Verbindung stehen. Mein Entwurf eines theoretischen Konstruktes des Gesundheitsbewusstseins (Faltermaier, 1994) kann als Versuch verstanden werden, Verknüpfungen zwischen verschiedenen Gesundheitsvorstellungen zu formulieren und damit einen theoretischen Rahmen für die empirische Forschung herzustellen. *Gesundheitsbewusstsein* wurde verstanden als »ein komplexes Aggregat von subjektiven Vorstellungen von der eigenen Gesundheit, die kognitive, emotionale und motivationale Momente beinhalten, sich auf das eigene Selbst (als Person, Körper) und auf das Verhältnis zur sozialen und materiellen Umwelt beziehen, die sich in ständiger biographischer Entwicklung befinden und sozial abgestimmt werden« (Faltermaier, 1994, S. 163). Folgende *Komponenten* können als Bestandteile eines Gesundheitsbewusstseins verstanden werden:

• Subjektives Konzept von Gesundheit und Krankheit,
• subjektive Theorien von Gesundheit und Krankheit: Sie enthalten auch die Wahrnehmung gesundheitlicher Risiken und gesundheitlicher Ressourcen, die sowohl in der Umwelt als auch in der eigenen Person bzw. im eigenen Verhalten gesehen werden, sowie die darauf bezogenen Kontrollüberzeugungen;
• Körperbewusstsein: Es ist das Resultat der subjektiven Wahrnehmung und Bewertung des eigenen Körpers, seiner Empfindungen und Beschwerden, und bezieht sich auch auf das subjektive Verhältnis des Körpers zum eigenen Selbst (Identität);
• subjektive Bedeutung von Gesundheit: Sie bezeichnet den Stellenwert, den Gesundheit im eigenen Leben einnimmt, stellt eine relative wertende Einschätzung dar (Gesundheit im Verhältnis zu anderen Werten), ist biographisch bestimmt und damit veränderbar;
• soziale Repräsentationen von Gesundheit: Sie betonen die soziale Einbettung von subjektiven Gesundheitsvorstellungen und sind ein Ergebnis von sozialen Abstimmungen; die Entstehung, Aufrechterhaltung und Veränderung subjektiver Vorstellungen erfolgt notwendigerweise in einem sozialen und kulturellen Kontext.

Diese Komponenten des Gesundheitsbewusstseins sind bisher nur in Teilen empirisch untersucht worden. Das subjektive Körperkonzept geht zwar auch in die subjektiven Konzepte und Theorien von Gesundheit und Krankheit ein, hat aber auch eine eigenständige Bedeutung, die bislang kaum thematisiert wurde. Auch die subjektive Bedeutung oder der Stellenwert von Gesundheit ist bisher bei der Erforschung von Gesundheitsvorstellungen weitgehend unberücksichtigt geblieben. Die Komponenten des Gesundheitsbewusstseins haben jedoch – wie im folgenden Abschnitt zu zeigen ist – eine wichtige Bedeutung darin, das Gesundheitshandeln im Alltag zu erklären.

Subjektive Vorstellungen von Gesundheit und Krankheit müssen zudem in einem *Kontext* betrachtet werden, der über die Gesundheit hinausgeht. Gesundheit ist in der Regel kein dominantes Lebensziel, daher werden Gesundheitsvorstellungen in der Regel mit anderen Lebens- und Selbstvorstellungen abgestimmt. Wie in Abb. 5.5 illustriert, können subjektive Konzepte und Theorien von Gesundheit und Krankheit in einem lebensweltlich-sozialen, in einem biographischen Kontext sowie in einem Subjekt-Kontext (vgl. Faltermaier & Kühnlein, 2000) betrachtet werden. Die Berücksichtigung eines *lebensweltlichen Kontextes* bedeutet, dass die Gesundheitsvorstellungen erst vor dem Hintergrund der Lebenssituation einer Person seine besondere Bedeutung erlangen. Wie ein Mensch über seine Gesundheit nachdenkt und welche Schwerpunkte er dabei setzt, kann beeinflusst sein durch seine beruflichen Anforderungen und Erfahrungen, durch die familiären Beziehungen, durch Bezugspersonen im sozialen Netzwerk sowie durch die Art, wie er sonst lebt. Auch die *lebensgeschichtlichen Erfahrungen* einer Person stellen wesentliche Grundlagen dafür dar, wie Gesundheit verstanden und wahrgenommen wird. Selbst erlebte Krankheiten oder Lebenskrisen, die Krankheiten von Bezugspersonen, die frühe Sozialisation des Verhältnisses zum eigenen Körper oder markante Einschnitte im Leben können die Entwicklung von Gesundheitsvorstellungen wesentlich bestimmen. Schließlich müssen die subjektiven Konzepte von Gesundheit und Krankheit auch *im Kontext von Selbstkonzept und Lebenskonzept* einer Person verstanden werden. Die subjektiven Bezüge auf Gesundheit finden im Rahmen einer bestimmten Selbstsicht oder personalen Identität statt, sie haben auch etwas damit zu tun, welche Ziele und Schwerpunkte sich ein Mensch für sein Leben setzt (Faltermaier et al., 1998). Die subjektive Konstruktion von Gesundheit steht somit im Kontext einer übergreifenden Konstruktion des eigenen Selbst (Radley & Billig, 1996).

5.6.3 Gesundheitshandeln im Alltag und das Laiengesundheitssystem

Wenn nun im Folgenden vom Gesundheitshandeln im Unterschied zu Gesundheitsverhalten die Rede ist, dann deshalb, weil jetzt weniger einzelne umgrenzte Verhaltensweisen im Mittelpunkt stehen werden als vielmehr ein breiter Komplex von Aktivitäten, die Menschen mit dem Ziel der Erhaltung von Gesundheit in ihrem Alltag ergreifen. Der Begriff des *Handelns* betont – in einer sozialwissenschaftlichen Tradition stehend – folgende Merkmale: Handeln ist bewusst und absichtsvoll, es ist von Zielen gesteuert und wird planvoll ausgeführt, es ist für den Handelnden subjektiv mit Sinn verbunden, hat eine soziale Bedeutung, steht im Zusammenhang mit der Lebensweise und Lebenswelt einer Person und weist mehrere Möglichkeiten auf, ausgeführt zu werden (Faltermaier, 1994). Somit baut das Gesundheitshandeln einer Person auf ihren mehr oder weniger bewussten Gesundheitszielen auf; diese sind begründet in ihrem Gesundheitsbewusstsein und lassen sich über Gesundheitsvorstellungen beschreiben. Das Gesundheitshandeln kann sich zum Beispiel als Versuch darstellen, ein selbst erkanntes Risikoverhalten abzubauen, einen adäquaten Umgang mit wahrgenommenen beruflichen Risiken zu finden, die körperliche Fitness zu verbessern, eine gesündere Form der Ernährung zu praktizieren, psychische Kräfte wie innere Zufriedenheit oder Selbstwertgefühl zu stärken, eine harmonische familiäre Atmosphäre oder ein befriedigendes soziales Umfeld herzustellen. Wie sich das Gesundheitshandeln im Einzelnen ausdrückt, das hängt jedoch nicht nur von den gesundheitsbezogenen Vorstellungen einer Person ab, sondern auch von der Art, wie sich diese in ihren Alltag integrieren lassen. Gesundheitliche Motive lassen sich je nach lebensweltlicher Situation in vielfältigen Teilhandlungen und Verhaltenselementen umsetzen. Das Gesundheitshandeln – wie es hier konzipiert wird – drückt sich in der Lebensweise einer Person aus. Es hat insofern eine Nähe zum soziologischen Konzept des gesunden Lebensstils (Abel, 1991), als auch dieses handlungstheoretisch fundiert ist, Zusammenhänge zwischen Verhaltensweisen berücksichtigt und die sozialstrukturellen, kulturellen und gruppenspezifischen Hintergründe des Handelns einbezieht.

Das Gesundheitshandeln wurde als ein theoretisches Konstrukt eingeführt und lässt sich durch die folgenden *Komponenten* beschreiben (Faltermaier, 1994):

- bewusstes Handeln für die eigene Gesundheit bzw. Veränderung der gesundheitlichen Lebensweise,
- Umgang mit dem Körper und seinen Beschwerden,
- Umgang mit Krankheiten, z. B. in der Selbstbehandlung, im Aufsuchen von Hilfe im Laiensystem oder von professioneller Hilfe,
- Umgang mit wahrgenommenen gesundheitlichen Risiken und Belastungen,
- Herstellen und Aktivieren von gesundheitlichen Ressourcen,
- soziales Gesundheitshandeln im Laiensystem, z.b. in gemeinsamen Aktivitäten oder in der Unterstützung der Aktivitäten von Bezugspersonen.

Diese Komponenten deuten auch an, über welche Zugänge sich das Gesundheitshandeln rekonstruieren lässt. Zunächst wird das Gesundheitshandeln jedoch als ein deskriptives Konstrukt verstanden, das aus der Sicht des Subjektes zu beschreiben ist und noch keine Wertungen über die Angemessenheit der Aktivitäten enthält.

Zur Illustration sei wieder auf eine eigene qualitative Untersuchung verwiesen, in der über intensive Interviews und aus der Sicht der befragten berufstätigen Erwachsenen verschiedene Formen des Gesundheitshandelns im Alltag rekonstruiert wurden (Faltermaier et al., 1998). Drei *typische Formen des Gesundheitshandelns* mit unterschiedlichen Ausprägungen ließen sich in dieser Untersuchungsgruppe erkennen:

- Lebensweise ohne vorsorgendes Gesundheitshandeln: Aus den Äußerungen der befragten Personen ließ sich kein Hinweis auf ein vorsorgendes und bewusst auf die Gesundheit bezogenes Handeln erkennen. Ihr Gesundheitshandeln war entweder auf gesundheitliche Beschwerden und Störungen bezogen oder es zeigte sich in einem gesundheitlich riskanten Lebensstil. Gesundheit hatte für sie im Leben nur einen geringen Stellenwert.
- Lebensweise mit Gesundheitshandeln in einem spezifischen Schwerpunkt: Diese Personen äußerten deutliche Gesundheitsmotive und berichteten von diversen vorsorgenden gesundheitlichen Aktivitäten, die für jedes Individuum in einem spezifischen Bereich konzentriert waren. Das Gesundheitshandeln wurde entweder bezogen auf die Ernährung oder auf die körperliche Bewegung oder auf den Abbau eines Risikoverhaltens (z.B. Rauchen oder Übergewicht). Dieser Handlungsschwerpunkt war meist fest und seit längerer Zeit in der Lebensweise etabliert und basierte oft auf einem umfassenden Wissen über dieses Gebiet.

- Lebensweise mit mehrdimensionalem oder integriertem Gesundheitshandeln: Personen dieses Handlungstyps haben ausgeprägte
  Motive zur Erhaltung und Förderung der Gesundheit, ihr Handeln setzt an mehreren Schwerpunkten an und ist breit in die
  gesamte Lebensweise integriert. Oft ist das Gesundheitshandeln
  sozial motiviert und organisiert, d.h. es wird eng mit den Bezugspersonen, Partner oder Familie abgestimmt. In einer Variante ist
  das Gesundheitshandeln primär auf den psychischen und sozialen Bereich ausgerichtet, indem es sich etwa auf die Herstellung
  befriedigender psychischer Erlebnisse (Zufriedenheit und
  Erfolgserlebnisse in Beruf und Freizeit) und harmonischer sozialer Beziehungen (in Partnerschaft, Familie, Freundeskreis) konzentriert. Eine andere Variante enthält ein mehrdimensional
  ansetzendes Gesundheitshandeln, das neben der psychischen und
  sozialen Ebene noch weitere Handlungsbereiche z.B. in der
  Ernährung, Bewegung oder im Umgang mit Beschwerden hat.
  Hier lässt sich vielleicht am deutlichsten erkennen, wie das
  Gesundheitshandeln in die gesamte Lebensweise einer Person
  integriert ist und in einer Vielzahl von Teilhandlungen zum Ausdruck kommt.

Was sind nun die Gründe dafür, dass Menschen diese Formen des
Gesundheitshandelns in ihrem Alltag entwickelt haben? – Als
Bedingungen des Gesundheitshandeln lassen sich zum einen die
Gesundheitsvorstellungen einer Person erkennen, zum anderen
muss aber auch der Kontext des Alltagshandelns als Erklärung
herangezogen werden (Faltermaier et al., 1998). Das subjektive
Konzept einer Person von Gesundheit lenkt zunächst die selbstbe-
zogene Aufmerksamkeit, sie wird entweder mehr auf das körperliche oder psychische Befinden oder auf die eigene Handlungsfähigkeit oder auf mögliche Störungen gerichtet. In Kombination
mit der dynamischen Dimension des Gesundheitskonzeptes ergeben sich daraus allgemeine Ziele für das Handeln, zum Beispiel
eine regulative Auseinandersetzung mit aufgetretenen Beschwerden, eine vorsorgende Orientierung an der Schonung des eigenen
Gesundheitspotentials im Batterie-Modell oder eine Tendenz,
durch aktives Handeln das eigene Reservoir immer wieder aufzu-
füllen. Die subjektiven Theorien von Gesundheit einer Person spe-
zifieren die Handlungsziele, indem sie etwa nahelegen, subjektiv
wahrgenommene Risiken oder Belastungen zu vermeiden, ein
erkanntes Risikoverhalten abzubauen, ein berufliches Risiko in der
Freizeit auszugleichen oder wichtige Ressourcen zu erhalten. In

diesen Laientheorien sind gleichzeitig auch Vorstellungen davon enthalten, welche Möglichkeiten der personalen Kontrolle eine Person sieht: Eine internale Kontrolle kann etwa in der Veränderung des eigenen Verhaltens, im Umgang mit beruflichen Belastungen oder in der Schaffung harmonischer Familienbeziehungen zum Ausdruck kommen; eine externale Kontrolle könnte z.b. in den Arbeitsverhältnissen, in der Unterstützung durch andere oder in einer guten ärztlichen Versorgung gesehen werden. Auf der Grundlage dieser Gesundheitsvorstellungen können wir erklären, in welche Richtung Menschen handeln würden, wir wissen jedoch noch nicht, ob sie überhaupt handeln werden. Die subjektive Bedeutung von Gesundheit sagt uns etwas über den Stellenwert, den Gesundheit für eine Person in ihrem Lebensentwurf hat; nur wenn die Gesundheit im Vergleich zu anderen Werten hohe Priorität erhält, werden sich starke Tendenzen zur Umsetzung von Gesundheitsmotiven ergeben. Zudem muss sich ein intendiertes Gesundheitshandeln gut in die alltäglichen Handlungsstrukturen einpassen lassen, also Raum und Zeit gegenüber den dominanten Handlungsbereichen Erwerbs- und Hausarbeit, Familie, Freizeit oder soziale Beziehungen eingeräumt bekommen.

Bei der Beschreibung des Gesundheitshandelns im Alltag wurde bereits deutlich, dass Gesundheit immer auch in einem sozialen Kontext hergestellt wird. Die *soziale Konstruktion von Gesundheit*, wie sie in Abb. 5.1 schematisch eingearbeitet ist, läuft über das soziale Handeln von unterschiedlichen Akteuren, sowohl von Laien als auch von Gesundheitsexperten. Es wird über soziale Normen und Strukturen geregelt, die formell im professionellen Gesundheitssystem, aber auch informell in einem *»Laiengesundheitssystem«* verankert sind. Die Gesundheitsversorgung kann als ein gesellschaftliches und kulturelles System verstanden werden. In allen Gesellschaften wird ein Großteil der Leistungen für die Erhaltung der Gesundheit der Bevölkerung und für die Versorgung von Kranken im sog. *»popular sector«* erbracht, d.h. durch die betroffenen Personen selbst, durch ihre Familien und soziale Netzwerke und durch Gemeinden, in denen sie leben (Chrisman & Kleinman, 1983). Aus medizinanthropologischen Studien wissen wir, dass nur bei einem kleineren Teil aller Gesundheitsepisoden der »professionelle Sektor« in Anspruch genommen wird, Schätzungen gehen von etwa 20% aus. Besonders deutlich wird der Stellenwert eines Laiengesundheitssystems in Kulturen, die kein ausgeprägtes medizinisches Versorgungssystem haben. Ergebnisse repräsentativer Untersuchungen zur Gesundheitsselbsthilfe im Alltag haben die bisher unterschätzte Bedeutung des Laiensystems für die Gesunderhaltung der Bevölkerung deutlich gemacht. So zeigte eine deutsche Untersuchung (Grunow et al., 1983), dass 92% der Bevölkerung bei gesundheitlichen Problemen individuelle oder soziale Selbsthilfe praktizieren. Zu den zentralen *Leistungen des Laiensystems* gehören: präventive Maßnahmen, soziale Unterstützungsleistungen bei gesundheitlichen Problemen (z.B. Kommmunikation, Beratung und praktische Hilfeleistungen unter Familienmitgliedern), »Laiendiagnose« bei Beschwerden, Selbstbehandlung einer Krankheit etwa mit Hilfe von nicht verschriebenen Medikamenten oder von Hausmitteln, Hilfesuchen im sozialen Umfeld, Zugang zum professionellen System, Bewältigung von Krankheiten und ihrer Folgen im Alltag, Betreuung und Pflege kranker Familienmitglieder, Nachbarschaftshilfe, Mitarbeit in Selbsthilfegruppen und gesundheitspolitisches Engagement. Als die wichtigsten *Akteure im Laiengesundheitssystem* können neben dem Individuum insbesondere die informellen sozialen Netzwerke (Partner, Familie, Freunde, Verwandte, Kollegen) verstanden werden; eine wesentliche Rolle spielen aber auch Selbsthilfeinitiativen sowie gesundheitspolitisch engagierte Gruppen oder kommunale Institutionen, die nicht Teil des Gesundheitssystems sind.

Wir wissen insgesamt noch sehr wenig über die soziale Organisation des Laiensystems. Es gibt jedoch deutliche Hinweise auf eine geschlechtsspezifische Arbeitsteilung in der alltäglichen gesundheitlichen Versorgung: Frauen spielen eine zentrale, aber öffentlich vielfach unbemerkte Rolle im Laiengesundheitssystem. Im Rahmen der Familienarbeit leisten sie einen Großteil der präventiven Gesundheitsarbeit und der pflegerischen Versorgung bei Heranwachsenden und bei alten und kranken Familienmitgliedern. In den *gesundheitlichen Leistungen von Frauen* in der Familie lassen sich mit Graham (1985) drei Aspekte unterscheiden:

- Frauen tragen dazu bei, die Gesundheit zu erhalten *(»providers of health«)*: Sie stellen häusliche Bedingungen her, welche die Gesundheit der Familienmitglieder erhalten und bei Krankheiten für eine schnelle Genesung sorgen. Sie sind in der Regel verantwortlich für die gesunde Ernährung der Familie und schaffen ein positives soziales Klima, das Belastungen von Familienangehörigen abfedern kann.
- Frauen vermitteln in der Familie die richtigen Einstellungen und Verhaltensweisen zur Gesunderhaltung und zum Umgang mit Krankheiten *(»negotiators of health«)*: Sie sozialisieren Fami-

lienmitglieder, insbesondere die Kinder für eine gesunde Lebensweise, dabei fungieren sie als Modelle, verfügen vielfach über das notwendige Wissen und beraten in vielen gesundheitlichen Fragen.

- Frauen stellen die Verbindung zum professionellen Gesundheitssystem her und vermitteln den Kontakt der Familienmitglieder zu medizinischen und sozialen Experten (*»mediators of health«*).

Mit diesem Überblick über die subjektive und soziale Konstruktion von Gesundheit wurde ein wesentlicher Teil von gesunderhaltenden Bedingungen beschrieben und als ergänzender Prozess in das Modell der Salutogenese eingearbeitet (vgl. Abb. 5.1). Die Zusammenhänge zwischen den verschiedenen Einflussfaktoren wurden in diesem Kapitel vielfach angedeutet und sind in dem integrierten Modell der Salutogenese durch Pfeile markiert. Aufgrund der Komplexität des theoretischen Modells und der relativ kurzen Geschichte einer Salutogenese-Forschung sind bisher noch viele Fragen offen und müssen der zukünftigen Forschung in Gesundheitspsychologie und Gesundheitswissenschaften vorbehalten bleiben. Wir brauchen jedoch gerade für die Praxis solche komplexen Gesundheitsmodelle, die verschiedene Einflussbereiche in ihren prozesshaften Zusammenhängen formulieren, weil sich auf dieser Basis angemessene und innovative Ansätze der Prävention und Gesundheitsförderung entwickeln lassen (vgl. Kap. 8).

Zusammenfassung

Das integrative Modell der Salutogenese bildet die Grundlage für eine ausführliche Darstellung der psychischen und sozialen Bedingungen von Gesundheit. Zunächst werden die zentralen Komponenten des salutogenetischen Modells und ihre Wirkung erläutert: der Gesundheitsbegriff und das Gesundheitskontinuum, der Zusammenhang zwischen Stressbewältigung und Gesundheit sowie die entscheidende Rolle von Widerstandsressourcen und des Kohärenzgefühls. Der Stand der Salutogenese-Forschung wird referiert, und ihre Probleme werden kritisch diskutiert. Die konzeptionellen Grenzen des Modells werden vor allem darin gesehen werden, dass die aktive Rolle des Subjektes, das Gesundheitsverhalten oder das Gesundheitshandeln im Alltag, nicht berücksichtigt werden und dass die sozialstrukturellen Einflüsse auf Gesundheit zu wenig systematisch eingearbeitet sind.

Die aktive Rolle des Subjektes in der Herstellung von Gesundheit wird dann über zwei Konzepte näher ausführt: Erstens hat sich mit dem Begriff des Gesundheitsverhaltens eine sehr produktive Forschungsrichtung in der Gesundheitspsychologie begründet, die durch umfangreiche Studien und über verschiedene Modelle die Bedingungen eines spezifischen Gesundheitsverhaltens zu erklären versucht. Das Gesundheitsverhalten wird in der Regel als das Gegenteil eines Risikoverhaltens verstanden. Zentrale Bedingungsmodelle aus unterschiedlichen Traditionen der Gesundheitspsychologie werden im Vergleich dargestellt: das *»Health Belief Model«*, das *»Precaution Adoption Process«*-Modell, die Theorie des geplanten Handelns, das sozialkognitive Prozessmodell gesundheitlichen Handelns und das transtheoretische Modell. Diese Modelle enthalten wichtige kognitive Prädiktoren eines Gesundheitsverhaltens, Risikowahrnehmung, Ergebniserwartung, Kontrollüberzeugung und Kompetenzüberzeugung, und beschreiben zentrale Prozesse der Intentionsbildung und der Handlungssteuerung. Die konzeptionellen und methodischen Grenzen dieser Modelle werden in einer kritischen Diskussion markiert. Probleme werden insbesondere in der Beschränkung auf einzelne, durch Experten definierte Formen des Gesundheitsverhaltens und in einer stark kognitivistischen Ausrichtung gesehen.

Eine zweite Forschungstradition läuft auf der Grundlage eines sozialwissenschaftlichen Ansatzes: sie betont, dass Gesundheit durch ein aktiv handelndes Subjekt, seine Vorstellungen und durch soziale Bedingungen hergestellt wird. Zentrale Konzepte dieser Forschungsrichtung sind zum einen die subjektiven Vorstellungen von Gesundheit und Krankheit, die vor allem in Form von subjektiven Konzepten und Theorien von Gesundheit empirisch untersucht werden, zum anderen das Gesundheitshandeln im Alltag. Im Unterschied zum Gesundheitsverhalten umfasst das Gesundheitshandeln einen breiteren Komplex von Aktivitäten, die von Menschen mit dem Ziel der Gesunderhaltung mehr oder weniger bewusst in ihrem sozialen Kontext ergriffen werden. Die soziale Konstruktion von Gesundheit erfolgt wesentlich im »Laiengesundheitssystem«, das heute zunehmend Aufmerksamkeit erhält, weil hier versteckt im Alltag umfangreiche Leistungen für die Gesunderhaltung der Bevölkerung erbracht werden. Ausgewählte Forschungsergebnisse illustrieren die Reichweite dieses subjektorientierten Ansatzes, ihren unterschiedlichen methodischen Zugang, aber auch Grenzen und offene Fragen.

Weiterführende Literatur

Antonovsky, A. (1987). *Unraveling the mystery of health*. London: Jossey-Bass. (Deutsche Ausgabe: Antonovsky, A. (1997). *Salutogenese. Zur Entmystifizierung der Gesundheit*. Tübingen: DGVT-Verlag)

Bengel, J., Strittmatter, R. & Willmann, H. (1998). *Was erhält Menschen gesund? Antonovskys Modell der Salutogenese – Diskussionsstand und Stellenwert*. Köln: Bundeszentrale für gesundheitliche Aufklärung (BzgA).

Faltermaier, T. (1994). *Gesundheitsbewußtsein und Gesundheitshandeln. Über den Umgang mit Gesundheit im Alltag*. Weinheim: Beltz.

Flick, U. (Hrsg.)(1998). *Wann fühlen wir uns gesund? Subjektive Vorstellungen von Gesundheit und Krankheit*. Weinheim: Juventa.

Marks, D., Murray, M., Evans, B. & Willig, C. (2000). *Health psychology. Theory, research and practice*. London: Sage.

Schwarzer, R. (2004). *Psychologie des Gesundheitsverhaltens* (3. überarbeitete und erweiterte Auflage). Göttingen: Hogrefe.

6 Krankheitserleben und der Umgang mit Krankheiten

6.1 Psychische und soziale Aspekte von Krankheit

Wenn von einer Krankheit die Rede ist, dann ist aus professioneller Sicht meist wie selbstverständlich die medizinisch-körperliche Seite angesprochen. Medizinische Experten denken dabei an die bei Patienten auftretenden Symptome, sie erwägen die Möglichkeiten, durch Messoperationen die Anzeichen einer Erkrankung zu objektivieren und zu einer reliablen Diagnose zu kommen, sie kennen in der Regel die im Organismus ablaufenden Störungen und haben Mittel zur Auswahl, um die Krankheit zu behandeln oder die Beschwerden zu lindern. Aus der Sicht der betroffenen Person stellt sich eine Krankheit anders dar, nämlich primär im subjektiven Erleben und in den sozialen Auswirkungen: Sie spürt körperliche Beschwerden, ist beunruhigt und fühlt sich in den gewohnten Aktivitäten beeinträchtigt. Eine kranke Person nimmt körperliche Veränderungen wahr, hat möglicherweise heftige und beunruhigende Schmerzen, das allgemeine körperliche Befinden ist beeinträchtigt, sie kann ihre Alltagsaufgaben nicht mehr gut erledigen, alles kostet plötzlich mehr Mühe und Kraft, sie ist vielleicht ratlos, was das bedeutet, ahnt oder vermutet, dass diese Erfahrungen mit einer Erkrankung verbunden sein können und macht sich Sorgen, wie sich das Geschehen weiter entwickeln wird. Diese subjektive Seite von Krankheit ist also deutlich zu unterscheiden von der objektiven, die von außen durch Experten wahrgenommen wird. Im englischen Sprachgebrauch stellt sich diese Differenz auch begrifflich dar, indem von »*illness*« gesprochen wird, wenn das subjektive Erlebnis einer Krankheit gemeint ist, jedoch von »*disease*«, wenn Krankheit als medizinisch-wissenschaftliches Phänomen interessiert.

Lassen wir zunächst eine Fallgeschichte sprechen, in der verschiedene Phänomene geschildert werden, die mit dem Erleben einer Krankheit typischerweise verbunden sind.

Stellen wir uns eine 40-jährige Frau vor, nennen wir sie Frau Baa-
der, Mutter zweier Kinder (5 und 8 Jahre), bei der im Rahmen einer
gynäkologischen Vorsorgeuntersuchung ein Knoten in ihrer Brust
entdeckt wird. Der Arzt schickt Frau Baader zu einem Spezialisten,
der eine Mammographie durchführt und eine Gewebeprobe ent-
nimmt, die im Labor untersucht wird. Der Arzt macht ein besorgtes
Gesicht, spricht von einer notwendigen Abklärung und bestellt sie
in einer Woche wieder ein. Frau Baader fühlt sich in diesen Tagen
des Wartens sehr unsicher und macht sich große Sorgen, sie redet
aber zuhause weder mit ihrem Mann noch mit ihren Kindern
darüber. Doch sprechen sie die Kinder an, warum sie so traurig sei.
Frau Baader findet eine Ausrede und behält es für sich, kann aber
schlecht schlafen und weint heimlich. Der nächste Arztbesuch
bringt das Ergebnis: Der Befund ist positiv. Der Arzt teilt ihr sach-
lich-kühl die Diagnose eines Mamma-Karzinoms mit und erklärt
ihr die Notwendigkeit, den Knoten operativ zu entfernen, eventuell
sei auch eine Bestrahlung und eine medikamentöse Behandlung
notwendig. Ein Termin im Krankenhaus sei bereits für sie arran-
giert. Frau Baader fällt aus allen Wolken. Sie hat es zwar geahnt,
dass es ein Brustkrebs sein könnte, aber die Diagnose stürzt sie in
nahezu panikartige Ängste. Sie erinnert sich sofort an die Krebser-
krankung ihrer Mutter, die vor einigen Jahren daran gestorben ist.
Sie möchte noch nicht sterben. Und sie denkt an ihre Kinder und an
ihren Mann, die sie doch notwendig brauchen. Sie hatte vor, nächs-
tes Jahr nach einer Familienphase wieder in ihren Beruf als Sach-
bearbeiterin in einer Versicherung einzusteigen, und hatte sich sehr
darauf gefreut.
*   Frau Baader hat Angst davor, ihrer Familie von dieser Diagnose*
erzählen zu müssen. Als sie ihrem Mann davon und von dem OP-
Termin berichtet, ist er geschockt; er wirkt sehr unsicher und weiß
nicht, wie er darauf reagieren soll. Sie hat eher das Gefühl, ihn
schonen zu müssen, über ihre Sorgen kann sie nicht mit ihm spre-
chen. Sie bemerkt dabei, dass sie in der Ehe auch sonst nicht viel
miteinander gesprochen haben; ihr Mann ist beruflich sehr einge-
bunden und nicht viel zuhause. Den Kindern will sie zunächst nichts
erzählen, sie bringt es einfach nicht über sich.
*   Die Operation verläuft gut, die Brust kann weitgehend erhalten*
werden. Sie ist im Krankenhaus ein Routinefall und lernt einige
Mitpatientinnen kennen, die dieselbe Diagnose haben, was sie
einerseits beruhigt, weil sie merkt, dass sie nicht allein von dieser
Krankheit betroffen ist. Andererseits erlebt sie auf der Station aber
auch sehr schwere Fälle von Krebs in einem bereits fortgeschritte-

nen Stadium, was ihr große Angst macht. Ein Arzt klärt sie bei der Visite darüber auf, dass sie wegen möglicher Metastasen bestrahlt werden muss und auch Medikamente (sog. Zytostatika) nehmen muss, die unangenehme Nebenwirkungen wie Haarausfall, Übelkeit und Magen-Darm-Probleme haben werden, aber vorübergehend seien. Frau Baader versteht nicht alles, was ihr von ärztlicher Seite gesagt wird, wagt aber bei der Visite nicht nachzufragen. Die Ärzte wechseln ständig, wirken immer in Eile und nicht greifbar, weil sie so viel zu tun haben. Sie scheinen ihr oft unnahbar, sodass sie sich nicht traut, ihre Fragen und Befürchtungen anzusprechen. Sie grübelt darüber, warum gerade sie und gerade jetzt davon betroffen ist. Ist sie erblich belastet, hat sie sich falsch ernährt, hat vielleicht sogar die Unzufriedenheit in ihrer Ehe zur Erkrankung beigetragen? Gibt es überhaupt eine Überlebenschance, wird sie bald körperlich verfallen? Sie hat kaum jemanden, mit dem sie über ihre Sorgen sprechen kann. Lediglich einer Krankenschwester öffnet sie sich etwas, wenn diese sich kurz Zeit nehmen kann. Diese erklärt ihr einige Fachbegriffe und die Wirkung der Medikamente, kann sie auch etwas beruhigen; aber ihre drängendste Frage, ob sie eine Chance zum Überleben hat, kann sie ihr nicht beantworten, das solle sie besser mit dem Arzt besprechen. Frau Baader hat große Angst davor, sterben zu müssen, auch vor den Schmerzen, wenn sich die Krankheit verschlimmern sollte. Und sie macht sich große Sorgen um ihre Familie. Ihr Mann und die Kinder besuchen sie im Krankenhaus, sie versucht dabei, tapfer und zuversichtlich zu wirken. Ihr Mann ist nach wie vor unsicher und vermeidet es, mit ihr über die Krankheit und Zukunft zu reden. Sie hat den Eindruck, dass er allein zuhause überfordert ist, die Gespräche laufen um die Alltagsaufgaben im Haushalt und wann sie wieder zuhause sein wird. Nur mit einer Freundin, die sie einmal besucht, kann sie über ihre Ängste sprechen und auch etwas weinen, was sie sehr erleichtert. Allerdings meldet sich diese dann nur noch kurz telefonisch, sie hat fast den Eindruck, von ihr gemieden zu werden. Am intensivsten sind die Gespräche mit ihren Mitpatientinnen, die ihr gut tun und die ihr Informationen darüber geben, wie es in der Behandlung weiterlaufen wird und welche Folgen zu erwarten sind. Einerseits erleichtert sie das und sie erhält viele gute Ratschläge, andererseits sind manche Informationen für sie auch bedrohlich oder verwirrend (z.B. über alternative Medikamente). Gerade die Begegnung mit einigen schwer erkrankten Menschen löst bei ihr eine Mischung von Angst und Bewunderung aus, wie diese mit ihrem Schicksal umgehen. Von den Krankenschwestern erhält sie Hin-

weise auf eine Selbsthilfegruppe von an Krebs erkrankten Frauen, die ihr sehr empfohlen wird. Im Augenblick scheut sie sich noch, dahin zu gehen. Den weiteren Lebenslauf von Frau Baader und den Verlauf ihrer Erkrankung müssen wir offen lassen.

Dieses Fallbeispiel illustriert eine Reihe von psychischen und sozialen Phänomenen, die mit einer körperlichen Erkrankung verbunden sein können und die Teil einer interdisziplinären Gesundheitsforschung sind, zu der auch wesentlich die Gesundheitspsychologie ihren Beitrag leistet. Sie werden im Folgenden zunächst im Überblick dargestellt (vgl. Abb. 6.1) und dann im weiteren unter Verweis auf Forschungsergebnisse vertieft.

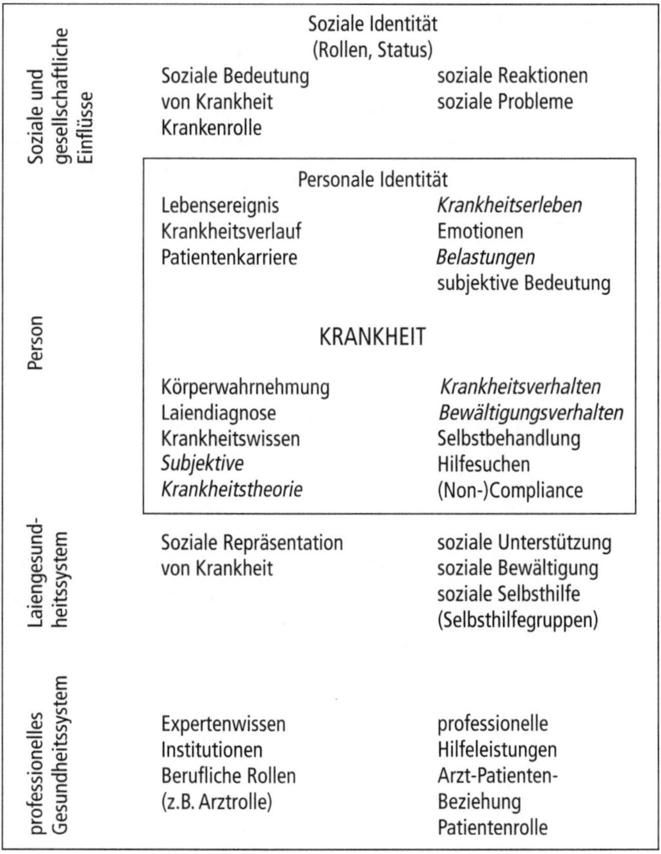

Abb. 6.1 Psychosoziale Aspekte von Krankheit

Psychisch-personale Aspekte von Krankheit (in Abb. 6.1 innerhalb des Rahmens).

- *Körperwahrnehmung und Krankheitserleben*: Das psychische Erleben von Krankheit lässt sich in kognitive und emotionale Prozesse differenzieren. *Kognitive* Aspekte umfassen etwa die Wahrnehmung von körperlichen Veränderungen und Beschwerden, die kognitive Verarbeitung dieser Informationen, die Erstellung einer »Laiendiagnose«, das verfügbare Alltagswissen über die Krankheit und subjektive Vorstellungen von ihren Ursachen (subjektive Krankheitstheorien). *Emotionale* Aspekte liegen in den psychischen Belastungen, Bedrohungen, Ängste und Hoffnungen vor, die mit einer Krankheit, ihrer medizinischen Diagnose und ihren sozialen Folgen (z.B. für die Familie) sowie mit den Konsequenzen ihrer Behandlung (z.B. Nebenwirkungen) verbunden sind. Im Beispiel von Frau Baader wurden insbesondere die Ängsten und Belastungen erkennbar, die mit der Diagnose einer Krebserkrankung verbunden waren; diese Emotionen können als Resultat von kognitiven Einschätzungen verstanden werden, die vor dem Hintergrund ihres Alltagswissens über Krebserkrankungen und deren Bedrohung sowie der individuellen Bedeutung entstanden, die diese Krankheit durch den Tod ihrer Mutter bekam.
- *Krankheitsverhalten.* Der Umgang eines Betroffenen mit einer Krankheit und mit ihren Folgen wird als Krankheitsverhalten bezeichnet. Dazu zählen eine Fülle von Aktivitäten, zum Beispiel die Versuche von kranken Menschen, ihre emotionalen Belastungen zu bewältigen, ihr Umgang mit den Beschwerden und Beeinträchtigungen im Alltag, ihre Bemühungen, mehr Informationen über die Symptome oder die Krankheit zu erhalten oder sie vielleicht sogar selbst zu behandeln, das Suchen nach Hilfe im sozialen Umfeld oder bei Experten, die Art der Mitarbeit bei der Behandlung *(»Compliance«)*. Frau Baader nahm zum Beispiel eine gynäkologische Vorsorgeuntersuchung in Anspruch, suchte ärztliche Hilfe auf, kam den vom Arzt vorgeschlagenen diagnostischen Untersuchungen nach und unterzog sich ohne Bedenken den verordneten Behandlungsmaßnahmen; sie musste aber auch ihre Ängste und Sorgen in den Griff bekommen, sie vermied es in der Familie eher, darüber zu reden, bei anderen Personen (Freundin, Mitpatienten, Krankenschwester) konnte sie aber ihre Gefühle ausdrücken oder wichtige Informationen über ihre Krankheit erfragen.

- Krankheiten sind auch mit biographischen Prozessen verbunden: Zum einen kann eine schwere Krankheit als ein *Lebensereignis* verstanden werden kann, d.h. sie stellt eine einschneidende und emotional bedeutungsvolle Veränderung im Lebenslauf dar, sie bedeutet oft sogar einen radikalen Bruch in der bisherigen Lebensgeschichte. Zum anderen sind mit einer spezifischen Krankheit oft *typische Verläufe* verbunden; diese haben mit der Krankheit selbst zu tun (z.B. ob sie akut, chronisch, schubweise oder degenerativ verläuft) oder mit den Behandlungsroutinen (z.B. wenn dauerhafte Behandlungen oder Behandlungsprogramme notwendig sind). Sie generieren dann eine *»Patientenkarriere«*. Im Falle von Frau Baader zeigte sich sehr deutlich der biographische Bruch, den die Krebsdiagnose auslöste: Alle bisherigen Lebenspläne werden in Frage gestellt und bedroht, ja ihre Existenz selbst. Durch die vorhergehende Krebserkrankung ihrer Mutter gewinnt die jetzt bei ihr diagnostizierte Krankheit eine besondere subjektive Bedeutung, die ihre starken Bedrohungsgefühle erklärt. Die medizinische Diagnose löst eine Routine von professionellen Behandlungsmaßnahmen aus (Operation, Bestrahlung, Medikamente), die den Lebenslauf der Betroffenen eine beträchtliche Zeit dominieren werden und einen unsicheren Ausgang haben.

Soziale Aspekte von Krankheit (in Abb. 6.1 außerhalb des Rahmens) lassen sich zum einen in Form von gesellschaftlichen und sozialen Einflüssen auf das Krankheitserleben und -verhalten (vgl. Abb. 6.1 oben) erkennen, zum anderen zeigen sie sich in der sozialen und institutionellen Bearbeitung von Krankheit durch Experten im professionellen Gesundheitssystem und durch das Laiengesundheitssystem (vgl. Abb. 6.1 unten):

- Eine Krankheit hat immer auch eine *soziale Bedeutung*, weil Gesundheit und Krankheit in jeder Gesellschaft einer sozialen Regelung unterliegen. Krank zu sein bedeutet, dass eine Person nicht mehr in der Lage ist, ihre alltäglichen Aufgaben zu erfüllen, dass sie als Gesellschaftsmitglied von ihren Rollenverpflichtungen entbunden wird, sich aber auch aktiv um eine schnelle Gesundung bemühen muss; die Rechte und Pflichten eines Kranken werden im Konzept der *Krankenrolle* beschrieben. Die Krankheit einer Person löst auch *soziale Reaktionen* in ihrer Umgebung aus, sie können spontane Hilfsangebote sein, aber auch Rückzug, Ablehnung oder Ausgrenzung; sie können für die Betroffenen wirksame Unterstützung oder zusätzliche Probleme mit sich bringen. Eine Krankheit stellt somit neben den körperlichen Veränderungen und dem psychischen Erleben immer auch eine komplexe *soziale Problemsituation* dar. Die sozialen Folgen einer Krankheit können ähnlich belastend sein wie die Krankheit selbst, wenn zum Beispiel die Aufgaben des Alltags nicht mehr erledigt werden können, wenn eine soziale Rolle (z.b. Beruf, Eltern- oder Geschlechtsrolle) mit ihren Gratifikationen in Frage gestellt wird oder wenn nahe Bezugspersonen mit Ablehnung reagieren. Bei Frau Baader waren diverse soziale Schwierigkeiten zu erkennen, etwa die durch ihren Krankhausaufenthalt entstehenden Probleme, den Familienhaushalt und die Betreuung der Kinder aufrechtzuerhalten, die erkennbare Überforderung und Unsicherheit in der Reaktion ihres Mannes oder der soziale Rückzug einer Freundin.

- Eine Krankheit löst in der Regel alltägliche Hilfeleistungen aus; diese erfolgen im Rahmen von informellen sozialen Beziehungen und können in ihrer Gesamtheit als Leistungen des *»Laiengesundheitssystems«* verstanden werden. Dazu gehören etwa die spontane *soziale Unterstützung* durch nahe Angehörige, Freunde oder Kollegen, die *kollektiven Bewältigungsversuche* eines Krankheitsereignisses durch die Familie des Betroffenen, aber auch die gegenseitigen Hilfen, die in *Selbsthilfegruppen* ausgetauscht werden. Diese Leistungen basieren auf sozialen Repräsentationen über Gesundheit und Krankheit, d.h. eines sozial geteilten Systems von Wissen und Überzeugungen. Natürlich spielt auch das *professionelle Gesundheitssystem* eine zentrale Rolle im Umgang mit der Krankheit. In den *Institutionen* des medizinischen Gesundheitssystems arbeiten insbesondere in den modernen Gesellschaften viele *Berufsgruppen und Experten* auf der Basis eines spezialisierten Fachwissens und Könnens; sie konstituieren einen komplexen Diagnose- und Behandlungsapparat, der für eine Vielzahl von Krankheiten wirksame professionelle Hilfeleistungen zur Verfügung stellt. Der Erfolg dieser Bemühungen hängt neben der fachlichen Kompetenz und technologischen Ausstattung wesentlich von der Qualität der sozialen *Interaktion zwischen Arzt und Patienten* ab, von der rechtzeitigen *Inanspruchnahme* dieser Angebote durch die Betroffen sowie von der *Mitarbeit* des Patienten im Behandlungsverlauf. Diese krankheitsbezogenen Aktivitäten sind sozial normiert und finden etwa in der sozialen Rolle des Patienten und des Arztes ihren Ausdruck. Im Falle von Frau Baader sahen wir eine Vielzahl von medizinischen Hilfeleistungen, allerdings auch deutliche Defizite, zum Beispiel bei der Übermittlung wichtiger Informationen, bei der Bereitstellung emotionaler Unterstützung und im Aufbau einer vertrauensvollen Beziehung zum Arzt. Im Laiensystem erwies sich das familiäre Hilfesystem als eher überfordert, die Möglichkeiten einer sozialen Selbsthilfe durch ähnlich betroffene Patientinnen standen allerdings als Alternative im Raum.

Im Folgenden werden diese verschiedenen psychosozialen Aspekte näher beleuchtet und dabei wichtige Forschungsgebiete der Gesundheitspsychologie mit ihren Erträgen vorgestellt. Ich beginne zunächst allgemein mit dem psychischen Erleben von Krankheit und dem eng damit verbundenen Krankheitsverhalten (Kap. 6.2). Dann werde ich mit den subjektiven Theorien der Betroffenen über ihre Krankheit (Kap. 6.3) und mit den Bewältigungsversuchen von krankheitsbedingten Belastungen (Kap. 6.4) zwei aktuelle Forschungsfelder herausgreifen; zum Abschluss dieses Kapitels (Kap. 6.5) stehen schließlich chronische Krankheiten im Mittelpunkt, sie werden vor allem in einen biographischen und sozialen Kontext gestellt.

6.2 Krankheitserleben und Krankheitsverhalten

Als Ausgangspunkt und Referenzpunkt für das Erleben einer Krankheit muss zunächst ein Bezug zur Gesundheit hergestellt werden, denn Krankheit wird immer vor dem Hintergrund eines als »normal« erlebten Gesundheitszustandes wahrgenommen. Wir haben bereits in Kapitel 3 die dichotome Gegenüberstellung von Gesundheit und Krankheit als inadäquate Vereinfachung kritisiert. Wenn wir stattdessen *Krankheit auf einem multidimensionalen Gesundheitskontinuum* verorten, dann gibt es eine Reihe von Implikationen:

• Gesundheit und Krankheit sind keine Gegensätze mehr, d.h. eine Krankheit (oder mehrere Krankheiten) kann (können) sich auf unterschiedlichen Niveaus von Gesundheit manifestieren;
• Gesundheit ist auch ein positives Konzept, sie lässt sich in erlebbaren Zuständen wie einem körperlichen und psychischen Wohlbefinden sowie in erlebbaren Potentialen wie einer Handlungs- und Leistungsfähigkeit, einem Energiereservoir beschrei-

ben (vgl. Kap. 5), und sie variiert auf dem Kontinuum vom negativen Pol bis zum positiven Pol einer optimalen Gesundheit;

- gesundheitliche Störungen äußern sich durch Abweichungen von
  einem als »normal« empfundenen Gleichgewichtszustand von
  habitueller Gesundheit; sie lassen sich jeweils zwischen Individuen und Lebensphasen variierenden Positionen auf dem
  Gesundheitskontinuum zuordnen;
- Beschwerden sind wahrgenommene Abweichungen von einem
  körperlichen und/oder psychischen Normalzustand, die meist
  aversive Qualitäten (z.B. Schmerzen, Mattigkeit, Traurigkeit)
  haben; sie können in ihrem Ausmaß (leicht, mäßig, stark) eingeschätzt und in ihrer zeitlichen Ausdehnung (akut oder chronisch)
  differenziert werden;
- Beeinträchtigungen sind die wahrgenommenen (funktionalen)
  Folgen von Beschwerden für das eigene Handeln und für die
  Erfüllung sozialer Aufgaben;
- Krankheiten können subjektiv oder objektiv (medizinisch) definiert werden: Sie werden in der Regel als Cluster von Symptomen verstanden, sie beinhalten das subjektive Erleben von
  Beschwerden/Beeinträchtigungen und die objektive Erfassung
  von körperlichen oder psychischen Störungen; eine Krankheit
  kann nach der Schwere (der Störung und ihrer Folgen) sowie
  nach ihrem zeitlichen Verlauf (akut, chronisch) unterschieden
  werden;
- auf dem Gesundheitskontinuum lässt sich in Richtung auf den
  negativen Pol eine Zunahme von Beschwerden, Beeinträchtigungen und Krankheiten mit zunehmender Schwere und Dauer
  bestimmen; die Grenze für den Übergang von Beschwerden in
  eine Krankheit lässt sich subjektiv und objektiv bestimmen, sie
  beruht aber immer auf einer Festlegung nach bestimmten expli-
  ziten oder impliziten Kriterien.

Wenn wir von diesem Verständnis von Krankheit ausgehen, das
subjektives Erleben hervorhebt und Krankheit auf einem Gesundheitskontinuums verortet, dann stellt die Diagnose einer Krankheit
lediglich einen Schritt in einem längeren Prozess dar; er findet erst
ab einem bestimmten Verlaufsstadium und nach dem Zugang zum
professionellen Gesundheitssystem statt. Die Erkenntnis, dass auch
jene psychosozialen Prozesse vor der Inanspruchnahme professioneller Hilfe von großer praktischer Bedeutung sind, hat sich in den
Gesundheitswissenschaften erst in jüngerer Zeit durchgesetzt.
Lange war die Gesundheitsforschung auf Patienten konzentriert

und damit auf jene kranken Menschen, die bereits im Versorgungssystem aufgetaucht sind. Die Notwendigkeit einer Unterscheidung zwischen kranken Menschen und Patienten lässt sich durch eine Vielzahl empirischer Befunde belegen (Herschbach, 1995), insbesondere durch die Tatsache, dass viele Menschen Beschwerden haben oder (im medizinischen Sinne) krank sind, sich aber nicht in Behandlung begeben.

Die folgenden Phasen können in einem Krankheitsprozess unterschieden werden, der mit ersten Anzeichen einer Abweichung von Gesundheit beginnt (vgl. auch Heim & Willi, 1986):

- Wahrnehmung von körperlichen Beschwerden;
- Erstellen der »Laiendiagnose« einer Erkrankung;
- Krankheitsverhalten, Selbstbehandlung und Hilfesuchen im Laiengesundheitssystem (»Laienkonsultation«);
- Inanspruchnahme ärztlicher Hilfe, medizinische Diagnose einer Krankheit, Krankenrolle;
- Ärztliche Behandlung des Kranken und Mitarbeit des Patienten.

1. Die *Wahrnehmung von körperlichen Phänomenen* ist leider in der Psychologie bisher ein sehr vernachlässigtes Thema gewesen. Nach allem, was wir darüber wissen (vgl. Pennebaker, 1982), läuft sie jedoch nach ganz ähnlichen psychologischen Gesetzen ab wie die Wahrnehmung von Gegenständen und Personen. Die Wahrnehmung des eigenen Körpers ist stark durch psychische Einflüsse geprägt; das könnte die großen individuellen Unterschiede (etwa in der Wahrnehmung von Schmerzen) und die deutlichen Diskrepanzen zwischen dem subjektiven Empfinden und den physiologisch messbaren Prozessen erklären.

Die folgenden psychologischen *Prinzipien* charakterisieren die Wahrnehmung und die kognitive Verarbeitung körperlicher Empfindungen und Beschwerden:

- *Selektive Aufmerksamkeit*: Wir nehmen unseren Körper bei normalem Funktionieren und insbesondere bei aktiver Beschäftigung kaum wahr; erst wenn der Pegel an Informationen von außen geringer wird (z.B. im Schlaf, in entspannten Situationen) und wenn neue und ungewöhnliche körperliche Reize (z.B. Schmerzen) auftauchen, dann wird die subjektive Aufmerksamkeit für körperliche Vorgänge erhöht und damit die Chance verbessert, sie auch wahrzunehmen.
- *Aktive Strukturierung*: Auch die Wahrnehmung körperlicher Phänomene stellt keine passive Abbildung der Wirklichkeit dar, sie

wird vielmehr durch das vorhandene Wissen über den Körper und durch die daraus generierten Hypothesen aktiv strukturiert. Diese Hypothesen liegen etwa in Form von kognitiven Konzepten oder Schemata vor, zum Beispiel im subjektiven Körperkonzept oder in spezifischen Krankheitsschemata; diese leiten die aktive Sammlung weiterer Informationen und bestätigen oder widerlegen so eine Hypothese. Zum Beispiel können anhaltende Kopfschmerzen die betroffene Person dazu bringen, nach weiteren körperlichen Zeichen zu suchen, um zwischen den alternativen Hypothesen einer aufziehenden Grippe (mit Symptomen wie ungewöhnliche körperliche Müdigkeit, heißer Kopf), den Folgen einer psychischen Überlastung oder das Resultat eines langen, alkoholreichen Abends entscheiden zu können.

- Diese kognitiven Konzepte und Schemata werden gelernt, ihre primären Wurzeln sind *frühe Erfahrungen*, die mit dem Körper in der Kindheit entweder direkt gemacht wurden oder stellvertretend über die Eltern als Modelle für den Umgang mit dem Körper. Einen besonderen Stellenwert haben dabei eigene frühere Erfahrungen mit Krankheiten, weil diese besonders ausgeprägte und differenzierte Schemata entstehen lassen. Natürlich können dabei auch »falsche« Konzepte gelernt werden, die dann wegen des selektiven Charakters der Körperwahrnehmung schwer zu korrigieren sind.

- Eine zweite wichtige Informationsquelle sind *soziale Informationen und Vergleiche*. Da körperliche Empfindungen oft vage und mehrdeutig sind, tendiert die wahrnehmende Person dazu, Unsicherheiten durch zusätzliche Informationen aus dem sozialen Umfeld zu reduzieren. Der soziale Vergleich mit anderen ist eine Variante, um die Bedeutsamkeit eines Symptoms einzuschätzen (wie z.B. »haben andere ähnlich häufig Kopfschmerzen wie ich?«), die direkte Kommunikation über Symptome eine andere. Empirische Studien (Sanders, 1982) weisen darauf hin, dass Laien in beträchtlichem Maße (in deutlich mehr als der Hälfte der wahrgenommenen Symptome) gesundheitsbezogene Informationen im sozialen Netzwerk austauschen, sich etwa Einschätzungen oder Ratschläge von anderen holen.

- *Kontextabhängigkeit*: Wie eine körperliche Veränderung interpretiert wird, das ist auch bedingt durch die soziale Situation, in der sie auftritt (Alonzo, 1979). Beispielsweise wird ein erhöhter Puls beim Sport oder in einer psychischen Belastungssituation (öffentliche Rede) als normale körperliche Reaktion verstanden, in einer Ruhesituation würde er jedoch als beunruhigendes Zei-

chen einer möglichen Störung interpretiert. Die Bedeutung einer
körperlichen Empfindung hängt somit vom situativen Kontext ab,
der auch etwas mit sozialen und kulturellen Erwartungen zu tun
hat. Große kulturelle Unterschiede in der Körperwahrnehmung
wurden vor allem bei der Empfindung und dem Ausdruck von
Schmerzen festgestellt; in den USA zeigen die Mitglieder der ita-
lienischen, jüdischen, irischen und alt-amerikanischen Kulturen
eine deutlich unterschiedliche Schmerzschwelle und drücken den
Schmerz auch verschieden aus (Radley, 1994). Diese Ergebnisse
deuten darauf hin, dass die Wahrnehmung und der soziale Ausdruck körperlicher Empfindungen durch kulturelle Regeln geleitet wird und diese in sozialen Gruppen unterschiedlich sozialisiert werden.

Neben diesen allgemeinen Prinzipien bei der Wahrnehmung körperlicher Phänomene zeigt sich, dass körperliche Beschwerden vor
allem dann subjektive Aufmerksamkeit erlangen und zum Handeln
führen, wenn sie schmerzhaft sind, wenn sie gut sichtbar und auffällig sind (z.B. eine Hautveränderung), wenn sie dauerhaft auftreten und das Allgemeinbefinden beeinträchtigen sowie wenn sie auf
eine bedrohliche Ursache (z.B. eine Krankheit) hindeuten (Lang &
Faller, 1998). Die großen individuellen Unterschiede in der Körperwahrnehmung wurden bereits erwähnt. Sie lassen sich durch die
vielfältigen Einflüsse erklären, die in den genannten Prinzipien
zum Ausdruck kommen. Zudem werden auch unterschiedliche persönliche Wahrnehmungstypen angenommen: »Supressor« oder
»sensitizer« stellen zwei gegensätzliche Tendenzen dar, bedrohliche körperliche Veränderungen entweder zu unterdrücken und zu
ignorieren oder besonders sensibilisiert dafür zu sein (ebd.).
   2. Das Wahrnehmen von körperlichen Beschwerden führt zu subjektiven Abwägungen, ob es sich dabei um vorübergehende, harm-
lose Veränderungen handelt oder um Hinweise auf eine ernst zu
nehmende Krankheit und welche es dann sein könnte. Menschen
erstellen auf der Basis ihres Alltagswissens über Krankheiten und
nach möglichem Austausch mit sozialen Bezugspersonen eine
»Laiendiagnose«, die dann das weitere Handeln bestimmt. Dabei
sind Alltagserkrankungen wie Erkältung, Grippe, Rückenbeschwerden zu unterscheiden von schweren Krankheiten, weil
erstere häufiger im Laiensystem behandelt werden, letztere zumindest ab einem bestimmten Krankheitsstadium eine professionelle
Behandlung notwendig machen. Wir können davon ausgehen, dass
auch medizinische Laien eine Vorstellung von den häufigsten

Krankheiten haben, also auch mehr oder weniger genau wissen, welche Symptome und welche Folgen zum Beispiel ein Herzinfarkt, eine Krebserkrankung oder Diabeteserkrankung haben. Dieses Wissen in der Bevölkerung ist in den westlichen Industriegesellschaften heute geprägt durch die starke Popularisierung von medizinischem Wissen; sie hat aber auch deutliche Wurzeln in kulturell tradierten Vorstellungen, die gesundheitsrelevante Themen wie zum Beispiel das Verhältnis zum Körper, die Einstellung zu Schmerzen oder die Art der Ernährung stark beeinflussen. Historisch-vergleichende Studien (Herzlich & Pierret, 1991) weisen einen grundlegenden Wandel von Krankheitsvorstellungen vom Mittelalter bis in die Moderne nach. Kulturvergleichende Untersuchungen (Chrisman & Kleinman, 1983) belegen deutliche Unterschiede zwischen Kulturen in ihrem Verständnis von Gesundheit und Krankheit.

Wie kommen Laien dazu, ein bestimmtes Muster an Symptomen als Krankheit zu interpretieren? Wie der kognitiv-psychologische *Prototypen-Ansatz* (Bishop & Converse, 1986) zeigt, haben Menschen gut strukturierte und stabile kognitive Repräsentationen von weit verbreiteten Krankheitseinheiten (Grippe, Heuschnupfen, Herzinfarkt, Lungenentzündung und Schlaganfall) und den damit verbundenen Symptomen. Die idealisierte Konzeption (»Prototyp«) von einer Krankheit dient als Standard, mit dem Informationen von wahrgenommenen Beschwerden oder von körperlichen Veränderungen verglichen werden. Besteht eine überwiegende, aber nicht unbedingt vollständige Übereinstimmung zwischen Symptomen und Prototyp, dann wird eine Krankheit diagnostiziert. Sie hat meist auch Implikationen dafür, ob bei dieser Krankheit eine ärztliche Hilfe als notwendig erachtet wird. Wir haben bereits betont, dass Entscheidungen über Beschwerden und Krankheiten meist in einem sozialen Kontext stattfinden; die Verarbeitung gesundheitsrelevanter Informationen ist daher nicht nur ein individueller Prozess, sondern schließt die soziale Kommmunikation mit Nahestehenden ein. Ein wichtiger Aspekt ist dabei die Tendenz, Beschwerden zu normalisieren, d.h. sie möglichst lange als »normal« interpretieren zu können, damit alltägliche Handlungsvollzüge nicht unterbrochen werden müssen. Krankheit bedeutet immer eine Abweichung von der Normalität, die meist unerwünscht ist und unangenehme Folgen erwarten lässt. Spätestens mit der Laiendiagnose einer Krankheit werden auch emotionale Reaktionen hervorgerufen. Aversive Gefühle reichen von Einschätzungen, die eine lästige und ärgerliche Unterbrechung feststellen, bis zu größeren Sorgen, Ängsten oder

Bedrohungen. Eine bestimmendes Merkmal von Krankheit ist die oft damit verbundene Unsicherheit über den weiteren Verlauf und die persönlichen Folgen. Auch diese Unsicherheit ist aversiv und motiviert Aktivitäten, um Klarheit herzustellen.

Wir haben uns bisher mit jenen kognitiven und emotionalen Aspekten des Krankheitserlebens auseinander gesetzt, die zur Diagnose einer Krankheit durch die Betroffenen und ihrem sozialen Umfeld führen. Diese vorläufige Entscheidung führt nun zu Aktivitäten, die im Folgenden unter dem Begriff des Krankheitsverhaltens behandelt werden. Ein weiteres wichtiges Thema wird uns anschließend (Kap. 6.3) näher beschäftigen, nämlich wie sich Menschen ihre Krankheit erklären; Forschungen dazu laufen unter der Überschrift der subjektiven Krankheitstheorie.

3. Der Umgang mit Krankheit im Alltag kann je nach Art der Erkrankung und der subjektiven Einstellung dazu über längere Zeit oder auch ausschließlich im Laiensystem ablaufen. Unter dem breiten Begriff des *Krankheitsverhaltens* werden alle Verhaltensweisen von Personen gefasst, die sich als krank fühlen; es wird meist im Gegensatz zum Gesundheitsverhalten verwendet, das die Verhaltensweisen von sich gesund empfindenden Menschen beschreibt. Diese Unterscheidung ist ganz offensichtlich nicht trennscharf und basiert auf der bereits mehrfach problematisierten dichotomen Kategorisierung in gesund oder krank. Beide Begriffe sind jedoch in den Gesundheitswissenschaften so verbreitet, dass sie hier mit dieser Einschränkung verwendet werden. Ein Krankheitsverhalten innerhalb des Laiensystems kann nun darin bestehen,

• weitere Informationen einzuholen, um eine Diagnose abzusichern oder Unsicherheiten zu reduzieren,
• Hilfe in der sozialen Umgebung zu suchen (*»help seeking behavior«*) und
• Maßnahmen zur Selbstbehandlung zu ergreifen (z.B. Selbstmedikation).

Wir wissen inzwischen, dass derartige Selbsthilfeaktivitäten von Laien sehr häufig vorkommen; empirisch begründete Schätzungen (Levin & Idler, 1981) gehen sogar davon aus, dass rund 80% aller Krankheitsepisoden in der Familie behandelt oder als keiner professionellen Behandlung bedürftig interpretiert werden. Die Wirkungsweise und soziale Organisierung des Laiensystems ist – wie schon angedeutet (vgl. Kap. 5) – immer noch ein wenig beachtetes Thema der Forschung, und entsprechend gering sind Erkenntnisse über die Gesundheitsselbsthilfe im Alltag.

Eine repräsentative Untersuchung (Grunow et al., 1983) von über 2000 deutschen Haushalten zeigte, dass 92% der Befragten gesundheitliche Selbsthilfeaktivitäten in irgendeiner Form ergreifen. 63% geben an, dass sie sich in gesundheitlichen Fragen Rat und Information von ihren Familienmitgliedern holen, 49% sagen, dass sie im Krankheitsfalle von diesen auch praktisch unterstützt werden. Es gibt deutliche Hinweise, dass Menschen zuerst ihr soziales System nutzen, um sich über mögliche Krankheitssymptome oder Behandlungsmaßnahmen auszutauschen. In diesem Zusammenhang wird auch von »Laienkonsultation« gesprochen; ein »Laienzuweisungssystem« (»lay referral system«) regelt den sozialen Austausch über Beschwerden und die Zuweisung innerhalb des Laiensystems oder zum professionellen System.

In der Selbstbehandlung von Krankheiten dominieren in der deutschen Bevölkerung nicht-medikamentöse Selbstbehandlungen wie die Anwendung von Hausmitteln oder Wundpflege (57%), die emotionale Zuwendung für erkrankte Familienmitglieder (49%) und die Einnahme nicht verschriebener Medikamente (44%) (Grunow et al., 1983). Eine dänische Studie (Dean, 1986) untersuchte an einer repräsentativen Stichprobe von 1462 erwachsenen Bürgern und Bürgerinnen den Umgang mit in den letzten sechs Monaten aufgetretenen alltäglichen Krankheiten oder Beschwerden (wie z.B. Erkältungen, Rückenschmerzen, Grippe, Hautausschläge). Die absolut häufigste Reaktion war die Selbstbehandlung ohne Medikamente, die in fast 80% der Krankheitsepisoden genannt wurde. Bei Infektionserkrankungen standen vor allem Ruhe sowie vermehrte Aufnahme von Flüssigkeit und Vitaminen im Vordergrund; weitere Reaktionen waren (in dieser Reihenfolge): Einnahme von Medikamenten, Konsultation eines Arztes oder die Entscheidung, nichts zu unternehmen.

Das Krankheitsverhalten findet somit in beträchtlichem Maße im Laiensystem statt. Auch die Entscheidung, ärztliche Hilfe in Anspruch zu nehmen, wird vor dem Hintergrund der genannten Aspekte durch die Betroffenen selbst und in Abstimmung mit ihren sozialen Bezugspersonen getroffen.

4. Die *Inanspruchnahme professioneller Hilfe* und damit der Zugang zum medizinischen Versorgungssystem ist der nächste Schritt im Prozess des Umgangs mit Krankheiten oder Beschwerden. Dieser Schritt beruht auf der Entscheidung einer Person, dass ihr gesundheitliches Problem nicht mehr allein bewältigt werden kann und daher eine Hilfe von Experten notwendig ist.

Lange Zeit wurden in den Gesundheitswissenschaften kranke Menschen und Patienten nahezu gleichgesetzt. Empirische Studien zeigen jedoch deutlich die Notwendigkeit, Kranke unabhängig von ihrem Patientenstatus zu betrachten, weil nämlich erstens nur eine Minderheit (ca. ein Drittel) der Menschen, die Beschwerden haben oder krank sind, auch einen Arzt aufsuchen, weil zweitens viele Menschen, die zum Arzt gehen, gar keine Erkrankung haben, und weil sich drittens ein beträchtlicher Teil der Menschen in die falsche Behandlung oder zu spät in die richtige begeben (Herschbach, 1995). Es gibt also Menschen, die das professionelle System zu wenig nutzen (*»under-utilizer«*); andere nutzen es möglicherweise zu stark oder für Anliegen, für die es nicht gedacht ist (*»over-utilizer«*).

Die Gründe für diese Differenzen werden im Krankheitsverhalten der Betroffenen und damit vorwiegend in psychosozialen Faktoren gesehen. Die umfangreiche und vorwiegend angloamerikanische Forschung zur Inanspruchnahme professioneller Hilfe zeichnet ein komplexes Bild von den Einflussgrößen. Ihre Ergebnisse lassen sich wie folgt zusammenfassen: Die Entscheidung, *medizinische Hilfe in Anspruch zu nehmen*, scheint von folgenden Faktoren abhängig zu sein (vgl. Herschbach, 1995; Lang & Faller, 1998; Mechanic, 1983):

- dem subjektiv wahrgenommenen Bedarf, d.h. inwieweit sich eine Person subjektiv durch eine Krankheit oder Beschwerden bedroht fühlt und diese als ernst einschätzt;
- der erlebten Behinderung in der Erfüllung von sozialen Rollen und alltäglichen Aufgaben, d.h. inwieweit sich eine Person durch die Krankheit in ihrem alltäglichen Handeln beeinträchtigt fühlt (z.B. in ihrer Arbeits- und Leistungsfähigkeit, in körperlichen und sozialen Aktivitäten) ;
- der Verfügbarkeit und Qualität von professionellen Versorgungsangeboten, davon wie potentielle Nutzer die ärztliche Kompetenz einschätzen, aber auch von ihrer Kenntnis professioneller Angebote, von deren Erreichbarkeit und den Kosten einer Behandlung;
- den Hilfemöglichkeiten im Laiensystem: so scheinen zum Beispiel Menschen mit einem engeren familiären Netzwerk professionelle Hilfen weniger und später zu nutzen;
- soziodemographische Merkmale wie Alter, Geschlecht, Familienstand und sozialer Status scheinen eine prädisponierende Rolle zu spielen: Ärztliche Hilfe wird häufiger von Frauen, von älteren Menschen, von Alleinstehenden und von Menschen mit höherem sozialen Status in Anspruch genommen.

Insgesamt muss von einem komplexen Zusammenwirken dieser Faktoren ausgegangen werden, dabei scheinen die subjektiven Faktoren die ausschlaggebende Rolle zu spielen.

Die Erstellung einer *ärztlichen Diagnose* hat für den kranken Menschen einige einschneidende Konsequenzen und bringt den Prozess des Krankheitserlebens in eine neue Phase. Das Feststellen der Krankheit durch einen Experten hat deutliche Folgen für die Körperwahrnehmung des Betroffenen: Sie beseitigt mögliche Unsicherheiten, bringt aber vielleicht auch neue Fragen und psychische Belastungen mit sich. Mit dem Aufsuchen eines Professionellen des medizinischen Gesundheitssystems wird das Gesundheitsproblem nun endgültig öffentlich und damit einer gesellschaftlichen Bearbeitung zugänglich gemacht. Die Einordnung in eine Krankheitskategorie lässt den Kranken in die Handlungsrationalität des medizinischen Krankheitsmodells eintreten, das verändert seine soziale Situation. Soziologisch betrachtet stellt Kranksein ein abweichendes Verhalten gegenüber der Normalität von Gesundheit dar. Dem Kranken wird eine *Krankenrolle* zugeschrieben und damit eine gesellschaftlich definierte und anerkannte soziale Rolle. Talcott Parsons (1958), ein bekannter US-amerikanischer Soziologe, hat sie aus einer system-funktionalen Perspektive beschrieben, indem er die grundlegende Frage stellte, welche Rollen und Normen für das Funktionieren eines gesellschaftlichen Systems notwendig sind. Eine ärztliche Diagnose bedeutet für den sozialen Status des Kranken, dass er damit als unfähig erklärt wird, seine sozialen Rollen zu erfüllen. Das drückt sich in der gesellschaftlichen Praxis durch die »Krankschreibung« aus, die jeden kranken Menschen legitimiert, vorübergehend seiner Erwerbsarbeit fernzubleiben; die Gesellschaft hat dem Arzt das Mandat und die Macht verliehen, diese Entscheidung zu treffen.

Die *Rolle des Kranken* ist nach Parsons (1958) durch die folgenden vier Momente bestimmt, die sowohl Rechte als auch Pflichten beinhalten:

- Der Kranke kann für die mit der Krankheit verbundenen Unfähigkeit, seine sozialen Rollen zu erfüllen, nicht verantwortlich gemacht werden;
- die ärztliche Diagnose einer Krankheit legitimiert den Kranken, von seinen normalen Aufgaben und Rollenverpflichtungen befreit zu werden;
- Kranksein ist aber nur dann legitim, wenn sich der Kranke um eine möglichst schnelle Gesundung bemüht;

• der Kranke hat folglich die Pflicht, kompetente Hilfe aufzusuchen und mit den dafür vorgesehenen gesellschaftlichen Institutionen zusammenzuarbeiten, um eine Heilung zu erreichen; das
medizinische Subsystem hat mit seinen Einrichtungen und durch
soziale Rollen definierten Professionellen (insbesondere die Profession und Rolle des Arztes) das gesellschaftliche Mandat zu
dieser Hilfe und zur sozialen Kontrolle.

Die Diagnose einer Krankheit stellt nicht nur eine medizinische,
sondern auch eine soziale Kategorisierung dar; Krankheit kann als
Etikett für eine soziale Abweichung von der Normalität verstanden
werden, durch die neben entlastenden auch negative Merkmale
zugeschrieben werden und damit auch ungünstige soziale Folgen
entstehen können. Der Prozess des *»Labelling«* wurde in seinen
ausgrenzenden Aspekten insbesondere bei der Zuschreibung einer
psychischen Erkrankung beschrieben (Keupp, 1991). Er ist aber
auch bei körperlichen Erkrankungen wirksam und kann zu einer
Stigmatisierung des Kranken führen, insbesondere dann, wenn eine
Krankheit mit äußerlich sichtbaren Zeichen (ein »Stigma«, wie z.B.
bei Behinderungen, Hauterkrankungen) oder mit moralischen Wertungen (z.B. AIDS) verbunden ist (vgl. Kap. 6.5 zur chronischen
Erkrankung). Dieser soziale Prozess der Zuschreibung einer Krankheit kann für den Betroffenen zusätzliche psychische Belastungen
und soziale Probleme mit sich bringen.
  5. Die diagnostizierte Krankheit führt dann in der Regel zu einer
Routine *professioneller Maßnahmen*, die von dem Patienten zumindest ein prinzipielles Einverständnis und verschiedene Anpassungen verlangen. Die ärztliche Behandlung, pflegerische Versorgung
und zusätzliche therapeutische Maßnahmen (z.B. Krankengymnas-
tik) finden im institutionellen und rechtlichen Rahmen des medizinischen Gesundheitssystems statt. Sie erfordern vom Patienten,
eine Reihe von *neuen sozialen Beziehungen* (zu Ärzten, Pflegeper-
sonal, Arzthelferinnen etc.) einzugehen und die damit verbundenen
sozialen Abhängigkeiten zu tolerieren. Die verschiedenen Schritte
der Behandlungsmaßnahmen erzeugen für den Patienten sozial
institutionalisierte Erwartungen, die seinen Tagesablauf und seinen
Lebenslauf wesentlich bestimmen. Diese soziale Strukturierung
des Lebenslaufs kranker Menschen durch das professionelle
Behandlungssystem wird auch als *Patientenkarriere* bezeichnet.
Die professionellen Helfer erwarten vom Patienten die Akzeptanz
dieser Maßnahmen und seine aktive Mitarbeit, also *»Compliance«*.
Genau das ist aber nicht mehr selbstverständlich und wird oft zum

Problem in der Arzt-Patienten-Beziehung. *Non-Compliance* in Form von nicht umgesetzten Empfehlungen des Arztes, nicht eingenommenen Medikamenten oder fehlender Kooperation mit den behandelnden Experten kann viele Gründe haben: Auf Seiten des Kranken ist *Compliance* als Teil seines Krankheitsverhaltens zu verstehen; ebenso wie das Aufsuchen professioneller Hilfe ist es eine subjektiv motivierte Entscheidung, wie er als Patient mit den Vorgaben des Therapeuten umgeht und wie weit er die Behandlung in den eigenen Alltag umsetzt. Auf Seiten des Arztes stellt sich die Frage, wie er den Patienten über eine Behandlung informiert und zu ihrer Übernahme motiviert. Schließlich ist die Arzt-Patienten-Beziehung das soziale Medium, mit der *Compliance* erreicht wird oder eben nicht; Störungen in der sozialen Beziehung (z.B. fehlendes Vertrauen) und in der Kommunikation (z.B. fehlende oder nicht verständliche Aufklärung) können wesentliche Ursachen für *Non-Compliance* sein.

Die im Prozess des Erlebens und des Umgangs mit Krankheit gerade beschriebenen fünf Schritte sind als idealisierte Konstruktion zu verstehen, die einen ersten Überblick schaffen sollte und nicht unbedingt linear in der beschriebenen Reihenfolge ablaufen muss. In den folgenden beiden Abschnitten werden aus diesem Prozess zwei spezifische Komplexe herausgegriffen, die auch umfangreiche Forschungsfelder der Gesundheitspsychologie darstellen: Zunächst werden unter dem Begriff der subjektiven Krankheitstheorien die kognitiven Bemühungen der Kranken näher beleuchtet, sich ein Bild von ihrer Krankheit zu machen und nach Erklärungen dafür zu suchen. Dann werden die mit der Krankheit verbundenen emotionalen Belastungen thematisiert und die darauf bezogenen Bemühungen der Betroffenen, diese zu bewältigen.

6.3   Subjektive Krankheitstheorien

Es wurde bereits hervorgehoben, welche Bedeutung das subjektive Erleben einer Krankheit für den individuellen Umgang damit hat. Wir haben gesehen, dass die Betroffenen (im Austausch mit ihren Bezugspersonen) Beschwerden wahrnehmen und kognitiv zu einem Bild zusammenstellen, das zur Selbstdiagnose einer Krankheit führen kann. Menschen haben immer ein Bedürfnis, sich wichtige Ereignisse in ihrem Leben auch zu erklären, sie suchen also nach möglichen Ursachen und nach ihrem Sinn. Diese Grundannahme hat den Sozialpsychologen Fritz Heider (1958) geleitet, der mit seiner Arbeit die sehr verbreitete Attributionstheorie in der Psychologie begründete. Er postulierte, dass sich Alltagsmenschen wie naive Wissenschaftler verhalten und versuchen, sich wichtige Ereignisse oder das Verhalten anderer zu erklären; ihre Überlegungen führen zu »kausalen Attributionen«, d.h. sie schreiben Ereignissen Ursachen zu, welche dann wiederum ihr eigenes Verhalten wesentlich bestimmen.

Eine schwere Krankheit ist sicherlich ein so wichtiges Ereignis, dass für die Betroffenen ein großer Erklärungsbedarf entsteht. Die Frage, welche Vorstellungen sich erkrankte Menschen von ihrer Krankheit machen, ist zu einem wichtigen Forschungsgebiet der Gesundheitspsychologie geworden und wird uns im Folgenden näher beschäftigen. Die Arbeiten stehen im deutschen Sprachraum meist unter der Überschrift der subjektiven Krankheitstheorien und werden sowohl mit quantitativen als auch mit qualitativen Forschungsmethoden (Interviews) untersucht. Im englischen Sprachraum wird überwiegend von kognitiven Repräsentationen von Krankheiten (»illness representations«) gesprochen, und der methodische Zugang erfolgt überwiegend quantitativ über Fragebogen und Ratingskalen (vgl. zum Überblick: Faltermaier, 2005; Filipp & Aymanns, 1997).

Subjektive Theorien werden in der deutschen Tradition verstanden als »Kognitionen der Selbst- und Weltsicht, als komplexes Aggregat mit (zumindest impliziter) Argumentationsstruktur« (Groeben et al., 1988, S. 19). Sie erlauben dem Individuum, Situationen zu definieren und sich darin zu orientieren, vergangene Ereignisse zu erklären und zukünftige vorauszusagen. Damit haben sie auch die Funktion, individuelles Handeln zu leiten. Subjektive Krankheitstheorien in diesem Sinn sind komplexe gedankliche Konstruktionen über das Wesen, die Entstehung, den Verlauf, die Behandlungsmöglichkeiten und die Folgen einer Erkrankung. Auch gesunde Menschen haben solche Theorien über bekannte und verbreitete Krankheiten (vgl. Kap. 5.6). Ein akut erkrankter Mensch wird sich jedoch die Fragen nach den Ursachen seiner Erkrankung, dem Verlauf und den Behandlungsmöglichkeiten mit besonderer Dringlichkeit und auf einer unmittelbaren Erfahrungsbasis stellen.

Kognitionspsychologische Ansätze in der Tradition von Howard Leventhal und Mitarbeitern (Leventhal & Diefenbach, 1991) unterscheiden folgende fünf Aspekte von mentalen Krankheitsrepräsentationen:

- Gedankliche Verbindung von Symptomen zu einem Krankheitsbild,
- Annahmen über die Krankheitsursachen,
- Erwartungen über die Dauer und den zeitlichen Verlauf einer Erkrankung,
- Erwartungen über die unmittelbaren und langfristigen Folgen einer Erkrankung,
- Annahmen über die Behandlungsmöglichkeiten einer Erkrankung.

Am Beispiel einer Infektionskrankheit wie der Grippe kann dieses Schema kurz veranschaulicht werden: Eine Person nimmt bei sich verschiedene Symptome (z.b. Kopfschmerzen, körperliche Schwäche, Gliederschmerzen, Fieber) wahr und kommt auf der Basis dieser Informationen dazu, die »Diagnose« zu stellen, sie leide an einer Grippe. Die Ursachen werden aufgrund früherer Erfahrungen darin gesehen, dass sie sich bei Kontakten mit vielen Menschen angesteckt habe; das sei vor allem deshalb passiert, weil ihre körperliche Abwehr aufgrund vieler Stresserfahrungen und häufigem Frieren (unpassende Kleidung) geschwächt war. Sie erwartet, dass die Krankheit etwas mehr als eine Woche dauern wird; dabei ist im Verlauf mehrerer Tage mit Fieber zu rechnen, die am besten im Bett verbracht werden sollten, worauf es zu einer allmählichen Gesundung kommt. Weitere Krankheitsfolgen werden nicht erwartet. Als Erfolg versprechende Behandlungsmaßnahmen werden vor allem Hausmittel (Tee, Schwitzen) und absolute Ruhe (keine Arbeit, keine Menschen um sich) betrachtet, allenfalls etwas Aspirin bei Kopfschmerzen; eine ärztliche Hilfe wird nicht als notwendig erachtet.

Empirische Studien haben sich vorwiegend auf die subjektiven Krankheitstheorien bei schweren Erkrankungen wie Krebserkrankungen und Herzinfarkt konzentriert und überwiegend Annahmen über die *Krankheitsursachen* (Kausalattributionen) untersucht (vgl. Filipp & Aymanns, 1997). Es fällt auf, dass die Betroffenen die Ursachen ihrer Erkrankung zum überwiegenden Teil in psychosozialen Faktoren, in riskanten Lebensgewohnheiten und in Umweltfaktoren sehen. Beim Herzinfarkt dominieren kausale Attributionen, die den alltäglichen und beruflichen Stress sowie das Rauchen betonen. Die subjektiven Krankheitstheorien von Krebspatienten waren ein häufiges Thema der Forschung. Faller (1998) befragte etwa Lungenkrebspatienten nach den von ihnen angenommenen Ursachen ihrer Erkrankung: Die am häufigsten genannten kausalen

Faktoren waren Rauchen (70%), Schadstoffe am Arbeitsplatz (25%), Luftverschmutzung (11%) und Arbeitsbelastung (8%). Bei Brustkrebspatientinnen ergab sich ein anderes Muster (ebd.): Es dominierten Stress (41), Karzinogene in der Umwelt (32%), Vererbung (26%) und Ernährung (17%). Ein Vergleich der subjektiven Theorien von mehreren Krankheiten (Muthny, 1997) zeigt, dass die Reihenfolge der vermuteten Ursachen in jeder Diagnosegruppe variiert: Bei Herzinfarkt dominierte der Alltagsstress, bei Brustkrebs die Umweltverschmutzung, bei Multipler Sklerose die Vererbung und bei Dialysepatientinnen iatrogene Faktoren (Fehler/Versäumnisse der Ärzte). Alltagsstress und seelische Probleme tauchten jedoch bei jeder dieser Erkrankungen unter den ersten 5 Rangplätzen auf.

Im Vergleich zu Gesunden attribuieren kranke Menschen ihre Erkrankung generell mehr auf externale als auf internale Ursachen (Faller, 1998). Das lässt sich dadurch erklären, dass es für die Betroffenen eine Belastung für ihren Selbstwert bedeutet, wenn sie sich zugestehen müssten, dass sie durch ihr eigenes Verhalten (z.B. Rauchen) zur Entstehung der Krankheit beigetragen haben. Für sie entsteht eine kognitive Dissonanz zwischen dem Bedürfnis nach Entlastung von Schuld und dem Wissen, dass z.B. Rauchen eine Ursache ihrer Krankheit darstellen kann; diese Dissonanz kann dadurch reduziert werden, dass die kausale Bedeutung des Rauchens relativiert wird. Außenstehende haben dagegen weniger Probleme, den Patienten und seinen Lebensstil primär verantwortlich für die Erkrankung (z.B. Lungenkrebs) zu machen; auch das medizinische Personal hat eine negativere Einstellung gegenüber Patienten, von denen sie glaubt, dass sie durch ihr riskantes Verhalten die Krankheit selbst mit verursacht haben (Faller, 1998). Die Zuschreibung von Schuld kann jedoch für einen schwer erkrankten Patienten eine »sekundäre Viktimisierung« bedeuten und ungünstige Folgen für den Genesungsprozess haben. In neuerer Zeit werden in der Forschung vermehrt die subjektiven Theorien von chronischen Erkrankungen (wie z.B. Rückenbeschwerden, Diabetes, Hauterkrankungen) und von psychischen Erkrankungen (wie z.B. Depression, Anorexia Nervosa) untersucht und zunehmend auch die Repräsentationen der Ehepartner des Patienten einbezogen. Aus salutogenetischer Perspektive ist das empirische Ergebnis interessant, dass Patienten auch über subjektive Gesundheitstheorien verfügen, die sich nicht grundlegend von denen Gesunder unterscheiden (Frank, 2000).

Eine zentrale Frage dieser Forschungsrichtung ist, welche Bedeutung subjektive Theorien für den Umgang der Betroffenen

mit ihrer Krankheit haben und wie sie sich auf die Krankheitsanpassung auswirken. Leider ist diese Frage durch die bisher
vorliegenden Ergebnisse nicht eindeutig zu beantworten. Es zeigt
sich zwar, dass einzelne Kognitionen wie die Annahme, selbst
einen Einfluss auf den Krankheitsprozess zu haben (kognitive Kontrolle), einen positiven Einfluss auf die Krankheitsanpassung
haben. Ob sich jedoch subjektive Theorien auch in unterschiedlichen Umgangsweisen mit der Krankheit zeigen, das ist bisher noch
eine offene Frage. Den subjektiven Krankheitstheorien wird auch
ein wichtiger Einfluss auf die Arzt-Patienten-Interaktion und auf
das *Compliance*-Verhalten des Patienten zugeschrieben. Wenn Arzt
und Patient unterschiedliche Vorstellungen von der zu behandelnden Krankheit haben, dann ist es nicht verwunderlich, wenn Patienten die ärztlichen Anweisungen und Empfehlungen nicht ausführen, sich also nicht *non-compliant* verhalten.

Insgesamt müssen die bisherigen Ergebnisse dieser Forschungen
mit Einschränkungen gesehen werden, weil es zwischen den Studien oft große methodische Unterschiede gibt; so ergeben sich
beträchtliche Variationen in den Ergebnissen, je nachdem ob den
Befragten mögliche Ursachen als Kategorien vorgegeben werden
oder frei genannt werden können, ob sie per Interview oder Fragebogen erhoben werden, ob sie als kausale Attributionen oder als
individuelle Theorien ausgewertet werden. Der Begriff der subjektiven Theorie ist für Studien, die lediglich kausale Faktoren abfra-
gen, missverständlich; eine Erfassung komplexer Laientheorien
bedarf offener Interviews und aufwendiger Auswertungsmethoden,
welche die Komplexität der Aussagen erhalten und im Einzelfall
rekonstruieren (vgl. Kap. 5.6).

6.4   Die Bewältigung von krankheitsbezogenen Belastungen

Das subjektive Erleben einer Krankheit wurde in seinen kognitiven
und emotionalen Momenten und in seinem prozessualen Verlauf
beschrieben. Ein wesentlicher Aspekt dieses Erlebens sind die mit
einer Krankheit in ihren verschiedenen Phasen verbundenen *emotionalen Belastungen*; sie sind bereits in unserer Fallgeschichte deutlich erkennbar gewesen. Wie wir aus den Stresstheorien (Kap. 4)
wissen, lösen psychische Belastungen diverse Bemühungen der
Individuen aus, diese zu bewältigen. Das Konzept der Bewältigung

(*»coping«*) lässt sich sinnvoll auf die mit einer erlebten und diagnostizierten Krankheit verbundenen Belastungen beziehen, die Effektivität von Bewältigungsversuchen könnte erklären, wie sich die Betroffenen an die Krankheit psychosozial anpassen können (damit z.b. sekundäre psychische Störungen verhindern) und ob der somatische Krankheitsverlauf positiv beeinflusst wird. Unter den Stichworten von Krankheitsbewältigung und *»Coping«* hat sich inzwischen ein umfangreiches interdisziplinäres Forschungsgebiet entwickelt, das uns im Folgenden beschäftigen wird.

In der krankheitsbezogenen Bewältigungsforschung gibt es jedoch einige begriffliche Probleme: Der Begriff der *Krankheitsbewältigung* wird zwar häufig verwendet, ist aber vor allem deshalb nicht gut geeignet, weil er suggeriert, dass die Krankheit selbst bewältigt werden soll, was viele Missverständnisse impliziert. Von Bewältigung zu sprechen, ist nur in Bezug auf Belastungen sinnvoll; wenn der Begriff davon gelöst wird, verliert er seine Präzision. Der alternativ dazu gebrauchte Begriff der *Krankheitsverarbeitung* ist zwar neutraler, aber er scheint für das hier interessierende Phänomen zu breit, weil er alle psychischen Verarbeitungsprozesse um eine Krankheit herum einschließt. Ich werde daher im Folgenden spezifisch von der *Bewältigung von krankheitsbedingten Belastungen* zu sprechen. Als allgemeine Oberbegriffe verwende ich weiter das Krankheitsverhalten oder den Umgang mit Krankheit.

Welche *psychischen Belastungen* sind nun mit dem Erleben einer Krankheit verbunden? – Vorab muss festgestellt werden, dass die subjektiven Belastungen immer von *objektiven Bedingungen* wie der Art und der Schwere einer Krankheit abhängen und davon, ob sie einen akuten oder chronischen Verlauf nimmt. Eine schwere Krankheit kann zum einen als ein *belastendes Lebensereignis* verstanden werden, weil sie oft einen radikalen Bruch im Lebenslauf darstellt, der die soziale Situation einer Person dramatisch verändern und ihre bisherige Identität bedrohen kann. Die Information über eine medizinische Diagnose stellt meist den eigentlichen Einschnitt dar, weil sie für den Kranken Unsicherheiten beseitigt und Gewissheit über das negative Ereignis (und damit eine neue Realität) herstellt. Zum anderen ergeben sich aus einer Krankheit in der Regel eine Reihe von *Dauerbelastungen*, die eng mit dem Krankheitsverlauf und den Behandlungsmaßnahmen verbunden sind. Es ist daran zu erinnern, dass die moderne Stressforschung das Erleben emotionaler Belastung wesentlich von der *subjektiven Einschätzung der Bedrohlichkeit* bestimmt sieht, damit erklären kann, warum ihre Folgen individuell oft stark variieren können (vgl.

Kap. 4.1). Die große Bedeutung der subjektiven Interpretation eines Krankheitsereignisses verweist zum einen auf die biographischen Vorerfahrungen der betroffenen Person und zum anderen darauf, wie sie Krankheit subjektiv konstruiert (vgl. Kap. 6.3).

Die mit einer *Krankheit verbundenen Belastungen* lassen sich in einigen Kategorien ordnen, die auch ihre Quellen erkennen lassen (vgl. Faller, 1998; Heim & Willi, 1986):

- Belastungen, die durch körperliche Beschwerden, Schmerzen und durch den Verlust der körperlichen Unversehrtheit bedingt sind;
- Belastungen durch körperliche Behinderungen;
- Belastungen aus der Störung des emotionalen Gleichgewichts (z.B. emotionaler Schock, starke Ängste, Verzweiflung);
- Belastungen durch den drohenden Verlust von und durch die Einschränkungen in den alltäglichen Aufgaben, sozialen Rollen und Handlungsroutinen (z.b. Verlust von beruflicher Rolle und Aufgaben, von sozialem Status, familiären Rollen und Aufgaben, von Freizeitaktivitäten);
- Belastung durch existentielle Bedrohungen (Angst vor dem Sterben);
- Belastungen durch den Verlust von Autonomie (durch entstehende Abhängigkeiten von Ärzten und Pflegepersonen, von der Medizin, der Technik und Medikamenten);
- Belastungen durch behandlungsbedingte situative Anpassungen an Institutionen (Krankenhaus), Menschen (medizinisches Personal, andere Patienten) und Maßnahmen (diagnostische Untersuchungen, Operation, Chemotherapie);
- Belastungen durch soziale Isolierung und Stigmatisierung;
- Belastung durch finanzielle Probleme.

Als *Bewältigung* versteht man in Anlehnung an die Konzeption von Lazarus »... das Bemühen, bereits bestehende oder erwartete Belastungen durch die Krankheit innerpsychisch (emotional/kognitiv) oder durch zielgerichtetes Handeln aufzufangen, auszugleichen, zu meistern oder zu verarbeiten« (Heim & Willi, 1986, S. 367). Die meisten Messinstrumente zur Erfassung des Bewältigungsverhaltens enthalten entsprechend drei Dimensionen: Kognition, Emotion und Handeln. Angesichts der Vielzahl von Belastungen, die sich im zeitlichen Verlauf einer Erkrankung über oft längere Phasen und mit ständigen Veränderungen erstrecken, kann das Anliegen der Coping-Forschung, die Bewältigungsversuche und den Bewältigungsprozess der Betroffenen methodisch valide und zuverlässig zu erfassen und in ihrer Wirksamkeit abzuschätzen, nur als sehr anspruchvolles Unternehmen gekennzeichnet werden (vgl. zum Überblick: Heim, 1998; Muthny, 1997). Dieser Komplexität der Fragestellung wird allerdings ein großer Teil dieser Forschungsrichtung durch ihre schlichten Designs und methodischen Zugänge nicht gerecht (ebd.). Sehr verbreitet sind Querschnittstudien, die das Coping-Verhalten von Patientengruppen (bei einer Vielzahl von Krankheiten) mit sehr einfachen Fragebogenverfahren untersuchen und mit Outcome-Kriterien korrelieren, was teilweise heftig kritisiert wird (ebd.). Der Bezug auf Belastungen ist oft unklar und nicht einheitlich, die Bewältigungsversuche werden als individuelle Verhaltenselemente gefasst und nicht als sinnvolle Handlungen oder als Prozesse, die korrelative Analyse erlaubt keine kausalen Aussagen und ist anfällig für Konfundierungen. Dennoch gibt es inzwischen auch einen Fundus an anspruchsvolleren Untersuchungen, die zu ihren Erkenntnissen über die Bewältigung von krankheitsbedingten Belastungen meist über einen Längsschnittdesign und eine methodisch adäquatere Erhebung von Bewältigungsversuchen durch strukturierte Interviews und Fremdeinschätzungen gelangten. Zwei Ergebniskomplexe sollen in Anlehnung an Heim (1998) herausgegriffen werden:

- Die bei verschiedenen Krankheiten (Krebs, Herzinfarkt, Rheuma, AIDS etc.) eingesetzten *Formen der Belastungsbewältigung* sind erstaunlich ähnlich und lassen sich in folgenden Coping-Strategien bündeln: aktives, problemorientiertes Coping, Suche nach sozialer Unterstützung, Verleugnung und Distanzierung, Ablenkung sowie depressive Verarbeitung.
- Über die *Wirksamkeit von Bewältigungsstrategien* lassen sich vor allem Aussagen zu den Krebserkrankungen in Hinblick auf das Erfolgskriterium einer psychosozialen Anpassung machen. In einem aktuellen Überblick über den Forschungsstand kommt der erfahrende Schweizer Coping-Forscher Heim (1998) zu folgendem Resümee: *»Gutes oder geeignetes Coping setzt ein aktives, zupackendes Verhalten des Patienten voraus, verbunden mit der Befähigung, soziale und emotionale Ressourcen zu mobilisieren, d.h. vom Umfeld Unterstützung zu erwirken. Eine realistische Einschätzung der Problemsituation und der sich daraus ergebenden Optionen trägt ebenso zur geeigneten Anpassung bei wie ein Akzeptieren unveränderlicher Bedingungen. Phasenbezogen kann ein Verleugnen oder Ablenken entlastend wirken. (...) Nachteilig oder ungeeignet ist passives Coping im Sinne von Resigna-*

tion, Aufgeben, Hoffnungslosigkeit, sozialem Isolieren, Grübeln und Selbstanklage. Verleugnung, die über die Initialphase hinausdauert, kann nachteilig sein wie u.U. auch Ablenken (von den Chancen und Aufgaben des Heilungsprozesses) ungünstig auf die psychosoziale Adaptation wirkt« (S. 329).

Kennzeichnend für einen effektiven Umgang mit krankheitsbedingten Belastungen sind also einerseits aktive und problemorientierte Strategien, eine eher optimistische und kämpferische Grundhaltung sowie die Aktivierung von sozialer Unterstützung. Diese Bewältigungsstile scheinen sich nicht nur positiv auf die psychische Anpassung sondern auch auf den somatischen Krankheitsverlauf auszuwirken, messbar etwa an der Überlebenszeit bei Krebserkrankungen (vgl. Faller, 2003). Andererseits haben bei der Bewältigung stark bedrohlicher Belastungen offenbar auch *Abwehrprozesse* eine größere Bedeutung. Das Konzept der Abwehr stammt aus der psychoanalytischen Tradition. Unter Abwehrmechanismen wie Verdrängung und Verleugnung werden unbewusste Versuche verstanden, starke Ängste und Emotionen zu verringern. Offenbar sind Abwehrprozesse bei schweren Erkrankungen mit ihren Bedrohungen und Verlusterlebnissen (wie z.B. bei Krebs) eine zumindest kurzfristig normale und funktionale Reaktion: Die Kranken schwanken dabei oft mehrfach zwischen der Verleugnung und Anerkennung ihrer Krankheit; möglicherweise kann die volle Realität einer Krankheit und die ganze Tragweite ihrer negativen Folgen nur in Teilen an sich herangelassen und psychisch verarbeitet werden. Zudem müssen die mit ihr verbundenen Verluste emotional durchlebt und verarbeitet werden (Trauerarbeit). Phasen von Trauer und depressiven Stimmungen sind also durchaus normale Reaktionen auf derartige Verlusterfahrungen. Allerdings zeigen sich bei an Krebs erkrankten Patienten auch häufig (in etwa 25%) schwere klinische Depressionen (Faller, 2003); sie machen psychosoziale Maßnahmen einer tertiären Prävention zu einer dringlichen professionellen Aufgabe.

Wir haben gesehen, dass die Aktivierung *sozialer Unterstützung* im Bewältigungsprozess bei Krankheiten eine große Rolle spielt. Eine wesentliche Voraussetzung für die Bewältigung der mit schweren Krankheiten verbundenen stark emotionalen Belastungen ist die Verfügbarkeit von emotionaler Unterstützung; sie kann insbesondere durch nahe Bezugspersonen geleistet werden, wobei der Partner und vor allem die Qualität der Partnerbeziehung eine entscheidende Rolle spielen (Badura et al., 1987). Zudem erweisen sich in verschiedenen Phasen des Bewältigungsprozesses auch die informationelle Unterstützung (durch Information und Rat über die Krankheit und die Behandlungsmöglichkeiten), die instrumentelle Unterstützung (durch praktische Hilfen) sowie die evaluative Unterstützung (durch Anerkennung und Wertschätzung) von wesentlicher Bedeutung. Sie können bei den Kranken das Gefühl der Kontrollierbarkeit erhalten, den Umgang mit der Krankheit und ihren Folgen im Alltag sicherstellen, ihre kognitiven Bemühungen um Erklärung und Sinn fördern und das Selbstwertgefühl stützen. Diese sozialen Unterstützungen können von verschiedenen Mitgliedern des engeren und weiteren sozialen Netzwerkes geleistet werden. Dabei scheint es wichtig, dass sich die sozialen Hilfen nicht zu sozialen Abhängigkeiten entwickeln, um einen weiteren Verlust von Autonomie zu verhindern und die mit Krankheit eng verbundenen Gefühle der Kontroll- und Hilflosigkeit nicht noch zu verstärken. Bei vielen Krankheiten ist es angemessener, die alltägliche Bewältigung nicht allein als individuellen Prozess zu konzipieren, sondern als kollektives »Coping« zu verstehen, wie Gerhardt (1986) bei einer Untersuchung an Patienten mit Niereninsuffizienz überzeugend zeigen konnte. Eine chronische Krankheit betrifft nicht den Kranken allein, sondern wird zum zentralen Problem der ganzen Familie: Sie muss gemeinsam mit dem Rollenverlust des Kranken, mit seinen körperlichen Einschränkungen und emotionalen Reaktionen umgehen lernen, die notwendigen Entscheidungen treffen, finanzielle Probleme lösen und die Reaktionen der sozialen Umwelt bewältigen. Die inzwischen in der Coping-Forschung erfolgte Erweiterung des Blicks auf die mit betroffenen Familienmitglieder ist auch deshalb notwendig, weil die Belastungen der informellen Helfer und Pflegenden nicht selten zu massiven gesundheitlichen Problemen für diese selbst führen können.

Soziale Unterstützung bei Krankheiten wird oft auch sehr angemessen und effektiv außerhalb des engeren sozialen Netzwerkes in *Selbsthilfegruppen* geleistet. Die Vorteile dieser Form der Unterstützung liegen vor allem in der gleichen Betroffenheit ihrer Mitglieder, die ähnliche Erfahrungen mit der Krankheit, ihrer Behandlung und den Experten gemacht haben, und in einem selbstbestimmten sozialen Austausch, der vor allem alltagspraktisch relevante Informationen und Bewältigungsmöglichkeiten vermittelt sowie selbstverantwortliches Handeln fördert. Der Kranke kann damit auch aus seiner passiven Rolle als Patient und Hilfenehmer in eine aktivere und selbstbewusstere Position kommen *(»Empowerment«)* und soziale Beziehungen entwickeln, in denen ein reziproker Austausch von gegenseitigen Hilfen möglich ist (Stark, 1996).

Die krankheitsbezogene Coping-Forschung hat insgesamt noch eine Fülle offener Fragen und methodischer Probleme zu lösen. Die Komplexität subjektiven Erlebens und die potentielle Langfristigkeit von Prozessen der Bewältigung krankheitsbezogener Belastungen erfordern nicht nur mehr Langzeitstudien, sondern auch ergänzende methodische Zugänge wie zum Beispiel qualitative Ansätze (Heim, 1998), um subjektive Bedeutungen, biographische Prozesse und soziale Zusammenhänge besser erfassen können.

6.5   Chronische Krankheit im biographischen und sozialen Kontext

Unser medizinisches Gesundheitssystem ist weitgehend auf die Behandlung akuter Erkrankungen zugeschnitten, die spezifischen Bedürfnisse chronisch Kranker werden dabei oft vernachlässigt, insbesondere dann, wenn keine Behandlungsmöglichkeiten mehr bestehen. Dabei werden immer mehr Menschen von langandauernde Krankheiten (wie z.B. Diabetes, Multiple Sklerose, Schlaganfall, chronische Niereninsuffizienz oder Rheumatischen Erkrankungen) betroffen, die nicht mehr heilbar sind und teilweise degenerativ verlaufen, d.h. zunehmende Verschlechterung mit sich bringen. Das Leben mit einer Krankheit in einer Welt von Gesundheit macht vielfältige psychosoziale Anpassungen notwendig und bringt besondere psychische und soziale Probleme mit sich. Nach langer Vernachlässigung werden in den Gesundheitswissenschaften inzwischen die psychosozialen Aspekte chronischer Krankheit zunehmend als Forschungsthema aufgegriffen. Im Mittelpunkt stehen dabei das Krankheitserleben, die innere Sicht auf die Krankheit und die damit verbundenen biographischen und sozialen Prozesse (Bury, 1991; Conrad, 1987; Radley, 1994). Eine schwere Krankheit kann, wie wir gesehen haben, als *kritisches Lebensereignis* verstanden werden; es ist in der Regel ein non-normatives Ereignis, weil es nicht erwartet wird und in Bezug auf die eigene Alterskohorte selten ist. Mit der Krankheit ist oft eine radikale Veränderung des bisherigen Lebens verbunden, sie bricht in die Normalität des Alltagslebens ein und durchbricht die bisherige

Kontinuität des Lebenslaufs. Eine chronische Krankheit kann daher als ein *biographischer Bruch* gekennzeichnet werden.

Das bedeutet für die Betroffenen eine massive *Bedrohung ihrer Identität* und zwar in ihren körperlichen, psychischen und sozialen Anteilen. Ein großer Teil dessen, was bisher die Person ausgemacht und ihre Selbstsicht bestimmt hat, wird gefährdet. Viele Krankheiten bedrohen die körperliche Integrität, die bisherige körperliche Unversehrtheit geht verloren. Sie führen zu körperlichen Schädigungen (wie z.B. Lähmungen von Körperteilen, Schmerzen in Gelenken, ständige körperliche Müdigkeit, Sprachstörungen und kognitive Ausfälle), und daraus resultieren funktionale Einschränkungen. Was bisher im Alltag selbstverständlich und automatisiert ausgeführt wurde, ist plötzlich nicht mehr möglich, kann zu einem schwierigen Problem oder einer zeitaufwändigen Aufgabe werden, für die möglicherweise sogar Hilfe anderer notwendig wird: beispielsweise sich zu waschen oder die Zähne zu putzen, das Essen zu sich zu nehmen, zum Einkaufen zu gehen, Auto zu fahren oder sich sprachlich adäquat auszudrücken. Weiterhin können zentrale Lebensaktivitäten, die den Kern der Identität einer Person ausmachen, durch die Krankheit gefährdet werden oder verloren gehen: die berufliche Tätigkeit, die Ausflüge mit der Familie, das sportliche Hobby, die Versorgung der Kinder, die umfangreichen Reisen, die Sexualität etc. Aus diesen *Verlusten* ergeben sich zum einen direkte negative Folgen für das Selbstwertgefühl, auch weil sich die objektive und subjektive Kontrolle über das eigene Leben oft drastisch reduziert. Zum anderen sind indirekt über die Veränderung der sozialen Situation psychische Belastungen zu erwarten, weil Tätigkeiten und soziale Rollen, die bisher den sozialen Status einer Person ausmachten und soziale Integration ermöglichten, nun wegfallen, damit auch Quellen sozialer Anerkennung und Gratifikation verloren gehen. Die Abhängigkeit von anderen verstärkt den Verlust von Autonomie, von Kontrolle und sozialer Teilhabe, Kranke empfinden sich nicht selten als Last für andere oder fühlen sich als Kranke abgewertet.

Kranke Menschen, die derartig einschneidende Veränderungen erleben, müssen an ihrer Identität arbeiten und sie an eine neue Realität anpassen (Conrad, 1987; Bury, 2001; Mathieson & Stam, 1995); sie müssen die Verluste ihrer bisherigen Identität verarbeiten und akzeptieren sowie sich allmählich neue mit der Krankheit kompatible Inhalte und Lebensziele setzen, die zu zukünftigen Quellen von Selbstwert und sozialer Anerkennung führen. Diese Rekonstruktion der Identität und der eigenen Lebensgeschichte ist ein langer Prozess, der in der Regel Jahre in Anspruch nimmt und in komplexe soziale und persönliche Zusammenhänge eingebettet ist. Damit sind im Übrigen jene tieferen Aspekte von Bewältigung angesprochen, die in der Coping-Forschung (vgl. Kap. 6.4) bisher außerhalb der Reichweite der methodischen und konzeptionellen Zugänge blieben.

Natürlich bestimmt der objektive *Krankheitsverlauf* in vieler Hinsicht, welche psychischen und sozialen Anforderungen für die Betroffenen entstehen. Manche Krankheiten setzen abrupt ein (z.b. ein Schlaganfall), andere verlaufen progredient (z.B. Rheuma), wieder andere schubartig (z.B. Multiple Sklerose). Ein generelles Merkmal vieler chronischer Erkrankungen ist die Vielzahl an *Unsicherheiten*, die für die Betroffenen damit verbunden ist (Conrad, 1987). Wenn eine medizinische Diagnose gestellt ist, dann werden zwar einige Unsicherheiten beseitigt, aber für den Betroffenen bleiben noch viele Fragen offen: Werden die Beschwerden sich bessern oder verschlechtern, werden die Medikamente wirken, werde ich wieder arbeiten können, wie wird sich mein Leben verändern? Auch von ärztlichen Experten ist der Verlauf vieler Erkrankungen nicht voraussehbar, manche zeichnen sich geradezu dadurch aus, dass sie unvorhersehbare Verläufe haben (z.B. rheumatische Arthritis, multiple Sklerose); so können kurzfristige Schwankungen im Tagesablauf auftreten, oder langfristig können schubartige Perioden der Verschlechterung mit Phasen der Normalität (Remissionen) abwechseln. Es stellt sich die Frage, wie Kranke mit diesen Unsicherheiten umgehen. Es gibt empirische Hinweise, dass Kranke aus ihren individuellen Erfahrungen heraus subjektive Theorien entwickeln (zum Beispiel: Was löst bei mir eine Verschlechterung aus?), die ihnen eine gewisse Vorhersage und Kontrolle über den Symptomverlauf ermöglichen (Conrad, 1987).

Ein weiterer biographischer Aspekt wurde unter dem Begriff der *Patientenkarriere* bereits angesprochen. Viele Krankheiten machen langfristige Behandlungsroutinen notwendig, was etwa an Patienten mit chronischen Nierenerkrankungen oder an Krebspatienten gut zu erkennen ist, deren Überleben nur durch eine permanente Dialysebehandlung oder langfristige Chemotherapie sicherzustellen ist. Die medizinisch notwendige Dauerbehandlung bestimmt für diese Patienten den Lebensrhythmus, ihr Lebenslauf wird durch Behandlungsschritte oder -phasen determiniert; die Behandlung dringt in den Alltag ein, fast könnte man sagen, der Alltag findet zu einem Teil im professionellen Kontext statt. Das scheint aber eher die Ausnahme zu sein. Denn wenn auch medizinische Behandlungen das Leben eines chronisch Kranken oft wesentlich strukturieren, so findet doch der Umgang mit der Krankheit zum überwiegenden Teil im Alltag, damit im Laiensystem statt. Die Kranken und ihre Angehörigen müssen einen Weg finden, möglichst gut mit der Krankheit zu leben: Die personale und soziale Identität, die räumlichen Bedingungen, die berufliche Karriere, die familiäre Organisation und Freizeitgestaltung etc. müssen an die neue Situation angepasst werden.

Krankheit löst, wie wir gesehen haben, immer auch *soziale Reaktionen* aus. Kranke werden bedauert, gemieden, mit Mitleid überschüttet, beschuldigt oder es wird ihnen Hilfe angeboten; oft stellen diese Reaktionen zunächst eine ständige psychische Belastung für die Betroffenen dar, mit denen sie allmählich lernen müssen umzugehen. Bei chronisch Kranken wird die Abweichung von der Normalität der Gesunden zum Dauerzustand. Parsons' Konzept der Krankenrolle ist daher für chronisch Kranke nur mehr begrenzt brauchbar: Krankheit ist kein vorübergehender sozialer Status mehr, eine schnelle Gesundung und Rückkehr zur Normalität ist illusorisch, und ärztliche Hilfe hat nur mehr einen begrenzten Stellenwert, weil Heilung nicht möglich ist. Öffentliche soziale Reaktionen sind vor allem bei jenen Erkrankungen zu erwarten, die äußerlich sichtbar werden (wie z.B. Hauterkrankungen, Epilepsie, Multiple Sklerose oder Ataxien mit Gleichgewichtsstörungen) oder die aufgrund gesellschaftlicher Erklärungsmuster oder Vorurteile eine starke Moralisierung auslösen (z.B. AIDS, Krebs). Das auf den Soziologen Ervin Goffman zurückgehende Konzept des Stigma wird daher inzwischen nicht nur auf psychische Erkrankungen, sondern auch auf körperliche Krankheiten bezogen, um negative soziale Reaktionen bzw. die Zuschreibung negativer Merkmale zu beschreiben (Lang & Faller, 1998). *Stigmatisierungen* können bei den Betroffenen Scham auslösen, zu psychischen Belastungen und zu sozialem Rückzug führen, letztlich tragen sie zur sozialen Ausgrenzung bei. Daran zeigt sich, dass eine chronische Krankheit auch als soziale Problemsituation betrachtet werden muss. Chronisch Kranke werden an einer von Gesundheit bestimmten Normalität gemessen, das macht sie fast notwendig zu Abweichenden. Viele ihrer alltäglichen Probleme hängen somit nicht allein mit der Krankheit und den körperlichen Einschränkungen zusammen, sondern mit der sozialen Bedeutung, den sozialen Konsequenzen und den negativen Reaktionen der sozialen Umwelt.

Zusammenfassung

Krankheit wird in diesem Kapitel als biopsychosoziales Phänomen verstanden und dargestellt. Der Grundgedanke ist: Das psychische Erleben von körperlichen Beschwerden, der Umgang der Betroffenen mit ihrer Krankheit und ihre soziale Situation haben einen großen Einfluss auf den Verlauf einer Krankheit, auf den Behandlungserfolg und auf die psychischen Anpassungen. Die gesundheitspsychologische Forschung konzentriert sich insbesondere auf die subjektive Wahrnehmung des Körpers, auf das Krankheitserleben und Krankheitsverhalten, sowie auf die sozialen und biographischen Prozessen im Kontext von (chronischer) Krankheit.

Im Verlauf und Erleben einer Krankheit lassen sich idealtypisch die folgenden fünf Phasen beschreiben: Die Wahrnehmung erster körperlicher Beschwerden, die Erstellung einer Laiendiagnose, der Umgang der Betroffenen mit der Krankheit und das Hilfesuchen im Laiengesundheitssystem (Krankheitsverhalten), die Inanspruchnahme von professionellen Hilfen und Übernahme einer Krankenrolle sowie das Erleben von ärztlichen Behandlungsmaßnahmen und die Mitarbeit des Patienten. Tendenziell sind die Erlebens- und Verhaltensweisen von Patienten im professionellen System empirisch besser untersucht worden als die von kranken Menschen im Laiensystem vor oder nach einer medizinischen Behandlung.

Aus den vielen Forschungsfeldern der Gesundheitspsychologie im Kontext von Krankheit werden drei herausgegriffen und intensiver vorgestellt: Erstens fragen Untersuchungen zu subjektiven Krankheitstheorien danach, wie sich Kranke die Entstehung ihrer Krankheit erklären und welche Folgen sie erwarten. Aus diesen Forschungen lässt sich ein besseres Verständnis des Umgangs der Kranken mit ihrer Krankheit und mit Behandlungsmaßnahmen erwarten. Zweitens fragt die krankheitsbezogene Coping-Forschung, wie kranke Menschen mit den verschiedenen mit der Krankheit verbundenen psychischen Belastungen umgehen und welche Bewältigungsstile eine erfolgreiche Anpassung an die Krankheit ermöglichen. Schließlich befasst sich drittens ein stärker interdisziplinäres Forschungsfeld mit chronischen Krankheiten und der Frage, welche biographischen und sozialen Prozesse mit dem Verlauf der Krankheit verbunden sind. Wichtige Themen sind dabei der Umgang mit den Unsicherheiten einer chronischen Krankheit und mit den erlebten Verlusten, der Umgang mit den sozialen Reaktionen auf Krankheit als Abweichung im Verhältnis zur gesellschaftlichen Normalität der Gesunden sowie die Anpassungen der

Identität nach dem biographischen Bruch, den die Krankheit ausgelöst hat. Aus Erkenntnissen zu diesen Forschungsfragen lassen sich Hinweise auf geeignete Maßnahmen zur psychosozialen Unterstützung von kranken Menschen erwarten, für die ein großer Bedarf besteht.

Weiterführende Literatur

Faller, H. (1998). *Krankheitsverarbeitung bei Krebskranken*. Göttingen: Hogrefe.

Faltermaier, T. (2005). Subjektive Konzepte und Theorien von Gesundheit und Krankheit. In R. Schwarzer (Hrsg.), *Gesundheitspsychologie. Enzyklopädie der Psychologie* C/X/1 (S. 31–53). Göttingen: Hogrefe.

Heim, E. (1998). Coping – Erkenntnisstand der 90er Jahre. *Psychotherapie, Psychosomatik, Medizinische Psychologie*, 48, 321–337.

Radley, A. (1994). *Making sense of illness. The social psychology of health and disease*. London: Sage.

7 Gesundheit und Krankheit im Lebenslauf

Bisher wurden theoretische Modelle der Pathogenese und Saluto-genese vorgestellt, die für alle Menschen gelten sollen, und die psychosozialen Entstehungsbedingungen von Gesundheit und Krankheit wurden allgemein auf der Grundlage von gesundheits-psychologischen Erkenntnissen beschrieben. Nun soll eine stärker differentielle Perspektive eingeführt werden. Denn Menschen unterscheiden sich in vielfacher Hinsicht in ihrer gesundheitlichen Situation sowie darin, welche gesundheitlichen Risiken und Res-sourcen sie aufweisen. Unterschiede bestehen nicht nur zwischen einzelnen Individuen, sondern auch zwischen Gruppen in der Bevölkerung. Es ist sehr wichtig, diese sozialen Differenzen zu berücksichtigen, um Zielgruppen und Ansatzpunkte für die Präven-tion und Gesundheitsförderung bestimmen zu können. Sozialepi-demiologische Studien zeigen eine unterschiedliche Gefährdungsver-teilung in der Bevölkerung, wenn man soziodemographische Merkmale wie zum Beispiel Alter, Geschlecht oder soziale Lage heranzieht (vgl. Mielck & Bloomfield, 2001).

In diesem Kapitel wird zunächst eine Differenzierung nach dem Alter und dem Lebenslauf vorgenommen: Gesundheit und Krank-heit werden in ihren Veränderungen über die Lebensspanne betrachtet, das Jugendalter (Kap. 7.1) und das Erwachsenenalter (Kap. 7.2) werden dabei genauer beleuchtet. Darüber hinaus werden die Unterschiede zwischen Altersgruppen und den Ge-schlechtern im Mittelpunkt stehen.

7.1 Gesundheit im Jugendalter

Einerseits spricht vieles für das Grundprinzip, mit präventiven Bemühungen möglichst frühzeitig zu beginnen, um frühe gesund-heitliche Schädigungen mit gravierenden Folgen zu verhindern. Insofern wären Kindheit und Jugend zentrale Lebensphasen für die Prävention und für die Thematisierung von Gesundheit und Krankheit. Andererseits treten die meisten Krankheiten und Risiken erst in späteren Phasen des Erwachsenenalters auf, gesundheitliche Risiken sind vielfach in der Kindheit oder Jugendphase noch gar nicht zu erkennen oder den Adressaten schwer zu vermitteln. Wohl aber erwerben junge Menschen in diesen Lebensabschnitten grundlegende Einstellungen zu ihrem Körper, zu Gesundheit und Krankheit, und sie steigen in diesem Alter oft auch in gesundheitlich riskante Gewohnheiten ein.

Das Jugendalter ist eine für die Gesundheit sehr bedeutsame Periode. Die Jugend kann als zentrale Übergangsphase im Leben verstanden werden, sie vermittelt den Übergang vom Kind zum Erwachsenen. In dieser Lebensphase sind drastische personale Veränderungen und Entwicklungen zu beobachten, sie zeigen sich auf der körperlichen, psychischen und sozialen Ebene. In der Pubertät erfolgt ein grundlegender Umbau des Körpers von dem eines Kindes zu dem eines Erwachsenen. Die kognitive Entwicklung erlangt in der Jugendphase einen vorläufigen Höhepunkt, und Jugendliche bereiten sich psychisch, insbesondere in ihrem Selbstbild, in ihren Einstellungen und Werten sowie in ihren Kompetenzen auf das Leben als Erwachsene vor. Im sozialen Leben orientieren sich Jugendliche allmählich von der Familie weg mehr und mehr nach außen. Sie werden selbständiger, die Beziehungen zu Gleichaltrigen erhalten eine zunehmende Bedeutung, und viele Aktivitäten dienen der Vorbereitung auf ein eigenständiges Leben und auf die Berufstätigkeit.

Insbesondere die starke Sensibilisierung für körperliche Veränderungen und die Herausbildung einer eigenen Identität machen das Jugendalter zu einer für die Gesundheit sehr bedeutungsvollen Lebensphase. Im Vergleich zum Erwachsenen sind gesundheitliche Probleme bei Jugendlichen selten und meist noch nicht gravierend, aber sie sind durchaus vorhanden; im Vordergrund stehen psychische und psychosomatische Störungen. Im Folgenden soll zunächst ein kurzer Abriss über die gesundheitliche Situation von Jugendlichen gegeben werden, dann werden zwei zentrale Gefährdungen der Gesundheit im Jugendalter herausgegriffen, nämlich psychische Belastungen und gesundheitliches Risikoverhalten.

7.1.1 Die gesundheitliche Lage von Jugendlichen

Die gesundheitliche Lage von Jugendlichen wird zunächst auf der Grundlage epidemiologischer Ergebnisse skizziert. Dabei muss

vorab auf die unterschiedliche Qualität von Gesundheitsdaten hin-
gewiesen werden; die Ergebnisse variieren teilweise stark je nachdem, ob Beschwerden als Selbstbericht mit Hilfe von Umfragen
erhoben werden oder ob Krankheiten auf der Basis ärztlicher
Diagnosen festgestellt werden (was jedoch in epidemiologischen
Erhebungen eher selten ist).

Aus subjektiver Sicht halten sich die meisten Jugendlichen für
gesund. Fragt man sie nach ihrem Gesundheitszustand, dann
schätzen ihn 80 bis 90% als gut bis ausgezeichnet ein; die Werte
fallen bei Jungen, bei jüngeren Altersgruppen und bei Kindern aus
wohlhabenderen Familien noch besser aus (Seiffge-Krenke, 1994;
Ravens-Sieberer, Thomas & Erhart, 2003). Diese positive subjektive Einschätzung korrespondiert mit den harten Daten der offiziellen Gesundheitsstatistik, nämlich der Mortalitätsrate im Jugendalter: Sterbefälle sind in diesem Alter (15–25 Jahre) sehr selten,
die Mortalität liegt bei 61 Todesfällen auf 100.000 Personen und
ist damit um bis zu 300-mal niedriger als im Erwachsenenalter
(ebd.). Zudem dominieren bei den Haupttodesursachen nicht
Krankheiten, an erster Stelle stehen vielmehr Unfälle (v.a. im Straßenverkehr), gefolgt von Suiziden; in den USA liegen Todesfälle
durch Gewalteinwirkungen (Totschlag) an zweiter Stelle. Todesfälle im Jugendalter betreffen Jungen 3- bis 4-mal häufiger als
Mädchen (ebd.).

Dieses auf den ersten Blick günstige Bild von der gesundheitli-
chen Lage Jugendlicher relativiert sich jedoch, wenn man Daten zur
Morbidität mit heranzieht, also die Prävalenz von Krankheiten und
Beschwerden untersucht. Die lange Zeit schwierige Datenlage zur
Jugendgesundheit in Deutschland hat sich zuerst durch den Biele-
felder »Jugendgesundheitssurvey« von 1993 deutlich verbessert.
Unter der Leitung von Klaus Hurrelmann (Universität Bielefeld)
wurde eine für das Bundesland Nordrhein-Westfalen repräsentative
Stichprobe von N=2330 Jugendlichen zwischen 12 und 16 Jahren
zu verschiedenen Aspekten ihrer Gesundheit befragt (vgl. Kolip,
Nordlohne & Hurrelmann, 1995; Kolip, 1999). Aktuell hat sich im
Jahr 2002 eine deutsche Forschergruppe an der internationalen Vergleichsstudie »*Health Behavior in School-Aged Children (HBSC)*«
beteiligt und dabei eine für Deutschland nahezu repräsentative
Stichprobe (vier Bundesländer) von 5650 Kindern und Jugendlichen im Alter von 11, 13 und 15 Jahren untersucht (Hurrelmann
et al., 2003). Obwohl sich Jugendliche allgemein überwiegend als
gesund bezeichnen, geben sie doch recht häufig auch gesundheitliche Beschwerden an.

Im Bielefelder Jugendgesundheitssurvey 1993 ergab sich folgendes Bild, wenn nach *Krankheiten und Beschwerden* im letzten Jahr gefragt wurde (Kolip, 1999):

• Die häufigsten *somatischen* Beschwerden und Erkrankungen waren Erkältungen und grippale Infekte mit 66%, Knochenbrüche/Prellungen und Akne folgten mit jeweils über 20%; relativ häufig wurden auch Bronchitis, Migräne, Kreislaufbeschwerden und Gelenkerkrankungen mit Prävalenzraten von jeweils über 10% genannt, fast 40% der Mädchen gaben Menstruationsbeschwerden an;

• als *psychosomatische* Beschwerden wurden vor allem Kopfschmerzen (13,8%), Nervosität und Unruhe, Konzentrationsstörungen, Kreuz- und Rückenschmerzen, Schwindelgefühl, Schlafstörungen und Appetitlosigkeit genannt (Kolip, 1999).

Seiffge-Krenke (1994) kommt bei ihrer Sichtung internationaler Studien zu dem Resümee, dass »gesundheitliche(n) Beschwerden bei etwa 10 bis 40 Prozent der Jugendlichen innerhalb des letzten Jahres« (S. 47) auftreten, am häufigsten in der Altersgruppe der 8- bis 15-Jährigen. Die aktuelle HBSC-Studie kann mit einem etwas anderen methodischen Zugang die Prävalenz dieser psychosomatischen Beschwerden bei den deutschen Jugendlichen im wesentlichen bestätigen: Müdigkeit und Erschöpfung, Einschlafstörungen, Reizbarkeit und Kopfschmerzen wurden als die häufigsten Beschwerden der letzten 6 Monaten genannt, sie traten bei einem erheblichen Teil der Jugendlichen (12 bis 25%) sogar mehrmals pro Woche auf (Ravens-Sieberer et al., 2003). Ein durchgängiges Ergebnis dieser Studien ist, dass Mädchen ab der Pubertät mehr und stärkere Beschwerden angeben als Jungen (ebd., Kolip, 1999): Mädchen leiden signifikant häufiger an Erkältung und Grippe, Bronchitis, allergischem Hautausschlag, Akne, Kreislaufstörungen und Migräne, Jungen haben dagegen häufiger Knochenbrüche/Prellungen und Heuschnupfen (ebd.).

Sehen wir uns nun die Verbreitung von chronischen Krankheiten sowie von psychosomatischen und psychischen Störungen im Jugendalter an:

• An *chronischen somatischen Krankheiten* leiden in Europa insgesamt rund 10 Prozent der Kinder und Jugendlichen; es überwiegt dabei deutlich die chronische Bronchitis mit einer Prävalenzrate von etwa 5%. Deutlich niedriger (unter 1%) sind die Prävalenzraten bei anderen chronischen Krankheiten wie zum

Beispiel bei Diabetes oder Krebserkrankungen (Seiffge-Krenke, 1994). Bei Jugendlichen haben in neuerer Zeit vor allem allergische Erkrankungen (wie Hautausschlag, Neurodermitis, Heuschnupfen) eine zunehmende Bedeutung erlangt: Im Selbstbericht geben insgesamt 30 bis 40% der deutschen Jugendlichen an, mindestens an einer allergischen Krankheit zu leiden (Kolip, 1999; Ravens-Sieberer et al., 2003); bei ärztlich diagnostizierten Allergien sind zwar die Zahlen etwas, aber nicht wesentlich niedriger.

- *Psychosomatische Störungen* treten bei Jugendlichen häufiger auf: Das bereits genannte Asthma bronchiale (5%) kann auch als psychosomatische Krankheit verstanden werden, weil ihre Genese durch psychische Faktoren beeinflusst wird. Daneben spielen aber auch Magengeschwüre (4%), Neurodermitis (4%) und vor allem Ernährungsstörungen eine große Rolle: Anorexia nervosa (Magersucht) und Bulimia nervosa (Fress- und Brechsucht) sind typische Störungen des Jugendalters und betreffen überwiegend Mädchen und junge Frauen; ihre Prävalenzraten werden mit 1 bis 3% geschätzt (teilweise auch höher). Weiterhin muss heute Übergewicht als deutlich zunehmendes und verhaltensbedingtes Gesundheitsproblem betrachtet werden; je nach Erhebungsmethode sind etwa 10 bis 20% der Jugendlichen davon betroffen (Seiffge-Krenke, 1994).

- Eine noch größere Bedeutung für die Gesundheit von Jugendlichen haben *psychische Störungen*, deren Prävalenz allerdings aufgrund diagnostischer Probleme schwieriger abzuschätzen ist: Aufgrund repräsentativer Studien wird geschätzt, dass insgesamt zwischen 13 und 27% der Jugendlichen an psychischen Störungen leiden (unter Einschluss von Verhaltens- und Leistungsstörungen) (Seiffge-Krenke, 1994). Die häufigsten klinisch bedeutsamen Störungen bei Jugendlichen sind Depressionen (mit einer Prävalenz von 5–6%), Ängste und Suizidversuche; diese Störungen überwiegen bei Mädchen, bei Jungen dominieren Aggressivität, antisoziales Verhalten und Suizid (mit etwa 10 Fällen auf 100.000)

Insgesamt kann das Jugendalter als eine Lebensphase charakterisiert werden, in der Gesundheit noch weitgehend erhalten ist; Krankheitsraten und Mortalitätsraten sind im Vergleich zu späteren Altersphasen noch ziemlich niedrig. Jedoch zeichnet sich bei Jugendlichen ein teilweise bereits beträchtliches Niveau an körperlichen und psychosomatischen Beschwerden ab. Gesundheitliche Problembereiche von Jugendlichen liegen eindeutig bei Störungen im psychosomatischen und psychischen Bereich, diese zeigen von den epidemiologischen Zahlen her bereits ein besorgniserregendes Niveau und – angesichts ihrer möglichen Folgen und eines steigenden Trends (Compas, Hinden & Gerhardt, 1995) – einen deutlichen Handlungsbedarf. Auffallend sind die teilweise großen Geschlechtsunterschiede, die deutlich machen, dass die Gesundheit von Jugendlichen auch im Zusammenhang mit den körperlichen Veränderungen der Pubertät und der Übernahme einer Geschlechtsrolle steht.

7.1.2 Psychische Belastungen und die Gesundheit von Jugendlichen

Das psychologische Stressmodell hat eine große Bedeutung, um die Entstehung von körperlichen und psychosomatischen Erkrankungen zu erklären (vgl. die ausführliche Darstellung in Kap. 4.1), noch mehr wenn es um psychische Störungen geht. Angesichts der gesundheitlichen Probleme von Jugendlichen müssen wir uns daher die Frage stellen, welchen psychischen Belastungen sie heute ausgesetzt sind, wie sie damit umgehen und welche Faktoren zur Genese von Krankheiten bzw. von Gesundheit im Jugendalter beitragen.

Abb. 7.1 stellt ein stresstheoretisches Erklärungsmodell dar und gibt einen Überblick über die wichtigsten Einflüsse auf die Ätiologie gesundheitlicher Störungen sowie auf Gesundheit im Jugendalter. Die folgende Darstellung wird sich an diesem Prozessmodell orientieren.

Wenn wir uns die *Stressbedingungen* im Jugendalter näher ansehen, dann ist die Unterscheidung von normativen und non-normativen Lebensereignissen und Dauerbelastungen für die Klärung unseres Themas besonders wichtig (vgl. Abb. 7.1, linke Box). *Normative* Belastungen betreffen den überwiegenden Teil der Jugendlichen, sie ergeben sich aus gesellschaftlichen Anforderungen und Normen oder aus allgemeinen Entwicklungsbedingungen. Das entwicklungspsychologische Konzept der »Entwicklungsaufgaben« beschreibt, welche typischen Anforderungen Individuen in einer spezifischen Lebensphase bewältigen müssen, um sich positiv zu entwickeln. Für das Jugendalter werden die folgenden *Entwicklungsaufgaben* formuliert (Oerter & Dreher, 2002):

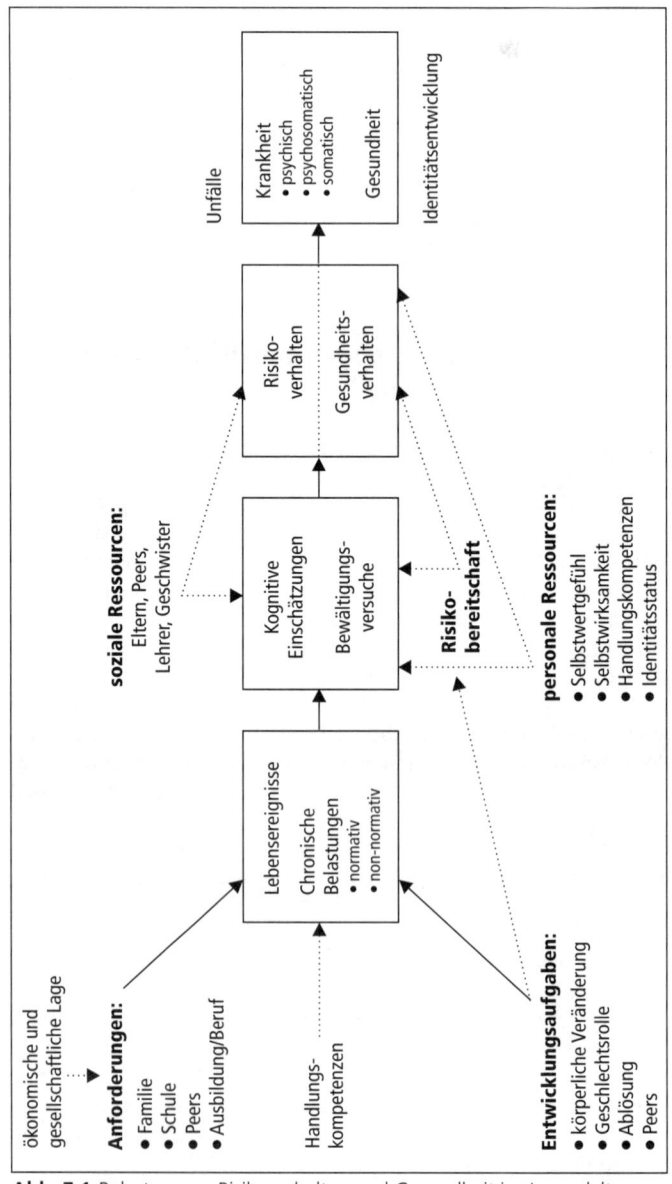

Abb. 7.1 Belastungen, Risikoverhalten und Gesundheit im Jugendalter

- Akzeptieren der eigenen körperlichen Veränderungen,
- Übernahme der männlichen/weiblichen Geschlechtsrolle,
- emotionale Unabhängigkeit und Ablösung von den Eltern,
- Aufbau und Gestaltung von Peer-Beziehungen
  (beiderlei Geschlechts)
- Umgang mit sexuellen Bedürfnissen,
- Entwicklung eigener Werte und eines persönlichen ethischen
  Systems,
- Vorbereitung auf den Beruf,
- Vorbereitung auf Ehe und Familienleben.

Übergreifend steht für Jugendliche in dieser Übergangsphase an, eine eigene *Identität* zu finden, die tragfähig für das Leben als Erwachsene ist (Erikson, 1988; ebd.). Jugendliche müssen für sich herausfinden, wer sie sind und wie sie sein wollen. Identität ist das zentrale Entwicklungsthema der Jugendphase.

Aus diesen Entwicklungsaufgaben können sich eine Reihe von psychischen Belastungen ergeben (vgl. Abb. 7.1, links unten): Die einschneidenden *körperlichen Veränderungen* in der Pubertät (körperliche Reifung, Körperwachstum, Herausbildung von sekundären Geschlechtsmerkmalen, sexuelle Reife) sind an sich bereits stark verunsichernde Erfahrungen; sie bringen für Jugendliche vor allem dann psychische Belastungen mit sich, wenn sie zu früh oder zu spät erfolgen. Der soziale Vergleich mit anderen macht das Timing der körperlichen Entwicklung zu einer entscheidenden Frage. Insbesondere bei frühreifen Mädchen zeigen sich häufig psychische Auffälligkeiten wie zum Beispiel ein negatives Selbstkonzept, depressive und psychosomatische Symptome sowie erhöhter Alkohol- und Drogenkonsum (Compas et al., 1995; Seiffge-Krenke, 1994). Durch den Umbau des Körpers verändert sich auch das Körperkonzept des Jugendlichen. Die Zufriedenheit mit dem eigenen Körper und die wahrgenommene körperliche Attraktivität für andere (Gleichaltrige) sind sehr wichtige Themen für Jugendliche, vor allem für Mädchen. Empirische Studien zeigen, dass weibliche Jugendliche unzufriedener mit ihrem Körper sind und ein negativeres Körperselbstbild haben. Diese Unzufriedenheit hängt stark mit einem als zu hoch wahrgenommenen Körpergewicht zusammen; aus diesem Themenkomplex können sich ein geringeres Selbstwertgefühl und depressive Symptome ergeben (ebd.).

Die zunehmende Orientierung von Jugendlichen an *Gleichaltrigen (»peers«)* zeigt sich nicht nur bei der körperlichen Entwicklung und Attraktivität. Sie bringt einen sozialen Druck zur Konformität mit sich, der sich in vielen Bereichen auswirken kann. Jugendliche vergleichen und messen sich ständig an Peers; sie übernehmen ihre Werte und Einstellungen, Verhaltensweisen, Kleidungsstile, sprachliche Ausdrücke und Redewendungen sowie jene Freizeitaktivitäten, die in ihrer jeweiligen Bezugsgruppe »in« sind. Dieser soziale Einfluss kann vor allem dann zu psychischen Belastungen führen, wenn Jugendliche den sozialen Erwartungen nicht gerecht werden und wenn bei sozialen Abweichungen Sanktionen (wie z.B. Ausgrenzungen) erfolgen. In gesundheitlicher Hinsicht ist vor allem die Konformität in Hinblick auf riskante Verhaltensweisen von großer Bedeutung. Auf die stärkere Bereitschaft von Jugendlichen, Risiken im Sport oder in Freizeitaktivitäten, im Verkehr oder im Konsum legaler und illegaler Drogen einzugehen, werden wir noch zu sprechen kommen (vgl. Kap. 7.1.3). Aus sozialen Beziehungen und Freundschaften mit Gleichaltrigen können auch psychische Belastungen entstehen, insbesondere aus ersten Partnerbeziehungen. Das Erproben von Partnerschaften, die ersten sexuellen Erfahrungen und das Sich-Einlassen auf ein tiefes emotionales Erleben (Intimität und Liebe) stellen wichtige und notwendige Beiträge zur Entwicklung von Jugendlichen dar. Wenn sich daraus jedoch Zurückweisungen, Konflikte und Trennungen ergeben, dann sind starke emotionale Belastungen die Folge, die Jugendliche psychisch leicht aus dem Gleichgewicht bringen können.

Eine andere Quelle von Stress im Jugendalter stellen psychische Belastungen dar, die sich aus Anforderung in den zentralen *Lebensbereichen Schule, Familie und Ausbildung/Beruf* ergeben (vgl. Abb. 7.1, links oben). Anforderungen in der Schule oder der beruflichen Ausbildung ergeben sich für die meisten Jugendlichen, sie müssen nicht als belastend erlebt werden; auch die Probleme bei der Ablösung von den Eltern und daraus resultierende soziale Konflikte können in gewissem Maße als normativ gewertet werden, weil sie normale Entwicklungsschritte darstellen. Wenn Jugendliche jedoch außergewöhnliche Lebensereignisse oder Dauerkonflikte erfahren, dann entstehen für Jugendliche non-normative Belastungen, die oft schwer zu bewältigen sind: Die Trennung und Scheidung der Eltern, die Arbeitslosigkeit eines Elternteils, der Tod oder die schwere Krankheit eines Familienangehörigen sind Beispiele für nicht erwartete stark belastende Lebensereignisse. Manche kommen im aktuellen gesellschaftlichen Wandel inzwischen so häufig vor (z.B. Trennungen), dass man fast schon wieder von normativen

Ereignissen sprechen kann. Der Verlust von engen Bezugspersonen ist für Jugendliche gerade in dieser verunsichernden Entwicklungsphase sehr schwer zu bewältigen. Derartige kritische Lebensereignisse zeigen einen empirisch nachgewiesenen Zusammenhang mit gesundheitlichen Beschwerden und Erkrankungen (Seiffge-Krenke, 1994). Chronische Belastungen ergeben sich vor allem aus einer instabilen familiären Situation, aus häufigem Streit der Eltern (mit Gewalthandlungen), aus Armut der Familie, aus der psychischen Störung oder chronischen Krankheit eines Elternteils (wie z.B. Alkoholismus, Depression) sowie aus Erfahrungen des sexuellen Missbrauchs in der Familie.

Die genannten Belastungen können bereits für sich allein zur Entstehung von psychischen oder psychosomatischen Störungen bei den Jugendlichen beitragen. Für das Jugendalter typisch ist aber gerade die *Kumulation von Stressoren,* die sich sowohl aus Entwicklungsaufgaben als auch aus non-normativen Lebensereignissen und Belastungen ergeben. Die ätiologische Bedeutung von Belastungen kann besonders gut am Beispiel der Depression gesehen werden: In empirischen Studien zeigen sich deutliche Korrelationen zwischen psychischen Belastungen im Jugendalter und dem Entstehen von depressiven Störungen, sie variieren zwischen $r = 0.20$ und $r = 0.60$ (Compas, Hinden & Gerhardt, 1995). Dabei zeigt sich jedoch auch, dass die soziale Unterstützung durch Familie oder Peers eine wichtige protektive Funktion hat; insbesondere ein positives Familienklima kann den Effekt von Belastungen deutlich abpuffern (Seiffge-Krenke, 1994).

Im *schulischen Bereich* können der andauernde Leistungsdruck und häufige Prüfungssituationen als eher normative psychische Belastungen verstanden werden, die sich aber unter bestimmten Bedingungen deutlich verschärfen können. Insbesondere wenn die Versetzung gefährdet ist, wenn Leistungserwartungen der Eltern nicht erfüllt werden oder wenn ständige Leistungsdefizite und zunehmendes schulisches Versagen (mit Abwärtsmobilität) erlebt werden, dann zeigen sich bei Jugendlichen vermehrt psychosomatische Beschwerden oder Problemverhaltensweisen (wie Drogenkonsum oder Schuleschwänzen). Auch in Bezug auf schulische Probleme kann wieder die protektive Wirkung von positiven familiären Beziehungen und einer guten sozialen Integration in der Klasse beobachtet werden. Die Reaktionen der Eltern auf die Leistungsschwierigkeiten ihrer Kinder sind entscheidend dafür, ob sich daraus gesundheitliche Probleme ergeben: Führen schlechte Noten zu ständigen Konflikten mit den Eltern, werden Jugendliche nur über ihre schulischen Leistungen bewertet, dann wirkt sich dies negativ auf ihr Selbstwertgefühl und auf ihr gesundheitliches Befinden aus (ebd.).

Wie wir in der Stresstheorie von Lazarus bereits kennen gelernt haben, sind die Auswirkungen von Anforderungen und Belastungen immer vermittelt durch die *kognitive Einschätzung* der Belastung und durch das *Bewältigungsverhalten* (vgl. Abb. 7.1, zweite Box von links). Es kommt also wesentlich auf die subjektive Bewertung einer Belastung durch den Jugendlichen an und auf seinen individuellen Umgang damit. Aktive, rationale und flexible Bewältigungsstile, die bei Bedarf auch Unterstützung im sozialen Netzwerk oder professionelle Hilfen aktivieren, können allgemein als effektiv und damit als eher förderlich für die Gesundheit gesehen werden. Nun sind aber viele Belastungssituationen für Jugendliche noch so neu, dass angemessene Bewältigungskompetenzen und notwendige personale Ressourcen (vgl. Abb. 7.1, unten) vielfach noch nicht verfügbar sind; ein effektiver Umgangsstil mit psychischen Konflikten muss sich oft erst allmählich entwickeln. Die fehlenden Kompetenzen zur Bewältigung bringen aber die Gefahr mit sich, dass sich aus psychischen Belastungen auch Problemverhaltensweisen entwickeln: So neigen viele Jugendliche zu defensiven Bewältigungsmustern wie der Flucht in Drogen oder dem Schwänzen der Schule. Diese Umgangsstile ermöglichen zwar kurzfristig einen Spannungsabbau und helfen, unangenehme Gefühle zu verdrängen oder zu vergessen; sie führen aber nicht nur zu keiner Lösung, sondern langfristig meist zu neuen Schwierigkeiten. Männliche Jugendliche tendieren dabei stärker zu einer externalisierenden Verarbeitung von emotionalen Spannungen, sie reagieren mit eher aggressiven Mustern und greifen häufiger zu Alkohol und harten Drogen. Weibliche Jugendliche neigen dagegen zu einer internalisierenden Verarbeitung in Form von depressiven oder psychosomatischen Reaktionen sowie zum häufigen Konsum von Arzneimitteln (Seiffge-Krenke, 1994). Die bei Jugendlichen zunehmend beobachtbare Tendenz, im Umgang mit Leistungsproblemen, bei Konflikten mit den Eltern, aber auch bei allgemeinen Unwohlgefühlen oder gesundheitlichen Beschwerden vermehrt zu Medikamenten (wie z.B. Psychopharmaka oder Schmerzmittel) zu greifen (Nordlohne & Hurrelmann, 1990), muss als Besorgnis erregender Trend gesehen werden. Der schnelle Griff zum Medikament wird teilweise durch Ärzte, Eltern und die Werbung gefördert. Wenn Jugendliche aber dazu tendieren, ihre psychischen Probleme und Unwohlgefühle mit Hilfe von legalen oder illegalen Drogen zu bewältigen, dann bringt das die Gefahr mit sich, dass sich dauerhaft gesundheitlich riskante Gewohnheiten etablieren. Sie verhindern nicht nur, dass ein angemessener Umgang mit persönlichen Schwierigkeiten gelernt werden kann, sie führen auch zu einer Medikalisierung von entwicklungsbedingten psychischen und sozialen Problemen, die ungünstige gesundheitliche Folgen (z.B. Drogen- und Medikamentenabhängigkeit) haben.

Die Frage nach einer angemessenen Problembewältigung und nach Faktoren, die Jugendliche nicht nur gesundheitlich schützen, sondern die auch eine positive Entwicklung fördern können, wurde durch die sehr bekannt gewordene Studie von Werner und Smith (1982) untersucht. Es handelt sich dabei um eine umfangreiche entwicklungspsychologische Längsschnittstudie, in der eine Geburtkohorte von Kindern auf der Insel Kauai (Hawaigruppe) mit N=695 Kinder (sowie ihre Eltern und Lehrer) über mehr als 20 Jahre beobachtet und befragt wurde. Die Forscherinnen interessierten sich vor allem dafür, wie sich jene Kinder entwickeln, die sehr ungünstige Ausgangsbedingungen haben, weil sich in der frühen Lebensphase verschiedene Risikofaktoren (wie Armut der Familie, Geburtschäden, Krankheit der Mutter) anhäufen. In der untersuchten Stichprobe konnte eine Teilgruppe von Kindern identifiziert werden, die sich trotz stark deprivierender Lebensbedingungen bis in das Jugendalter psychisch gesund entwickelt haben. Diese Kinder zeichneten sich vor allem dadurch aus, dass sie körperliche, psychische und soziale Widerstandsfähigkeiten mobilisieren konnten, dass sie Belastungen aktiv und wirksam verarbeiten und positive soziale Beziehungen aufbauen konnten. Dieses Phänomen einer guten Widerstandsfähigkeit wurde als *Resilienz* bezeichnet; die Nähe zu Antonovskys Salutogenese und Widerstandsressourcen ist offensichtlich. Im Vergleich zu vulnerablen Kindern erwies sich bei resilienten Jugendlichen im Laufe ihrer Sozialisation eine Reihe *protektiver Faktoren* als wirksam: ein positives Verhältnis zwischen Eltern und Kind im ersten Lebensjahr, eine zusätzlich verfügbare Bezugsperson neben der Mutter, Zufriedenheit der Mutter durch ihre Berufstätigkeit, klare Strukturen und Normen in der Familie sowie enge Peerfreundschaften. Diese protektive Funktion von sozialen Beziehungen und familiären Strukturen wurde durch ähnliche Studien in anderen Ländern bestätigt (vgl. Seiffge-Krenke, 1994): Intakte Eltern-Kind-Beziehungen, enge und kohäsive Beziehungen in der Familie mit Respekt für die Autonomie des Jugendlichen sowie klare Grenzen und Regeln scheinen kennzeichnend zu sein für das soziale Unterstützungssystem, das resiliente

Jugendliche verfügbar haben. Zudem stellen Eltern offenbar zentrale Modelle für das Bewältigungsverhalten ihrer Kinder dar: Kompetente Jugendliche hatten auch Eltern, die ihre Lebensprobleme kompetent bewältigen konnten (ebd.).

Die große gesundheitliche Bedeutung des Bewältigungsverhaltens von Jugendlichen und ihrer sozialen und personalen Ressourcen verweisen nochmals auf das Konzept der *Identität*, das von Erik Erikson als zentrales Entwicklungsthema des Jugendalters eingeführt wurde (Erikson, 1988; Oerter & Dreher, 2002): Um eine eigene Identität zu finden, sind aber auch persönliche Verunsicherungen und Krisen wichtig; die Auseinandersetzung des Jugendlichen mit sich selbst ist nur dann erfolgreich, wenn eine eigene Identität »erarbeitet« wurde und zu einer inneren Verpflichtung führt. Marcia (1980) konnte in Weiterführung von Eriksons Ansatz vier *Identitätszustände* von Jugendlichen empirisch rekonstruieren; sie unterscheiden sich danach, ob eine Krise erlebt und eine innere Verpflichtung eingegangen wurde:

- diffuse Identität: Es ist keine innere Festlegung auf persönliche Werte und ein Selbstbild erkennbar, es wird aber auch noch keine Krise erlebt;
- Moratorium: Eine krisenhafte Auseinandersetzung mit Fragen der zukünftigen beruflichen Entwicklung, der eigenen Werte und dem Selbstbild ist bereits zu beobachten, eine innere Verpflichtung ist aber noch nicht erfolgt;
- übernommene Identität: Jugendliche legen sich auf jene Werte und beruflichen Ziele fest, die von anderen (meist von den Eltern) vorgegeben wurden, eine eigene Auseinandersetzung damit ist nicht erkennbar;
- erarbeitete Identität: Jugendliche legen sich auf eigene Werte, berufliche Ziele und ein eigenes Selbstbild fest, die sie sich in einem krisenhaften Prozess selbst erarbeitet haben.

Die typischen Verunsicherungen in der Identätsentwicklung von Jugendlichen betreffen oft auch wichtige personale Ressourcen wie zum Beispiel ein stabiles Selbstwertgefühl oder eine hohe Kompetenzüberzeugung, aber auch das soziale Unterstützungssystem, das in dieser Phase grundlegend umgebaut wird. Die referierten Forschungsergebnisse zeigen, wie wichtig gerade diese Ressourcen sind und wie sie im Laufe der Sozialisation auf der Grundlage familiärer und gesellschaftlicher Bedingungen aufgebaut werden können. Der aktuelle gesellschaftliche Wandel trägt einiges dazu bei, dass zentrale Rahmenbedingungen für die gesunde Entwicklung

von Jugendlichen gefährdet werden und wichtige Ressourcen verloren gehen. Die Auflösung von traditionellen Familienstrukturen
im Individualisierungsprozess führt oft zu instabilen familiären
Verhältnissen, die Arbeitslosigkeit von Eltern oder Jugendlichen
gefährdet materielle Sicherheiten und Lebensperspektiven, der
Wertepluralismus trägt auch zur Verunsicherung von Erziehern wie
Jugendlichen bei, und die verbreiteten Ängste vor der Zukunft treffen Jugendliche in einer besonders sensiblen Phase.

7.1.3 Das Risikoverhalten von Jugendlichen

In gesundheitlicher Hinsicht ist ein Risikoverhalten mit der höheren
Wahrscheinlichkeit verbunden, dass dadurch ein gesundheitlicher
Schaden entsteht, d.h. in der Regel eine Krankheit. Entsprechend ist
ein Großteil der Jugendgesundheitsforschung mit riskanten Verhaltensweisen befasst, die im Sinne von Risikofaktoren auf längere
Dauer die Wahrscheinlichkeit erhöhen, spezifische Krankheiten zu
entwickeln. Ein *substanzmittelspezifisches Risikoverhalten* besteht
im übermäßigem Konsum von Genuss- und Rauschmitteln (wie
z.B. Alkohol, Tabak, Süßigkeiten oder Fetten) sowie von illegalen
Drogen und Medikamenten; sie haben nicht nur eine nachgewiesen
gesundheitsschädliche Wirkung, sondern oft auch ein Suchtpotential, das zu körperlichen und psychischen Abhängigkeiten führen
kann. Dagegen spricht man von einem *risikobereiten Verhalten
(»risk-taking«)*, wenn Jugendliche bewusst Risiken eingehen, die
ihre körperliche Unversehrtheit oder gar ihr Leben gefährden; das
sind zum Beispiel Mutproben (S-Bahn-Surfen), riskantes Verhalten
im Straßenverkehr (Fahren mit überhöhter Geschwindigkeit) und in
der Sexualität (ungeschützter Geschlechtsverkehr mit wenig
bekannten und wechselnden Partnern), aber auch riskante Sportar-
ten und Freizeitaktivitäten (vgl. Raithel, 2001). Die erste Kategorie
betrifft eher den Bereich alltäglicher Gewohnheiten, und ihre
gesundheitlichen Folgen sind eher langfristig zu beobachten; die
zweite Gruppe sind eher außergewöhnliche Aktivitäten, und ihr
möglicher Schaden entsteht meist unmittelbar.
   Die Schwierigkeiten bei der Definition eines Risikoverhaltens
bestehen vor allem darin, dass sich objektives gesundheitliches
Risiko nur in Form von statistischer Wahrscheinlichkeit ausdrücken
lässt, weil die Eintrittswahrscheinlichkeit eines Schadensereignis-
ses nur an einer großen Zahl (Population) zu berechnen ist und sich
nicht auf den Einzelnen übertragen lässt. Ein subjektives Risiko

basiert dagegen auf der individuellen Wahrnehmung einer Gefahr, und diese kann in vielfacher Weise psychisch beeinflusst und beeinträchtigt sein (Renner, 2003).

Die gesundheitliche Bedeutung eines substanzbezogenen Risikoverhaltens für die Prävention liegt vor allem darin, dass das Jugendalter in der Regel die Einstiegsphase für diese Gewohnheiten darstellt; die meisten Menschen beginnen in diesem Alter zu rauchen und Alkohol zu trinken. Ein epidemiologischer Blick auf die *Verbreitung von riskanten Konsumgewohnheiten* im Jugendalter ergibt folgendes Bild (Kolip, 1999; Seiffge-Krenke, 1994):

- Etwa 36% der Jugendlichen (zwischen 14 und 25 Jahren) trinken heute einmal in der Woche Bier, 12% Wein oder Sekt und 7% Spirituosen (Schnäpse). Die heutigen Jugendlichen beginnen später mit einem regelmäßigen Alkoholkonsum; ein dramatischer Anstieg des regelmäßigen Konsums findet im Alter zwischen 15 und 17 Jahren statt. Der Konsum von *Alkohol* unter Jugendlichen ist aber insgesamt in den letzten 20 Jahren zurückgegangen, in den 1970er Jahren tranken noch 48% einmal in der Woche Bier. Trotz dieses positiven Trends müssen heute etwa 4% der 16- und 17-Jährigen als alkoholabhängig eingestuft werden, 9% gelten als alkoholmissbrauchend. Jungen trinken mehr und regelmäßiger als Mädchen, sie konsumieren vor allem mehr Bier und hochprozentige Alkoholika und haben häufiger Rauscherlebnisse. Insbesondere männliche Hauptschüler stellen eine Risikogruppe dar, denn sie trinken regelmäßiger Alkohol, und sie sind stärker als andere Schülergruppen gefährdet, abhängig zu werden.
- Knapp 30% der Jugendlichen zwischen 14 und 17 Jahren bezeichnen sich heute als Raucher/innen, die gelegentlich oder regelmäßig rauchen. Das Einstiegsalter in den Konsum von *Tabak* (erste Zigarette) liegt durchschnittlich bei etwa 13 Jahren, ab 14 Jahren steigt der Anteil der Raucher/innen mit dem Alter kontinuierlich an und ist bei den über 20-Jährigen am höchsten. Auch im Rauchen zeigt sich historisch ein abnehmender Trend: In den 1970er Jahren waren von allen 14- bis 25-jährigen Jugendlichen noch 58% Raucher, in den 1990er Jahren fiel der Raucheranteil auf etwa 44% und liegt aktuell bei etwa 35%; der Anteil der Nichtraucher/innen stieg in diesem Zeitraum entsprechend an. Die regelmäßigen Raucher konsumierten in den 1990ern mehr Zigaretten als früher, seit 2000 ist jedoch auch die Zahl der starken Raucher rückläufig. Das Konsumverhalten gleicht sich

zwischen den Geschlechtern allmählich an, Jungen rauchen jedoch immer noch mehr und regelmäßiger als Mädchen. In den unteren sozialen Schichten rauchen mehr Jugendliche, die höchsten Raten haben wieder die männlichen Hauptschüler.

- Etwa 14% aller 14- bis 25-jährigen Jugendlichen in Deutschland haben Erfahrungen im Konsum von *illegalen Drogen* wie Cannabis, Opiaten, Kokain oder Aufputschmitteln. Männliche Jugendliche haben deutlich mehr Drogenerfahrungen als weibliche. Im historischen Vergleich blieb der Konsum weitgehend auf gleichem Niveau. Aktuell zeigt sich aber eine qualitative Verschiebung hin zum verstärkten Konsum von Cannabis und Ecstacy. Der Anteil der Drogenabhängigen wird in Deutschland auf 60.000 bis 80.000 geschätzt.

- Ein weitgehend unterschätztes gesundheitliches Risikoverhalten ist der Konsum von legal zu erwerbenden *Medikamenten*: 32% der in der Bielefelder Jugendstudie befragten Jugendlichen (13 bis 17 Jahre) gaben an, mindestens einmal in der Woche Medikamente einzunehmen. Neben den zur Behandlung einer Krankheit verschriebenen Mitteln wird vor allem der zunehmende Konsum von jenen Medikamenten ein Problem, die zur Steigerung der eigenen Leistungsfähigkeit und des Wohlbefindens eingenommen werden. Sie wirken auf das Zentrale Nervensystem ein und können, wenn sie langfristig und in hohen Dosen genommen werden, schnell zur Abhängigkeit führen. Dazu gehören insbesondere Schmerzmittel, die von Jugendlichen am häufigsten eingenommen werden (vor allem bei Kopfschmerzen), sowie Schlaf-, Aufputsch- und Beruhigungsmittel. Auch beim Medikamentenkonsum zeigt sich ein deutlicher Geschlechtsunterschied, hier jedoch mit einer deutlichen Dominanz der Mädchen: Weibliche Jugendliche greifen öfter und regelmäßiger zu Medikamenten als männliche, sie konsumieren insbesondere Schmerzmittel, Appetitzügler und Abführmittel, teilweise bis zu fünfmal häufiger.

- Das Risikoverhalten von Jugendlichen im *Ernährungsbereich* wurde lange Zeit von der Forschung vernachlässigt. Die häufig im Jugendalter auftretenden Essstörungen zeigen jedoch eine deutliche Verwundbarkeit in diesem Bereich. Zudem werden gerade in dieser Lebensphase die Grundlagen für spätere Ernährungsgewohnheiten gelegt und damit eine wichtige Determinante für die spätere Gesundheit. Obwohl sich heute in den westlichen Industrieländern insgesamt mehr Menschen um eine gesündere Ernährung bemühen, so deckt doch ein zunehmender Teil der

Bevölkerung seinen Bedarf an Nahrung durch Fertigprodukte und Snacks ab, die viele Kalorien, viel Zucker, aber wenig Ballaststoffe enthalten. Insbesondere Jugendliche bevorzugen Fast-Food-Produkte wie Hamburger, Pizzas, Pommes Frites, Steaks und Süßigkeiten, also Lebensmittel, die schnell zubereitet sind, aber geringen Nährwert haben. Studien in den USA und in Deutschland zeigen, dass Jugendliche in ihren Essgewohnheiten vor allem am aktuellen Genuss, an Spaß und Bequemlichkeit orientiert sind, gesundheitliche Motive spielen nur bei einer Minderheit eine Rolle (Seiffge-Krenke, 1994). Jugendliche kennen zwar durchaus Regeln gesunder Ernährung, setzen diese aber nicht in ihrem Alltag um.

- Eine mögliche Folge von lustbetonten Ernährungsgewohnheiten ist *Übergewicht*, das zu einem gravierenden Gesundheitsproblem mit zunehmender Tendenz geworden ist und heute in Deutschland mehr als 20 Prozent der Jugendlichen betrifft, in den USA deutlich mehr (Trapp & Neuhäuser-Berthold, 2001). Das international gebräuchliche Kriterium für die Bestimmung des Gewichts ist der »Body Mass Index« (BMI), der nach der Formel »Gewicht geteilt durch Körpergröße im Quadrat« berechnet wird. Allgemein wird ein BMI von mehr als 25 als Übergewicht gewertet, ein BMI von mehr als 30 als Adipositas (Fettsucht). Aufgrund starker Gewichtsschwankungen bei Jugendlichen unter 17 Jahren verwendet man bei ihnen jedoch die Altersperzentile im BMI als angemessenere Maße: Werte zwischen dem 90. und 97. Perzentil werden dabei als übergewichtig, über dem 97. Perzentil als adipös gewertet.

- Ein zweiter Aspekt riskanter ernährungsbezogener Verhaltensweisen betrifft das als zu hoch eingeschätzte eigene Gewicht und die Versuche seiner Regulation nach unten. Die Einschätzung des Körpergewichtes ist stark geschlechtsspezifisch geformt: Weibliche Jugendliche schätzen ihr Gewicht deutlich anders ein als männliche: Die meisten Mädchen fühlen sich als zu dick oder sind unzufrieden mit ihrem Gewicht, obwohl sie normal- oder sogar untergewichtig sind. Die Gründe werden vor allem im seit den 1960er Jahren herrschenden gesellschaftlichen Schönheitsideal gesehen, das für Frauen eine schlanke oder gar dünne Figur mit positiven Attributen versieht und sozial normiert. Die Risiken von Versuchen einer Gewichtsregulation nach unten liegen darin, dass sich daraus leicht Essstörungen wie Anorexia Nervosa und Bulimia Nervosa entwickeln können, vor allem wenn dazu schnelle Diäten oder Medikamente eingesetzt werden.

- Schließlich muss man davon ausgehen, dass ein erheblicher Teil der Jugendlichen nicht nur ein gesundheitliches Risikoverhalten zeigt, sondern mehrere. Die aktuellen Daten der HBSC-Studie zeigen, dass in Deutschland etwa 17% der 11- bis 15-Jährigen multiples Risikoverhalten zeigen, Jungen signifikant häufiger als Mädchen (Hurrelmann et al., 2003).

Vor dem Hintergrund dieser Verbreitung von gesundheitlichen Risikoverhaltensweisen müssen die für die Prävention bei Jugendlichen entscheidenden Fragen nach ihren Ursachen gestellt werden. Obwohl es natürlich ganz spezifische Gründe für den Konsum jeder der genannten Substanzen gibt, so können doch eine Reihe allgemeiner *Motive für das riskante Verhalten* von Jugendlichen gesehen werden, die deutlich mit ihrer Lebenssituation, mit ihrer erhöhten *Risikobereitschaft* und mit ihren Entwicklungsaufgaben verbunden sind (Seiffge-Krenke, 1994; Raithel, 2001):

- Erstens ist davon auszugehen, dass gesundheitsbezogene Motive für Jugendliche noch einen geringen Stellenwert haben. Junge Menschen erleben selbst kaum gesundheitliche Einschränkungen, und jene Krankheiten, die etwa als mögliche Gefahren von Rauchen oder ungesunder Ernährung gelten, erscheinen noch weit entfernt und sind nur in einer sehr langfristigen Perspektive erkennbar, die Jugendlichen eher fremd ist (»irgendwann wenn man sehr alt ist, dann können solche Krankheiten drohen«).
- Zweitens haben Jugendliche noch wenig Erfahrung mit vielen Gefahrensituationen, sie tendieren vielfach dazu, Risiken (z.B. im Straßenverkehr, im Drogenkonsum) falsch einzuschätzen; sie unterschätzen vermutlich noch mehr als Erwachsene ihr eigenes Risiko, ihre Risikowahrnehmung ist optimistisch verzerrt, und sie halten sich nicht selten für nahezu unverwundbar.
- Drittens handelt es sich bei riskanten Substanzen überwiegend um Genussmittel, die kurzfristig körperlich lustvoll und psychisch verstärkend wirken; daraus ergibt sich ihr Suchtpotential. Sich in riskante Situationen zu begeben, kann auch als Bedürfnis verstanden werden, in Kontrast zur alltäglichen Langeweile angenehme und aufregende Stimulationen *(»thrills«, »kicks«)* zu erlangen und die eigenen Erlebnismöglichkeiten zu erweitern (Fachbegriff: *sensation seeking*). Die heutige Lebenswelt und Alltagskultur von Jugendlichen ist sehr an diesem kurzfristigen Erleben von Spaß, Lust und Vergnügen ausgerichtet: »No risk, no fun« steht nicht zufällig als Motto dieser Jugendkultur. Es gehört zu den zentralen Entwicklungsmotiven im Jugendalter, neue Heraus-

forderungen anzunehmen und neue Dinge auszuprobieren. Viele riskante Gewohnheiten und Genussmittel sind Teil einer Erwachsenenwelt, daher für Jugendliche höchst attraktiv; sie lösen daher entsprechende Neugier und Explorationsverhalten aus.

- Viertens ergeben sich viele Risikomotive und riskante Gewohnheiten direkt aus den Entwicklungsaufgaben Jugendlicher: Sie versuchen damit, in die Welt der Erwachsenen einzudringen, sich darin auszuprobieren, den Status von Erwachsenen symbolisch zu antizipieren, eigene Grenzen zu testen und neue Formen der Selbstdarstellung zu finden. Diese Aktivitäten können alle als Teil der Suche nach einer eigenen Identität interpretiert werden; sie dienen dazu, sich von den Eltern abzugrenzen und sich selbst zu einer besonderen und ganz einmaligen Person zu entwickeln.

- Dazu gehört fünftens auch, sich an den elterlichen Werten und Normen zu reiben, die Kindheit zu verlassen, durch ein Überschreiten von normativen Grenzen und durch die Provokation ihrer Autoritäten. Riskante Verhaltensweisen können daher oft als Reaktanz und Rebellion gegenüber den Werten und Verboten der Eltern und Erwachsenenwelt verstanden werden. Sie stellen Versuche dar, sich auf eigenen Gebieten und durch selbständige Handlungen gegenüber den Eltern abzugrenzen, abzulösen und sich dadurch selbst zu finden.

- Die allmähliche Ablösung von den elterlichen Bindungen geht einher mit der Hinwendung zur Welt, zur Kultur und zu den Normen der Gleichaltrigen. Das Erproben riskanter Verhaltensweisen und Gewohnheiten ist somit sechstens in hohem Maße beeinflusst durch die Orientierung Jugendlicher an ihrer Peergruppe; die Bemühungen, in ihren Bezugsgruppen akzeptiert zu werden, führen oft zu hoher Konformität mit ihren Regeln und Gewohnheiten, dazu gehören leider auch riskante. Drogen werden meist in sozialen Gruppen konsumiert und dies wird vielfach durch die engen Freunde oder den Partner motiviert. Zudem erleichtern Drogen den Jugendlichen den schwierigen sozialen Zugang zum anderen Geschlecht (und zu sexuellen Erfahrungen) und ermöglichen damit neue attraktive Entwicklungsschritte.

- Schließlich haben Jugendliche wie gezeigt eine Reihe von Problemen und Belastungen zu bewältigen, für deren Lösung sie oft noch nicht die notwendigen Kompetenzen besitzen. Das führt siebtens dazu, dass Jugendliche vermehrt zu Drogen greifen, um Konflikte zu vermeiden, um negative Gefühle (depressive oder aggressive Stimmungen) zu regulieren (abzuwehren) und um Probleme zu bewältigen, von denen sie sich noch überfordert fühlen.

Gesundheitlich riskante Gewohnheiten und Aktivitäten im Jugendalter haben somit enge Bezüge zu den Entwicklungsaufgaben dieser Phase. Sie stehen zudem in deutlichem Zusammenhang zu den Problemen und Belastungen von Jugendlichen und können teilweise als (untaugliche) Versuche verstanden werden, diese zu bewältigen (vgl. Abb. 7.1: diverse Einwirkungspfade auf Risikoverhalten, die zweite Box von rechts). Eine risikobezogene Prävention im Jugendalter, die nur auf Abschreckung oder auf Aufklärung über Gefahren setzt, hat sich als wenig erfolgreich erwiesen. Sie muss vielmehr auch die positiven Funktionen dieser riskanten Lebensstile für Jugendliche und ihre entwicklungspsychologischen Hintergründe berücksichtigen, will sie die Jugendlichen erreichen. In der präventiven Praxis werden daher heute Ansätze favorisiert, die versuchen, die Kompetenzen und Ressourcen von Jugendlichen im Umgang mit ihren spezifischen Problemen und Entwicklungsaufgaben zu stärken und dadurch indirekt gesundheitliche Risiken abzubauen (vgl. Kap. 8.2).

Die dargestellten gesundheitlichen Risiken und Belastungen von Jugendlichen müssen aber auch vor dem Hintergrund ihrer ökonomischen und gesellschaftlichen Lage gesehen werden (vgl. Abb. 7.1). In einer sich rasch wandelnden Risikogesellschaft wird der Übergang von Heranwachsenden in die Erwachsenenwelt zunehmend erschwert: Einerseits ist die Qualifikationsphase heute verlängert, und der Einstieg in das Arbeitsleben findet oft erst spät statt; das ermöglicht zwar das Ausprobieren verschiedener Lebensentwürfe, behindert aber auch Prozesse der Ablösung vom Elternhaus und der Übernahme von Eigenverantwortung. Andererseits wirkt die Konkurrenz auf dem Arbeitsmarkt weit in die Jugend und Kindheit hinein und belastet Kinder bereits früh mit starken Leistungsanforderungen, Versagensängsten (in einem Klima von latent drohender Arbeitslosigkeit) und erlebten Konkurrenzen. Die Auflösung traditioneller Familienformen und die deutliche Instabilität in den Partnerbeziehungen der Eltern führen zunehmend zur Erosion von sozialen Ressourcen und Unterstützungssystemen, die gerade bei der Bewältigung von Problemsituationen in der Jugendphase und als Orientierung in der krisenhaften Phase der Identitätsfindung eine zentrale Bedeutung hätten.

Eine besondere Situation liegt bei den vielen Jugendlichen vor, die aus anderen Kulturkreisen eingewandert sind. Die Familien von Migranten haben mit einer Fülle zusätzlicher Probleme zu kämpfen: Ihre Wohn- und Arbeitsverhältnisse sind meist ungünstig, möglicherweise liegt ein unsicherer Aufenthaltsstatus vor, sie haben oft noch Sprachprobleme und treffen vielfach auf geringe soziale Akzeptanz. Jugendliche haben daher in dieser schwierigen Entwicklungsphase viele zusätzliche Belastungen zu bewältigen, daher sind auch psychosoziale Probleme wie Einsamkeit, niedriges Selbstwertgefühl und Ängste, aber auch aggressive Impulse nicht selten.

In einer Altersphase, in der körperliche Veränderungen zu den normalen, aber auch stark verunsichernden Erfahrungen gehören, werden Jugendliche gesellschaftlich immer invasiver mit körperlichen Idealbildern konfrontiert, die im schnellen Wandel vorgegeben und wieder verworfen werden; sie geben für Jugendliche in dieser Übergangsphase keine Orientierung mehr, erscheinen vielmehr als soziale Zwänge mit vielfachen Möglichkeiten, den Selbstwert zu erhöhen und zu erniedrigen: Medial vorgegebene Ideale von Schönheit, Schlankheit, von körperlicher und sexueller Attraktivität sowie die große Bedeutung von Selbstdarstellungen über Kleidung und Konsum drängen zu sozialen Vergleichen, die für viele Jugendliche ungünstig ausfallen müssen, daher zu Unzufriedenheit bis hin zu sozialer Ausgrenzung führen. Risiken scheinen somit in der Lebenswelt von Jugendlichen nahezu omnipräsent, hinter jedem erstrebenswerten Ziel scheinen auch Gefahren auf: Berufliche Karriere und Status sind mit der Gefahr des Scheiterns und der Arbeitslosigkeit verbunden, körperliche Attraktivität mit der Gefahr des Ungenügens angesichts von propagierten Idealkörpern, intime sexuelle Beziehungen mit dem Risiko der emotionalen Enttäuschung und den Gefahren von ungewollter Schwangerschaft und AIDS. Jugendliche gehen teilweise deshalb Risiken ein, weil sie positive Funktionen für die Entwicklung ihrer Identität haben, die eigenen Grenzen erkennen helfen und Anerkennung in der Peergruppe versprechen. In der männlichen Geschlechtsrolle scheint die Risikobereitschaft eine besondere Bedeutung zu haben und eher positiv besetzt zu sein (Raithel, 2003), in der weiblichen Geschlechtsrolle scheint mehr die Wahrnehmung des eigenen Körpers und seine Kontrolle ein zentrales Gesundheitsthema zu sein. Insgesamt dürfte sich für die Jugendgesundheitsforschung eine theoretische Perspektive als produktiv erweisen, die den Umgang Jugendlicher mit ihren gesundheitlichen Risiken und Belastungen als Teil ihrer Entwicklungsaufgaben und vor dem Hintergrund der Entwicklung ihrer Identität bzw. ihrer Geschlechtsidentitäten versteht (vgl. Höfer, 2000).

7.2 Gesundheit im Erwachsenenalter

Die gesundheitliche Lage von Erwachsenen variiert deutlich mit dem Alter. Es ist nahezu eine Binsenweisheit, dass mit *zunehmendem Alter* körperliche Veränderungen erfolgen und diese mit höherer Wahrscheinlichkeit zu gesundheitlichen Einschränkungen und Krankheiten führen. Neben der mit dem Alter zunehmenden gesundheitlichen Gefährdung ist die *Langfristigkeit* ein zentrales Merkmal gesundheitlicher Prozesse: Die Entstehung von körperlichen Krankheiten ist in der Regel ein lang dauerndes Geschehen, die Risikofaktoren potenzieren sich durch ihre Menge und Dauer, bis sie zu Störungen im Organismus führen. Schließlich haben gesundheitliche Probleme für die Betroffenen in verschiedenen Lebens- und Altersphasen eine *unterschiedliche Bedeutung*; subjektiv ist es ein großer Unterschied, ob eine schwere Erkrankung im frühen Erwachsenenalter oder im späteren Alter eintritt. Bei der großen Bedeutung des Faktors Zeit für die Untersuchung gesundheitlicher Phänomene ist es doch erstaunlich, dass *altersbezogene Veränderungen von Gesundheit und ihrer Determinanten* bisher noch kaum ein Thema der Gesundheitspsychologie waren. Allenfalls haben sich Studien auf bestimmte Altersgruppen konzentriert, aber es liegen nur wenige empirische Erkenntnisse über gesundheitliche Veränderungsprozesse über den Lebenslauf vor.

Die *Entwicklungspsychologie der Lebensspanne* (vgl. Faltermaier et al., 2002) behandelt psychosoziale Veränderungsprozesse über den gesamten Lebenslauf. Sie bietet sich daher als theoretischer Rahmen an, um gesundheitspsychologische Fragen stärker in einen zeitlichen und altersbezogenen Zusammenhang zu stellen (Penny, Bennett & Herbert, 1994). Die Orientierung am Lebenslauf wird in diesem Kapitel unseren Blick auf die Gesundheit von Erwachsenen leiten. Zunächst wird Gesundheit als wichtiges Thema des Erwachsenenalters eingeführt (Kap. 7.2.1); dann werden die gesundheitlichen Risiken und Ressourcen näher beleuchtet, die in der Lebenssituation und Lebensweise von Menschen in verschiedenen Lebensphasen zu erwarten sind (Kap. 7.2.2). Abschließend wird der differentielle Blick auf Erwachsene das Geschlecht herausgreifen, insbesondere wird er versuchen, die unterschiedliche gesundheitliche Situation von Frauen und Männern zu erklären (Kap. 7.2.3).

7.2.1 Gesundheit als Thema des Erwachsenenalters

Das Erwachsenenalter ist die längste Lebensphase und reicht etwa vom 20. Lebensjahr bis ins hohe Alter. Bei einer mittleren Lebenserwartung, die heute in Mitteleuropa bei etwa 73 bzw. 80 Jahren (für Männer bzw. Frauen) liegt, umfasst es nahezu 60 Jahre. Zur groben Unterteilung können wir pragmatisch (mit ungefähren Altersgrenzen) das frühe (ca. 20–40 Jahre), das mittlere (ca. 40–60 Jahre) und das späte Erwachsenenalter (ca. 60–80 Jahre) unterscheiden.

Wie kann man nun das Erwachsenenalter theoretisch angemessen fassen und welche Rolle spielt die Gesundheit im Leben von Erwachsenen? Der Lebenslauf von Erwachsenen kann unter den aktuellen gesellschaftlichen Bedingungen nicht mehr als geordneter Ablauf von Phasen oder Stufen beschrieben werden, wie es für die psychische Entwicklung in Kindheit und Jugend noch teilweise möglich ist. Die Lebensläufe folgen heute nicht mehr Normalbiographien, die durch normative Vorgaben und in einem bestimmten Alter von allen Menschen erwartete Schritte gestaltet waren, beispielsweise durch Familiengründung und »*empty nest*« (letztes Kind verlässt das Elternhaus), Berufsbeginn und beruflicher Ruhestand. Das Leben von Erwachsenen verläuft heute plural in vielfältigen Formen, entsprechend individuell gestalten sich auch die Entwicklungsprozesse der Persönlichkeit. Aber der Lebenslauf ist auch nicht frei von normativen Regelungen, sie werden insbesondere durch die gesellschaftliche Organisation der Bildung und Ausbildung, des Arbeitslebens und beruflichen Werdegangs sowie durch die soziale Regelung des Alters bestimmt.

In den sozialwissenschaftlichen Disziplinen werden heute verschiedene *theoretische Konzepte* herangezogen, um das Erwachsenenalter in seiner psychosozialen Entwicklung zu beschreiben (vgl. Faltermaier et al., 2002):

- Der Lebenslauf Erwachsener lässt sich durch spezifische Einschnitte beschreiben und in ihren jeweiligen Folgen für die persönliche Entwicklung analysieren: Einschnitte gibt es durch *Übergänge* zwischen sozialen Rollen, vor allem durch Übergange in der beruflichen Karriere (z.B. Einstieg in den Beruf, Veränderung durch beruflichen Aufstieg oder Abstieg, beruflicher Ruhestand) und im familiären Zyklus (z.B. Eheschließung, Geburt des ersten Kindes, schulische Schritte der Kinder, »*empty nest*«). Einschneidende und emotional bedeutsame Lebensveränderungen werden als *Lebensereignisse* bezeichnet (vgl. Kap. 4.1); normative Lebensereignisse, die durch soziale Normen geregelt sind und von den meisten Menschen erlebt werden, sind zu unterscheiden von non-normativen Lebensereignissen, die meist nicht erwartet werden und individuell eintreten. Übergänge und Lebensereignisse geben dem Lebenlauf eine zeitliche Struktur und stellen – weil sie auch persönliche Herausforderungen darstellen – Anstöße für psychische Entwicklungen dar. Erst der individuelle Umgang mit einem Ereignis oder Übergang entscheidet aber darüber, ob sich in einem vielleicht krisenhaften Prozess eine Weiterentwicklung in zentralen Persönlichkeitsdimensionen ergibt.

• Als *Entwicklungsaufgaben* werden Aufgaben bezeichnet, mit denen sich Menschen in bestimmten Lebensphasen auseinander setzen müssen und deren positive Lösung zu ihrer Weiterentwicklung beiträgt. Entwicklungsaufgaben sind sozial erwartete Anforderungen, wie zum Beispiel im frühen Erwachsenenalter eine berufliche Karriere zu beginnen und eine Familie zu gründen, im mittleren Erwachsenenalter sich der Erziehung der Kinder zu widmen und soziale Verantwortung zu übernehmen, im späten Erwachsenenalter sich an den beruflichen Ruhestand und das Nachlassen körperlicher Kräfte anzupassen. Bei diesem Konzept stellt sich allerdings die kritische Frage, wer diese Vorgaben mit welcher Verbindlichkeit macht und ob solche Aufgaben wirklich von allen Erwachsenen zu bewältigen sind, um sich weiterzuentwickeln.

• Der Lebenslauf von Erwachsenen kann durch seine *Belastungen* beschrieben werden und durch die Art, wie sie individuell oder sozial bewältigt werden. Dabei ist an psychische Belastungen zu denken, die durch diskrete Lebensereignisse wie Trennungen oder Verluste entstehen, aber auch an andauernde Anforderungen, wie sie typisch für Beruf oder Elternschaft sind. Eine positive *Bewältigung* von solchen lebensphasenspezifischen Herausforderungen führt nach diesem Konzept zu psychischen Entwicklungsschritten, ganz ähnlich wie erfolgreiche Stressbewältigung in Antonovskys Modell der Salutogenese die Gesundheit positiv beeinflusst.

• Der Lebenslauf von Erwachsenen ist geprägt durch die eingenommenen sozialen Rollen und durch eine Vielzahl sozialer Beziehungen. Mit dem Begriff der *Sozialisation* werden Prozesse beschrieben, bei denen Menschen kontinuierlich in eine neue soziale Rolle (im Beruf, in der Partnerbeziehung, als Eltern) hin-

einwachsen und sich durch die dabei zu bewältigenden Anforderungen weiterentwickeln. Enge soziale Beziehungen im Leben
stellen in vieler Hinsicht Gelegenheiten zur Entwicklung dar,
weil sie Menschen anregen, fordern und fördern können sowie
Chancen zur gemeinsamen Lebensgestaltung bieten. Einen zentralen Einfluss stellen durch ihre Intensität natürlich Partnerbeziehungen dar, aber auch längere Freundschaftsbeziehungen,
Geschwisterbeziehungen oder die sich im Lebenslauf verändernden Beziehungen zu Eltern und Kindern stellen ein Potential zur
Entwicklung dar. Voraussetzung für die persönliche Weiterentwicklung ist es, dass diese Beziehungen lebendig bleiben und die
Partner offen für Lernprozesse sind, auch oder gerade wenn diese
manchmal schmerzhafte Einsichten oder Krisen implizieren.

• Erwachsene Menschen entwickeln sich auch dadurch weiter, dass
  sie sich *subjektive Ziele* setzen und ihr Leben aktiv zu gestalten
  versuchen. Dieser lange Zeit vernachlässigte aktive Beitrag der
  Person zu ihrer eigenen Entwicklung bedeutet, dass Menschen in
  der Lage sind, über ihre Lebensgeschichte und zukünftige
  Lebensperspektiven zu reflektieren und sich immer wieder neue
  Ziele zu stecken, die erreichbar scheinen. Dieses Konzept unterstellt, dass Menschen motiviert sind, an ihrer eigenen Weiterentwicklung zu arbeiten. Dieser Prozess der Selbstgestaltung erfordert, dass Menschen fähig sind, sich realistische und dennoch
  ambitionierte Ziele zu stecken und dabei sowohl die äußeren
  Bedingungen als auch die eigenen Handlungsfähigkeiten richtig
  einzuschätzen.

Diese Konzepte geben unterschiedliche theoretische Perspektiven
auf das Erwachsenenalter vor, haben jedes für sich aber auch ihre
Grenzen; zum besseren Verständnis der Entwicklung von erwachsenen Menschen ist es oft sinnvoll, sie zu kombinieren. *Identität*
könnte als übergreifendes Konstrukt verstanden werden, das diese
Teilkonzepte integrieren kann (vgl Faltermaier et al., 2002). Sich
Lebensziele zu setzen, bedeutet, sich auch darüber im Klaren zu
sein, wer man ist und was man will. Die Sozialisation in eine berufliche Rolle impliziert auch, sich mit bestimmten Arbeitsaufgaben
zu identifizieren, berufliche Fähigkeiten zu entwickeln und diese
als wesentliche Teile seiner Person zu verstehen. Mit Identität ist
die Art gemeint, wie sich eine Person in ihren zentralen Merkmalen
selbst wahrnimmt, sie stellt quasi die Innensicht auf die eigene Persönlichkeit dar. Mit Erikson (1988), einem wichtigen Protagonisten
dieses Konzeptes, kann Identität definiert werden als »die unmittel-

bare Wahrnehmung der eigenen Gleichheit und Kontinuität in der Zeit, und die damit verbundene Wahrnehmung, dass auch andere diese Gleichheit und Kontinuität erkennen« (S. 18). Menschen müssen sich trotz großer Veränderungen in ihrem Leben doch immer auch mit sich als gleich fühlen. Sie handeln im Laufe des Lebens immer als identische Person, obwohl sie sich von der Kindheit über die Adoleszenz bis ins Erwachsenenalter in vieler Hinsicht markant verändert haben, körperlich, psychisch und in den sozialen Bezügen. Das Paradox von Gleichheit und Wandel verschärft sich noch dadurch, dass heute durch den schnellen gesellschaftlichen Wandel (z.B. neue Technologien, Flexibilität auf dem Arbeitsmarkt) die Anforderungen an das Individuum, sich zu verändern und anzupassen, beschleunigt werden; gleichzeitig nimmt die soziale Regelung des Lebenslaufes ab, und die Prozesse einer Individualisierung nehmen zu. Unter diesen Bedingungen wird es für das Individuum schwieriger, eine stabile Identität zu entwickeln. Die Identität bildet sich im Laufe der Adoleszenz heraus, bleibt aber nicht statisch, wie Eriksons Ansatz impliziert, sondern entwickelt sich bis ins Alter weiter. Die Entwicklung von Erwachsenen stellt daher ganz wesentlich die Weiterentwicklung ihrer Identität dar.

Das globale und begrifflich oft recht diffus verwendete Konzept der Identität kann differenziert werden, indem es durch eine kognitive (Selbstkonzept), eine emotionale (Selbstwertgefühl) und eine motivationale Dimension (Kontrollüberzeugung) bestimmt wird. Es ist dabei wichtig, dass die Wahrnehmung des Selbst in einem sozialen Kontext erfolgt: Als sozial Handelnde wird unser Selbstbild immer auch durch die an uns gerichteten Erwartungen und die Reaktionen des sozialen Umfeldes beeinflusst, unsere soziale Identität ist also ein wesentlicher Teil unserer personalen Identität. Schließlich ist es gerade für gesundheitliche Fragen zentral, dass sich die Wahrnehmung des Selbst auch auf den Körper bezieht: Wir entwickeln im Zuge der körperlichen Veränderungen in der Adoleszenz ein neues erwachsenes Körperkonzept, das uns zwar meist nur ansatzweise bewusst ist, durch bestimmte Körperereignisse (z.B. Schwangerschaft, Krankheit) aber sehr intensiv erlebt werden kann und sich mit dem Alter allmählich verändert.

Gesundheit kann *als zentrales Thema des Erwachsenenlebens* verstanden werden, das zwar lange Zeit latent bleiben kann, uns aber irgendwann notwendigerweise beschäftigen wird. Gesundheit hat erstens mit den körperlichen Prozessen des Alterns zu tun, sie bezieht sich zweitens auf erlebte Krankheiten, und sie kann drittens

Gegenstand einer bewussten subjektiven Auseinandersetzung werden (vgl. Faltermaier et al., 2002).

- Die Wahrnehmung körperlicher Prozesse ist, wie wir in Kapitel 6 gesehen haben, dadurch geprägt, dass sie bei geringen inneren Veränderungen und hoher Aufmerksamkeit für das äußere Geschehen wenig bewusst erfolgt. Vielfach nehmen wir unseren Körper bei guter Gesundheit und bei angemessenem Funktionieren im Alltag kaum war. Mit zunehmendem Alter ergeben sich jedoch Veränderungen, die unsere Aufmerksamkeit mehr auf die körperlichen Prozesse lenken können: Insbesondere ab der Lebensmitte (etwa um das vierzigste Lebensjahr) werden zunehmend Zeichen des Alterns wahrnehmbar, zum Beispiel leichte Einbußen in der körperlichen Leistungsfähigkeit, verringerte Sehkraft, grau werdende Haare oder Falten im Gesicht. Diese sich mit zunehmendem Alter noch verstärkenden Hinweise signalisieren die Grenzen des jugendlichen Körpers, bei Frauen werden sie besonders akzentuiert in den Prozessen des Klimakteriums erlebt. Diese körperlichen Veränderungen können eine reflexive Auseinandersetzung mit der eigenen Gesundheit anstoßen, die zu einer Neubewertung von Prioritäten im Leben und zu bewusstem, vorsorgendem Gesundheitshandeln führen kann.
- Werden bestimmte Körperereignisse (wie z. B. Schwangerschaft und Geburt) erlebt oder wird gar selbst eine schwere Krankheit durchlebt, dann verstärkt das die Sensibilität für körperliche Prozesse und möglicherweise auch die Dringlichkeit, sich mit der eigenen Gesundheit auseinander zu setzen. In den frühen Phasen des Erwachsenenalters ist die Wahrscheinlichkeit einer schweren Krankheit zwar noch relativ gering, kann aber in seltenen Fällen vorkommen und stellt dann ein non-normatives Lebensereignis dar. Die Prävalenz von ernsten Erkrankungen steigt ab dem 50. Lebensjahr deutlich an, erst recht ist in höherem Alter zunehmend mit chronischen Erkrankungen, oft sogar mit mehreren Krankheiten gleichzeitig (Multimorbidität) zu rechnen; damit sind dann meist deutliche Einschränkungen in der alltäglichen Handlungsfähigkeit verbunden. Aber Krankheit muss nicht unbedingt selbst erlebt werden, auch die Krankheiten von nahen Bezugspersonen können die Gesundheit zu einem persönlichen Thema machen. Aus der emotionalen Nähe und Empathie mit einer kranken Person kann sich eine bewusste Auseinandersetzung mit dem Kranksein und mit Fragen der Erhaltung der eige-

nen Gesundheit ergeben, die auch entsprechende Veränderungen in der Lebensweise anstoßen kann.

• Schließlich können subjektive Auseinandersetzungen mit der eigenen Gesundheit in jeder Phase des Erwachsenenlebens auch als bewusste biographische Reflexion stattfinden. Sie werden nicht selten angeregt durch Lebensereignisse, die indirekte Bezüge zu Gesundheit haben: So kann beispielsweise auch für Väter die Geburt des ersten Kindes, die damit verbundenen Entscheidungen über eine gesunde Ernährung des Kindes und Übernahme von Verantwortung für neues Leben, ihre gesundheitlichen Einstellungen verändern. Gleichfalls können die gesundheitlichen Überzeugungen anderer Menschen (z.B. Partner, Freunde, Kollegen) zur Auseinandersetzung mit der eigenen Gesundheit anregen. Gesundheitliche Fragen sind oft Sinn-Fragen, sie betreffen die eigenen Werte und Lebensziele, stellen bisher verfolgte Prioritäten in Frage und führen manchmal zu neuen Gewichtungen im Leben, die der Gesundheit einen höheren Stellenwert zuschreiben. Fragen der Gesundheit sind immer selbstreflexiv, müssen somit im Kontext der Identitätsentwicklung gesehen werden. Selbstreflexionen über die eigene Gesundheit können lebensgeschichtliche Erfahrungen neu verarbeiten und damit zu zukünftigen Lebensentwürfen führen, in denen Gesundheit eine neue Bedeutung erhält.

Die Theorien und empirische Erkenntnisse zur Krankheitsätiologie, zur Salutogenese und zum Umgang mit Krankheit (vgl. Kap. 4, 5 und 6) können nun im Folgenden auf den Lebenslauf von Erwachsenen bezogen werden, indem – in exemplarischer Weise – typische Risiken und Ressourcen in den unterschiedlichen Lebensphasen beschrieben werden.

7.2.2 Gesundheitliche Risiken und Ressourcen im Erwachsenenalter

Die Modelle der psychosozialen Ätiologie von Krankheit und der Salutogenese verweisen auf gesundheitliche Risiken und Belastungen sowie auf gesundheitliche Ressourcen, die eng mit der Lebenssituation und Lebensweise erwachsener Menschen verbunden sind. Diese sind in den verschiedenen Lebensphasen unterschiedlich wahrscheinlich und haben meist altersspezifische Bedeutungen. Im Folgenden werden psychosoziale Bedingungen von Gesundheit und Krankheit für das frühe, mittlere und späte Erwachsenenalter zusammengestellt (vgl. Penny et al., 1994; Faltermaier et al., 2002). Aufgrund der dünnen Forschungslage wird die Darstellung von psychosozialen Risiken und Ressourcen in exemplarischer Form erfolgen und in weiten Teilen hypothetischen Charakter haben.

Risiken und Ressourcen des frühen Erwachsenenalters
Im frühen Erwachsenenalter sind eine Reihe von normativen *Lebensereignissen* mit akuten und chronischen *Belastungen* zu erwarten, die zum einen mit der beruflichen Arbeit, zum anderen mit sozialen und familiären Beziehungen verbunden sind. Der Einstieg in den Beruf nach der Ausbildungsphase ist nicht selten eine schwierige Passage, geprägt von neuen Anforderungen, Hoffnungen und auch Enttäuschungen. In vielen Segmenten des Arbeitsmarktes müssen heute Berufsanfänger mit diskontinuierlichen Berufsverläufen rechnen, d.h. sie sind zunächst häufig mit Teilzeitjobs, befristeten Verträgen, vielen Arbeitsplatzwechseln und Phasen der Arbeitslosigkeit konfrontiert. Die psychischen Belastungen sind gerade in den ersten Berufsjahren hoch, weil viele neue Aufgaben zu bewältigen sind, die beruflichen Erfahrungen aber noch gering sind und viele berufliche Kompetenzen sich noch entwickeln müssen. Bis sich die berufliche Situation allmählich konsolidiert, sind in dieser Einstiegsphase verunsichernde, manchmal bedrohliche Anforderungen zu bewältigen. Aber auch bei erfolgreichem beruflichen Einstieg, ersten Erfolgserlebnissen im Beruf und schnell entstehenden Chancen zum beruflichen Aufstieg werden die quantitativen Arbeitsbelastungen hoch bleiben, dann aber meist sehr positiv besetzt sein.

Im privaten Bereich stehen im frühen Erwachsenenalter zunächst die Ablösung von der Herkunftsfamilie, eine zunehmend eigenständigere Lebensführung und die Gestaltung intimer Partnerschaften im Mittelpunkt: Damit sind vielfach interpersonale Konflikte und Belastungen verbunden, die jedoch in der Regel vorübergehend sind. Stärkere psychische Belastungen können sich jedoch durch non-normative Ereignisse wie die Trennung von einem Partner ergeben, vor allem dann, wenn es sich um eine bereits länger etablierte Beziehung handelt, die Trennung unerwartet kommt und subjektiv als großer Verlust erlebt wird. Aber auch im sozialen Bereich wird sich in dieser Lebensphase für die meisten Menschen eine Konsolidierung geben, die durch normative Ereignisse wie Heirat und Familiengründung ihren Ausdruck findet. Belastungen entstehen vor allem dann, wenn sich normative Erwartungen nicht erfüllen und persönliche Ziele für eine Partnerschaft oder für Kinder nicht realisieren lassen. Die beiden zentralen Entwicklungsaufgaben des frühen Erwachsenenalters, zum einen den beruflichen Einstieg zu schaffen und die Karriere zu entwickeln, zum anderen eine stabile Partnerschaft zu finden und eine Familie mit eigenem Haushalt zu gründen, fallen zeitlich vielfach zusammen; sie schaffen eine Konstellation, in der Dichte und Qualität der zu bewältigenden Anforderungen leicht zu Überforderungen führen. Gesundheitliche Probleme sind in dieser Lebensphase aber selten. Für Frauen treten jedoch Risiken durch Schwangerschaft und Geburt auf, die trotz guter Vorsorge manchmal zu Komplikationen führen können.

Die Fortsetzung der Jugendphase in der Postadoleszenz und dem frühen Erwachsenenalter lässt noch deutlich Momente einer *riskanten Lebensweise* erkennbar: Substanzmittelspezifisches Risikoverhalten wie Rauchen, übermäßiger Alkohol- und Drogenkonsum spielen ebenso noch eine große Rolle wie riskantes Verhalten im Verkehr und in der Freizeit (Risikosportarten). Die ausgeprägte Risikobereitschaft junger Erwachsener ist vor dem Hintergrund zu verstehen, dass sie noch stark an den Genussaspekten des Lebens, am Sich-Ausprobieren und an körperlichen Selbstinszenierungen orientiert sind, dabei die neuen Freiheiten des Erwachsenenstatus intensiv nutzen wollen und oft von der eigenen Stärke oder gar Unverwundbarkeit überzeugt sind. Die große Bedeutung von körperlicher Attraktivität und Partnersuche im frühen Erwachsenenalter trägt mit dazu bei, dass riskante Verhaltensweisen etwa im Verkehr, in der Sexualität, im exzessiven Sonnenbaden oder in der Regulierung des Körpergewichtes (mit Gefahr von Über- und Untergewicht) gezeigt werden. Schließlich ist das Risikoverhalten auch bei jungen Erwachsenen in seiner Bewältigungsfunktion zu sehen, weil es kurzfristig Spannungen reduzieren kann. Rauchen und Alkohol sind häufig auch Mittel im Umgang mit den Belastungen am Arbeitsplatz, in der Elternschaft mit kleinen Kindern und mit den Konflikten in Paarbeziehungen, insbesondere dann, wenn die soziale und materielle Lage schlecht ist (Murphy & Bennett, 1994).

Spielen bei jungen Erwachsenen auch *riskante Persönlichkeitsmerkmale* eine Rolle? Mangels solider empirischer Erkenntnisse ist nur zu vermuten, dass einerseits Aspekte des Typ-A-Musters wie Konkurrenzorientierung und Aggressivität in der Arbeitswelt und Freizeit bedeutsame Tendenzen sind; andererseits dürften die im frühen Erwachsenenalter angelegten Möglichkeiten einer Verunsicherung des Selbst und eines – vermeintlichen – Scheiterns von Lebensplänen dazu beitragen, dass Persönlichkeitszüge wie Depressivität und Ängstlichkeit bei jungen Erwachsenen keine seltene Erscheinung sind. Die starke Risikobereitschaft bei gleichzeitig erlebter Unverwundbarkeit wurde bereits als wichtige Grundüberzeugung junger Erwachsener genannt und kann erklären, warum gesundheitlich riskantes Verhalten recht häufig vorkommt. Eine wichtige soziale Differenzierung stellt hier das Geschlecht und die soziale Lage dar (vgl. Kap. 7.2.3). *Riskante Lebensverhältnisse* liegen für junge Erwachsene vor allem dann vor, wenn sozial erwartete Schritte dieser Lebensphase nicht erreicht werden können: So gefährdet zum Beispiel Arbeitslosigkeit die Integration in die Arbeitswelt mit schwerwiegenden Folgen für den sozialen und materiellen Status; mit Armut ist häufig auch eine soziale Marginalisierung verbunden, die leicht zu weiteren Problemen wie Alkoholmissbrauch, Gewalthandlungen oder Kriminalität führen kann. Schließlich sind viele alleinerziehende junge Frauen zugleich von Überforderung und sozialer Isolierung bedroht, die weitreichende gesundheitliche Folgen haben können.

Die genannten gesundheitlichen Risiken im frühen Erwachsenenalter müssen aber im Verhältnis zu den *gesundheitlichen Ressourcen* gesehen werden. Im Bereich der *personal-psychischen* Ressourcen sind bei jungen Erwachsenen die gesundheitlichen Kontrollüberzeugungen stärker internal ausgeprägt und die Kompetenzüberzeugungen höher als bei älteren (Murphy & Bennett, 1994), was eine gute kognitive Basis für ein Gesundheitsverhalten geben müsste. Auch *sozial-interpersonale* Ressourcen werden dann verfügbar sein, wenn es eine stabile Partnerschaft und ein befriedigendes soziales Netzwerk gibt. *Körperliche Ressourcen* sind bei jungen Erwachsenen vergleichsweise sehr gut ausgeprägt, weil die körperliche Fitness und das Regenerationspotential des Körpers in der Regel noch hoch sind und der allgemeine Gesundheitszustand gut. Allerdings dürfte das Körpergefühl individuell sehr unterschiedlich ausfallen und scheint bei Frauen deutlich höher ausgeprägt zu sein als bei Männern. Die *materiellen Ressourcen* sind bei jungen Erwachsenen in der Regel erst in der Aufbauphase, daher im Vergleich zu älteren meist geringer; allerdings hängt das stark von der sozialen Herkunft ab, denn in wohlhabenden Kreisen erfolgen bereits beträchtliche Vermögenstransfers auf die jüngere Generation, während in sozial benachteiligten Schichten oder bei Arbeitslosigkeit der erlebte Mangel dann im sozialen Vergleich besonders frustrierend erlebt wird. Was schließlich die

Gesundheitskompetenzen und gesunde Lebensweisen betrifft, so ist zunächst festzustellen, dass die gesundheitliche Motivation junger Erwachsener meist noch wenig ausgeprägt ist: Da ihr Interesse an gesundheitlichen Fragen gering ist, dürften viele noch wenig motiviert sein, ein präventives Verhalten zu zeigen. Das Gesundheitskonzept junger Erwachsener ist insgesamt weniger differenziert als bei älteren; bei jungen Männern ist es häufig negativ ausgeprägt, d.h. mit der Abwesenheit von Krankheit verbunden (Blaxter, 1990). Positive Bestimmungen von Gesundheit beziehen sich in dieser Altersgruppe vorwiegend auf körperliche Fitness und Energie, bei jungen Frauen aber auch auf das psychisches Wohlbefinden (ebd.). Sofern in dieser Lebensphase ein präventives Gesundheitsverhalten gezeigt wird, so stehen vor allem Sport und Bewegung, bei Frauen auch gesunde Ernährung im Vordergrund. Frauen zeigen eine höhere Inanspruchnahme von Vorsorgeuntersuchungen und von Angeboten der Gesundheitsförderung, weil sie größeres Interesse an gesundheitlichen Fragen und eine stärkere Bindung an Vorsorgeroutinen (über gynäkologische Vorsorge, Empfängnisverhütung und Schwangerschaft) haben.

Risiken und Ressourcen des mittleren Erwachsenenalters
Das mittlere Erwachsenenalter ist dadurch geprägt, dass gesundheitliche Fragen nun mit deutlich höherer Dringlichkeit in Erscheinung treten. Man kann vermutlich diese Lebensphase sogar als kritische Periode für die weitere gesundheitliche Entwicklung im Alter sehen.

Gesundheitliche Risiken ergeben sich durch normative *Lebensereignisse* im *beruflichen Bereich* bei der Gestaltung der Karriere, die in dieser Phase ihren Höhepunkt erreichen kann. Ein beruflicher Aufstieg ist meist mit hoher Verantwortung, großen Anforderungen und Belastungen verbunden. In dieser Periode wird aber auch immer deutlicher werden, wenn sich berufliche Ziele nicht (mehr) erreichen lassen und wenn Karriereerwartungen enttäuscht werden; wenn gar ein beruflicher Abstieg oder Arbeitslosigkeit erfolgen, wird das oft als persönliches Scheitern erlebt. *Berufliche Verlustereignisse* müssen psychisch verarbeitet werden, Lebensziele möglicherweise korrigiert; das ist vor allem dann schwierig, wenn der Beruf eine zentrale Bedeutung für die eigene Identität hatte, auch weil die verfügbare Zeit zu Korrekturen nun begrenzt ist. Berufliche Krisen und *chronische Arbeitsbelastungen* stellen beträchtliche gesundheitliche Risiken dieser Lebensphase dar. Der Beruf ist nun über eine Dauer von 20 bis 40 Jahren kontinuierlich ausgeübt worden, und entsprechend lange wirken mögliche Belastungen ein. Gleichzeitig wird in diesem Alter ein Nachlassen der körperlichen und vielleicht auch der geistigen Leistungsfähigkeit erlebt. Doppelbelastungen in Beruf und in Familie können diese Risiken noch verstärken und sich durch die Dauer ihrer Wirkung in ersten gesundheitlichen Beschwerden äußern.

Im privaten Bereich sind gesundheitliche Risiken vor allem in normativen und non-normativen *Ereignissen von Partnerschaft und Familie* zu finden, die zu dauerhaften Belastungen führen können: Permanente Partnerkonflikte, Trennung von einem langjährigen Lebenspartner, Sorgen und Probleme mit den heranwachsenden Kindern, Krankheit(en) und Tod eines Elternteils und zunehmende Verantwortung für hilfsbedürftige Eltern sind typische Ereignisse und Belastungen in dieser Phase des mittleren Erwachsenenalters. Für Frauen ergeben sich im Alter zwischen 45 und 55 Jahren durch das Klimakterium und den damit verbundenen hormonellen Umstellungen (Abbau von Östrogen) spürbare körperliche Veränderungen und typische Beschwerden (Hitzewallungen, Schweißausbrüche, Schwindelgefühle und depressive Verstimmungen). Sie wirken nicht nur durch ihren somatischen Verlauf, sondern auch durch die subjektive und soziale Bedeutung, die sie für eine Frau haben: Die ausbleibende Menstruation und damit das Ende der gebärfähigen Lebensperiode können einerseits als Erleichterung erlebt werden; sie können aber dann sehr belastend sein, wenn sie einer Frau vor allem den Verlust an Attraktivität und Jugendlichkeit signalisieren. Im Umgang mit diesem körperlichen Übergang wird sich zeigen, ob Frauen zu einer bewussteren Wahrnehmung des Körpers kommen und damit auch für die eigene Gesundheit sensibilisiert werden oder ob sie die Veränderung als Bedrohung ihrer Identität empfinden, auf die sie mit Abwehr oder mit Niedergeschlagenheit reagieren.

In der *Lebensweise* von Erwachsenen im mittleren Alter sind gesundheitliche Gefährdungen vor allem in den klassischen *Risikoverhaltensweisen* zu sehen: Bewegungsmangel und Übergewicht, Rauchen, ungesunde Ernährung und übermäßiger Alkoholkonsum stellen in dieser Phase vor allem dann ein deutliches Risiko dar, wenn sie bereits eine längere Geschichte haben und sich die schädliche Wirkung dauerhaft potenziert hat. Wenn es Menschen in diesem Alter nicht schaffen, diese Risiken zu reduzieren, dann kann es schnell zu spät sein. Die meisten Menschen haben im mittleren Alter zwar ihre gesundheitlichen Risiken erkannt, aber sie finden in dieser dichten und vielfach fordernden Lebensphase oft keinen

Weg, lange etablierte Gewohnheiten zu verändern. Auch im Umgang mit den beruflichen (und privaten) Belastungen können sich sehr riskante Züge ergeben, wenn die eigene körperliche und psychische Überforderung nicht wahrgenommen wird. Das Ignorieren und Abwehren von Belastungen hat oft auch damit zu tun, dass das eigene Altern und damit die Grenzen der Leistungsfähigkeit nicht wahrgenommen werden. Wenn immer noch der Glaube an die jugendliche Stärke und Unverwundbarkeit aufrechterhalten wird, dann gibt es keinen Raum dafür, sich mehr Ruhe und Erholungsphasen zuzugestehen. Riskante Muster in der *Persönlichkeit* zeigen sich in dieser Lebensphase vor allem bei Menschen, die ausgeprägte Typ-A-Merkmale zeigen, die zu Ärger und Feindseligkeit neigen sowie sich ständig in überfordernde Situationen bringen oder die umgekehrt zu passiven und depressiven Reaktionen neigen. Große gesundheitliche Gefährdungen können in dieser Phase auch von *Lebensverhältnissen* ausgehen, die von Armut, Arbeitslosigkeit und sozialer Isolation geprägt sind.

Wenn wir uns nun die *gesundheitlichen Ressourcen* des mittleren Erwachsenenalters ansehen, so muss im *personal-psychischen* Bereich zunächst von einem höheren subjektiven Stellenwert von Gesundheit ausgegangen werden. Gesundheitliche Risiken werden im Vergleich zu Jüngeren nun meist besser wahrgenommen, aber personale Kontrollüberzeugungen haben eher abgenommen. Im Bereich der *sozialen Ressourcen* kommt es wesentlich darauf an, ob die Partnerbeziehung und das soziale Netzwerk eine stabile Entwicklung genommen haben; wenn in diesem Alter die Unterstützungsressourcen von vertrauten sozialen Beziehungen wegfallen oder erodieren, dann sind damit große Gefährdungen verbunden. Menschen werden zwar in der Lebensmitte in der Regel über größere *materielle Ressourcen* verfügen, aber wenn Einbrüche erfolgen, dann trifft es sie härter als jüngere Menschen. In den *körperlichen Ressourcen* werden sich in dieser Altersphase sehr viel deutlicher Grenzen zeigen: Die körperliche Fitness wird im Durchschnitt eher abnehmen und die körperliche Anfälligkeit zunehmen; beides hängt aber stark davon ab, wie die Gesundheitsbiographie einer Person bis dahin verlaufen ist und wie aktiv sie ihr körperliches Energiepotential gepflegt und gestaltet hat.

Im mittleren Erwachsenenalter wird die *gesundheitliche Motivation* tendenziell zunehmen. Die stärkere Beschäftigung mit gesundheitlichen Fragen zeigt sich in positiveren und differenzierten Gesundheitskonzepten (vor allem körperliches und psychisches Wohlbefinden), in der zunehmenden Bereitschaft von Menschen, ein *Gesundheitsverhalten* aufzubauen (z.B. in den Bereichen von Sport/Bewegung oder gesunder Ernährung) sowie Vorsorgeuntersuchungen und präventive Angebote in Anspruch zu nehmen. Anstöße zu einer stärkeren Beschäftigung mit Gesundheit und einer Veränderung der Lebensweise können durch gravierende Lebensereignisse erfolgen: Eigene Krankheiten oder die von nahen Bezugspersonen, aber auch soziale Einschnitte und körperliche Veränderungen im Altersprozess können gerade in dieser Phase krisenhafte Prozesse auslösen, Sinnfragen anregen und so zu Umorientierungen in den Prioritäten des Lebens führen. Das zunehmende Interesse an gesundheitlichen Fragen wird auch das Gesundheitswissen und die Kompetenzen von Erwachsenen deutlich verbessern und kann zu gesunden Lebensweisen führen. Nicht zuletzt werden in diesem Alter mit größerer Wahrscheinlichkeit auch Krankheiten erlebt; die im Umgang mit einer eigenen Krankheit gemachten Erfahrungen können eine völlig neue persönliche Basis für den Umgang mit Gesundheit legen.

Risiken und Ressourcen des späten Erwachsenenalters
Die zunehmende Lebenserwartung der Bevölkerung in den modernen Gesellschaften führt zu einem höheren Anteil an älteren Menschen, sie macht das späte Erwachsenenalter (ab etwa 60 Jahren) zu einer längeren und zunehmend bedeutsamen Lebensperiode. Das Alter ist zwar nicht zwangsläufig mit Krankheit verbunden, aber mit dem Alter steigt die Wahrscheinlichkeit von Krankheiten an, vor allem von chronischen Erkrankungen, oft sogar von mehreren gleichzeitig (Multimorbidität); körperliche und psychische Einschränkungen nehmen zu, sie können die Lebensqualität älterer Menschen und damit auch ihre Gesundheit und Zufriedenheit deutlich beeinträchtigen. Da Prävention und Gesundheitsförderung im Alter bisher nur einen geringen Stellenwert haben, gibt es hier noch ein großes Entwicklungspotential, das in Zukunft intensiviert werden muss. Ihre Ziele liegen nicht nur in der Vermeidung von Erkrankungen und Einschränkungen, sondern auch in der Erhaltung der körperlichen und geistigen Leistungsfähigkeit, der Erhaltung einer selbständigen Lebensführung und eines Systems an sozialer Unterstützung (Kruse, 2004). Um angemessene Konzepte für die Gesundheitsförderung im Alter zu entwickeln, müssen die gesundheitlichen Risiken und Ressourcen dieser Lebensphase analysiert werden.

Ein Teil der gesundheitlichen Risiken hat mit den altersbedingten *biologischen Abbauprozessen* zu tun (vgl. Schwartz & Walter,

1998): Sie betreffen vor allem die Sinnesorgane (Seh- und Hörvermögen), das Herz-Kreislaufsystem (abnehmende Anpassung der Arterien, ansteigender Blutdruck), das Immunsystem (verminderte Immunkompetenz) und den Bewegungsapparat (Abnahme der Muskelmasse, geringere Elastizität von Bändern und Sehnen, Abnahme der Beweglichkeit der Gelenke und des Mineralstoffgehaltes in den Knochen). Ein großer Teil dieser körperlichen Veränderungen ist jedoch mit beeinflusst von psychosozialen Faktoren und ist in beträchtlichem Maße plastisch, d.h. kann durch geeignete Maßnahmen verzögert oder verbessert werden. Ein weiteres Kennzeichen der Risiken dieser Altersphase ist die Tatsache, dass mit steigender Lebenszeit eine zunehmend längere *Dauer der Exposition durch riskante Faktoren* verbunden ist, seien sie physikalisch-chemisch, psychosozial, verhaltensbedingt oder sozioökonomisch. Damit steigt die Wahrscheinlichkeit, dass sie pathogen wirken.

Wenn wir mit *psychosozialen Risiken* beginnen, dann treten im späten Erwachsenenalter eine Reihe von typischen *Lebensereignissen und Dauerbelastungen* auf: Beruflicher Ruhestand, Tod des Lebenspartners (Verwitwung), die Pflege von nahen Angehörigen, eine eigene schwere oder chronische Krankheit, körperliche Einschränkungen und Pflegebedürftigkeit sowie die Änderung der Wohnverhältnisse durch Übertritt in eine Pflegeeinrichtung (vgl. Faltermaier et al., 2002). Diese Ereignisse stellen gravierende Veränderungen des Lebens dar, die subjektiv häufig mit Verlusten verbunden sind und beträchtliche Bewältigungs- und Anpassungsleistungen erfordern. Sie sind weitgehend als normativ zu kennzeichnen, weil sie in dieser Altersphase zu erwarten und viele Menschen davon betroffen sind. Ob sie zu dauerhaften psychischen Belastungen werden und ob sie negative gesundheitliche Folgen haben, hängt von der kognitiven Vorbereitung, der subjektiven Bedeutung, der Art der Bewältigung sowie der Verfügbarkeit von sozialen und anderen Ressourcen ab. Es ist etwa empirisch gut belegt, dass Menschen nach einer Verwitwung ein höheres Risiko für psychische Störungen (z.B. Depression) und für körperliche Erkrankungen (z.B. Infektionen) haben sowie eine erhöhte Sterblichkeit insbesondere im Jahr nach dem Partnerverlust (Stroebe et al., 2001); dabei sind Männer stärker gefährdet als Frauen, gleiches gilt für Menschen aus sozial benachteiligten Schichten (ebd.).

Gesundheitliche Risiken hängen stark von den *Lebensverhältnissen* im Alter ab: Chronische psychische Belastungen können sich insbesondere aus der sozialen Isolation und Einsamkeit sowie aus finanziellen Problemen (Altersarmut) ergeben. Auch ältere Men-

schen aus anderen Kulturkreisen werden dann eine höhere Gefährdung ausweisen, wenn ihre soziale und kulturelle Einbindung
brüchig wird und sie nicht die sprachlichen und sozialen Kompetenzen haben, um die alterstypischen Probleme zu bewältigen.
Riskante Lebensstile und Verhaltensmuster sind in dieser Lebensphase weniger wahrscheinlich. Allerdings können sich gerade im
Umgang mit altersbedingten Einschränkungen und Belastungen
riskante Stile der Bewältigung zeigen, die im resignierten sozialen
Rückzug eine eher defensive Variante, im überzogenen jugendlichen Aktivismus eine offensive Variante aufweisen.

Ein Blick auf die *gesundheitlichen Ressourcen* dieser Lebensphase wird generell die Frage stellen müssen, welche Potentiale
sich Menschen im Laufe ihres Lebens aufgebaut oder erhalten
haben. So werden personal-psychische Ressourcen wie z.b. Kon-
troll- oder Kompetenzüberzeugungen, hohes Selbstwertgefühl,
Intelligenz bzw. Weisheit oder Bewältigungskompetenzen weitgehend Ergebnis der bisherigen Lebensgeschichte sein und sich im
Alter nicht grundsätzlich verändern. Auch im Bereich der sozial-
interpersonalen Ressourcen werden die im Lebenslauf aufgebauten
sozialen Netzwerke wesentlich bestimmen, ob soziale Unterstützungen im Alter verfügbar sind. Allerdings sind in dieser Altersphase in hohem Maße Verluste von nahestehenden Personen (Partner oder Freunde) zu erwarten, die auch bei sonst gut integrierten
Menschen schnell zu Einsamkeit und fehlenden familiären Hilfen
führen können. Gleiches gilt für die körperlichen Ressourcen: In
der Regel wird sich die langfristige Investition in die körperliche
Fitness und Beweglichkeit im Alter gesundheitlich auszahlen, aber
unerwartete Krankheiten können diese auch schnell zerstören.
Materielle Ressourcen im Alter in Form von Altersrente, Vermögen
oder Gütern sind weitgehend das Ergebnis des beruflichen Status
und der finanziellen Vorsorge. Aber auch bei ausreichendem ökonomischen Polster können die verfügbaren Mittel durch eine
Pflegebedürftigkeit schnell aufgebraucht sein. Die Bedeutung des
Gesundheitsverhaltens von älteren Menschen kann an folgendem
Grundprinzip gemessen werden: *»Use it or loose it.«* Wer auch im
späteren Erwachsenalter für kontinuierliche körperliche Bewegung
sorgt, sich gesund ernährt oder geistig aktiv bleibt, der wird – das
zeigen viele Forschungsergebnisse – körperlich und geistig beweg-
licher, damit zufriedener und gesünder bleiben (Mayer & Baltes,
1996). Das gesundheitliche Interesse von älteren Menschen ist in
der Regel sehr hoch; ihre Gesundheitskonzepte sind meist positiv
und auf die funktionale Leistungsfähigkeit bezogen, d.h. wie weit

grundlegende alltägliche Handlungsmöglichkeiten erhalten werden können.

7.2.3 Gesundheit von Frauen und Männern

Neben dem Alter ist das Geschlecht ein weiteres Merkmal, das in Bezug auf die Gesundheit deutlich differenziert: Frauen und Männer unterscheiden sich nicht nur in ihrer gesundheitlichen Situation, sondern auch in den psychischen und sozialen Bedingungen, die zu Gesundheit und Krankheit beitragen. Diese Erkenntnis ist nicht neu, sie hat aber in der Gesundheitsforschung erst spät dazu geführt, das Geschlecht stärker zu berücksichtigen. In den 1970er Jahren ist zunächst die gesundheitliche Situation von Frauen zunehmend in den Blick geraten, weil diese in der bisherigen Forschung stark vernachlässigt wurde. Unter dem Einfluss der Frauenbewegung entstand national und international eine Frauengesundheitsforschung, die sehr produktiv war und bis heute wichtige Ergebnisse erbracht hat (vgl. Maschewsky-Schneider, 1997). Das trug auch zu einer größeren politischen Aufmerksamkeit für die Gesundheit von Frauen bei, die etwa in Deutschland zur Erstellung eines offiziellen Frauengesundheitsberichtes (vgl. Bundesministerium für Familie, 2001) geführt hat. Ein vergleichbares wissenschaftliches Interesse für die Gesundheit von Männern war lange Zeit nicht vorhanden, es scheint sich allerdings in den letzten Jahren langsam zu entwickeln (vgl. etwa Altgeld, 2003; Brähler & Kupfer, 2001). Aus diesem Grund haben wir insgesamt noch wenige empirische Erkenntnisse über die besonderen gesundheitlichen Risiken von Männern und ihre Entstehung, obwohl Männer in vieler Hinsicht gesundheitlich sehr gefährdet sind. Eine für beide Geschlechter sensible Gesundheitsforschung hätte eine große Bedeutung für die Entwicklung von Ansätzen der Prävention und Gesundheitsförderung, die spezifisch auf Zielgruppen von Frauen und Männern zugeschnitten sind.

Im Folgenden werde ich zunächst einen kurzen Abriss über die unterschiedliche gesundheitliche Situation von Frauen und Männern auf der Basis epidemiologischer Studien geben und dann auf Gründe für die deutlichen Geschlechtsdifferenzen eingehen. Wenn von Geschlecht die Rede ist, dann ist begrifflich zu differenzieren zwischen der biologischen *(»sex«)* und der sozialen Bedeutung von Geschlecht *(»gender«)*; letztere wird hier im Mittelpunkt stehen und ist vor dem Hintergrund von gesellschaftlich zugeschriebenen und über die Sozialisation erworbenen Geschlechtsrollen zu sehen.

Die gesundheitliche Situation von Frauen und Männern

Als erstes fallen die deutlichen Geschlechtsunterschiede in der *Mortalität* auf: Bei einem insgesamt leichten Anstieg der Lebenserwartung in den letzten Jahrzehnten haben Männer in allen Industrieländern eine deutlich niedrigere Lebenserwartung als Frauen, die Differenz liegt im Durchschnitt zwischen 5 und 8 Jahren. In den westeuropäischen Ländern liegt heute die Lebenserwartung von Männern bei etwa 73 Jahren, die von Frauen bei etwa 80 Jahren (Brähler & Kupfer, 2001). Die Geschlechtsdifferenz blieb auch erhalten, wenn sich die Lebenserwartung in Ländern deutlich verändert hat. So kam es nach dem Zusammenbruch des Kommunismus in einigen osteuropäischen Ländern (z.B. Russland) in den 1990er Jahren zu einem dramatischen Abfall der Lebenserwartung, vor allem Männer waren mit einem Absinken von mehr als 6 Jahren besonders betroffen; die Unterschiede zwischen Männern und Frauen blieben jedoch erhalten bzw. haben sich sogar noch verschärft (ebd.). Frauen leben somit heute im Durchschnitt länger als Männer und sterben seltener vorzeitig. Die Sterberaten von Männern sind dabei über die gesamte Lebensspanne höher als bei Frauen, die Spitzenwerte der Todesfälle liegen – grob gesagt – in den Altersphasen um die 20, 40 und 60 Jahre. Wie ist das zu erklären? – Die Ursachen für die höhere Sterblichkeit von Männern liegen in der jüngeren Lebensphase an ihrer höheren Rate von Todesfällen durch Unfall, Suizid oder Gewalteinwirkung; dagegen sterben im mittleren und späteren Erwachsenenalter mehr Männer an lebensbedrohlichen Krankheiten wie zum Beispiel an Herzinfarkt, Krebserkrankung (z.B. Lungenkrebs), Leberzirrhose sowie an Suizid und Unfall (Brähler & Kupfer, 2001; Maschewsky-Schneider, 1997).

Männer schätzen jedoch ihren *Gesundheitszustand subjektiv* besser ein als Frauen, sie geben weniger Beschwerden an und beschreiben sich als weniger anfällig für Krankheiten (Merbach, Klaiberg & Brähler, 2001). Was die Morbidität betrifft, so zeigen Analysen der Prävalenzraten bei weit verbreiteten *Krankheiten* einige deutliche Unterschiede zwischen den Geschlechtern (Brähler & Kupfer, 2001; Maschewsky-Schneider, 1997):

• Frauen erkranken häufiger an einigen Krebsarten (Brust, Gebärmutter, Eierstöcke, Mastdarm), an psychischen Störungen (Depressionen, Ängste/Phobien) und an nicht lebensbedrohlichen chronischen Erkrankungen (Arthritis, Allergien, Migräne, Hypotonie).

- Männer sind häufiger betroffen von lebensbedrohlichen Krankheiten, insbesondere von Herz- und Kreislauferkrankungen (Herzinfarkt), von einigen Krebserkrankungen (Lungenkrebs) und von der Leberzirrhose; im psychischen Bereich leiden sie häufiger an Alkoholismus und Persönlichkeitsstörungen.

Auf einen kurzen Nenner gebracht, ergibt sich folgendes Bild: Frauen schätzen ihre Gesundheit schlechter ein und geben insgesamt mehr Beschwerden an, sie leiden häufiger an chronischen Krankheiten und gehen häufiger in eine ärztliche Behandlung. Männer schätzen ihre Gesundheit dagegen besser ein, geben weniger Beschwerden und gesundheitliche Einschränkungen an, sie sind jedoch häufiger von lebensbedrohlichen Erkrankungen betroffen und sterben daher früher.

Wie sind diese paradoxen Geschlechtsunterschiede in wichtigen Gesundheitsindikatoren zu erklären? Nach der amerikanischen Gesundheitswissenschaftlerin Lois Verbrugge (1989) lassen sich allgemein die folgenden Erklärungsansätze heranziehen:

a) Frauen und Männer haben unterschiedliche biologische Risiken (durch unterschiedliche genetische und hormonelle Ausstattung),

b) Frauen und Männer haben durch ihre Lebenssituation und ihren Lebenslauf unterschiedliche Risiken erworben,

c) Frauen gehen mit Krankheiten und Beschwerden anders um als Männer (Krankheitsverhalten),

d) Frauen unterscheiden sich von Männern darin, wie sie Beschwerden berichten, und

e) Frauen und Männer werden im Gesundheitssystem anders behandelt und versorgt.

Es gibt empirische Belege für alle diese Hypothesen (ebd.); sie sollten aber nicht als alternativ verstanden werden, weil sie sich nicht ausschließen, sondern durchaus ergänzen können. Der aktuelle Forschungsstand legt es nahe, dass Frauen in ihrer Sozialisation andere Risiken erwerben als Männer, daher auch andere gesundheitliche Probleme entwickeln; Frauen nehmen zudem ihre Beschwerden besser wahr und lassen sich früher behandeln, wodurch sie möglicherweise weniger schwerwiegende Gesundheitsprobleme entwickeln als Männer.

Wenn Gesundheit und Krankheit so verstanden werden, dass sie in ihrer Entstehung und ihrem Verlauf untrennbar verbunden sind mit der sozialen Lage, mit der Lebenssituation und dem

Lebensstil von Menschen, dann stellt die soziale Kategorie des Geschlechts ein wesentliches Kriterium zur Differenzierung dar. Die Geschlechtsrolle bringt offenbar über eine männliche oder weibliche Sozialisation und über unterschiedliche Lebenssituationen und -verläufe nicht nur verschiedene gesundheitliche Risiken und Ressourcen mit sich; sie bestimmt auch mit, wie Männer und Frauen mit Gesundheit und Krankheit im Alltag umgehen. Im Folgenden werden auf der Grundlage der dargestellten theoretischen Modelle vor allem psychosoziale Bedingungen herangezogen, um die beschriebenen Geschlechtsunterschiede in Indikatoren von Gesundheit zu erklären. Dabei ist jedoch zu bedenken, dass die Darstellung von Unterschieden zwischen Frauen und Männern immer in die Gefahr gerät, Differenzen zu überschätzen und Gemeinsamkeiten zu vernachlässigen. Wir tendieren bei dichotomen sozialen Kategorien wie dem Geschlecht dazu, die Heterogenität innerhalb einer Kategorie zu übersehen und damit Frauen wie Männer homogener zu zeichnen, als sie sind.

Risiken und Ressourcen in der Lebenssituation und Lebensweise von Frauen

Bei Frauen lassen sich gesundheitliche Risiken feststellen, die biologisch bedingt sind; sie können mit ihrer genetischen Disposition sowie mit ihrer körperlichen und hormonellen Ausstattung zusammenhängen. Spezifische Risiken ergeben sich für Frauen vor allem durch Schwangerschaft und Geburt, die jedoch in den modernen Gesellschaften durch gut ausgebaute Vorsorge und medizinische Versorgung weitgehend kontrolliert werden können. Empirische Studien weisen zudem darauf hin, dass das weibliche Sexualhormon Östrogen als Schutzfaktor gegenüber koronaren Herzerkrankungen wirken könnte. Frauen wären dadurch im mittleren Erwachsenenalter relativ geschützt. Im Alter unterliegen sie dann aber einem zunehmend höheren koronaren Risiko, vermutlich weil dieser hormonelle Schutz nach der Menopause durch den Abfall des Östrogens wegfällt. Die Forschungslage ist hier jedoch nicht eindeutig und wird noch dadurch weiter kompliziert, dass Östrogen gleichzeitig als Risikofaktor für Brustkrebs diskutiert wird (vgl. Bundesministerium für Familie, 2001).

Wenn nun *psychosoziale Risiken* von Frauen angesprochen werden, dann stellt sich zunächst die Frage, welche *Stressoren* in der Lebenssituation von Frauen besonders häufig vorkommen. Als erstes sind *dauerhafte Arbeitsbelastungen* zu nennen. Ergebnisse repräsentativer Studien weisen aber darauf hin, dass sich die arbeitsbedingten psychischen Belastungen von Frauen und Männern nicht gravierend voneinander unterscheiden: Ähnlich wie Männer fühlen sich Frauen in der Arbeit am häufigsten stark belastet von hohem Zeitdruck, unangenehmen (einseitigen) körperlichen Belastungen, langen Arbeitszeiten und hohen Konzentrationsanforderungen (Bundesministerium für Familie, 2001). Die Berufstätigkeit hat für Frauen jedoch eine besondere Ausprägung, weil sie in einigen (Frauen-)Berufen überproportional (in anderen ganz selten) vertreten sind, weil sie in der Arbeitswelt immer noch häufiger in einer abhängigen Position mit geringerem Status sind und weil sie durch die Zuweisung familiärer Verpflichtungen zusätzliche Anforderungen zu bewältigen haben. Frauen sind überwiegend im Dienstleistungsbereich beschäftigt und dabei meist in beruflichen Tätigkeiten, die mit Verwaltung und Verkauf, mit Erziehung und Bildung, mit sozialer und gesundheitlicher Arbeit zu tun haben. Die Dominanz von personenbezogenen Dienstleistungen und von Beziehungsarbeit im Beruf führt vor allem zu psychosozialen Belastungen und zu Gefährdungen im psychischen Bereich (z.B. »Burnout« als ein Syndrom von emotionaler, geistiger und körperlicher Erschöpfung). Wie wir wissen, bestimmt die berufliche Position wesentlich mit, wie groß die Handlungs- und Entscheidungsspielräume am Arbeitsplatz sind, eine wichtige gesundheitliche Ressource (vgl. Kap. 4.1). Obwohl es große Unterschiede zwischen Berufsfeldern gibt, so sind Frauen doch tendenziell immer noch häufiger in beruflichen Positionen mit geringeren Gestaltungsspielräumen, damit bei hohen Anforderungen gesundheitlich stärker gefährdet. Schließlich ergeben sich für Frauen aus ihrer sozialen Rolle deutlich mehr außerberufliche Anforderungen im familiären Bereich, vor allem in der Kinderbetreuung und Hausarbeit, somit entstehen typische Doppelund Mehrfachbelastungen. Die Ergebnisse der Frauengesundheitsforschung zeigen jedoch auch, dass die Berufstätigkeit an sich eher eine gesundheitliche Ressource für Frauen darstellt: Berufstätige Frauen sind insgesamt vor allem psychisch gesünder als nicht berufstätige Frauen (ebd.). Die deutlich gestiegene Erwerbsquote von Frauen wirkt sich auf ihre Gesundheit weder eindeutig positiv noch negativ aus, die gesundheitlichen Risiken und die günstigen Effekte von Erwerbsarbeit scheinen sich insgesamt auszugleichen (Waldron, 1995). Entscheidend für die Gesundheit dürfte die Qualität einer beruflichen Rolle sein und unter welchen psychosozialen Rahmenbedingungen (familiäre Situation, Einstellung zur Arbeit) sie ausgeübt wird; auch mehrere soziale Rollen wirken sich gesundheitlich günstiger aus als die Verengung auf eine (ebd.).

Deutliche psychosoziale Belastungen für Frauen ergeben sich auch aus ihrer außerberuflichen Lebenssituation: Ihre soziale Rolle bringt es mit sich, dass sie ein hohes Maß an Verantwortung für ihre Familie übernehmen und damit häufiger und intensiver mit *Lebensereignissen* konfrontiert werden, die ihre Familie betreffen (z.B. Krankheiten, Todesfälle und schulische Probleme der Kinder, Trennung vom Partner, Pflegebedürftigkeit der Eltern). Wie die in Kapitel 4 vorgestellte Studie von Brown und Harris (1978) gezeigt hat, sind Frauen bei derartigen Lebensereignissen verwundbarer, depressive Störungen zu entwickeln, wenn sie mehrere Kinder im Haushalt haben, nicht berufstätig sind und keine vertraute Bezugsperson haben. Dieses Ergebnis lässt sich insbesondere auf die zunehmende Zahl alleinerziehender Frauen mit Kindern übertragen; ihre alltäglichen Belastungen und die oft fehlenden sozialen Unterstützungen machen sie anfälliger für psychische und psychosomatische Probleme. Normative Lebensereignisse von Frauen stellen Schwangerschaft und Geburt sowie die Menopause dar: Ob diese körperlichen und sozialen Lebensveränderungen positive oder negative gesundheitliche Auswirkungen haben, das hängt stark von den Rahmenbedingungen sowie von der subjektiven Bedeutung ab, die sie für die Frauen haben, und von der Art, wie sie mit den Belastungen umgehen.

Empirische Befunde deuten an, dass Frauen ein günstigeres *Bewältigungsverhalten* im Umgang mit Belastungen haben: Sie zeigen erstens häufiger einen vigilanten Bewältigungsstil, der sich durch eine stärkere Hinwendung zur stressauslösenden Situation und aktiver Suche nach weiteren Informationen auszeichnet (im Gegensatz zu defensiven Stilen der Vermeidung oder der Unterdrückung negativer Emotionen) (Sieverding, 2005). Zweitens tendieren Frauen in Belastungssituationen im Gegensatz zu Männern dazu, aktiv nach Unterstützung und Hilfe zu suchen. Soziale Unterstützung hat sich vielfach als protektiver Faktor im Stressprozess erwiesen. Frauen verfügen in der Regel über bessere und vielfältigere *soziale Ressourcen*, weil sie in der Lage sind, diese sozialen Beziehungen und Netzwerke langfristig zu pflegen; und sie können sie auch aktiver für sich in Anspruch nehmen. Insgesamt geben Frauen jedoch mehr soziale Unterstützung an andere, als sie selbst bekommen; in der Fachliteratur wird dieses Phänomen als »*support gap*« bezeichnet.

Frauen haben in deutlichem Kontrast zu Männern eine geringere Tendenz, diverse Formen eines *Risikoverhaltens* zu zeigen, mit zwei Ausnahmen: Sie neigen in allen Lebensphasen dazu, mehr

Medikamente zu sich zu nehmen:»Psychotrope Medikamente sind frauentypische Suchtmittel.« (Bundesministerium für Familie, 2001, S. 221). Und sie zeigen öfter ein problematisches Essverhalten (ebd.). Frauen nehmen zweimal häufiger als Männer Beruhigungs- und Schlafmittel, Schmerzmittel, Psychopharmaka und Mittel zur Gewichtsreduktion (ebd.). Besorgnis erregend ist aber auch, dass der Anteil an Raucherinnen, insbesondere unter den jüngeren Frauen, in den letzten Jahrzehnten gestiegen ist (Maschewsky-Schneider, 1997). Das *Gesundheitsverhalten* ist bei Frauen insgesamt ausgeprägter als bei Männern: Sie sind interessierter an gesundheitlichen Fragen, werden für ihre Gesundheit häufiger aktiv und nehmen dabei auch professionelle Angebote zur Prävention und Gesundheitsförderung stärker in Anspruch (z.B. ärztliche Vorsorgeuntersuchungen sowie Gesundheitskurse von Krankenkassen oder Volkshochschulen). Die Schwerpunkte des Gesundheitshandelns im Alltag liegen bei Frauen im Bereich der gesunden Ernährung und im psychosozialen Bereich (Faltermaier, 1994; Faltermaier et al., 1998). Die subjektiven Gesundheitskonzepte von Frauen sind insgesamt differenzierter und betonen stärker die Ebene des psychischen Wohlbefindens (z.B. psychische Ausgeglichenheit, Zufriedenheit und Lebensfreude); ansonsten unterscheiden sich ihre Konzepte nicht grundlegend von denen von Männern (ebd.; Bundesministerium für Familie, 2001).

Im *Krankheitsverhalten* zeichnen sich Frauen dadurch aus, dass sie ihren Körper und mögliche Beschwerden in der Regel besser wahrnehmen als Männer, dass sie über ihre Symptome mehr und detaillierter berichten und dass sie häufiger Maßnahmen zur Selbstbehandlung ergreifen (Bundesministerium für Familie, 2001). Das aktive Aufsuchen von Hilfe im sozialen Umfeld oder bei Experten fällt Frauen deutlich leichter als Männern. Frauen nehmen auch häufiger präventiv Vorsorgeuntersuchungen in Anspruch und gehen bei Beschwerden häufiger zum Arzt. Sie zeigen aber nicht nur ein ausgeprägteres Gesundheitshandeln für sich selbst, sondern auch für ihre soziale Umgebung. Frauen sind in gesundheitlichen Angelegenheiten im Alltag meist die »Expertinnen«, sie leisten überwiegend die »Gesundheitsarbeit« in den Familien (Graham, 1985) und verfügen in der Regel auch über mehr gesundheitliches Wissen und Kompetenzen. Sie sorgen erstens dafür, dass Familienmitglieder ihre Gesundheit erhalten oder wieder herstellen können *(»provider of health«)*, sie vermitteln zweitens die notwendigen Einstellungen und Verhaltensweisen zur Gesunderhaltung an ihre Familienangehörigen *(»negotiators of health«)*, und sie verweisen sie drittens an

Experten des professionellen Gesundheitssystems weiter, wenn das
zur Vorsorge oder zur Behandlung von Krankheiten notwendig
erscheint (»mediators of health«) (ebd).

*Risiken und Ressourcen in der Lebenssituation und Lebensweise
von Männern*
Die Gesundheitsforschung hat die gesundheitliche Situation von
Männern erst seit kurzem explizit in den Blick genommen. Über die
oben dargestellten epidemiologischen Befunde zu Geschlechts-
unterschieden hinaus haben wir daher noch wenige Erkenntnisse
über die besonderen gesundheitlichen Risiken und Ressourcen,
die sich aus der Lebenssituation und Lebensweise von Männern
ergeben. Die Darstellung wird daher im Folgenden noch häufig
einen hypothetischen Charakter haben müssen (vgl. ausführlicher:
Faltermaier, 2004a; Altgeld, 2004). Die deutliche gesundheitliche
Gefährdung von Männern und ihre bisher geringe Bereitschaft, sich
vorsorgend um ihre Gesundheit zu kümmern, machen sie aber zu
einer zukünftig sehr wichtigen Zielgruppe für die Prävention und
Gesundheitsförderung.

Ein Blick auf die *psychosozialen Risiken* von Männern wird
zunächst auf die Stressoren eingehen müssen. *Dauerbelastungen*
können sich für Männer vorwiegend *in der Arbeitswelt* ergeben, vor
allem dann, wenn ihre Arbeitstätigkeiten durch hohen Zeitdruck,
soziale Konflikte, zu große Arbeitsmenge, hohe Verantwortung und
Arbeitsplatzunsicherheit einerseits und durch geringe Kontroll-
möglichkeiten andererseits gekennzeichnet sind (vgl. Kap. 4.1).
Neben diesen situativen Arbeitsbedingungen tragen jedoch auch
die internen Anforderungen in starkem Maße zu den beruflichen
Belastungen bei, vor allem die hohen Leistungsanforderungen, die
Männer an sich selbst stellen. Sie ergeben sich aus einer bestimmten Definition der männlichen Rolle, die aus den eigenen Leistungen in der Erwerbsarbeit und aus dem Erfolg in der Konkurrenz mit
anderen hohe Gratifikationen und einen hohen sozialen Status
erwartet sowie daraus persönliche Stärke und Selbstwertgefühl
ableitet. Die Schattenseite aus dieser starken beruflichen Erfolgs-
orientierung zeigt sich in *Lebensereignissen*, die ein Scheitern in
diesem Wettbewerb signalisieren: Berufliche Misserfolge können
bereits durch das Ausbleiben eines erwarteten Aufstiegs erlebt werden, umso mehr durch einen beruflichen Abstieg, dem Scheitern
von Geschäften oder eigenen Betrieben und natürlich in besonde-
rem Maße durch Arbeitslosigkeit. Je stärker und exklusiver die
berufliche Orientierung im Lebenskonzept eines Mannes ausge-

prägt ist, umso bedrohlicher werden vermutlich derartige Verluste erlebt und umso verwundbarer sind Männer.

Eine zweite große Quelle von psychischen Belastungen stellen für Männer *soziale Beziehungen* dar. Bei chronischen Belastungen wie Partnerschaftskonflikten oder Problemen mit den Kindern oder bei kritischen Beziehungsereignissen (wie z.b. Verlust oder Trennung vom Lebenspartner) sind Männer vor allem dann verwundbar, wenn ihre sozialen Beziehungen auf Partnerschaft und Familie beschränkt und dominanter Teil ihres Lebensentwurfes sind. Vor allem bei jenen Männern, die den Partnerbereich unter starker persönlicher Kontrolle und in Konkurrenz mit anderen sehen, werden Trennungen zu gravierenden Einbußen im Selbstwertgefühl führen. Wenn zentrale berufliche oder soziale Lebensprojekte scheitern, dann neigen Männer nicht selten zu radikalen Reaktionen. Es ist daher oft gerade das nicht angemessene *Bewältigungsverhalten*, das Männer gesundheitlich gefährdet: Sie tendieren entweder dazu, die entstehenden negative Gefühle abzuwehren und in vermeidende Ersatzlösungen (Alkohol, Drogen) auszuweichen; oder sie reagieren auf soziale Konflikte mit Aggression und Gewalt, die meist weitere Schwierigkeiten für sie und andere mit sich bringen. Auch die männliche Tendenz, Probleme allein lösen zu wollen und bei Belastungen keine soziale Unterstützung zu aktivieren, muss in vielen Situationen als ungünstiger Bewältigungsstil gewertet werden und ist häufig auch mit einer Überschätzung der eigenen Stärke verbunden. Damit deutet sich an, dass im Umgang mit Belastungen auch *riskante Persönlichkeitsdispositionen* eine wichtige Rolle spielen; die Nähe des beschriebenen Bewältigungsstils von Männern zum Typ-A-Verhaltensmuster (vgl. Kap. 4.2) und zu einem Stereotyp von Männlichkeit ist offensichtlich; sie zeigt sich auch empirisch in korrelativen Zusammenhängen zwischen Typ-A-Muster und Maskulinität (Helgeson, 1995). Die Neigung zu Aggressivität und Feindseligkeit sowie die starke Konkurrenzorientierung sind aber nicht nur wesentliche Aspekte einer koronaren Risikopersönlichkeit, sie tragen auch dazu bei, dass Männer sich in diversen Lebenssituationen riskant verhalten.

Männer zeigen deutlich häufiger als Frauen Formen eines gesundheitlichen *Risikoverhaltens*: Wie wir schon im Jugendalter sahen, ist die Risikobereitschaft von Jungen im Vergleich zu Mädchen deutlich erhöht (vgl. Kap. 7.1). Männer sind aber auch als Erwachsene stärker gefährdet durch Unfälle im Verkehr und in der Freizeit sowie durch Gewalthandlungen, weil sie sich riskanter verhalten. Die Mortalitätsraten von Männern durch Verkehrsunfälle

und andere Unfälle, durch Gewalteinwirkungen und Suizid sind in
allen Altersphasen etwa drei- bis viermal höher als bei Frauen
(Waldron, 1995; Merbach et al., 2001). In den klassischen Formen
des Risikoverhaltens, also bei Rauchen, Konsum von Alkohol und
illegalen Drogen, dominieren nach wie vor Männer, auch wenn die
Unterschiede gerade beim Rauchen in den letzten Dekaden geringer geworden sind, weil das Rauchverhalten von Frauen angestiegen und das von Männern gefallen ist (Bundesministerium für
Familie, 2001; Sieverding, 2005; Waldron, 1995).

Die Lebenssituationen und psychischen Dispositionen von
Männern bergen also deutliche gesundheitliche Risiken. Wie sieht
es nun mit ihren *gesundheitlichen Ressourcen* aus? Wie schon
angedeutet, haben Männer eher kleinere und weniger differenzierte
soziale Netzwerke als Frauen. Sie verlassen sich dabei insbesondere auf Familie und Partnerbeziehung, die eine wichtige *soziale
Ressource* für Männer darstellen und die sie auch gesundheitlich
schützt. Männer erhalten in stabilen Partnerbeziehungen in der
Regel hohe soziale Unterstützung, die ihnen dabei hilft, psychische
Belastungen (z.B. im Beruf) zu bewältigen. Wenn sie in diesem
Sinne sozial integriert sind, dann werden sie auch zu einem besseren Gesundheitsverhalten angeregt und zeigen weniger riskante
Verhaltensweisen. Männer sind jedoch dann deutlich gefährdet,
wenn diese soziale Unterstützung wegbricht, und sie sind nach
einem Verlust der Partnerin weniger dazu in der Lage, sich Hilfen
zu erschließen; alleinlebende, verwitwete und geschiedene Männer
sind in einem deutlich schlechteren Gesundheitszustand als verhei-
ratete. Bei den *personal-psychischen Ressourcen* scheinen Männer
tendenziell eher über Optimismus und hohes Selbstwertgefühl
sowie über internale Kontrollüberzeugungen zu verfügen. Das
macht sie in bestimmten Problemsituationen (z.B. im Beruf) sehr
handlungsfähig, in anderen (z.B. in intimen sozialen Beziehungen)
könnte mangelnde Selbstreflexion und Empathie sowie Schwächen
im Ausdruck von Gefühlen eher zu ungünstigen Bewältigungsmustern führen. Es gibt wenige Hinweise auf Geschlechtsunterschiede
in zentralen *körperlichen Ressourcen*. Allerdings dürfte sich die in
der Regel größere körperliche Kraft und Stärke von Männern indirekt auf die Gesundheit auswirken, weil Männer daraus in sozialen
Interaktionen ein (oft illusionäres) Gefühl der Macht und Überle-
genheit gewinnen; das kann dazu führen, dass sie Konflikte eher mit
körperlicher Gewalt austragen und dabei andere und sich selbst
gefährden. Wenn sich Männer zu sehr auf diese körperliche Macht
verlassen (sie vielleicht sogar aktiv trainieren), dann werden andere

Strategien der Konfliktlösung unterentwickelt bleiben. Männer verfügen schließlich insgesamt immer noch über bessere *materielle Ressourcen* als Frauen; ob diese jedoch zu einer besseren Stressbewältigung beitragen, das muss beim aktuellen Erkenntnisstand offen bleiben.

Wir wenden uns schließlich noch der Frage zu, was Männer aktiv zur Erhaltung ihrer Gesundheit beitragen. Zunächst ist festzustellen, dass das Interesse von Männern an gesundheitlichen Fragen insgesamt immer noch deutlich geringer ist als das von Frauen, sie sind auch weniger präventiv orientiert. Dennoch haben Männer durchaus vergleichbare *Gesundheitsvorstellungen* wie Frauen, ihre subjektiven Konzepte von Gesundheit sind differenziert und häufig ähnlich positiv bestimmt. Männer betonen jedoch bei Gesundheit stärker die körperliche Ebene (weniger das psychische Wohlbefinden) und die Leistungsfähigkeit. Männer nehmen auch ihre gesundheitlichen Risiken tendenziell durchaus wahr, nur sind sie selten bereit, ihren Lebensstil grundlegend zu ändern. Das *Gesundheitshandeln* ist bei Männern insgesamt gering ausgeprägt; sie werden im Alltag weniger vorsorgend aktiv und nehmen auch seltener professionelle Angebote in Anspruch. Wenn sie ein Gesundheitsverhalten zeigen, dann am ehesten im Bereich von Sport und Bewegung. Dabei ist jedoch die Tendenz beobachtbar, dass sie den Sport stark leistungsorientiert betreiben und dabei körperliche Grenzen oft ignorieren, was gesundheitlich eher bedenklich ist.

Beim *Krankheitsverhalten* von Männern fällt auf, dass ihre Körperwahrnehmung eher defizitär ist: Sie nehmen Beschwerden oft erst spät wahr, und ihre Bereitschaft, darüber zu reden oder Hilfe zu suchen, ist deutlich geringer als bei Frauen. Männer berichten umso weniger über körperliche Beschwerden, je eher sie sich mit der traditionellen männlichen Rolle identifizieren und ihr Selbstkonzept dem Prototyp eines starken, leistungsorientierten und risikobereiten Mannes entspricht (Faltermaier, 2004a; Sieverding, 2005). Männer nehmen bei Beschwerden deutlich weniger ärztliche Hilfe in Anspruch als Frauen.

Dieser kurze Abriss über die gesundheitlichen Risiken und Ressourcen von Frauen und Männern zeigt, dass ihre gesundheitlichen Bedingungen eng mit ihren Geschlechtsrollen zusammenhängen. Trotz eines deutlichen gesellschaftlichen Wandels in den Geschlechtsrollen, insbesondere in der Frauenrolle, prägen noch immer geschlechtsspezifische Sozialisationen die Einstellungen und das soziale Handeln von Männern und Frauen; und das betrifft – wie wir gesehen haben – auch die gesundheitsbezogenen Einstellungen und Verhaltensweisen. Die größere Offenheit, die durch den gesellschaftlichen Veränderungsprozess in der Frauenrolle entstanden ist, bringt mehr Optionen in die weiblichen Identitäts- und Lebensentwürfe, aber auch neue Anforderungen. Bei Männern ist der Wandel in ihrer Geschlechtsrolle geringer ausgefallen, damit entwickeln sich männliche Identitäten in einem viel engeren Spektrum: Die nach wie vor starke Orientierung vieler Männer an Leistungsfähigkeit, Konkurrenz und Stärke bringt in gesundheitlicher Hinsicht deutliche Risiken mit sich (Faltermaier, 2004a).

Eine stärker »gender«-sensible Gesundheitsforschung ist dringend notwendig. Dabei scheint es empfehlenswert, sich neben den gesundheitlichen Besonderheiten von Frauen und Männern – und dabei hat die Männergesundheitsforschung noch einen deutlichen Nachholbedarf – auch vermehrt mit den Interaktionen zwischen den beiden Geschlechtern zu beschäftigen. Denn wie gezeigt, sind viele gesundheitliche Risiken und Ressourcen gerade im Verhältnis von Männern und Frauen verborgen, und Fortschritte in der Gesundheitsförderung sind bei vielen Themen nur durch die Einbeziehung beider Geschlechter zu erreichen: Das betrifft vor allem die intimen Beziehungen zwischen Männern und Frauen, die geschlechtsspezifische Arbeitsteilung im Beruf und in der Familie und die geschlechtsspezifische Sozialisation von Kindern.

Zusammenfassung

Gesundheit und Krankheit sind keine uniformen Phänomene, sondern sie müssen auch in ihren individuellen und sozialen Unterschieden und Ausprägungen betrachtet werden. Gerade für die Gesundheitspsychologie ist es naheliegend, eine stärker differentielle Perspektive einzunehmen. Gesundheit wurde in diesem Kapitel in einer Perspektive über den Lebenslauf betrachtet. Die Unterschiede in der gesundheitlichen Situation wurden vor allem nach dem Alter und der Lebensphase, nach dem Geschlecht und der sozialen Lage betrachtet, und es wurde nach Erklärungen dafür gesucht. Im Mittelpunkt standen die Lebensphasen des Jugendalters und des Erwachsenenalters.

Die Übergangsphase Jugend hat für die Gesundheit und Gesundheitsförderung eine sehr große Bedeutung, vor allem weil sich in dieser sensiblen Periode wesentliche Einstellungen und Verhaltensweisen im Umgang mit Gesundheit herausbilden. Gesundheitliche Probleme sind bei Jugendlichen zwar noch selten und in der Regel

nicht so ernst wie bei Erwachsenen, aber es lässt sich ein beträchtliches Potential an psychischen und psychosomatischen Problemen
konstatieren. Forschungsschwerpunkte der Gesundheitspsychologie liegen bei den psychischen Belastungen und dem Risikoverhalten von Jugendlichen; diese stellen zentrale Bedingungen für ihre
aktuelle und langfristige gesundheitliche Gefährdung dar. Es hat
sich als produktiv für die psychologische Analyse erwiesen,
gesundheitliche Risiken nicht isoliert zu betrachten, sondern in
engem Zusammenhang mit den Entwicklungsaufgaben des Jugendalters. Die Auseinandersetzung mit den körperlichen Veränderungen der Pubertät und der eigenen Geschlechtsrolle, die Ablösung
von elterlichen Bindungen und der Aufbau von engen Beziehungen
zu Gleichaltrigen bringen für Jugendliche deutliche Belastungen
mit sich und tragen auch zur Entstehung gesundheitlichen Risikoverhaltens bei. Der aktuelle gesellschaftliche Wandel bringt vielfach Bedingungen mit sich, die Jugendliche in dieser Entwicklungsphase überfordern, weil viele Stressoren sich kumulieren und
gleichzeitig Unterstützungspotentiale erodieren. Entwicklungsaufgaben sind jedoch Teil der notwendigen Erarbeitung einer eigenen
Identität im Jugendalter. In diesen krisenhaften Entwicklungspro-
zessen und im sozialen Umfeld liegen auch Ressourcen, die
Jugendlichen eine angemessene Bewältigung ermöglichen und ihre
Gesundheit damit auch fördern können.

In einem zweiten Schritt werden Gesundheit und Krankheit im
Erwachsenenalter betrachtet. Mit zunehmendem Alter besteht nicht
nur eine höhere Wahrscheinlichkeit für die Entstehung gesundheitlicher Probleme und Einschränkungen, diese haben auch in verschiedenen Lebensphasen eine unterschiedliche Bedeutung für
die Betroffenen. In den Phasen des frühen, mittleren und späten
Erwachsenenalters lassen sich jeweils typische gesundheitliche
Risiken und Ressourcen erkennen, die mögliche Ansatzpunkte für
die Prävention und Gesundheitsförderung darstellen. Unsere empirischen Erkenntnisse über altersbezogene Veränderungen von
Gesundheit und ihre Determinanten sind aber noch gering und
waren bisher nur selten ein Thema der gesundheitspsychologischen
Forschung. Auch die Gesundheit von Frauen und Männern erweist
sich als ein zunehmend wichtiges Forschungsgebiet, auch für die
Gesundheitspsychologie. Epidemiologische Daten verweisen auf
große Geschlechtsunterschiede in Mortalität, Morbidität, im
Umgang mit Gesundheit und in den gesundheitlichen Risiken.
Diese Unterschiede lassen sich zum Teil erklären durch die spezifi-
sche Lebenssituation und Sozialisation von Frauen und Männern,

die unterschiedliche Risiken und Ressourcen mit sich bringen. Es liegen heute deutlich mehr Erkenntnisse über die gesundheitliche Situation von Frauen vor. Die Besonderheiten der Gesundheit von Männern geraten erst allmählich in den Blick der empirischen Forschung, sie sind aber aufgrund ihrer deutlichen Risikokonstellation von hoher Priorität für die Prävention und Gesundheitsförderung.

Weiterführende Literatur

Altgeld, T. (Hrsg.) (2003). Männergesundheit(en). Weinheim: Juventa.
Bundesministerium für Familie, Senioren, Frauen und Jugend (Hrsg.) (2001). Bericht zur gesundheitlichen Situation von Frauen in Deutschland. Stuttgart: Kohlhammer.
Raithel, J. (Hrsg.) (2001). Risikoverhaltensweisen Jugendlicher. Formen, Ursachen und Prävention. Opladen: Leske & Budrich.
Seiffge-Krenke, I. (1994). Gesundheitspsychologie des Jugendalters. Göttingen: Hogrefe.

8 Prävention und Gesundheitsförderung: Konzepte und Praxisansätze

8.1 Prävention und Gesundheitsförderung: Grundlagen und Konzepte

8.1.1 Gesellschaftlicher Bedarf

Über die Notwendigkeit einer stärkeren Gewichtung der Prävention in der gesundheitlichen Versorgung der Bevölkerung besteht unter Experten weitgehende Einigkeit. In allen modernen Industriegesellschaften dominieren heute Krankheiten, die chronisch und degenerativ verlaufen und die auch mit den Mitteln einer modernen Medizin nicht mehr zu heilen sind. Viele dieser Krankheiten sind in ihrer Entstehung und ihrem Verlauf zumindest in Teilen durch Risikofaktoren bedingt, die sich im Prinzip verändern lassen. Jede schwere Krankheit, die sich vermeiden lässt, erspart den betroffenen Menschen vielfaches Leiden und der Gesellschaft hohe Kosten, die in die Behandlung und Rehabilitation dieser Krankheit investiert werden oder durch den Ausfall von Arbeitskräften anfallen. Wie wir in den vorhergehenden Kapiteln gesehen haben, liegen viele Bedingungen dieser Krankheiten im Lebenstil und in den Lebensverhältnissen von Menschen begründet; auf der Grundlage empirischer Ergebnisse der Gesundheitswissenschaften können wir heute viele psychische, soziale, ökologische und gesellschaftliche Krankheitsursachen identifizieren. Damit werden präventive Ansätze möglich und notwendig, die über die somatische Ebene hinausgehen und die Menschen in ihrem Erleben, in ihren Einstellungen, ihrem Verhalten und ihren sozialen Beziehungen erreichen können, die also die psychosoziale Ebene ansprechen.

Unser Gesundheitssystem ist jedoch bis heute kurativ orientiert. Die Medizin hat sich seit ihrer naturwissenschaftlichen Wende in der zweiten Hälfte des 19. Jahrhunderts voll auf die Heilkunde konzentriert und die Gesundheitspflege, die früher durchaus als medizinische Aufgabe betrachtet wurde, vernachlässigt. Das medizinische System ist insbesondere auf die Behandlung akuter Krankheiten ausgerichtet, seine Schwächen liegen in der Versorgung chronischer Krankheiten und im weitgehenden Fehlen einer wirksamen Prävention. Die eklatante Vernachlässigung der Prävention lässt sich an den dafür getätigten Ausgaben ablesen, in Deutschland betragen sie heute nur etwa 4,5% aller Ausgaben für das Gesundheitssystem (Rosenbrock & Gerlinger, 2004). Die Forderung nach einer Stärkung der Prävention im Gesundheitssystem ist alt, seit den 1970er Jahren wurde sie immer wieder vehement vorgetragen, aber in der Praxis hat sie kaum Niederschlag gefunden; vor allem gibt es kaum organisatorische und personelle Strukturen im Gesundheitssystem, die Prävention als kontinuierliche Aufgabe leisten könnten (ebd.). Die aktuelle politische Diskussion um die Etablierung von Prävention als eine »vierte Säule« im Gesundheitssystem weckt wieder neue Hoffnungen, dass dieser schwer verständliche Mangel doch eines Tages behoben wird. Die gesellschaftliche Situation hat sich in den letzten Dekaden insofern verändert, als heute in der Bevölkerung zunehmendes Interesse an gesundheitlichen Themen und wachsende Bereitschaft besteht, zum Erhalt der eigenen Gesundheit selbst beizutragen. Damit wird es auch eine steigende Nachfrage geben nach professionellen Leistungen in der Prävention und Gesundheitsförderung.

8.1.2 Grundbegriffe und Grundlagen

Was verstehen wir unter Prävention? Und was ist gemeint, wenn im Unterschied dazu die Rede von Gesundheitsförderung ist?

Prävention. Das Prinzip der Prävention ist relativ einfach: Es geht darum, die Entstehung einer Krankheit oder ihre negativen Folgen zu verhindern; in der Wortbedeutung meint *»prae-venire«*, einer Sache, hier einer Krankheit, zuvorzukommen. Der Begriff der Prävention ist somit eng mit Krankheit verbunden, er impliziert genau genommen, dass es – so wie jede Krankheit spezifische Ursachen hat – auch spezifische Maßnahmen geben muss, um eine bestimmte Krankheit in ihrer Entstehung zu verhindern.

In der Regel ist also mit Prävention gemeint, eine Krankheit völlig zu vermeiden; um genau das auszudrücken, wird von primärer Prävention gesprochen. Es ist sehr verbreitet, begrifflich nach dem Zeitpunkt einer Maßnahme zwischen primärer, sekundärer und tertiärer Prävention zu unterscheiden, ein Vorschlag, der auf den amerikanischen Psychiater Gerald Caplan (1964) zurückgeht. Während *primäre Prävention* alle Maßnahmen bezeichnet, die vor dem Beginn einer Krankheit ansetzen, beschreibt *sekundäre Prävention* Maßnahmen, die bei bereits eingetretenen Krankheitssymptomen eine Krankheit möglichst früh erkennen und ein Fortschreiten verhindern sollen. Schließlich bezieht sich *tertiäre Prävention* auf eine bereits voll entwickelte Krankheit und auf jene Maßnahmen im Verlauf einer Krankheit, die schwerwiegende Folgen verhindern sollen; tertiäre Prävention lässt sich somit nahezu gleichsetzen mit Interventionen in der Rehabilitation. Es ist aber offensichtlich, dass die Abgrenzung zwischen diesen drei Formen der Prävention nicht immer genau möglich ist. Schon der Beginn einer Krankheit ist zeitlich vielfach nicht exakt zu bestimmen; auch im Verlauf einer Erkrankung ist es eine Frage der Festlegung, wann noch von Früherkennung oder sekundärer Prävention gesprochen werden kann und wann schon von tertiärer Prävention.

Weitere begriffliche Unterscheidungen beziehen sich auf das Ziel von präventiven Maßnahmen. Das Wissen um die spezifischen Ursachen einer Krankheit (z.B. Viren oder Schadstoffe) legt es nahe, Maßnahmen zu ergreifen, um genau diese Risiken auszuschalten, somit eine *spezifische* Form der Prävention zu betreiben. Dagegen wird von *unspezifischer* Prävention gesprochen, wenn Maßnahmen zwar nicht genau die Ursache einer Krankheit treffen, aber allgemein dazu beitragen, Risiken für verschiedene Krankheiten zu verringern (z.B. kann der Abbau von Stressfaktoren dazu beitragen, mehrere Krankheiten zu verhindern). Sehr verbreitet ist auch die Unterscheidung zwischen *Verhaltens- und Verhältnisprävention*: Während erstere sich auf den Abbau eines riskanten Verhaltens bezieht (z.B. Rauchen), konzentriert sich letztere auf die Veränderung jener Lebensverhältnissen, die zu einer Krankheit beitragen (z.B. von riskanten Arbeitsbedingungen).

Der Gedanke der Prävention von Krankheit hat im Laufe der *Geschichte* immer seine Bedeutung gehabt, präventive Bemühungen von Menschen können daher als eine »kulturanthropologische Konstante« (Stöckel, 2004) verstanden werden. Die Formen der Prävention sind allerdings völlig unterschiedlich gewesen, sie variierten historisch je nach den vorherrschenden Vorstellungen von den Krankheiten und den Möglichkeiten ihrer Verhinderung. Für das moderne Verständnis der Prävention ist der Umgang mit den epidemisch auftretenden Infektionskrankheiten in der Epoche der Industrialisierung eine wichtige Erfahrung gewesen. Mit Hilfe früher epidemiologischer Analysen wurden die Notwendigkeit und Wirksamkeit einer Prävention aufgezeigt, die zum einen die hygienischen Verhältnisse in den rasch wachsenden Städten (z.B. Trinkwasserversorgung, Abfallbeseitigung), zum anderen die Wohn-, Ernährungs- und Lebensverhältnisse der arbeitenden Schichten verbesserte. Die historischen Analysen des englischen Sozialmediziners McKeown (1982) konnten überzeugend demonstrieren, dass für den Rückgang der im 19. Jahrhundert noch massenhaft auftretenden Infektionserkrankungen (z.b. Tuberkulose, Cholera) die Verbesserung der Wohn- und Ernährungsbedingungen der Bevölkerung weit wichtiger waren als die erst viel später einsetzenden medizinischen Mittel zur Bekämpfung der nun entdeckten Krankheitserreger. Neue Strömungen der Sozialmedizin und Sozialhygiene entwickelten sich gerade in dieser Phase, sie sahen einen deutlichen Zusammenhang zwischen sozialer Lage (Armut) und Krankheit und verstanden medizinische Prävention weitgehend als Sozialpolitik. Aktuelle Ansätze einer Verhältnisprävention haben hier ihre Wurzeln. Erst in späteren Phasen entwickelten sich in der Medizin stärker individuumzentrierte Ansätze der Prävention, die Krankheiten zum Beispiel durch die Impfung gefährdeter Populationen zu verhindern suchten (Trojan, 2002). Mit dem deutlichen Rückgang der Infektionskrankheiten in der ersten Hälfte des 20. Jahrhunderts und dem dramatischen Wandel des Krankheitsspektrums hin zu den »Zivilisationskrankheiten«, vor allem des rasanten Anstiegs von kardiovaskulären Krankheiten und Krebserkrankungen, wurden andere Ansätze der Prävention notwendig. Das Risikofaktorenmodell und die nun zunehmend erkannte Bedeutung psychosozialer Risikofaktoren führten zu neuen präventiven Modellen: Zunächst herrschte eine lange Phase der Gesundheitserziehung vor, die auf die Aufklärung der Bevölkerung über Gesundheitsgefahren und auf Erziehungsmaßnahmen zur Vermeidung dieser Risiken setzte. Später entwickelte sich aus der Kritik an den meist wenig wirksamen Abschreckungsstrategien die Bewegung einer Gesundheitsförderung. Eine wichtige Lehre kann aus diesem historischen Rückblick auf die Prävention gezogen werden: Gesellschaftliche und professionelle Maßnahmen der Prävention implizieren immer auch eine Form sozialer Kontrolle. Sie können nicht nur zur Identifizierung von Risikogruppen führen, sondern auch zu ihrer sozialen Ausgrenzung und zu Zwängen in Hinblick auf Behandlung und Verhaltensänderung. Wie die Periode des Nationalsozialismus in Deutschland drastisch gezeigt hat, konnten unter dem Deckmantel der Prävention und mit dem Ziel der Erhaltung der »Volksgesundheit« totalitäre Strategien entstehen, die Prävention als Rassenhygiene verstanden und Kampagnen hervorbrachten, die zur Zwangssterilisation und zur Vernichtung von »Minderwertigen« führten.

Gesundheitsförderung. Der Begriff der Gesundheitsförderung ist eng mit Aktivitäten der Weltgesundheitsorganisation (WHO) verbunden und mit einer von ihr im Jahr 1986 initiierten Konferenz in Ottawa (Kanada). Sie führte zur Verabschiedung einer Erklärung, die dann als Ottawa-Charta zur Gesundheitsförderung (WHO, 1987) sehr bekannt und einflussreich wurde. Bereits der erste Satz dieses Dokuments zeigt ihre grundlegend andere Philosophie:

»Gesundheitsförderung zielt auf einen Prozeß, allen Menschen ein höheres Maß an Selbstbestimmung über ihre Gesundheit zu ermöglichen und sie damit zur Stärkung ihrer Gesundheit zu befähigen.«

Im Unterschied zur Prävention verfolgt die Gesundheitsförderung somit ein anderes Ziel: Es geht nicht direkt um die Verhinderung von Krankheiten, sondern um die Erreichung von Gesundheit in ihrer positiven Bedeutung:

»Um ein umfassendes körperliches, seelisches und soziales Wohlbefinden zu erlangen, ist es notwendig, daß sowohl einzelne als auch Gruppen ihre Bedürfnisse befriedigen, ihre Wünsche und Hoffnungen wahrnehmen und verwirklichen sowie ihre Umwelt meistern bzw. sie verändern können. (…) Gesundheit steht für ein positives Konzept, das in gleicher Weise die Bedeutung sozialer und individueller Ressourcen für die Gesundheit betont wie die körperlichen Fähigkeiten.«

In ihren zentralen Aussagen orientiert sich die Ottawa-Charta der WHO (1987) *erstens* an einem positiven Gesundheitsbegriff, welcher der frühen Definition der Weltgesundheitsorganisation von 1946 nahesteht (vgl. Kap. 2); sie konzentriert sich dabei auf Bedingungen von Gesundheit (Ressourcen) und weniger auf Ursachen von Krankheiten. Damit zeigt sie ganz deutlich eine Ausrichtung an der Salutogenese, obwohl dieser Begriff im Dokument nicht fällt. *Zweitens* wird die Selbstbestimmung von Menschen über Gesundheit hervorgehoben und die Notwendigkeit betont, sie zur Stärkung ihrer Gesundheit zu befähigen *(»empower«)*. Damit wird ein Menschenbild zum Ausdruck gebracht, das dem in Kapitel 5 beschriebenen Subjektansatz sehr nahe kommt; es wird eine professionelle Grundhaltung vertreten, die auf die Einbeziehung und Partizipation der betroffenen Menschen setzt. *Drittens* wird Gesundheit als Teil des alltäglichen Lebens verstanden, sie wird nicht allein durch den Gesundheitssektor beeinflusst, sondern durch viele Bereiche der Gesellschaft. Die Verantwortung für die Erhaltung von Gesundheit liegt somit bei allen Politikbereichen und bei den beteiligten Menschen als Individuen, Familien und Gemeinschaften. Es gehe

sowohl darum, gesündere Lebensweisen zu fördern, als auch
darum, bessere gesellschaftliche, politische und ökologische Voraussetzungen für Gesundheit zu schaffen. Damit wird dem Laiengesundheitssystem und den politischen Rahmenbedingungen große
Bedeutung für die Gesunderhaltung zugeschrieben.

Die Ottawa-Charta (WHO, 1987) formuliert *fünf Handlungsebenen,* auf denen die Gesundheit gefördert werden kann:

- Entwicklung einer *gesundheitsförderlichen Gesamtpolitik*:
  *»Gesundheit muß auf allen Ebenen und in allen Politiksektoren
  auf die politische Tagesordnung gesetzt werden. Politikern
  müssen dabei die gesundheitlichen Konsequenzen ihrer Entscheidungen und ihre Verantwortung für die Gesundheit verdeutlicht
  werden.«*
- Schaffung *gesundheitsförderlicher Lebenswelten,* vor allem einer
  natürlichen Umwelt, ökologischer Ressourcen und gesunder
  Lebens-, Arbeits- und Freizeitbedingungen.
- Unterstützung *gesundheitsbezogener Gemeinschaftsaktionen*:
  Aktivitäten von Bürgern in ihren Gemeinden sind zu unterstützen, Selbsthilfe und soziale Unterstützung sind zu entwickeln
  und Nachbarschaften zu fördern; letztlich geht es darum, die
  Autonomie und Kontrolle der Menschen über ihre eigenen
  gesundheitlichen Belange zu stärken.
- Entwicklung *persönlicher Kompetenzen*: Gesundheitsförderung
  soll dazu beitragen, dass Menschen ihre sozialen und lebensprak-
  tischen Kompetenzen entwickeln, damit sie *»mehr Einfluß auf
  ihre eigene Gesundheit und ihre Lebenswelt«* ausüben können.
- *Neuorientierung der Gesundheitsdienste*: Es muss ein professionelles Gesundheitssystem entwickelt werden, *»das auf die stärkere Förderung von Gesundheit ausgerichtet ist und über die
  medizinisch-kurativen Betreuungsleistungen hinausgeht.«*

Für die Umsetzung der Gesundheitsförderung wird vorgeschlagen,
Aktivitäten in ausgewählten *»settings«* zu konzentrieren, d.h. in
umgrenzten, damit überschaubaren Umwelten und Kontexten.
Dieser sog. *Settingansatz* war leitend für die Umsetzung der
Ottawa-Charta und ist bis heute eine sehr einflussreiche Strategie
der Gesundheitsförderung geblieben: Auf der Grundlage von Initiativen der WHO haben sich Projekte der Gesundheitsförderung
insbesondere auf die Settings Städte und Gemeinden, Schulen,
Krankenhäuser, Hochschulen und Betriebe bezogen.

Was unterscheidet nun Prävention und Gesundheitsförderung?
Begrifflich herrschen hier immer noch viele Unklarheiten und Ver-

wirrungen. Prävention und Gesundheitsförderung lassen sich in ihren prioritären Zielen und Strategien differenzieren (vgl. Waller, 2002; Hurrelmann, Klotz & Haisch, 2004): Bei der Prävention geht es vor allem darum, bekannte Risiken zu vermeiden oder abzubauen, um damit spezifische Krankheiten zu verhindern. Angemessene Prävention setzt ein Wissen über die Entstehung einer Krankheit voraus, das nach dem heutigen Stand deutlich durch die bekannten Risikofaktoren geprägt ist. Dagegen setzt die Gesundheitsförderung vor allem auf die Stärkung und den Aufbau von Ressourcen, um damit Gesundheit auch in ihrer positiven Ausprägung zu fördern. Sie setzt ein Wissen über die Entstehung von Gesundheit voraus, das nach dem heutigen Stand stark durch Modelle der Salutogenese und die darin beschriebenen Ressourcen bestimmt ist.

Abb. 8.1 fasst die Unterschiede zwischen Prävention und Gesundheitsförderung in ihren Zielen exemplarisch zusammen:

	Prävention Grundprinzip: *Krankheitsrisiken vermeiden oder abbauen*	**Gesundheitsförderung** Grundprinzip: *Gesundheitliche Ressourcen und Lebensweisen stärken oder aufbauen*
Personal-körperlich	Impfung, Krankheitsfrüherkennung	körperliche Fitness, Körperbewusstsein
personal-psychisch	Risikoverhalten Typ – A – Muster	Gesundheitsverhalten, Gesundheitskompetenzen, Bewältigungskompetenzen, Kontroll- und Selbstwirksamkeitsüberzeugungen
soziale Netzwerke	soziale Isolation und Ausgrenzung soziale Konflikte und Belastungen	soziale Unterstützung und soziale Integration, befriedigende und stabile Beziehungen
Lebenswelt	belastende und riskante Arbeitsverhältnisse und Familienstrukturen	befriedigende Arbeit, befriedigende und erholsame Freizeitaktivitäten
gesellschaftliche Verhältnisse	Armut, Arbeitslosigkeit, Diskriminierung	gesellschaftliche Anerkennung, gesellschaftliche Integration, ökonomische Sicherheit
Umwelt	Schadstoffe in Luft, Wasser, Nahrung	Naturerlebnisse, gesunde und erholsame Umwelt

Abb. 8.1: Ziele von Prävention und Gesundheitsförderung (Überblick und Beispiele)

Eine starre Gegenüberstellung der Begriffe ist jedoch insofern nicht sinnvoll, weil sie zwei Prozesse schematisch trennt, die an sich zusammengehören. So wird im Modell der Salutogenese gerade der Umgang mit Risiken und die Bewältigung von Stressoren als Teil eines Prozesses formuliert, der Gesundheit mit bedingt. Ich halte es daher für sinnvoller, den Begriff der Gesundheitsförderung nicht so eng zu führen, dass damit nur Ressourcen thematisiert werden können, sie sollte auch Risiken und den Umgang damit einschließen. *Gesundheitsförderung* in diesem Sinne fasst alle professionellen Strategien zusammen, die mit dem Ziel der Förderung von Gesundheit (auch in ihren positiven Ausprägungen) sowohl den Umgang mit gesundheitlichen Risiken als auch die Stärkung von gesundheitlichen Ressourcen umfassen. Gesundheitsförderung soll jedoch nicht – wie vielfach üblich – als breiter Überbegriff für alles verwendet werden, was sich dem Bereich der Prävention irgendwie zuordnen lässt; damit verliert sie nämlich ihr inhaltliches Profil. In dieser Terminologie wäre Gesundheitsförderung somit nicht auf Strategien anzuwenden, die sich ausschließlich auf die Verhinderung von Krankheit durch den Abbau von Risikofaktoren beziehen, das wäre Prävention.

Das Entstehen von nationalen und internationalen Netzwerken der Gesunden Städte *(»Healthy Cities«)*, der gesundheitsförderlichen Betriebe, Schulen und Krankenhäuser war sicher eines der wesentlichen und sichtbaren Ergebnisse der Ottawa-Charta. Aber ihre *gesellschaftliche Wirkung* ging weit über diese Projekte hinaus. In den 1990er Jahren wurden die gesundheitspolitischen Debatten und Aktivitäten in Deutschland und in anderen europäischen Ländern ganz wesentlich durch die Impulse der Ottawa-Charta zur Gesundheitsförderung geprägt: Es entstanden viele Initiativen in der Praxis, und eine präventive Orientierung bekam deutlichen Aufschwung. Die Verankerung der Prävention und Gesundheitsförderung im Sozialgesetzbuch (SGB V, § 20) entstand vor diesem Hintergrund, sie ermöglichte es den Krankenkassen seit 1989, entsprechende Angebote für ihre Versicherten zu machen (der Paragraph wurde allerdings 1996 weitgehend gestrichen, um dann im Jahr 2000 wieder neu eingeführt zu werden). Eine neue fachliche Terminologie zeigte sich in dieser Phase in vielen Fachtagungen, Kongressen und Publikationen, die nun Gesundheit oder Gesundheitsförderung im Titel hatten, aber zum Beispiel auch in der Umbenennung von Krankenkassen in Gesundheitskassen. Es kann in dieser Periode durchaus von einer breiten Bewegung der Gesundheitsförderung unter Experten, Gesundheitspolitikern und Laien gesprochen werden, die zwar nicht die Dimensionen der Gesundheitsbewegung in den 1970er Jahren annahm, aber dem Thema doch starken Rückenwind gab. Auch die Entstehung und öffentliche Förderung der Gesundheitswissenschaften (*»Public Health«*) muss in diesem Kontext gesehen werden; daraus entwickelten sich diverse Studiengänge an Hochschulen, die als wesentliches Ziel die Qualifizierung von Fachkräften für die Gesundheitsförderung hatten.

Es war aber auch nicht zu übersehen, dass sich die neue Begrifflichkeit nicht unbedingt in anderen Inhalten ausdrückte. Vielfach wurde Gesundheitsförderung zum *Modebegriff* und als Überbegriff für alle Aktivitäten im präventiven Bereich verwendet. Das machte den Begriff unscharf und beliebig, führte dazu, dass sich viele krankheitspräventiven Praxisansätze nur das neue Etikett überstülpten, ohne ihre Inhalte zu verändern (vgl. auch Franzkowiak & Wenzel, 1990). Auffällig war auch, dass die Ideen und Aktivitäten zur Gesundheitsförderung kaum Einzug in das medizinische Gesundheitssystem hielten und die traditionellen Gesundheitsberufe eher wenig oder zögerlich daran beteiligt waren; von einem Umbau der Gesundheitsdienste kann daher noch keine Rede sein. Die Bewegung zur Gesundheitsförderung wurde deutlich stärker von den psychosozialen und sozialpädagogischen Gesundheitsberufen, von Gesundheitspolitikern und von Initiativen im Selbsthilfebereich getragen.

Dennoch hat die Ottawa-Charta die gesundheitspolitische Landschaft deutlich verändert und eine neue Orientierung für die Gesundheitspraxis geschaffen, an denen das professionelle Handeln heute nicht mehr vorbeigehen kann. Die über viele Jahrzehnte vorherrschende Tradition einer *Gesundheitserziehung* und *Gesundheitsaufklärung* wurde nun zunehmend obsolet und zurückgedrängt. Die Vorstellung, dass sich Krankheiten verhindern lassen, indem Menschen über ihre Risiken aufgeklärt und indem Kinder so erzogen werden, dass sie über gesundheitliche Gefahren Bescheid wissen, hat sich in der Praxis als nicht erfolgreich erwiesen. Methodisch wurde in der Gesundheitserziehung das paternalistische Verhältnis von medizinischen Experten zu Laien aus der klassischen Arzt-Patienten-Beziehung auf den Bereich der Prävention übertragen: Danach wissen die Experten, was gesundheitlich gefährlich und »unvernünftig« ist, sie übermitteln die entsprechenden Botschaften an die Bevölkerung (über Pädagogen oder Massenmedien), und die Menschen werden sich dann nach diesen vernünftigen Vorgaben verhalten. Demgegenüber setzte die Gesundheitsförderung völlig andere Akzente: Nicht die Bedrohung durch mögliche Krankheiten und die Vermeidung von Risiken steht im Vordergrund, sondern die Förderung von positiven Gesundheitszielen durch die Stärkung von Ressourcen auf den verschiedenen Handlungsebenen. Die Orientierung von Menschen an positiven Zielen hat für ihre Motivierung unbestreitbare Vorteile gegenüber der präventiven Orientierung, die auf die Abwendung von bedrohlichen, aber unsicheren Ereignissen in einer fernen Zukunft lenken. Nicht nur kognitive Strategien der Vermittlung von bedrohlichen Informationen werden verfolgt, sondern es geht vor allem um die Motivierung von Menschen für ihre Gesundheit, um ihre Beteiligung bei gesundheitsförderlichen Aktivitäten, um die Stärkung ihrer Selbsthilfefähigkeiten und gesundheitlichen Kompetenzen sowie um die Unterstützung von sozialen Aktivitäten und Ressourcen.

Es kann jedoch nicht deutlich genug betont werden, dass die Ottawa-Charta selbst noch keine wissenschaftliche Konzeption für eine Praxis zur Förderung von Gesundheit darstellt. Sie ist ein politisches Dokument, das den Konsens einer internationalen Konferenz ausdrückt und eine neue gesundheitspolitische Perspektive und Programmatik formuliert; dabei bleibt sie sprachlich auf hohem Abstraktionsniveau und trägt in mancher Hinsicht sehr idealistische Züge. Die Umsetzung dieser Programmatik kann daher nicht unvermittelt erfolgen, sondern bedarf einer theoretisch-wissenschaftlichen Fundierung.

8.1.3 Konzepte, Ansätze und Strategien der Gesundheitsförderung

Um die notwendige hohe Qualität einer Praxis der Gesundheitsförderung sicherzustellen, sind mindestens drei Kriterien zu berücksichtigen:

- Die Praxis muss erstens wissenschaftlich begründet sein, d.h. auf soliden empirischen Erkenntnissen und theoretisch überzeugenden Konzepten aufbauen;
- sie muss zweitens von Personen mit entsprechenden fachlichen Qualifikationen und mit dafür geeigneten Methoden durchgeführt werden;
- und sie muss drittens nachweisen können, dass ihre angestrebten Effekte auch tatsächlich eintreten, d.h. entsprechend evaluiert werden.

Wir werden uns zunächst vor allem mit der Frage befassen, welche wissenschaftlichen Konzepte als Grundlagen für Gesundheitsförderung dienen können. Wie in diesem Buch gezeigt, stehen in der Gesundheitspsychologie eine Vielzahl von Theorien und Erkenntnissen zur Verfügung, die als wissenschaftliche Fundamente für die Prävention und Gesundheitsförderung dienen können. In Kapitel 4 wurden psychosoziale Bedingungen vorgestellt, die empirisch belegt zur Entstehung von körperlichen Krankheiten beitragen (vgl. zusammenfassend Abb. 3.3); aus diesen Risiken lassen sich Ansatzpunkte für *psychosoziale Strategien der Prävention* ableiten. Danach würden sich professionelle Interventionen vor allem auf den Abbau von Risikoverhaltensweisen und Stressoren sowie auf die Beeinflussung von riskanten Persönlichkeitsmerkmalen und psychophysiologischen Prozesse konzentrieren müssen. Zu jedem dieser Risikobereiche gibt es wieder gesundheitspsychologische Modelle, die ihre psychosozialen Entstehungsbedingungen formulieren und damit spezifische Hinweise für ihre Veränderung geben. In ähnlicher Weise können die in Kapitel 5 im Rahmen eines Modells der Salutogenese dargestellten Bedingungen von Gesundheit als *psychosoziale Ansatzpunkte für die Gesundheitsförderung* gesehen werden. Das bedeutet, wie in den Abb. 3.4 und 5.1 zusammengefasst, eine Konzentration auf gesundheitliche Ressourcen, auf erfolgreiche Bewältigungsstile im Umgang mit Belastungen bzw. Risiken, auf das Kohärenzgefühl und das Gesundheitsverhalten bzw. Gesundheitshandeln im Alltag. Auch zu diesen salutogenetischen Bedingungen liegen Erkenntnisse darüber vor, wie sie entstehen und über welche Prozesse sie in der Praxis beeinflusst werden können.

In diesem allgemeinen konzeptionellen Rahmen werden sich psychologische und soziale Ansätze der Prävention und Gesundheitsförderung bewegen müssen. Sie setzen sich in vieler Hinsicht ab von einer medizinisch orientierten Prävention. Verbreitete *medizinische* Ansätze der primären Prävention stellen zum einen Impfungen zum Schutz vor Infektionskrankheiten dar: Die Gabe von Impfstoffen erzeugt eine aktive bzw. passive Immunisierung des Organismus gegenüber bekannten Krankheitserregern. Zum anderen werden zur medizinischen Prävention von kardiovaskulären Erkrankungen bekannte somatische Risikofaktoren wie z.B. hoher Blutdruck oder Störungen im Fettstoffwechsel (Hypercholesterinämie) identifiziert und medikamentös behandelt (vgl. Hurrelmann et al., 2004; Waller, 2002). In der sekundären Prävention spielt die Früherkennung von Krebserkrankungen (wie z.B. Brust- oder Prostatakrebs) und ihre möglichst frühzeitige Behandlung eine große Rolle (ebd.). Der zweifellose Nutzen dieser medizinischen Präventionsmaßnahmen steht in Kontrast zu ihren offensichtlichen Grenzen: Sie erfordern von Menschen, die sich gesund fühlen und noch keinen Leidensdruck spüren, einen aktiven Zugang zu medizinischen Experten, zu dem Menschen vielfach nicht motiviert sind (z.B. die Inanspruchnahme von Impfungen und Vorsorgeuntersuchungen). Und sie beschränken sich auf die Langzeitbehandlung von somatischen Risiken (mit möglichen ungünstigen Nebenwirkungen) und lassen außer Acht, dass nicht nur eine Vielzahl psychischer und sozialer Krankheitsrisiken vorliegen (vgl. Kap. 4), sondern dass auch somatische Risiken (z.B. Blutdruck, Übergewicht) oft psychosoziale Ursachen haben.

Diese medizinischen Ansätze der Prävention müssen daher unbedingt durch *psychologische, soziale und politische Strategien* der Prävention und Gesundheitsförderung ergänzt werden: Es bedarf insbesondere professioneller Methoden, um Menschen für ihre Gesundheit zu motivieren, um psychosoziale Risiken abzubauen und um Ressourcen zu fördern. Insgesamt hat sich im Feld der Prävention und Gesundheitsförderung deutlich gezeigt, dass nachhaltige Erfolge nur durch die enge Zusammenarbeit verschiedener Professionen zu erreichen sind. Die interdisziplinäre Orientierung hat sich in den Gesundheitswissenschaften als notwendig erwiesen; in ähnlicher Weise muss sich auch die *multiprofessionelle* Zusammenarbeit in der Praxis der Prävention und Gesundheitsförderung etablieren, und die unterschiedlichen Maßnahmen und Einrichtungen müssen verstärkt vernetzt werden.

Es lassen sich einige *Anwendungsbereiche* benennen, die schwerpunktmäßig als Felder einer *gesundheitspsychologischen Intervention* in der Prävention oder Gesundheitsförderung gelten können oder die durch professionelle Impulse der Gesundheitspsychologie zumindest deutlich gewinnen können (vgl. auch Jerusalem & Weber, 2003):

- Die *Modifikation von riskanten Verhaltensweisen und die Gestaltung von gesunden Lebensweisen* ist ein deutlich gesundheitspsychologisch geprägtes Praxisfeld: Es geht hier einmal um Interventionen zur Veränderung eines Risikoverhaltens oder um Strategien der Suchtprävention; klassische Beispiele dafür sind Programme zur Raucherentwöhnung, zur Kontrolle des Übergewichtes oder zur Verhinderung von Drogenmissbrauch (vgl. Jerusalem & Weber, 2003). Dazu gehören aber auch Praxisansätze, die sich weniger auf ein spezifisches riskantes Verhalten konzentrieren, sondern die umfassender und stärker salutogenetisch orientiert zur Veränderung von gesundheitsbezogenen Lebensweisen beitragen wollen, zum Beispiel im Rahmen einer Gesundheitsberatung (vgl. Kap. 8.3).

- Der Ansatz der *Stressprävention oder Stressbewältigung* kann als klassisches Feld der Gesundheitspsychologie gesehen werden (vgl. Kaluza, 2003): Entsprechende Programme (vgl. z.B. Kaluza, 1996b) zielen darauf ab, Stressbedingungen (z.B. am Arbeitsplatz, in sozialen Systemen) zu modifizieren, Ressourcen und Strategien für eine angemessene Bewältigung zu verbessern sowie körperliche und psychische Stressfolgen zu vermeiden (z.B. durch Verfahren der körperlichen oder mentalen Entspannung).

- Interventionen an *sozialen Bedingungen und Systemen* haben eine mehr interdisziplinäre Ausrichtung: Im Mittelpunkt stehen dabei zum einen die Entwicklung und Förderung von sozialen Unterstützungsressourcen und von alltäglichen sozialen Netzwerken, die im Rahmen von Belastungssituationen oder in der Selbsthilfeförderung eine wichtige Rolle spielen; zum anderen geht es um die Modifikation von sozialen Systemen und Strukturen, die gesundheitliche Belastungen oder Risiken produzieren, zum Beispiel im Rahmen einer gesundheitsgerechten Gestaltung des Arbeitsplatzes (vgl. Bamberg, Ducki & Metz, 1998).

- Viele Ansätze der Prävention und Gesundheitsförderung beziehen sich auf spezifische *Zielgruppen*. Sie richten sich etwa an Gruppen, die gesundheitlich besonders gefährdet sind. Personen werden dann *Risikogruppen* zugeordnet, wenn sie ein gesundheitliches Risikomerkmal aufweisen, z.B. wenn sie rauchen oder übergewichtig sind. Präventive Interventionen bei Risikogruppen gelten zwar einerseits als besonders wirksam, weil sie gezielt ein spezifisches Risikomerkmal bekämpfen und damit den Weg in eine Krankheit verhindern könnten. Andererseits werden sie aber auch sehr kritisch gesehen, weil sie Menschen auf ein Risikomerkmal reduzieren, damit oft sozial stigmatisieren, und weil die Bekämpfung von isolierten Risikofaktoren meist nicht sehr effektiv ist. Zielgruppen können aber auch soziale Gruppen sein, die einen besonders großen Bedarf aufweisen oder einen besonderen Zugang der Praxis notwendig machen. Wichtige Adressaten für die Prävention und Gesundheitsförderung sind insbesondere sozial benachteiligte Bevölkerungsgruppen und Migranten. Forschungsergebnisse weisen darauf hin, dass es in der Praxis notwendig sein kann, soziale Differenzierungen vorzunehmen, vor allem nach der sozialen Schicht, dem Geschlecht, dem Alter oder der kulturellen Zugehörigkeit (vgl. Kap. 7). Angebote der Gesundheitsförderung sollten daher auf die besondere Lebenssituation und Bedürfnisse von Frauen und Männern, von Altersgruppen (z.B. Kinder, Jugendliche oder Senioren) oder von Kulturen zugeschnitten sein.

• Gesundheitsförderung wird häufig im Rahmen von *Settings* durchgeführt. Dieser Ansatz hat den Vorteil, dass er sich auf ein umgrenztes Handlungsfeld bezieht, das gezielte und multimodale Praxisstrategien ermöglicht, damit sowohl an Verhältnissen als auch an Verhaltensweisen ansetzen kann (Bauch 2002; Rosenbrock & Gerlinger, 2004). Die Maßnahmen konzentrieren sich auf einen überschaubaren sozialen Raum, sie richten sich an verschiedenen Zielgruppen, ihren Umwelten und Lebensverhältnissen aus, und sie ermöglichen die Einbeziehung der betroffenen Menschen. Der zugrunde liegende Begriff des *»behavior setting«* wurde von Barker (1968) bereits früh in die Umweltpsychologie eingeführt und bezog sich auf den ökologischen Rahmen, der die Verhaltensweisen von Individuen und ihr Handeln im Alltag wesentlich bestimmt. Entsprechend werden im Settingansatz die situativ-ökologischen Bedingungen der Gesundheit und des Gesundheitshandelns besonders berücksichtigt. In der Gesundheitsförderung sind vor allem die Settings von Schule, Betrieb, Kommune und Krankenhaus zum Gegenstand umfassender Programme und Aktivitäten sowie ausgeprägter Vernetzungen geworden (vgl. Kap. 8.2).

In den Praxisfeldern der Prävention und Gesundheitsförderung kommt ein breites Spektrum von professionellen *Strategien und Methoden* zur Anwendung:

• Analyse und Diagnose von gesundheitlichen Problemen (vgl. Jerusalem & Weber, 2003): Vor einer Intervention müssen der Bedarf, die Ursachen von Gesundheitsproblemen und die Möglichkeiten der Veränderung durch geeignete Methoden ermittelt werden; die Analysen können sich auf die Bevölkerung, auf Settings, auf soziale Gruppen oder auf Einzelpersonen beziehen, entsprechend werden epidemiologische Methoden, quantitative Erhebungsverfahren, Routinemethoden der Gesundheitsberichterstattung, explorative oder diagnostische Verfahren indiziert sein;

- Methoden zur Veränderung von gesundheitsbezogenen Verhaltens- und Lebensweisen (vgl. Jerusalem & Weber, 2003): Die Interventionen zielen auf Personen oder auf soziale Gruppen, Ziel ist es, durch geeignete Methoden möglichst nachhaltige Veränderungen in den alltäglichen Verhaltensweisen und Lebensstilen zu erreichen und damit Gesundheit zu fördern;

- Methoden zur Veränderung sozialer Strukturen und Organisationen im Sinne eines Abbaus von Risiken und eines Aufbaus von Ressourcen: Die Interventionen zielen auf die Veränderung von sozialen Systemen und die Förderung sozialer Unterstützungssysteme; sie bedienen sich etwa der Methoden der Organisations- und Personalentwicklung, der Netzwerkarbeit, systemischer oder politischer Strategien;

- Strategien zur gesundheitlichen Aufklärung wenden sich entweder an die Bevölkerung, an spezifische Zielgruppen oder an einzelne Personen: Es geht in der Regel darum, durch kognitive Strategien gesundheitlich relevantes Wissen und Informationen zu vermitteln, Einstellungen und Überzeugungen zu verändern oder das Gesundheitsbewusstsein zu stärken; je nach Zielgruppe werden eher Kampagnen über Massenmedien, pädagogische Methoden oder psychosoziale Beratungsmethoden geeignet sein;

- langfristige Ziele der Gesundheitsförderung lassen sich auch durch im weiteren Sinne pädagogische Maßnahmen für verschiedene Altersgruppen verwirklichen: Die klassische Gesundheitserziehung zielt auf die Entwicklung von gesundheitsförderlichen Einstellungen und Kompetenzen bei Kindern und Jugendlichen; der Anspruch der Gesundheitsbildung geht weiter, sie wendet sich stärker an Erwachsene und schließt auch umfassende selbstreflexive Prozesse in Bezug auf die eigene Gesundheit mit ein;

- subjekt- und lebensweltorientierte Strategien der Gesundheitsförderung (Faltermaier, 1999) beziehen explizit die subjektiven Voraussetzungen und Kompetenzen der Adressaten und ihren lebensweltlichen Kontext mit ein, sie versuchen sie dort abzuholen, wo sie stehen: Professionelle Arbeit im Sinne der Ottawa-Charta ist als Empowerment zu verstehen und zielt vor allem auf die Stärkung der Selbsthilfepotentiale zur Erhaltung von Gesundheit; professionelle Methoden werden vor allem partizipativ und klientenorientiert sein müssen, sie können beispielsweise im Rahmen von Gesundheitsberatung (Kap. 8.3) oder von settingbezogenen Ansätzen (Kap. 8.2) realisiert werden;

- politische Strategien der Gesundheitsförderung (Rosenbrock & Gerlinger, 2004) zielen auf die sozioökonomischen, ökologischen und politischen Rahmenbedingungen von Gesundheit: Sie erfordern Methoden, die auf kommunaler, staatlicher oder internationaler Ebene durch wissenschaftliche Analysen gesundheitliche Problembereiche identifizieren und diese durch politische, gesetzliche oder organisatorische Interventionen zu verändern versuchen;
- Evaluation von Maßnahmen der Prävention und Gesundheitsförderung (Mittag, 2003): Alle genannten Strategien bedürfen der Evaluation in Bezug auf ihre Wirksamkeit und auf ihre Effizienz. Die Evaluation erfordert die klare Definition der Ziele und Erfolgskriterien von Interventionen sowie die Anwendung angemessener wissenschaftlicher Designs und Methoden, um ihre Effektivität festzustellen.

In diesem Rahmen kann nur auf einige der genannten Praxisansätze in der Prävention und Gesundheitsförderung näher eingegangen werden: Zunächst wird ausführlich der für die Gesundheitsförderung zentrale Settingansatz dargestellt (Kap. 8.2) und zwar in den Bereichen Betrieb, Schule und Gemeinde; dann wird der gesundheitspsychologische Ansatz einer Gesundheitsförderung durch Gesundheitsberatung näher beschrieben (Kap. 8.3).

8.2   Gesundheitsförderung in Settings

Der Settingansatz der Gesundheitsförderung ist weit verbreitet und gilt als zentrale Strategie zur Umsetzung der Ottawa-Charta. Er wurde insbesondere auf Initiative der WHO und durch die Projekte und Netzwerke zu gesunden Städten *(»healthy cities«)*, Schulen, Betrieben und Krankenhäusern realisiert, hat aber auch inzwischen Kindertagesstätten, Hochschulen und Gefängnisse erreicht (Vgl. Waller, 2002; Altgeld & Kolip, 2004). Im Folgenden werden drei Settings herausgegriffen, in denen umfangreiche Erfahrungen vorliegen und besonders wichtige Beiträge zur Gesundheitsförderung zu erwarten sind. In der Darstellung wird jeweils zuerst die gesundheitliche Bedeutung des Settings begründet, dann werden zentrale Praxisansätze und Maßnahmen vorgestellt, abschließend werden der aktuelle Stand bewertet und die Bedeutung von gesundheitspsychologischen Beiträgen beleuchtet.

8.2.1 Gesundheitsförderung im Betrieb

Die Gesundheitsförderung in der Arbeitswelt hat insofern eine besondere gesundheitspolitische Bedeutung, weil die Arbeitstätigkeit – empirisch gut belegt – großen Einfluss auf die Gesundheit hat (vgl. Kap. 4 und 5) und weil Menschen einen beträchtlichen Teil ihrer Lebenszeit in der Erwerbsarbeit verbringen. Zukunftsforscher sprechen heute sogar davon, dass der nächste globale ökonomische Wachstumsschub nicht wie bisher durch technologische Innovationen, sondern wesentlich durch Innovationen im Gesundheitsbereich vorangetrieben wird (Nefiodow, 1999); sie würden insbesondere dazu beitragen, Produktivitätshemmnisse abzubauen, die in hohem Maße durch gesundheitliche Probleme entstehen. Aber auch der tiefgreifende Strukturwandel der Arbeitswelt mit einer zunehmenden Globalisierung von Wirtschaftsprozessen, einer Ausweitung des Dienstleistungssektors und einer Entstandardisierung von Beschäftigungsverhältnissen (durch Flexibilisierung von Arbeitszeiten und Berufsbiographien) wird die Bedeutung des Humanfaktors und damit von gesundheitlichen Fragen noch verstärken (Lenhardt & Rosenbrock, 2004). Durch die Verlagerung von früher körperlichen Arbeitsbelastungen zu heute vorwiegend psychischen Belastungen ergeben sich große Herausforderungen vor allem für psychologische Ansätze in der betrieblichen Gesundheitsförderung.

Lange Zeit standen in Deutschland die Prävention im Betrieb und der gesundheitliche Schutz von Arbeitskräften auf gesetzlichen Grundlagen, die das Hauptaugenmerk auf physikalisch-stoffliche Einwirkungen und auf Unfallgefahren legten. Das *Arbeitsschutzgesetz* basierte traditionell auf biomedizinischen Konzepten und hatte seine Schwerpunkte in Vorschriften zur Verhütung von Arbeitsunfällen und Berufskrankheiten (z.B. durch Festlegung von Grenzwerten für schädliche Einwirkungen wie Lärm), in einem betrieblichen Kontrollsystem und in technischen Maßnahmen am Arbeitsplatz. Die 1996 im Zuge der Anpassung an die Richtlinien der Europäischen Union erfolgte Novellierung des Arbeitsschutzgesetzes brachte wesentliche Erweiterungen mit sich, die den heutigen Erkenntnissen über gesundheitliche Gefährdungen in der Erwerbsarbeit besser gerecht werden. Der Arbeitsschutz wurde breiter gefasst und nahm nun auch die Verhütung von arbeitsbedingten Gesundheitsgefahren und die menschengerechte Gestaltung der Arbeit mit auf. Damit nähern sich der klassische expertenorientierte Arbeitsschutz und die neuere partizipativ orientierte betriebliche Gesundheitsförderung tendenziell einander an (Kuhn

& Kayser, 2002). Dennoch bestehen nach wie vor deutliche Unterschiede in der Konzeption und im rechtlichen Status (ebd.): Die betriebliche Gesundheitsförderung ist im Gegensatz zum gesetzlich detailliert geregelten Arbeitsschutz nur durch eine offene Rahmenvorschrift im § 20 SGB V legitimiert, die sie als ergänzende Maßnahmen zum Arbeitsschutz bestimmt. Ansonsten muss sie auf freiwillige Aktivitäten der Betriebe setzen.

Neben der *volkswirtschaftlichen Bedeutung*, die arbeitende Bevölkerung gesund zu erhalten, gibt es gewichtige *Gründe für Unternehmen und Beschäftigte*, gesundheitsförderliche Maßnahmen im Setting Betrieb zu ergreifen: Krankheitsbedingte Ausfälle von Arbeitnehmern stellen einen beträchtlichen Kostenfaktor für die Betriebe dar, daher sind hohe Fehlzeiten häufig ein Anlass für Investitionen in die betriebliche Gesundheit. Indirekt ergeben sich zudem Vorteile für die Produktivität eines Unternehmens, wenn über die Verbesserung von Arbeitsbedingungen auch die Arbeitszufriedenheit und Arbeitsmotivation der Belegschaft steigen (Bamberg, Ducki & Metz, 1998). Das Interesse der Beschäftigten an gesunden Arbeitsbedingungen müsste eigentlich sehr hoch sein, tragen sie doch nicht nur zum langfristigen Erhalt ihrer Arbeitskraft bei, sondern auch dazu, mehr Befriedigung und Lebensqualität in der beruflichen Arbeit zu erlangen. Dennoch treten bei Arbeitnehmern nicht selten materielle Interessen in Konkurrenz zu gesundheitlichen Belangen, wenn sie etwa eine zusätzliche oder höhere Vergütung durch die Leistung von Überstunden, Akkordarbeit oder Schichtarbeit anstreben.

Wie gehen nun Projekte einer betrieblichen Gesundheitsförderung in der Praxis vor? Zunächst ist es wichtig, dass Maßnahmen der Gesundheitsförderung auf den theoretischen Grundlagen der Gesundheits- und Arbeitswissenschaften aufbauen. In Einklang mit den oben beschriebenen Modellen von Pathogenese und Salutogenese sind für die Planung der Gesundheitsförderung die aktuellen Erkenntnisse über gesundheitliche Risiken, Belastungen und Ressourcen in der Arbeit zu berücksichtigen. Je nach Arbeitsbereich, Beruf, beruflichem Status und Arbeitstätigkeit zeigen sich natürlich ganz unterschiedliche Risiken und Ressourcen. Maßnahmen zur Prävention und Gesundheitsförderung werden vor allem dann erfolgreich sein, wenn sie gut an die besonderen Bedingungen eines Betriebes und seiner Beschäftigten angepasst werden.

In Anlehnung an Ducki (2003) können in Projekten der betrieblichen Gesundheitsförderung die folgenden *Phasen* und Arbeitsschritte unterschieden werden:

- *Zielfindung und Konstituierung*: Zu Beginn eines Projektes der Gesundheitsförderung sind möglichst alle relevanten Ebenen und Schlüsselpersonen eines Betriebes einzubeziehen, von der Unternehmungsleitung bis zu den Mitarbeitern, von den Experten für Arbeitssicherheit und Arbeitsmedizin bis zum Betriebsrat, und ihre Repräsentanten in einem Koordinationsgremium zu versammeln. Die Mitwirkung externer Experten der Gesundheitsförderung ist deshalb sinnvoll, weil sie den komplexen Veränderungsprozess durch eine neutrale Moderation und fachliche Beratung begleiten können. Eine Einigung zwischen den Akteuren über die groben Ziele und den Umfang der Gesundheitsförderung sollte bereits in der Anfangsphase erfolgen.

- *Analysen*: Die konkreten Ziele einer Intervention können jedoch erst nach einer genauen Analyse der gesundheitlichen Situation im Betrieb bestimmt werden. Dabei gilt es mehrere Bereiche zu untersuchen:

  1. *Welche gesundheitlichen Probleme* herrschen bei den Mitarbeitern eines Betriebes vor? In der Regel sind krankheitsbedingte Fehlzeiten der Ausgangspunkt für ein betriebliches Projekt der Gesundheitsförderung. Die epidemiologische Analyse der Art und Verteilung von Krankheiten und Beschwerden in den Abteilungen eines Betriebes kann erste Hinweise auf ihre Ursachen geben. Welche Gesundheitsprobleme (z.B. Rückenbeschwerden, Alkoholprobleme, Allergien, Stress- oder Burnoutsyndrome) herrschen in welchen Abteilungen oder bei welchen Gruppen von Arbeitnehmern vor? Eine systematische betriebliche Gesundheitsberichterstattung als Routine würde diese Aufgabe sehr erleichtern und damit die Gesundheit im Unternehmen auch strukturell verankern.

  2. Was sind die möglichen *Ursachen* der Gesundheitsprobleme im Betrieb? Welche *gesundheitlichen Risiken und Belastungen* sind in den Arbeitsbedingungen zu erkennen? Mögliche gesundheitliche Risiken können in der Arbeitsumgebung (z.B. Schadstoffe, Lärm, Hitze/Kälte), in den Arbeitszeiten (z.B. Schichtarbeit, Nachtarbeit, Überstunden), in körperlichen Belastungen (z.B. ständiges Stehen oder Sitzen, schweres Heben oder einseitige Belastungen), in psychischen Belastungen (z.B. Überforderung, Zeitdruck, hohe Verantwortung), in sozialen Belastungen und Konflikten (z.B. mit Vorgesetzten, Kollegen oder Kunden) sowie in den Rahmenbedingungen der Arbeit (z.B. unsicherer Arbeitsplatz, geringe Entlohnung,

starkes Konkurrenzklima) liegen (vgl. Ducki, 2003, Bamberg & Metz, 1998). Es gibt verschiedene Methoden, um gesundheitliche Gefährdungen am Arbeitsplatz zu erfassen; die Analyse kann sich auf erprobte Verfahren zur Arbeitsanalyse (vgl. Ducki, 1998; Dunckel, 1998) stützen, sollte aber auch die Urteile von Experten und die subjektive Sicht der Beschäftigten mit einbeziehen. Mitarbeiter können als Experten ihrer Arbeitssituation betrachtet werden und sind oft zu einer detaillierten Beschreibung der gesundheitlichen Risiken ihrer Arbeit in der Lage. Für die Ursachenanalyse ist es sinnvoll, möglichst Daten aus verschiedenen Quellen zu kombinieren (z.B. Befragungen von Mitarbeitern, Arbeitsplatzbeobachtungen und Betriebsbegehungen).

3. Welche *gesundheitlichen Ressourcen* sind am Arbeitsplatz und bei den Mitarbeitern vorhanden? In die Analyse sind organisatorische Ressourcen (z.B. Entscheidungsspielräume), soziale Ressourcen (z.B. soziale Unterstützung durch Kollegen und Vorgesetzte, gutes Teamklima) und personale Ressourcen (z.B. Kontrollüberzeugungen, Bewältigungskompetenzen, fachliche und soziale Kompetenzen) einzubeziehen sowie Ressourcen, die in der Arbeitstätigkeit selbst liegen (z.B. die Vielfalt und erlebte Sinnhaftigkeit der Aufgaben) (vgl. Ducki, 2003). Auch hierbei ist es sinnvoll, die Vorstellungen von Experten und von Mitarbeitern ergänzend zu betrachten.

4. Welche *Risikoverhaltensweisen* (z.B. Rauchen, Konsum von Alkohol und von Medikamenten, unterlassene Schutzmaßnahmen) zeigen die Mitarbeiter eines Betriebes oder einer Abteilung? Wie gehen sie mit den vorhandenen Risiken und Belastungen ihrer Arbeit um? Welches *Gesundheitsverhalten* (z.B. Ernährung, Entspannung) ist zu erkennen?

5. Aus detaillierten Informationen zu diesen vier Bereichen können konkrete *Ziele* entwickelt werden, die im Rahmen einer betrieblichen Gesundheitsförderung angegangen werden können. Für einen partizipatorischen Ansatz wäre es zentral, die Ziele für eine Veränderung gemeinsam mit den betroffenen Mitarbeitern zu entwickeln. Bei der Formulierung von Zielen einer Gesundheitsförderung ist zu bedenken, dass sie nicht nur am Abbau gesundheitlicher Probleme und Risiken der Arbeitnehmer ausgerichtet sein müssen, sondern auch positive Ziele im Auge haben können, welche die Gesundheit als Wohlbefinden und als Handlungs- und Leistungsfähigkeit fördern.

- *Interventionen*: Die Umsetzung dieser Ziele in der Interventionsphase kann sich mehr auf die systemisch-organisatorische Ebene des Betriebes oder mehr auf die personale Ebene der Mitarbeiter beziehen, idealerweise ist eine Verbindung zwischen systemischen und personalen Strategien anzustreben. Je nach den festgelegten Zielen kommen Methoden der Veränderung in Frage, die von technisch-ergonomischen oder organisatorischen Umgestaltungen, von Maßnahmen der Organisations- und Personalentwicklung über die Schulung von Führungskräften bis hin zu gesundheitlichen Weiterbildungskursen für Mitarbeiter (z.B. im Zeit- und Stressmanagement) reichen (vgl. Bamberg & Metz, 1998). Ein guter und vielfach bewährter Ansatz der Verknüpfung hierarchischer Ebenen, der stark auf die Partizipation zentraler betrieblicher Gruppen setzt, ist der *Gesundheitszirkel* (Westermeyer, 1998). In einem Gesundheitszirkel arbeiten Beschäftigte, Experten und Management unter externer Moderation zusammen, um gesundheitliche Problembereiche im Betrieb zu identifizieren, ihre Ursachen zu analysieren und Lösungsmöglichkeiten zu finden. Die Beteiligung unterschiedlicher betrieblicher Gruppen stellt sicher, dass ihre jeweiligen Sichtweisen auf die Probleme und deren Ursachen zusammen betrachtet werden können. Wenn Lösungsvorschläge im Zirkel auf einen Konsens hin entwickelt werden, dann bestehen auch realistischere Chancen ihrer Umsetzung im Betrieb. Entscheidend für den Erfolg von Maßnahmen der betrieblichen Gesundheitsförderung ist zum einen die Motivierung der betroffenen Mitarbeiter (das Projekt muss zu ihrem Interesse werden), zum anderen die Gewinnung von Management und Unternehmensleitung für ihre Ziele.
- *Evaluation*: Zur Qualitätssicherung der betrieblichen Gesundheitsförderung ist dringend zu empfehlen, die Wirksamkeit und Effizienz der Interventionen nach einer angemessenen Zeit zu überprüfen. Als Kriterien für den Erfolg können verschiedene Indikatoren herangezogen werden wie zum Beispiel die Rate der Fehlzeiten und der Fluktuation des Personals, die Arbeitszufriedenheit und das Wohlbefinden der Mitarbeiter, aber auch die Produktivität und die Qualität der Arbeitsabläufe (Ducki, 2003). Die Durchführung einer Evaluation kann auch ein Kriterium dafür sein, wie ernsthaft in einem Betrieb Veränderungen im Sinne der Gesundheit vorangetrieben werden und wie weit dabei das zusätzliche Engagement der Beschäftigten gewürdigt wird. Den Verantwortlichen muss klar sein, dass sich Fehlschläge und

leichtfertig enttäuschte Erwartungen auf alle zukünftigen Projekte negativ auswirken werden.

Obwohl sich in der betrieblichen Gesundheitsförderung in den letzten Jahren ein deutlicher Aufschwung erkennen lässt, ist ihre Verbreitung insgesamt immer noch recht begrenzt: In Deutschland verfügen heute nur etwa 15% aller mittleren und größeren Betriebe über Erfahrungen mit Gesundheitsförderung. Zudem zeigen sich immer noch deutliche Defizite in der Qualität der durchgeführten Maßnahmen (Lenhardt & Rosenbrock, 2004; Ducki, 2003): Der Großteil der umgesetzten Maßnahmen kann dem Bereich der Verhaltensprävention zugeordnet werden, sie umfassen also Angebote zur Bewegung, Ernährung und Entspannung, Programme zur individuellen Stressbewältigung, Rückenschulkurse sowie Aktivitäten zur Suchtvorbeugung (Raucherentwöhnung, Alkoholkontrolle). Bemühungen um eine langfristig wirksame Reduktion von Belastungen durch die Veränderung von organisatorischen Strukturen sind demgegenüber selten. Was weitere Qualitätskriterien der betrieblichen Gesundheitsförderung betrifft, so ist die Partizipation der betroffenen Mitarbeiter/innen immer noch wenig realisiert (nur etwa bei einem Viertel der Maßnahmen werden »einfache« Mitarbeiter beteiligt), die Evaluation von Aktivitäten zeigt deutliche Defizite (sie wird nur in etwa 40% und häufig relativ oberflächlich durchgeführt), und Projekte werden zu wenig in ein dauerhaftes System des betrieblichen Gesundheitsmanagements überführt (ebd.). Trotz dieser Schwächen zeigen empirische Studien aber auch, dass bei einer systematisch angelegten Gesundheitsförderung im Setting Betrieb gute Erfolge zu erzielen sind, insbesondere in der Reduktion von gesundheitlichen Belastungen und Beschwerden, in der Verringerung von krankheitsbedingten Fehlzeiten und in der Verbesserung des Betriebsklimas und der Mitarbeiterzufriedenheit (Lenhardt, 2003). Einen guten Überblick über aktuell laufende Projekte und Aktivitäten sowie beteiligte Betriebe gibt die Bundeszentrale der Betriebskrankenkassen, die das europäische und deutsche Netzwerk gesundheitsfördernder Betriebe koordiniert (vgl. URL: www.bkk.de).

Was kann nun die *Gesundheitspsychologie im Rahmen der betrieblichen Gesundheitsförderung* leisten? Zunächst befasst sich bereits traditionell ein Teil der Arbeitspsychologie mit der Analyse und dem Abbau von psychischen Belastungen am Arbeitsplatz; arbeitspsychologische Ansätze stellen einen wichtigen Schwerpunkt in der Gesundheitspsychologie dar. Entsprechend ausgebildete Gesundheitspsychologen/innen können als Experten für die Analyse und Veränderung von gesundheitsrelevanten Arbeitsbedingungen und von den Erlebens- und Verhaltensweisen bei Berufstätigen verstanden werden. Da in der Gesundheitsförderung in hohem Maße psychosoziale Risiken, Belastungen und Ressourcen abgebaut, verändert und gefördert werden müssen, sind psychologische Expertisen hier stark gefragt. Dabei geht es um Interventionen sowohl auf der personalen als auch auf der systemischen Ebene. Aus der hier vertretenen interdisziplinären Perspektive sind psychologische Schwerpunkte sinnvoll in den Rahmen einer multiprofessionellen Praxis der Gesundheitsförderung zu integrieren. Explizit psychologische Aufgaben liegen insbesondere in der Motivierung von Mitarbeitern und Führungskräften, in der Steuerung und Moderation von Gruppenprozessen, in der Analyse und Veränderung von Führungsstilen, in der gesundheitsbezogenen Weiterbildung und Beratung von Führungskräften und in der gesundheitsgerechten Gestaltung von Arbeitsplätzen. Gesundheitspsychologische Experten können zur gesundheitsgerechten Organisations- und Personalentwicklung ebenso beitragen wie zur Durchführung und Weiterentwicklung von Arbeitsanalysen und von Mitarbeiterbefragungen.

8.2.2 Gesundheitsförderung in der Schule

Was der Betrieb für die erwachsene Bevölkerung ist, das bedeutet in gewisser Weise die Schule für Kinder und Jugendliche: Die Schule stellt neben der Familie einen äußerst wichtigen Einfluss auf die Gesundheit dar, Kinder verbringen einen großen Teil ihrer Zeit in diesem Setting, und sie werden in ihrer Entwicklung und Sozialisation deutlich davon geprägt. Die unmittelbaren Bezugspersonen in der sozialen Welt der Schule (Lehrer, Mitschüler) und die von ihnen pädagogisch bewusst oder informell vermittelten Inhalte bestimmen die kognitive, emotionale, soziale und körperliche Entwicklung von Kindern, damit auch ihre Einstellungen zur Gesundheit. Die heranwachsende Bevölkerung ist aus präventiver Sicht eine besonders wichtige Zielgruppe der Gesundheitsförderung, die in der Schule frühzeitig und nahezu vollständig erreicht werden kann. In dieser Institution können wichtige Gesundheitsziele verfolgt werden, beispielsweise riskante Gewohnheiten erst gar nicht entstehen zu lassen, positive Motive und Einstellungen zur Gesundheit und zum Körper sowie gesunde Lebensweisen zu entwickeln.

Das Setting einer Schule bietet wie der Betrieb einen umgrenzten organisatorischen Rahmen, in dem verschiedene Zielgruppen der Gesundheitsförderung unmittelbar und langfristig erreicht werden können.

Die Bedeutung einer angemessenen Gesundheitserziehung wird inzwischen weltweit anerkannt. In Deutschland erklärte die Kultusministerkonferenz 1992 die Gesundheitserziehung als »wesentlicher Bestandteil des Bildungs- und Erziehungsauftrags der Schule« (S. 7, zitiert nach Leppin, Kolip & Hurrelmann, 1996). Die Gesundheitserziehung ist jedoch mit Bedacht kein Schulfach geworden; sofern in den Lehrplänen gesundheitsbezogene Inhalte erscheinen, sind sie auf verschiedene Fächer (Biologie, Sport oder Haushaltslehre) verteilt. Gesundheitserziehung und Gesundheitsförderung werden heute mehr als *Querschnittsaufgabe* der Schule verstanden, die nicht nur im Unterricht, sondern in vielen Aktivitäten der Institution zum Ausdruck kommen sollten. Es ist jedoch auch nicht zu übersehen, dass der bisherige Mangel an Verbindlichkeit bei gesundheitlichen Themen in der Schule dazu geführt hat, dass diese Aufgabe angesichts vieler scheinbar viel dringlicher Unterrichtsthemen, Bildungsziele und organisatorischer Zwänge oft in den Hintergrund gerät und keine personelle Verantwortung dafür besteht. Dennoch zeigt sich im Zuge der Ottawa-Charta seit den 1990er Jahren an den Schulen ein deutlicher Aufschwung in der Gesundheitsförderung: An vielen Schulen werden Projekte und Maßnahmen der Gesundheitsförderung entwickelt, umfangreiche Modellversuche zur Gesundheitsförderung im schulischen Alltag werden unter wissenschaftlicher Begleitung durchgeführt, und in vielen europäischen Ländern sind Netzwerke gesundheitsfördernder Schulen entstanden (vgl. Paulus & Barkholz, 1999).

Traditionell hat die *Gesundheitserziehung* seit den 1950er Jahren über Jahrzehnte versucht, Ziele einer Risikoprävention durch kognitive Strategien der Wissensvermittlung und durch emotionale Strategien der Abschreckung zu erreichen (Jerusalem, 2003). Im Unterricht wurden dabei Informationen über den Zusammenhang zwischen Krankheiten und riskantem Verhalten vermittelt; Jugendliche sollten gesundheitlich aufgeklärt und durch emotionale Botschaften über die Bedrohlichkeit der Konsequenzen eines Fehlverhaltens aufgerüttelt werden (z.B. durch Bilder von Raucherbeinen oder Lungenkarzinomen); beide Strategien erbrachten im Hinblick auf das tatsächliche Risikoverhalten nur enttäuschende Ergebnisse, teilweise führten sie sogar zur Verstärkung des unerwünschten Verhaltens (»Bumerang-Effekt«). Die moderne Gesundheitsförderung in der Schule geht andere Wege, obwohl sich gerade in der Institution Schule noch viele traditionelle Elemente der Wissensvermittlung erhalten haben.

Die *Gesundheitsförderung im Setting Schule* kann sich zum einen auf die Gesundheit von verschiedenen Zielgruppen konzentrieren, insbesondere auf die der Schüler/innen, aber auch auf die Gesundheit von Lehrkräften und von anderen Mitarbeiter/innen. Zum anderen kann sie sich aber auch auf das gesamte Setting beziehen und versuchen, das Organisationsziel Gesundheit in das System Schule einzuführen, gesunde Rahmenbedingungen für die Mitglieder zu schaffen und Entwicklungsprozesse des Systems einzuleiten. Beide Ansätze der Gesundheitsförderung, die mehr auf personale oder mehr auf systemische Ziele bezogenen, und entsprechende Strategien ihrer Umsetzung, lassen sich heute beobachten und werden im Folgenden in der notwendigen Kürze beschrieben (vgl. ausführlich: Jerusalem, 2003; Paulus & Barkholz, 1999).

Der *personale Ansatz* der Gesundheitserziehung und Gesundheitsförderung in der Schule setzt auf Programme, welche vor allem die Entstehung von gesundheitlich riskanten Gewohnheiten bei Kindern und Jugendlichen verhindern sollen. Sie wenden sich meist an Schüler und Schülerinnen der Sekundarstufe und zielen insbesondere darauf, den Einstieg in den regelmäßigen Konsum von Alkohol, Nikotin und Drogen zu verhindern, sind damit auch als Suchtprävention zu verstehen (Jerusalem, 1997). Im Gegensatz zur traditionellen Gesundheitserziehung durch Aufklärung und Abschreckung sehen neuere, zumeist gesundheitspsychologisch fundierte Programme das Risikoverhalten stärker in ihrem entwicklungspsychologischen Kontext; sie berücksichtigen seine psychosozialen Funktionen, nämlich damit auch soziale Anerkennung zu erhalten oder alltägliche Probleme zu bewältigen (vgl. Kap. 7.1). In der Praxis wird versucht, präventive Ziele indirekt über die Stärkung von zentralen Persönlichkeitsmerkmalen (wie z.B. Selbstwertgefühl oder Selbstwirksamkeitserwartungen) oder Lebenskompetenzen *(»life skills«)* zu erreichen (Jerusalem, 2003). In salutogenetischer Terminologie würde man sagen, diese Maßnahmen sollen personale Ressourcen der Gesundheit fördern. Zwei psychosoziale Ansätze lassen sich dabei unterscheiden:

• In einigen Programmen steht das Training von Fertigkeiten im Mittelpunkt, dem sozialen Druck durch Gleichaltrige zum Rauchen oder zum Konsum von Alkohol zu widerstehen (»*soziale Immunisierung*« oder »Standfestigkeitstraining«).

- Der Ansatz der *Lebenskompetenzförderung* zielt darüber hinaus auf die Stärkung allgemeiner personaler und sozialer Kompetenzen, wie zum Beispiel Kompetenzen zur Stressbewältigung, zum Umgang mit sozialen Konflikten, zur Übernahme von Verantwortung (ebd.). Über die Förderung der Persönlichkeitsentwicklung soll indirekt der erwünschte Effekt erreicht werden, nämlich dass Kinder besser in die Lage sind, gesundheitlich riskante Verhaltensweisen zu unterlassen.

Diese meist in den USA entwickelten psychosozialen Programme wurden bei großen Stichproben von Schülerinnen und Schülern durchgeführt und systematisch evaluiert. Beide Ansätze zeigten sich insofern als wirksam, als sie den Beginn des Rauchens zeitlich verzögern können, sie waren aber nicht in der Lage, den Tabakkonsum langfristig zu verhindern (ebd.).

In Deutschland gibt es zwar noch weit weniger Erfahrungen, aber in den letzten Jahren haben sich einige Programme etabliert, die inhaltlich auf den beschriebenen Ansätzen basieren, meist verschiedene Wirkfaktoren kombinieren und auch evaluiert wurden (vgl. Jerusalem, 2003). So zielt zum Beispiel das »Berliner Programm zur Suchtprävention in der Schule« (BESS) auf die Stärkung von Lebenskompetenzen und fördert Fähigkeiten wie körperliche Selbstwahrnehmung, Selbstbehauptung und Standfestigkeit, soziale und kommunikative Kompetenzen sowie Stressbewältigung (Mittag & Jerusalem 1999). Das Programm wurde von trainierten Lehrern in 22 Schulklassen (6.–10. Klassen) in Form von praktischen Übungen und interaktiven Unterrichtseinheiten durchgeführt. Die Ergebnisse der Evaluationsstudie zeigen, dass durch die Intervention der Alkoholkonsum der Schüler/innen kurzfristig reduziert werden konnte; diese Wirkung war bei Mädchen und bei noch nicht regelmäßigen Konsumenten stärker, hat sich jedoch langfristig (beim Follow-up nach 8 Monaten) nicht erhalten. Interessant war, dass sich personale Ressourcen wie das Selbstwertgefühl offenbar nur in den sensiblen Altersphasen (etwa mit 15/16 Jahren) als wirksame Schutzfaktoren gegenüber dem Einstieg in den Alkoholkonsum zeigen (Jerusalem, Klein-Heßling & Mittag, 2003). Auch das Rauchverhalten konnte durch das Programm positiv beeinflusst werden, wiederum vor allem bei Mädchen; der Effekt zeigte sich jedoch primär darin, dass bereits rauchende Jugendlichen wieder aufhörten, der Einstieg in den Konsum konnte kaum verhindert werden (Jerusalem, 2003).

Die Ergebnisse der Evaluation dieses und ähnlicher Programme der Gesundheitsförderung demonstrieren, wie Jerusalem (2003) resümierend feststellt, dass sie in der Lage sind, kurzfristig den Einstieg in riskante Konsumgewohnheiten zu verhindern oder zu verzögern, langfristige Effekte sind aber nur schwer zu erreichen. Als sehr wichtig für den Erfolg erwies sich die Kompetenz der Vermittler dieser Programme: Ob es nun Lehrer oder ältere Schüler sind, sie müssen unbedingt umfassend für die Durchführung dieser psychosozialen Übungen in Gruppen geschult werden. Auch das soziale Klima in den Gruppen zeigte einen wesentlichen Einfluss: Die Wirkung war größer in Klassen mit gutem Zusammenhalt und gutem Verhältnis zur Lehrerin oder zum Lehrer. Schließlich zeigten sich deutliche differentielle Effekte, insofern verschiedene Gruppen von Schülern offenbar unterschiedlich erreichbar für das Programm sind: Mädchen generell besser als Jungen; jüngere Schüler sind offenbar besser für den unspezifischen Lebenskompetenzansatz geeignet, was für einen frühzeitigeren Einsatz in der Grundschule sprechen könnte. Zudem sind natürlich in den Klassen ganz unterschiedliche Konsumerfahrungen anzutreffen. Von dieser Art von Gruppenintervention profitierten die noch wenig konsumierenden Schüler stärker; bei Jugendlichen mit bereits regelmäßigem Konsum müssen möglicherweise stärker substanzspezifisch ansetzende Programme eingesetzt werden. Jerusalem (2003) plädiert in seiner Übersicht m.E. zu Recht dafür, die Ziele dieser Programme zur Gesundheitsförderung zu überdenken; er fragt, »ob Konsumverzicht als Präventionsziel angesichts der Verbreitung des Konsums (insbesondere von Alkohol), der psychosozialen Funktionalität gesundheitsriskanter Genussmittel und der entwicklungspsychologischen Besonderheiten des Kindes- und Jugendalters realistisch ist« (S. 473).

Am *System* der Schule setzen das Konzept und die Projekte der *»Gesundheitsfördernden Schule«* an: Wesentlich von der WHO und ihrem Regionalbüro für Europa geprägt, liegen ihre Ziele vor allem darin, die Organisation Schule zu einer gesunden Institution umzubauen und Gesundheit zu einer Leitidee in der Schulentwicklung zu machen (Paulus & Barkholz, 1999).

»Eine gesundheitsfördernde Schule ist eine Schule, die Gesundheit zum Thema ihrer Schule macht. Sie hat einen Schulentwicklungsprozeß mit dem Ziel eingeleitet, ein gesundheitsförderndes Setting Schule zu schaffen, das die auf den Arbeits- und Lernplatz sowie die auf den Lebensraum Schule bezogene Gesundheit der an der Schule Beteiligten fördert.« (Paulus & Barkholz, 1999, S. 6).

Während der personale Ansatz auf spezifische Programme zur Gesundheitsförderung für verschiedene Zielgruppen in der Schule baut, setzen die WHO-Projekte und -Netzwerke mehr an Strukturen an: Der Schwerpunkt der Gesundheitsförderung liegt in enger Anlehnung an die Ottawa-Charta auf der Gestaltung des Settings Schule und damit auf den Rahmenbedingungen für die Gesundheit der dort lebenden Personen, die permanent verbessert und optimiert werden sollen. Sie orientiert sich an salutogenetischen Prinzipien und Ressourcen sowie am Konzept des Empowerment. Wenn es gelingt, Gesundheitsförderung dauerhaft in den Strukturen und in den Entwicklungsprozess einer Organisation zu implementieren, dann könnte die Nachhaltigkeit ihrer Effekte wesentlich verbessert werden. Die Gesundheitsförderung wird in diesem Ansatz nicht als standardisiertes Programm durchgeführt, sondern von den Schulen selbst nach ihren jeweiligen Bedingungen und Bedürfnissen gestaltet.

In Deutschland liefen zwischen 1990 und 2000 Modellversuche der Bund-Länder-Kommission für Bildungsplanung und Forschungsförderung (BLK), um dieses Konzept umzusetzen und Netzwerke gesundheitsfördernder Schulen aufzubauen, die sich in ihren Aktivitäten gegenseitig unterstützen sollten. Das Prinzip der *Vernetzung* ist zentral und wird auf drei Ebenen angesiedelt: Kooperation und Teamarbeit innerhalb der Schule, Vernetzung und Integration von Projekten und getrennten Arbeitsbereichen in der Schule (z.B. von Sucht- und Gewaltprävention, gesunder Ernährung und Bewegung, Verkehrserziehung, Sexualerziehung) sowie die Bildung von Netzwerken zwischen Schulen und die Kooperation von Schulen mit außerschulischen Einrichtungen der Gesundheitsförderung (Spenlen, Israel & Schmitzke, 2002). Die vom WHO-Netzwerk formulierten *Ziele der gesundheitsfördernden Schulen* reichen von der Gestaltung des schulischen Umfeldes (Gebäude, Schulhof) über Anregungen zur gesunden Lebensweise für Schüler/innen und Lehrende, die Schaffung guter sozialer Beziehungen zwischen Lehrenden, Schüler/innen und Eltern bis hin zum Initiieren von Lernprozessen und der Vermittlung von Wissen, die eine Gestaltung der persönlichen Gesundheit und den Erhalt einer gesunden Umwelt ermöglichen (Paulus & Barkholz, 1999). Auf der Grundlage dieser allgemeinen Vorgaben versuchten 29 Projektschulen aus 15 deutschen Bundesländern, die sich den Zielen dieses Netzwerkes verpflichteten, ihre eigenen Wege zu einer gesundheitsfördernden Schule zu gehen. Die Erfahrungen und Entwicklungsprozesse dieser Schulen wurden wissenschaftlich begleitet (ebd.). Es zeigte sich, dass sich die Schulen bald mit dem Konzept einer gesundheitsfördernden Schule identifizierten, mit außerschulischen Partnern kooperierten und Maßnahmen zur Verbesserung der sozialen Beziehungen in der Schule ergriffen (zwischen Schülerinnen und Schülern, innerhalb Lehrerkollegium, zwischen Lehrern und Schüler/innen). Die durchgeführten *Aktivitäten* der Schulen zeigten ein sehr breites Spektrum und lassen sich folgenden Dimensionen zuordnen (ebd.):

- Konzept: Verbreitung der Idee einer gesundheitsfördernden Schule (z.b. durch Informationsveranstaltungen in der Schule und für Eltern);
- Curriculum: Inhalte und Formen der Vermittlung von Gesundheitsthemen im Unterricht (z.b. durch Projekttage oder Projektwochen, durch Entspannungsübungen oder Kurse zur Rückenschulung, durch gesundes Schulfrühstück);
- Soziales: Verbesserung der Kommunikation zwischen den unterschiedlichen Gruppen in der Schule (z.b. durch Schulfeste und klassenübergreifende Wanderungen);
- Fort- und Weiterbildung der Lehrkräfte in Gesundheitsförderung (z.b. durch schulinterne Fortbildungen zur gesunden Schule, Zukunftswerkstätten, Entspannungsübungen oder Autogenes Training);
- Ökologie: gesundheitsgerechte Gestaltung der schulischen Umwelt (z.b. durch Projekte zur Gestaltung von Klassenraum und Schulhof; Ruheraum in der Schule);
- Kommune: Aufbau von Beziehungen und Kooperationen der Schule zu Institutionen der Gemeinde bzw. des Stadtteils (z.b. Kontakte zu Gesundheitsamt, Vernetzung mit lokaler Gesundheitskonferenz);
- Organisation: Verbesserung der Kooperation und des psychosozialen Klimas in der Schule (z.b. durch Zusammenarbeit mit anderen Arbeitskreisen der Schule);
- Akzeptanz: Verbesserung der Akzeptanz der Idee einer gesundheitsfördernden Schule bei schulischen Gruppen (z.b. durch Diskussion mit Teams von Schüler/innen oder mit dem Elternbeirat).

Derartig vielfältige Maßnahmen und komplexe Prozesse der Schulentwicklung entziehen sich weitgehend einer systematischen Evaluation; insbesondere ist es schwierig, die gesundheitlichen Folgen für die daran beteiligten Personengruppen einzuschätzen. So gewinnt man bei diesen Modellversuchen zwar den Eindruck, dass an den Schulen viele sinnvolle Maßnahmen und Projekte durchgeführt und interessante Entwicklungen angestoßen wurden; ob diese letztlich nachhaltig waren und dazu beigetragen haben, die gesundheitliche Lage der Personen in diesem Setting zu verbessern, bleibt aber eine offene Frage. Der personorientierte Ansatz der schulischen Gesundheitsförderung ist im Vergleich zum systemorientierten in seinen Zielen klarer, auch weil umgrenzter; die durchgeführten Maßnahmen und angewendeten Methoden sind weitgehend standardisiert, daher ist er insgesamt leichter zu evaluieren. Die dokumentierten Erfolge dieses Ansatzes sind bisher jedoch begrenzt auf den Einstieg in riskante Konsumgewohnheiten und ihre Effekte relativ kurzfristig. Vermutlich würden ergänzende strukturelle Maßnahmen im Setting Schule die Nachhaltigkeit dieser Programme verbessern. Es spricht also vieles dafür, auch im Setting der Schule person- und systemorientierte Ansätze der Gesundheitsförderung stärker zu verbinden.

Die Schule ist das zentrale Feld für die Prävention und Gesundheitsförderung im Kindes- und Jugendalter (Jerusalem et al., 2003). Insgesamt dominieren bis heute personenorientierte Programme, sie sind auch am intensivsten erforscht und haben wie gezeigt ihren Schwerpunkt in der Prävention des Substanzkonsums. Die Ziele einer Gesundheitsförderung im Setting Schule könnten aber weit über die Suchtprävention hinausgehen: Weitere Programme und Maßnahmen beziehen sich zum Beispiel auf die Gewaltprävention in der Schule, auf die AIDS-Prävention bei Jugendlichen, auf die Sexualerziehung, auf die Prävention von Verhaltensstörungen, auf die Förderung des Ernährungs- und Bewegungsverhaltens und auf die Förderung von Kompetenzen im Umgang mit Stresssituationen (ebd.). Aktuell zeigt sich die Tendenz, auch in der Prävention weniger auf den Abbau von spezifischen Risiken zu setzen als vielmehr auf die Förderung von personalen und sozialen Ressourcen. Damit wird die Aufmerksamkeit stärker auf unspezifische Faktoren gelenkt wie etwa auf die sozialen Beziehungen von Schülern und Lehrkräften, das soziale Klima in der Schule, das Selbstwertgefühl und Körpergefühl von Kindern und Erwachsenen sowie ihre sozialen Kompetenzen, Bewältigungsstile und ihr Kohärenzgefühl. Eine konsequentere Orientierung an einer salutogenetischen Konzeption würde sich für die Gesundheitsförderung in der Schule vermutlich als sehr produktiv erweisen, insbesondere könnten damit auch positive Gesundheitsziele systematischer einbezogen werden.

Der Beitrag der Gesundheitspsychologie in diesem Praxisfeld zeigt sich bisher vor allem in personenorientierten Programmen der Prävention, ihre Verbindung mit systemorientierten Ansätzen der

Gesundheitsförderung wäre aber sehr sinnvoll und würde langfristig vermutlich die Wirksamkeit erhöhen. Entwicklungspsychologische Konzepte haben sich als sehr wichtig für die Gestaltung von Ansätzen der Gesundheitsförderung im Kindes- und Jugendalter erwiesen, sie sind in ihrem Potential aber bei weitem noch nicht ausgeschöpft. Aus dieser Perspektive liegt es nahe, die Gesundheitsförderung im Bildungsbereich auf ein breiteres Altersspektrum zu beziehen. Auch Kindertagesstätten und Einrichtungen der Erwachsenenbildung stellen wichtige Settings für Maßnahmen der Gesundheitsförderung dar; in beiden Anwendungsbereichen müssten aber noch stärker konzeptionelle Grundlagen gelegt werden.

8.2.3 Gesundheitsförderung in der Gemeinde und Kommune

Die Lokalisierung der Gesundheitsförderung im Setting einer Gemeinde oder Kommune hat insbesondere im Kontext der WHO eine längere Tradition. »Gesundheit wird von Menschen in ihrer alltäglichen Umwelt geschaffen und gelebt: dort, wo sie spielen, lernen, arbeiten und lieben«, so formuliert es eingängig die Ottawa-Charta. Neben den Lebensbereichen von Schule und Arbeitswelt wird also auf die Bedeutung der unmittelbaren Wohnumwelt für die Gesundheit verwiesen, d.h. insbesondere auf ökologische und soziale Bedingungen. Menschen leben im Alltag in ihren Städten, Dörfern und Gemeinden, dort wird ihre Gesundheit zum wesentlichen Teil hergestellt oder gefährdet, dort arbeitet auch das Laiengesundheitssystem. Und vor Ort sind Menschen potentiell erreichbar für die Gesundheitsförderung.

Der englische Begriff der »*community*« trifft besser als die deutsche Übersetzung, was hier gemeint ist. Eine *Gemeinde* umfasst mehrere Aspekte: ein geografisch umgrenztes Gebiet, eine politische Verwaltungseinheit (Kommune), soziale und kulturelle Strukturen sowie eine erlebte Zusammengehörigkeit (Naidoo & Wills, 2003). Mit *Kommune* wird eine politisch-administrative Einheit umschrieben, die für die Verwaltung von Bürgerinnen und Bürgern und für die lokale politische Gestaltung definiert und abgegrenzt wird. Eine Gemeinde ist aber sehr viel mehr, sie ist auch ein soziales System, sie umschreibt das lokale Netzwerk von Menschen, ihre sozialen Kontakte und Beziehungen; Mitglieder einer Gemeinde haben oft auch gemeinsame Werte, Normen und Gewohnheiten, sie stellen somit auch eine Alltagskultur her. Schließlich wird mit

Gemeinde auch die psychisch-emotionale Bindung an das unmittelbare Umfeld angesprochen, ein *»sense of community«* oder – altmodisch ausgedrückt – ein Heimatgefühl.

Die Orientierung professioneller psychosozialer Arbeit an der Gemeinde (im Gegensatz zu oft entfernten Behandlungsinstitutionen) hat bereits eine längere Tradition. *Gemeindenahe Ansätze der Versorgung* wurden insbesondere bei psychischen Kranken in der Sozialpsychiatrie und Gemeindepsychologie sowie in der Sozialarbeit (Gemeinwesenarbeit) erfolgreich eingesetzt (vgl. Keupp, 1991). Das Grundprinzip lautete: Die Menschen dort erreichen und unterstützen, wo ihre Probleme entstehen und wo sie ihren Alltag leben. In Städten, Dörfern und Gemeinden findet das Alltagsleben statt, hier laufen auch jene gesundheitsbezogenen Aktivitäten, die im Konzept des Laiengesundheitssystems beschrieben wurden (vgl. Kap. 5.6). Der Bezug von Prävention und Gesundheitsförderung auf das Setting einer Gemeinde bzw. Kommune ist daher aus vielen Gründen sehr naheliegend (Trojan & Legewie, 2001).

Es gibt zudem deutliche empirische Belege dafür, dass Gesundheitsförderung in den Gemeinden möglich ist und wirksam sein kann (Winett, King & Altman; 1989; Röhrle, 2003). In den 1970er Jahren wurden große und umfangreiche Studien zur gemeindenahen Prävention insbesondere von Herz- und Kreislauferkrankungen durchgeführt. Die bekanntesten *Gemeindestudien* sind wohl die amerikanischen *»Stanford Studies«* und das finnische *»North Karelia Project«* (ebd.). Nach diesen Vorbildern wurde in Deutschland in den 1980er Jahren die »Deutsche Herz-Kreislauf-Präventionsstudie« (DHP) durchgeführt (Forschungsverbund DHP, 1998). Dabei wurden in ausgewählten Gemeinden oft über mehrere Jahre hinweg präventive Interventionen durchgeführt, typischerweise Kampagnen zur Verbreitung von Präventionsbotschaften in den Massenmedien, ein Screening von Risikofaktoren in der Bevölkerung, die ärztliche Behandlung von Risikofaktoren bzw. diverse Strategien zur Verhaltensänderung in Risikogruppen sowie die Aktivierung von Gruppen und Multiplikatoren (z.B. Ärzte, Apotheker, Lehrer) in der Gemeinde (ebd.; Winett et al., 1989). Die Ergebnisse dieser Studien zeigen insgesamt, dass in den meisten Gemeinden im Vergleich zu den Kontrollgemeinden wichtige Risikofaktoren reduziert werden konnten, wobei für die erfolgreiche Änderung eines Risikoverhaltens in der Regel intensive Beratungen erforderlich waren, dass aber das Hauptziel der Studien, die Mortalität von Herz-/Kreislauferkrankungen zu senken, nur in wenigen Fällen (Finnland) erreicht werden konnte (ebd.). Im Gegensatz zu den stark medizinisch geprägten Maßnahmen in der DHP-Studie erwies sich die in Deutschland seit den 1980er Jahren verfolgte Strategie einer gemeindenahen und auf Zielgruppen bezogenen *AIDS-Prävention* als sehr erfolgreich: »Über 70% der Menschen aus den hauptsächlich betroffenen Gruppen haben ihr Verhalten zeitstabil auf Risikovermeidung umgestellt.« (Rosenbrock & Gerlinger, 2004, S. 77) Diese nicht-medizinische und sowohl verhältnis- als auch verhaltensorientierte Strategie der Prävention basiert auf der staatlichen Förderung von Selbsthilfeorganisationen (AIDS-Hilfen) und auf zielgruppenspezifischen AIDS-Projekten. Die Präventionsmaßnahmen zeichnen sich dadurch aus, dass sie Lebensweisen und Milieus der Zielgruppen respektieren, ihre Selbsthilfepotentiale insbesondere zur persönlichen Beratung und Kommunikation nutzen, über Gesundheitsgefahren und Vermeidungsmöglichkeiten aufklären und sexuelles Schutzverhalten durch soziale Normen zu etablieren versuchen (ebd.).

Im kommunalen Bereich finden sich jedoch nur in beschränktem Maße *professionelle Strukturen*, die für die gemeindenahe Prävention nutzbar sind. Zu den Aufgaben der Gesundheitsämter bzw. des *öffentlichen Gesundheitsdienstes* (ÖGD) gehören auch die Gesundheitspflege und die Prävention, neben vielen anderen Funktionen der gesundheitlichen Kontrolle und Aufsicht. Die personelle und finanzielle Ausstattung ist jedoch für diese Aufgabe viel zu gering und verhindert trotz erkennbarer Bereitschaft, dass sie im erforderlichen Umfang wahrgenommen werden kann (Trojan, 1999; Waller, 2002). Daneben sind als wichtige *Akteure* für die Prävention und Gesundheitsförderung in der Kommune natürlich die Bürger und Bürgerinnen selbst zu nennen sowie die von ihnen getragenen Initiativen (wie z.B. Selbsthilfegruppen, Bürgerinitiativen). Wesentliche Beiträge könnten in der Gemeinde aber auch von Krankenkassen, niedergelassenen Ärzten, Apotheken und Krankenhäuser sowie von Einrichtungen des Bildungs- und Sozialwesens (Schulen, Jugendhilfe, Volkshochschule) geleistet werden, nur liegen ihre Ziele schwerpunktmäßig in anderen Bereichen. Natürlich spielen auch die Politik und Verwaltung einer Kommune eine wichtige Rolle für die Gesunderhaltung der Bevölkerung, sie müssen aber für die gemeindeorientierte Gesundheitsförderung noch stärker aktiviert und einbezogen werden.

Die Gesundheitsförderung im Setting einer Gemeinde spielte in der Nachfolge der Ottawa-Charta eine ganz wesentliche Rolle. Das bereits 1986 von der WHO initiierte *Projekt »gesunde Städte« (»healthy cities«)* kann als Prototyp eines Settingansatzes verstanden werden (Trojan, 1999). Die Konzentration der Gesundheitsförderung auf Städte ist darin begründet, dass zunehmend mehr Menschen in städtischen Räumen leben und hier besonders hohe gesundheitliche Gefährdungen auftreten. In Europa gibt es inzwischen etwa 1100 Städte, die ihre Mitgliedschaft im Gesunde-Städte-Netzwerk erklärt haben, in Deutschland sind es mehr als 50 Kommunen. Die Ziele und Erfahrungen dieses bis heute laufenden Projektes werden uns nun näher beschäftigen.

Das Gesunde-Städte-Projekt zielt darauf ab, erstens der Gesundheit in der kommunalen Politik einen größeren Stellenwert zu verschaffen, zweitens Strategien zu entwickeln, wie im städtischen Bereich die Gesundheit gefördert werden kann, und drittens die Menschen zu unterstützen, die sich für Gesundheit in ihrer Stadt engagieren (Trojan & Legewie, 2001). Die WHO konnte dazu als international agierende Organisation nur allgemeine Grundsätze formulieren sowie Anstöße und organisatorische Unterstützung geben, die eigentliche Arbeit musste im lokalen Bereich geleistet werden. Die Mitgliedsstädte verpflichten sich, auf der Grundlage der WHO-Ziele intersektorale Konzepte der Gesundheitsförderung für ihre Stadt zu entwickeln und umzusetzen, Mittel dafür bereitzustellen, regelmäßig über Fortschritte zu berichten und sich mit den anderen Städten des Netzwerkes auszutauschen. Die Städte können dabei eigene Schwerpunkte in der Gesundheitsförderung setzen, sich etwa auf die Zielgruppe der Kinder oder der Älteren konzentrieren. Sie ergriffen zum Beispiel Maßnahmen, um die städtische Umwelt sauberer, sicherer und ökologisch ausgewogen zu machen (z.B. durch Verkehrs- und Grünraumplanung), um Gesundheitshilfen speziell für sozial benachteiligte Bevölkerungsgruppen aufzubauen oder um gesundheitlichen Belangen in der städtischen Politik in allen Sektoren einen größeren Stellenwert einzuräumen. Die Städte bauten häufig organisatorische Strukturen auf (Gesunde-Städte-Büros) und fassten politische Grundsatzbeschlüsse, um die Schwerpunkte ihrer Gesunde-Städte-Arbeit zu definieren und konkrete Maßnahmen einzuleiten (vgl. Waller, 2002). Die inzwischen durchgeführte Evaluation zeigt, dass die einzelnen Städte sehr unterschiedliche Entwicklungen nahmen. Die meisten Städte sind inzwischen über das Stadium einzelner Praxis-Projekte hinausgekommen, sie haben strukturelle Entwicklungen eingeleitet, die zum Aufbau von Kooperationsnetzwerken und zu Formen intersektoraler Zusammenarbeit führten. Damit ist eine gewisse Nachhaltigkeit der Maßnahmen der Gesundheitsförderung zu erwarten, die jedoch nur in wenigen Städten so weit ging, dass die Gesunde-Städte-Idee den politischen Diskurs bestimmte und gesundheitsrelevante Politikbereiche einer Stadt durchdrang (Trojan & Legewie, 2001). Als Hauptprobleme wurden identifiziert, dass die Städte erstens zu wenig systematische Gesundheitsplanung betreiben, dass es zweitens in den städtischen Behörden häufig an »sozialem Unternehmergeist« und an Innovationsbereitschaft fehlte und dass drittens vielfach auf isolierte Projekte gesetzt wurde, die, wenn sie einmal beendet waren, oft wenig Spuren hinterließen (ebd.). Bei der Evaluation dieses komplexen Projektverbundes ist man bisher jedoch noch nicht in der Lage gewesen, positive Effekte an Indikatoren des Gesundheitszustandes der Bevölkerung zu messen (ebd.).

Diese Erfahrungen zeigen, dass für die nachhaltige Umsetzung der Gesundheitsförderung im Setting einer Gemeinde sowohl strukturell-politische Entwicklungen als auch engagierte Akteure unter den politisch und professionell Verantwortlichen sowie in der betroffenen Bevölkerung notwendig sind. Es müssen Prozesse eingeleitet werden, die zu Entscheidungen für eine gesundheitsförderliche Kommunalpolitik und zu organisatorischen Strukturen führen und die gleichzeitig die betroffenen und engagierten Bevölkerungsgruppen an der Entwicklung beteiligen. Nach Trojan und Legewie (2001) haben sich folgende Ansätze und Methoden für die Umsetzung der kommunalen Gesundheitsförderung als besonders wichtig erwiesen:

• lokale Gesundheitsberichterstattung,
• Organisationsentwicklung und Netzwerkbildung,
• Kommunikation und Dialoge,
• Mediation, Kooperations- und Konfliktmanagement,
• Gemeinwesenentwicklung,
• Selbsthilfe- und Netzwerkförderung,
• Befähigen, Kompetenzentwicklung und Empowerment.

Ich werde auf drei dieser Strategien etwas näher eingehen:

Für die Planung von Maßnahmen der Gesundheitsförderung in einer Kommune stellt *erstens* die systematische *lokale Gesundheitsberichterstattung* ein zentrales Instrument dar (Trojan, 1999). In Anlehnung an Rosenbrock und Gerlinger (2004) können vier Bereiche unterschieden werden, in denen die Kommune Informationen als Grundlage einer Gesundheitsförderung sammeln sollte:

• gesundheitliche Belastungen und Ressourcen in der Bevölkerung,
• Art, Häufigkeit und Verteilung von Krankheiten in der Bevölkerung,

- gesundheitsbezogene Institutionen, ihre Ausstattung und Leistungen,
- Verlauf und Ergebnis von Maßnahmen zur Prävention und Gesundheitsförderung.

Aus dem Überblick über die Art und Verteilung der Gesundheitsprobleme in einer Gemeinde, über ihre möglichen Ursachen sowie über bereits vorhandene Einrichtungen und professionelle Leistungen können *Gesundheitsziele* für die Prävention und Gesundheitsförderung in diesem Setting formuliert und Zielgruppen für Maßnahmen gewählt werden. »Gesundheitsziele sind auf die Verbesserung der Individual- und Bevölkerungsgesundheit ausgerichtet. Sie sollen

- Leitlinien der Politik konkretisieren,
- hinreichend konkret formuliert werden, damit sie das Handeln anleiten können,
- ergebnisorientiert sein,
- mit quantitativ bewertbaren Erfolgskriterien verknüpft werden,
- die zur Zielerreichung notwendige Ausstattung und Leistungen der gesundheitsbezogenen Institutionen benennen (...),
- kontrollierbar sein und kontrolliert werden« (Rosenbrock & Gerlinger, 2004, S. 52).

Eine kontinuierliche und systematische Gesundheitsberichterstattung sowie eine explizite Orientierung der kommunalen Gesundheitspolitik an Gesundheitszielen ist allerdings bisher noch weitgehend die Ausnahme.

Ein zentraler Ansatz der Gesundheitsförderung im kommunalen Raum ist *zweitens* die *Selbsthilfe- und Netzwerkförderung* (Trojan, 1999). Selbsthilfeinitiativen haben seit längerer Zeit und inzwischen unbestritten eine zentrale praktische und versorgungspolitische Bedeutung für den Umgang mit (chronischen) Krankheiten gewonnen. Sie spielen aber auch im Bereich der gemeindenahen Prävention und Gesundheitsförderung eine wesentliche Rolle, weil sie wichtige Formen der Partizipation und Bürgerbeteiligung herstellen. Die Ottawa-Charta spricht mit Gemeinschaftsaktionen genau diese Handlungsebene der Gesundheitsförderung an. In den Gesunde-Städte-Projekten haben Selbsthilfeinitiativen oft eine tragende Rolle im lokalen Entwicklungsprozess. In vielen Kommunen haben sich heute Kontakt- und Informationsstellen für Selbsthilfegruppen zu einen wichtigen Instrument der lokalen Gesundheitspolitik entwickelt, sie sind inzwischen breit etabliert. Ihre Aufgabe ist es, die Selbsthilfegruppen zu beraten und zu unterstützen, bei ihrer Gründung zu helfen und zu vermitteln, ihnen Geld und Sachmittel (z.b. Räume) zur Verfügung zu stellen und die Selbsthilfeförderung in der Kommune auch politisch zu stützen.

Soziale Netzwerke stellen – wie wir bereits in Kapitel 4, 5 und 6 gesehen haben – eine Grundlage für die soziale Unterstützung von Individuen in Belastungssituationen dar. Sie stellen zudem eine Voraussetzung für soziale Aktionen dar, die im kommunalen Bereich einen größeren Stellenwert haben. So engagieren sich viele Bürgerinnen und Bürger in ihrem Stadtteil, beispielsweise für die Verkehrsberuhigung, für adäquate Spielmöglichkeiten für ihre Kinder oder gegen lokale Umweltgefährdungen wie z.B. Verkehrslärm, Unfallgefahren oder Schadstoffe in der Luft. Es ist daher unter gesundheitlichen Aspekten sinnvoll, zur Ermöglichung sozialer Teilhabe und als Gegengewicht zu gesellschaftlichen Individualisierungsprozessen gerade auf lokaler Ebene *soziale Netzwerke zu fördern*. »Netzwerkförderung versucht – als unspezifischer Ansatz der Gesundheitsförderung und Prävention – soziale Netzwerke auf lokaler Ebene zu stärken und zu unterstützen« (Trojan, 1999, S. 95). Damit sind zunächst primäre Netzwerke angesprochen, zu ihnen gehören die Familienmitglieder, Verwandte, Nachbarn und Freunde. Als sekundäre Netzwerke werden selbst organisierte soziale Zusammenschlüsse verstanden. Als tertiäre Netzwerke werden professionelle Unterstützungssysteme bezeichnet (ebd.). Professionelle Strategien und Fähigkeiten zur Vernetzung und zur Netzwerkbildung in der Bevölkerung gehören daher zu den Schlüsselqualifikationen gerade für die gemeindeorientierte Gesundheitsförderung.

Eng damit zusammen hängt *drittens* ein heute viel zitierter Ansatz professionellen Handelns, der mit dem englischen Begriff des »*Empowerment*« auch Eingang in die Ottawa-Charta gefunden hat: Menschen sollen ein »höheres Maß an Selbstbestimmung über ihre Lebensumstände« erlangen und dadurch »zur Stärkung ihrer Gesundheit befähigt« werden. Der Gedanke des Empowerment wurde bereits früh im Kontext von gemeindepsychologischen Ansätzen formuliert (Rappaport, 1981) und ist dann als professioneller Ansatz, ja als professionelle Grundhaltung, aufgegriffen worden (Stark, 1996; Keupp, 1991). Er steht für das Ziel professioneller Arbeit, Menschen in die Lage zu versetzen, selbst ihre (gesundheitlichen) Belange in die Hand zu nehmen. Empowerment bedeutet »einen Prozess, durch den Menschen mehr Kontrolle über ihr Leben erlangen, demokratisch am Leben ihrer Gemeinde teilhaben (…) und ihre Umwelt kritisch verstehen« (Perkins & Zimmerman, 1995, S. 570). Um Empowermentprozesse zu ermöglichen, müssen Professionelle die Kompetenzen und Ressourcen von Menschen wahrnehmen und weiter entwickeln, ihren »Eigensinn« respektieren, ihre Lebenswelten berücksichtigen, Ziele für die Gesundheit gemeinsam mit ihnen entwickeln und verschiedene Wege zur Gesundheit zulassen. Diese professionelle Haltung ergibt sich nahtlos aus dem bereits vorgestellten Subjektansatz (vgl. Kap. 5.6). Sie steht jedoch in deutlichem Gegensatz zu einem paternalistisch-helfenden Ansatz, bei dem – oft gut gemeint – Menschen geholfen werden soll, denen als Laien vorwiegend Defizite in Wissen und Kompetenzen unterstellt werden, denen Ziele eher vorgeben werden und bei denen Experten das Prinzip des Handelns für sie übernehmen; der Professionelle übernimmt über seine Helferrolle die Kontrolle und nimmt sie dabei dem Klienten weitgehend aus der Hand.

Im Prinzip könnte die Gesundheitsförderung in der Gemeinde einen sehr wichtigen Beitrag zur Gesunderhaltung der Bevölkerung leisten, auch weil sie viele Menschen in einem gesundheitlich sensiblen Bereich erreichen kann. Das Setting der Kommune ist allerdings weniger umgrenzt und überschaubar als etwa die Schule oder der Betrieb; und es ist schwieriger, Menschen in ihrem unmittelbaren privaten Wohn- und Lebensraum für professionelle Ansätze zu erreichen und zu motivieren. Umso wichtiger ist es, Projekte der Gesundheitsförderung mit der subjektiven und sozialen Lage der Menschen abzustimmen und ihre Beteiligung in allen Phasen sicherzustellen. Strukturelle und politische Ansätze haben sich gerade in Kommunen als sinnvoll und notwendig erwiesen. Sie reichen jedoch allein nicht aus, weil sie oft zu unspezifisch für die Veränderung gesundheitlicher Probleme sind. Bisher scheinen zu wenig systematisch die Gesundheitsziele in der Gemeinde definiert und evaluiert worden zu sein, und die professionellen Ansätze wurden zu wenig spezifisch auf lokale Zielgruppen zugeschnitten.

Die Beiträge der Gesundheitspsychologie zu einer multiprofessionell organisierten Gesundheitsförderung in der Gemeinde könnten vor allem in der Analyse gesundheitlicher Bedürfnisse, in der Motivierung von Zielgruppen und in der Umsetzung psychischer und sozialer Veränderungsziele liegen. Die gemeindepsychologische Tradition kann wesentliche Anregungen dazu geben, weil sie bereits seit längerer Zeit mit dafür zentralen Konzepten wie Lebenswelt, soziales Netzwerk oder Empowerment arbeitet und zudem beträchtliche Erfahrungen in der gemeindenahen Praxis hat.

8.3 Gesundheitsförderung durch Gesundheitsberatung

Nach einem Ansatz der Gesundheitsförderung, der sich auf soziale und ökologische Umwelten konzentriert und überwiegend strukturelle Veränderung anstrebt, soll uns nun ein Praxisansatz beschäftigen, der sich explizit auf die personale Ebene bezieht und mit primär psychologischen Methoden arbeitet. Mit der Gesundheitsberatung wird ein Beispiel für eine *subjektorientierte Gesundheitsförderung* (vgl. Faltermaier, 1999) gewählt, weil daran gut die Umsetzung eines salutogenetisch orientierten Konzeptes gezeigt werden kann, weil sie eine Schlüsselqualifikation für professionelles Handeln in der Gesundheitsförderung und ein gesundheitspsychologisches Praxisfeld mit großem Entwicklungspotential darstellt. Subjektorientierung in der Gesundheitsförderung bedeutet für das professionelle Handeln (ebd.),

- sich explizit an einem ganzheitlichen, positiven und dynamischen Gesundheitsbegriff zu orientieren,
- Adressaten als Subjekte zu verstehen, die über eigenständige Gesundheitsvorstellungen und Handlungskompetenzen verfügen und aktiv in den Veränderungsprozess einbezogen werden können,
- sich neben dem Abbau von gesundheitlichen Risiken besonders auf die Förderung von salutogenen Ressourcen zu konzentrieren,
- dabei lebensweltliche Zusammenhänge und biographische Kontexte zu berücksichtigen.

So wie die Gesundheitsberatung bisher praktiziert wird, ist sie jedoch nicht nur sehr unklar bestimmt, sondern stellt auch ein diffuses Praxisfeld mit heterogenen Inhalten und Methoden dar. Unter Gesundheitsberatung findet man vieles und von ganz unterschiedlicher Qualität: So werden darunter zum Beispiel ärztliche Anweisungen und Belehrungen, fragwürdige esoterische Angebote, aber auch seriöse und beraterisch qualifizierte Ansätze geführt.

Welcher *Bedarf* besteht für eine Gesundheitsberatung im Rahmen der Gesundheitsförderung? Wenn Gesundheit gefördert werden kann, indem Menschen riskante Lebensstile verändern, psychische Belastungen in ihrem Leben abbauen oder besser bewältigen lernen, personale und soziale Ressourcen stärken und damit zu einer insgesamt gesünderen Lebensweise finden, dann bedarf es dafür *auch* professionelle Ansätze einer *»face-to-face«*-Beratung. Wir haben gesehen, dass weder Strategien der Wissensvermittlung und Aufklärung noch Strategien der strukturellen Änderung von Lebensverhältnissen ausreichen, um dauerhafte Veränderungen in entscheidenden Aspekten des Lebensstils vorzunehmen. Das Beispiel der AIDS-Prävention (Kap. 8.2.3) zeigt, dass ein Ansatz, der die Förderung kollektiver Selbsthilfe mit intensiven Beratungen kombiniert, sehr erfolgreich sein kann. Die vielen vergeblichen Versuche, unter professioneller Anleitung riskante Verhaltensweisen wie Rauchen, falsche Ernährung oder übermäßigen Alkoholkonsum langfristig zu verändern, zeigen ein anderes Problem: Die Konzentration auf ein isoliertes Risikoverhalten und auf Interventionen, die nur kognitive Impulse oder Übungen einsetzen, scheint nicht ausreichend, um eine nachhaltige Veränderung des Verhaltens zu erreichen. Menschen orientieren sich in der Regel im Alltag nicht primär an einzelnen gesundheitlich empfohlenen Verhaltensweisen; sie haben in ihrem Leben eine Vielzahl von Anforderungen zu meistern, verfolgen eine Vielzahl von Lebenszielen und sehen ihre Gesundheit selbst von vielen Kräften beeinflusst. Handlungen, die bewusst auf die Gesundheit gerichtet sind, erfordern eine besondere Motivation und müssen – um zu Routine zu werden – in die bisherige Lebensweise und Lebenssituation eingepasst werden. Schließlich bestehen unter Patienten und Verbrauchern heute erhebliche Orientierungsprobleme im Dschungel privater und öffentlicher Gesundheitsangebote; diese Schwierigkeiten wurden inzwischen erkannt und haben zu Bemühungen und bundesweiten Modellversuchen geführt, die Konsumenten dieser Leistungen durch Ansätze einer Patienten- und Verbraucherberatung zu stärken (Reibnitz, Schnabel & Hurrelmann, 2001).

Gesundheitsberatung verstehe ich in diesem Rahmen als eine professionelle Beratung, die sich auf Gesundheitsthemen und Gesundheitsprobleme bezieht und das Ziel hat, über psychologische und soziale Veränderungsmethoden Krankheiten zu verhindern, Gesundheit zu fördern und die Bewältigung einer Krankheit zu unterstützen (Faltermaier, 2004c). Ich werde sie im Folgenden näher bestimmen, indem ich ihre Ziele, zugrunde liegende Konzepte und Interventionsmethoden sowie ihre möglichen Zielgruppen und Rahmenbedingungen beschreibe.

Nach dieser allgemeinen Definition kann eine Gesundheitsberatung drei *Ziele* verfolgen:

• die psychosoziale Prävention durch den Abbau gesundheitlicher Risiken im individuellen Verhalten und in den lebensweltlichen Verhältnissen,

- die Förderung von Gesundheit durch die Stärkung salutogener Ressourcen auf einer personalen, sozialen, körperlichen und lebensweltlichen Ebene sowie durch die Förderung gesunder Lebensweisen,
- die psychosoziale Unterstützung von akut oder chronisch kranken Menschen und Patienten bei der Bewältigung von krankheitsbedingten Belastungen, im Umgang mit den Folgen einer Krankheit, bei der Änderung von riskanten Verhaltens- und Lebensweisen sowie bei der angemessenen Nutzung professioneller Angebote.

Wie in den vorangegangenen Kapitel 4, 5 und 6 dargestellt, können eine Reihe von *theoretischen Konstrukten* herangezogen werden, die auch die Gesundheitsberatung wissenschaftlich fundieren können. Das Risikokonzept lenkt die Aufmerksamkeit auf den Abbau gesundheitlicher Risiken in der Lebensweise, in Form von psychosozialen Belastungen, persönlichen Merkmalen und des riskanten Umgangs mit dem Körper. Die Salutogenese erfordert den Aufbau und die Förderung stabiler und vielfältiger Gesundheitsressourcen: die Stärkung von Bewältigungskompetenzen, die Förderung von sozialen Netzwerken und Unterstützungssystemen, die Entwicklung protektiver Persönlichkeitsmerkmale (wie z.B. Selbstwertgefühl, Kontroll- und Kompetenzüberzeugungen oder Identität) und die Stärkung von körperlichen Ressourcen (wie z.B. körperlicher Fitness, Körpergefühl oder Immunkompetenz). Damit soll insgesamt das Kohärenzgefühl stabilisiert oder verbessert werden. Der Subjektansatz setzt insbesondere auf den Einbezug der alltäglichen Vorstellungen über Gesundheit und Krankheit (vgl. Faltermaier, 2003), auf die Berücksichtigung des alltäglichen Gesundheitshandelns, der Lebensweise und des Laiensystems, sowie auf die Möglichkeiten jedes Menschen, das Verhältnis von gesundheitlichen Ressourcen und Risiken im Leben zu optimieren. Aus einer lebensweltlichen und biographischen Perspektive der Gesundheitsförderung ergibt sich schließlich die Notwendigkeit, bei allen gesundheitlichen Fragen auch die Lebenswelt und soziale Situation einer Person einzubeziehen und Gesundheit auch im Kontext ihrer Lebenssituation, Lebensphase und ihrer biographischen Erfahrungen zu thematisieren.

In diesem allgemeinen konzeptionellen Rahmen kann sich eine Gesundheitsberatung inhaltlich bewegen. Eine effektive Beratung muss sich immer auf das spezifische Anliegen eines Klienten beziehen und seine subjektive Problemdefinition zum Ausgangspunkt für den Beratungsprozess nehmen. Sie muss *Interventionsmethoden* wählen, die dazu in der Lage sind, Menschen zur Übernahme von Verantwortung für den Veränderungsprozess zu motivieren. Die Vermittlung von Expertenwissen zu gesundheitlichen Fragen ist nicht das primäre Anliegen dieser Art von Beratung, kann aber in ihren Kontext integriert sein. In der Gesundheitsberatung geht es vor allem um gesundheitsbezogene Einstellungen und Einsichten, um die Veränderung von Verhaltensweisen, Bewältigungsstilen, Lebensweisen und Lebenszielen sowie um die damit zusammenhängenden psychischen und sozialen Probleme. Es gibt heute eine Vielzahl von Ansätzen einer psychologischen, sozialen oder pädagogischen Beratung mit ihren dazugehörigen Methoden und Techniken, die sich bewährt haben und die potentiell geeignet sind, um auch diese gesundheitlichen Anliegen zu transportieren (vgl. Nestmann, Engel & Sickendiek, 2004). Als methodische Grundlagen für eine Gesundheitsberatung kommen vor allem klientenzentrierte, systemische, biographische, verhaltensorientierte und ressourcenorientierte Beratungsansätze in Frage (ebd.). Diese können genutzt werden, um auf der Basis einer stabilen Berater-Klienten-Beziehung die Gesundheitsprobleme zu bearbeiten und Prozesse der personalen und sozialen Veränderung in gesundheitlichen Zielen (vgl. oben) zu unterstützen. Die Unterschiede zwischen psychologischer Beratung und Gesundheitsberatung ergeben sich aus den Zielsetzungen, nicht unbedingt aus dem methodischen Vorgehen. Der Unterschied zur (Psycho-)Therapie muss besonders betont werden, denn es geht in der psychosozialen Beratung immer um psychische oder soziale Probleme oder um Gesundheitsprobleme, die keine schwerwiegenden Störungen oder Krankheiten darstellen.

Um das Praxisfeld etwas anschaulicher zu machen, sollen nun einige mögliche *Zielgruppen* einer Gesundheitsberatung kurz beschrieben werden (vgl. Faltermaier, 2004c). Gesundheitsberatung kann sich mit der Zielsetzung der Förderung von Gesundheit sowohl an gesunde als auch an kranke Menschen wenden, sie kann präventiv oder auch rehabilitativ ausgerichtet sein:

• Gesunde Menschen mit vorhandener Gesundheitsmotivation: Sie weisen noch keine erkennbaren gesundheitlichen Probleme auf, möchten aber vorsorgend etwas für ihre Gesundheit tun. Die professionelle Beratung könnte ihnen helfen, einen für sie sinnvollen, gangbaren und nachhaltigen Weg zur Gesundheit zu finden, aber auch aus den vielen Angeboten zur Gesundheitsförderung für sie passende und seriöse auszuwählen.

- Gesunde Menschen in spezifischen Lebensphasen: Die Gesundheitsberatung kann sich an Personen in verschiedenen Alters- oder Übergangsphasen richten, zum Beispiel an ältere Menschen nach dem Eintritt in den beruflichen Ruhestand, nach dem Verlust des Partners oder als pflegende Angehörige, an Erwachsene in der Elternschaft, in einer beruflichen Überlastungsphase oder in einer Krise, in der Lebensmitte oder im Klimakterium. Die Beratung hat das Ziel, gesundheitliche Themen im Zusammenhang mit den besonderen Problemen dieser Lebensphase zu bearbeiten.

- Gesunde Menschen mit spezifischen Gesundheitsproblemen und Beschwerden (wie z. B. Stressbeschwerden, häufige Kopfschmerzen oder Rückenbeschwerden, Übergewicht), die aber nach ärztlicher Abklärung keine Symptome einer akuten Krankheit darstellen: Das subjektiv wahrgenommene Gesundheitsproblem kann Anlass und Ausgangsmotivation sein für eine intensivere Auseinandersetzung mit der eigenen Gesundheit. Die professionelle Beratung hätte die Aufgabe, mögliche psychosoziale Ursachen dieser Probleme abzuklären, aber auch die Motivation breit zu nutzen, um die persönliche gesundheitliche Situation in Zusammenhang mit der Lebenssituation und Lebensweise des Klienten zu explorieren und gegebenenfalls Veränderungsprozesse anzustoßen.

- Gesunde Menschen mit Risikofaktoren und -verhalten: Die Ausgangsmotivation sind hier keine Beschwerden, sondern ein wahrgenommenes gesundheitliches Risiko, das entweder fachlich festgestellt oder subjektiv als schwerwiegend eingeschätzt wurde. Es geht dabei typischerweise um verhaltensbedingte Risiken wie zum Beispiel Rauchen, Übergewicht, ungesunde Ernährung, Bewegungsmangel oder Stress, aber auch um somatische Risikofaktoren wie zum Beispiel hoher Blutdruck oder erhöhtes Cholesterin. Die Beratung hätte die Aufgabe, das Risiko im Kontext mit der gesamten gesundheitlichen Situation (anderen Risiken, aber auch Ressourcen) zu reflektieren und Zusammenhänge mit der Lebensweise und Lebenssituation des Klienten zu thematisieren. Daraus werden sich dann mögliche Ziele für eine Veränderung ergeben.

- Akut erkrankte Menschen in Rehabilitationsphase: Die gesundheitliche Motivation ergibt sich aus einer schweren Krankheit wie einem Herzinfarkt, einer Bandscheibenoperation oder einer medizinisch erfolgreich behandelten Krebserkrankung. Die Beratung wird nach der medizinischen Akutbehandlung um die

Frage gehen, welche persönlichen Konsequenzen sich aus diesem Einschnitt für den zukünftigen Umgang mit Gesundheit ergeben. Dabei müssen die (krisenhaft) erlebte Krankheit und die ausgelösten Gefühle thematisiert werden; eine wesentliche Rolle wird aber auch die veränderte Bedeutung von Gesundheit einnehmen und die Frage, welche Konsequenzen für die zukünftige Lebensweise gezogen werden können.

• Chronisch kranke Menschen: Sie müssen lernen, mit einer chronischen Krankheit wie zum Beispiel Diabetes, Rheuma, Schlaganfall oder Multipler Sklerose zu leben, dabei die Krankheit und ihre Folgen zu verstehen, die damit verbundenen Einschränkungen zu akzeptieren, eine angemessene Einstellung zu den notwendigen Behandlungsmaßnahmen und den beteiligten Professionellen zu finden. Eine Gesundheitsberatung kann sie dabei unterstützen, auch indem sie das notwendige Wissen über die Krankheit und ihre Behandlung im Sinn einer klassischen Patientenberatung vermittelt. In der Beratung wird es aber um mehr gehen müssen, nämlich auch darum, die mit der Krankheit verbundenen schmerzlichen Verluste und psychischen Belastungen zu verarbeiten sowie das Selbstbild, den Lebensstil, die Lebensperspektiven und das soziale Netzwerk an die neue Situation anzupassen. Die Gesundheitsberatung wird Klienten möglicherweise emotional stützen müssen, sie wird aber auch in einem Prozess des Empowerment dazu beitragen können, dass sie in einer radikal veränderten Realität neue Perspektiven aufbauen, die Fähigkeiten zur Selbsthilfe stärken und soziale Unterstützungen aktivieren.

Eine Gesundheitsberatung in der hier skizzierten Form ist bisher allenfalls in rudimentärer Form verwirklicht, sie stellt also in vieler Hinsicht noch eine Zukunftsperspektive dar. Dennoch könnte gerade die Beratung in Ergänzung zum Settingansatz, zu gruppenbezogenen Programmen und zu gesundheitspolitischen Ansätzen einen wichtigen Beitrag zur personalen Gesundheitsförderung leisten. Beratungsangebote dieser Art könnten im Kontext verschiedener Institutionen laufen, an denen die oben genannten Zielgruppen erreicht werden können. Das können gemeindenahe Gesundheitszentren sein oder kommunale Einrichtungen der Patienten- und Verbraucherberatung; das könnten aber auch traditionelle Institutionen des Gesundheitswesens sein wie zum Beispiel ärztliche Gemeinschaftspraxen, stationäre und ambulante Rehabilitationseinrichtungen (vgl. Bengel & Herwig 2003) oder Krankenkassen; darüber hinaus könnte Gesundheitsberatung aber auch in Institutionen des Bildungssystems und der Arbeitswelt eine wichtige Rolle spielen (z.b. in Volkshochschulen, Schulen oder Betrieben).

Die Gesundheitsberatung findet normalerweise in Form einer Einzelberatung statt, sie kann sich aber auch an Paare und soziale Gruppen wenden, unter Umständen sogar als Institutionsberatung laufen. Die Dauer einer Gesundheitsberatung wird eher kurz sein: In der Regel werden mehrere Sitzungen ausreichen, um eine grundsätzliche Abklärung der gesundheitlichen Probleme und Ziele vorzunehmen, um Schritte einer Veränderung einzuleiten und um zunehmend die Kontrolle in die Hände der Klienten zu überführen. Bei Bedarf kann das Ergebnis dieser allgemeinen Beratung auch eine Weitervermittlung in ein spezielles professionelles Angebot sein, seien es Formen der Ernährungsberatung, Kurse der Stressbewältigung und Entspannung oder auch bei schwereren Problemen eine psychosomatisch orientierte Behandlung.

Welche *Qualifikationen* müssen professionelle Berater/innen im Gesundheitsbereich besitzen? Erstens ist es günstig, wenn Gesundheitsberater/innen Spezialisten für gesundheitliche Handlungsbereiche sind, etwa für die gesunde Ernährung, für gesundheitsorientierten Sport und Bewegung, für Stress und ihre Bewältigung, für psychologische, soziale und psychosomatische Probleme. Zweitens sind für eine Gesundheitsberatung aber auch Universalisten gefragt, die sowohl eine breite gesundheitswissenschaftliche Basis als auch ein Wissen darüber besitzen, wie personale Veränderungen (im Erleben, in den Einstellungen, in der Alltagspraxis) gestaltet werden können; es geht in dieser Beratung gerade darum, vorschnelle Verengungen der Ziele zu vermeiden und die gesundheitliche Lage einer Person zunächst breit zu explorieren. Essentiell sind drittens praktische Kompetenzen in der psychosozialen Beratung, insbesondere in der Gestaltung einer tragfähigen Beratungsbeziehung, die eine entscheidende Voraussetzung für die Einleitung von nachhaltigen Veränderungsprozessen ist. Dazu gehört selbstverständlich eine praxisnahe Ausbildung in der psychologischen Beratung mit angeleiteten Selbsterfahrungen und systematischen Selbstreflexionen über den Umgang mit der eigenen Gesundheit. Schließlich ist ein guter Überblick und eine Orientierung innerhalb der professionellen Gesundheitsangebote einer Region oder Gemeinde unerlässlich für die Arbeit in einer gesundheitsbezogenen Beratungsstelle. Die Komplexität gesundheitlicher Problemlagen lässt es geraten erscheinen, die Beratungsarbeit in Institutionen mit multiprofessionellen Teams zu leisten, in denen also unterschied-

liche und sich ergänzende Schwerpunkte vorliegen. Die Qualifikationen von Gesundheitspsychologen/innen bietet für diese Arbeit
sehr gute Voraussetzungen, weil sie aufgrund ihrer Ausbildung
sowohl eine Nähe zu psychosozialen Gesundheitstheorien aufweisen als auch mit personalen Analyse- und Veränderungsprozessen
vertraut sind.

8.4 Perspektiven einer psychologischen Gesundheitsförderung

Eine qualitativ hochwertige Praxis in der Prävention und Gesundheitsförderung bedarf erstens einer klaren *Fundierung durch wissenschaftliche Konzepte und Theorien*. Das unterscheidet sie von
den vielen heute auf dem Gesundheitsmarkt verbreiteten Angeboten, die große Erwartungen wecken, aber häufig auf wenig seriösen
Wissens- und Glaubensystemen beruhen. Über die isolierte Veränderung einzelner Faktoren werden vielfach umfassende gesundheitliche Wirkungen versprochen (Prinzip der »Wunderpille«). Die
vorliegenden Konzepte, Theorien und empirischen Ergebnisse der
Gesundheitspsychologie können bereits heute als gute Praxis-
grundlagen gesehen werden. Sie müssen in der zukünftigen Forschung aber noch an vielen Stellen ausgebaut werden; dabei sollte
jedoch stärker als bisher darauf geachtet werden, dass Fragestellungen, Erkenntnisse und Theorien so formuliert werden, dass ihre
Übertragung in den Alltag und die Praxis bereits im Forschungspro-
zess antizipiert werden. Das spricht für eine stärkere Verklamme-
rung von Forschung und Praxis sowie für die systematische Organisation von Dialogen zwischen Theorie und Praxis.

Zweitens ist zur Qualitätssicherung gefordert, dass Ansätze und
Maßnahmen der Prävention und Gesundheitsförderung als wirksam nachgewiesen werden, sie also *systematisch evaluiert* werden.
In der Gesundheitspsychologie liegen aufgrund ihrer ausgeprägten
Methodenorientierung dafür gute Voraussetzungen vor (Mittag,
2003). Die Evaluationsforschung in diesem Praxisfeld bringt
jedoch große Herausforderungen mit sich, weil der Nachweis einer
langfristigen präventiven Wirksamkeit oft mit großen Schwierigkeiten verbunden ist. In der Regel sind hier Kompromisse zwischen
einem methodisch anspruchsvollen Evaluationsdesign und einer
flexiblen Anwendung von Praxisstrategien und -methoden notwendig.

Schließlich ist drittens darauf zu achten, dass psychosoziale Fachkräfte in der Prävention und Gesundheitsförderung über die notwendigen *beruflichen Qualifikationen* verfügen; das betrifft sowohl die wissenschaftliche und forschungsmethodische Grundausbildung als auch den Erwerb und die Entwicklung von Praxiskompetenzen. Obwohl heute bereits viele Psychologen/innen im Gesundheitsbereich arbeiten, ist die Gesundheitspsychologie als Anwendungsfach bisher noch wenig entwickelt und muss in diesem Bereich deutlich größere Anstrengungen machen. Die starke berufspolitische Gewichtung der Psychologie im Bereich der Klinischen Psychologie und Psychotherapie sowie – in geringerem Maße – in der Arbeits- und Organisationspsychologie hat bisher wenig Raum gelassen für explizite Akzente in der Gesundheitspsychologie als Anwendungsschwerpunkt. Dabei sind einerseits große Synergien vorhanden zwischen gesundheitspsychologischen Interventionszielen und klinisch-psychologischen Qualifikationen. Andererseits ist die Gesundheitspsychologie deutlich stärker auf ein präventives Handeln orientiert und bedarf daher eigenständiger Kompetenzprofile, die sich nicht einfach aus klinischen oder therapeutischen Kompetenzen ableiten lassen, auch weil damit die Gefahr einer Therapeutisierung der Prävention verbunden ist. Insbesondere werden Qualifikationen in der psychosozialen Beratung, in der Verknüpfung von individual-psychologischen, sozialen und strukturellen Veränderungsprozessen und in der Verbindung von psychischen und körperlichen Prozessen im Mittelpunkt stehen. Die Orientierung an Gesundheit als einer biopsychosozialen Ganzheit und am gesunden oder körperlich beeinträchtigten Menschen erfordert deutlich andere Kompetenzen als die klinisch-psychologische Arbeit. Menschen müssen in psychosomatischen Zusammenhängen wahrgenommen werden, in ihren Lebenswelten und sozialen Verhältnissen erreicht sowie in ihren Gesundheitskompetenzen einbezogen werden. Gesundheitspsychologische Interventionen müssen Veränderungsprozesse im Individuum, in seiner sozialen Umwelt und in spezifischen Settings miteinander verbinden.

In den Praxisfeldern von Prävention und Gesundheitsförderung herrscht heute eine starke multiprofessionelle Orientierung vor; will die Gesundheitspsychologie hier mitwirken, dann muss sie sich stärker interdisziplinär orientieren und ihre Arbeit mit anderen Professionen abstimmen. Die Gesundheitspsychologie ist in den Gesundheitswissenschaften bisher noch wenig vertreten, eine stärkere interdisziplinäre Vernetzung würde neue Perspektiven für sie eröffnen. Wie in Kapitel 8.2 zu sehen war, sind Settingansätze der

Gesundheitsförderung durch ein multimodales Handeln geprägt und erfordern die Kooperation zwischen verschiedenen Gesundheitsberufen, zwischen Experten und Laien. Gesundheitspsychologen/innen könnten sich sehr sinnvoll in diese multiprofessionellen Teams einbinden, sie müssen diese Orientierung jedoch noch stärker entwickeln. In vielen Bereichen der Prävention ist es notwendig, individuelle und strukturelle Maßnahmen zu verbinden. Oft werden sich psychologische Ansätze mit sozialen und politischen Ansätzen verbinden müssen, um nachhaltig wirksam zu sein, und zwar auf einer gesellschaftlichen, kommunalen und lebensweltlichsozialen Ebene (Rosenbrock & Gerlinger, 2004). In der Gesundheitsförderung ist es häufig sinnvoll, spezifische Handlungsansätze zu kombinieren; um das Gesundheitshandeln in den Bereichen von Bewegung, Ernährung, Stressbewältigung zu verändern, bedarf es nicht nur ihrer Integration, sondern vielfach auch der Klärung psychologischer Motive und Hintergründe.

Sollten sich in naher Zukunft die gesundheitspolitischen Rahmenbedingungen für die Prävention und Gesundheitsförderung deutlich verbessern, dann hat auch eine gesundheitspsychologische Perspektive eine große Chance, wenn sich die Disziplin als eigenständiges Anwendungsfach in einem interdisziplinären Kontext profiliert.

Zusammenfassung

Der anerkannt große Bedarf nach Prävention und Gesundheitsförderung lässt sich aus dem in unseren Gesellschaften vorherrschenden Spektrum an chronisch-degenerativen Erkrankungen ableiten und aus den durch die Gesundheitsforschung belegten Möglichkeiten, Krankheitsrisiken zu beeinflussen und damit Krankheiten zu vermeiden. Da viele Risiken im Lebensstil und den Lebensverhältnissen von Menschen begründet sind, werden auch psychosoziale Maßnahmen der Prävention möglich und notwendig; gesundheitspsychologische Praxisansätze lassen sich daraus begründen. Der Gedanke der Prävention ist zwar alt, wird aber selten konsequent umgesetzt. Es gibt neuerdings durch politische Initiativen wieder Hoffnung, dass sich die Vernachlässigung einer effektiven Prävention im kurativ orientierten Gesundheitssystems in naher Zukunft bessern wird.

Die Ansatzmöglichkeiten der Prävention lassen sich nach dem Zeitpunkt der Maßnahmen und nach ihren Zielen unterscheiden.

Neben der klassischen Prävention von spezifischen Krankheiten ist durch die Gesundheitsförderung ein neuer Ansatz entstanden, der seit den 1980er Jahren durch die Weltgesundheitsorganisation auf der Grundlage der Ottawa-Charta vorangetrieben wird. Gesundheitsförderung zeichnet sich dadurch aus, dass sie Gesundheit positiv beeinflussen möchte und sich dabei auf salutogene Ressourcen konzentriert. Die Selbstbestimmung von Menschen über ihre Gesundheit steht im Mittelpunkt: Menschen sollen dazu befähigt werden, ihre Gesundheit zu stärken. Die Ottawa-Charta zur Gesundheitsförderung formuliert dazu fünf Handlungsebenen, die von der gesamtpolitischen Ebene bis zu den persönlichen Kompetenzen reichen. Die professionelle Arbeit der Gesundheitsförderung findet insbesondere in sog. Settings statt; verschiedene Praxisansätze werden beispielhaft in den Settings von Betrieb, Schule und Gemeinde dargestellt.

Psychosoziale Ansätze der Prävention und Gesundheitsförderung müssen auf wissenschaftlichen Konzepten beruhen; im Mittelpunkt stehen dabei die hier ausführlich dargestellten psychosozialen Risiken in der Krankheitsätiologie und die psychosozialen Bedingungen und Ressourcen in der Salutogenese. Typische gesundheitspsychologische Ansätze reichen von der Modifikation von Risikoverhaltensweisen über die Stressprävention und -bewältigung und Netzwerkförderung bis hin zu psychologischen Beiträgen bei der gesundheitsgerechten Gestaltung von Arbeitsbedingungen und sozialen Systemen.

Um den vorherrschenden Ansatz einer Gesundheitsförderung in Settings darzustellen, werden drei zentrale Bereiche ausgewählt, die Gesundheitsförderung im Betrieb, in der Schule und in der Gemeinde/Kommune. Es wird jeweils die Bedeutung des Settings für die Gesundheitsförderung begründet, wichtige Praxisansätze und Maßnahmen werden vorgestellt, und der aktuelle Stand wird bewertet. Beiträge der Gesundheitspsychologie sind in allen Praxisfeldern zu erkennen. Es ist jedoch auch festzustellen, dass die Praxis vielfach multiprofessionell organisiert ist und es vielfach sinnvoll wäre, wenn sich gesundheitspsychologische Veränderungsansätze stärker mit systemischen, verhältnisbezogenen und politischen Ansätzen verbinden würden.

Mit der Gesundheitsberatung wird ein explizit psychologischer und subjektorientierter Ansatz der Gesundheitsförderung vorgestellt. Er hat das Ziel, über psychologische und soziale Veränderungsmethoden Krankheiten zu verhindern, Gesundheit zu fördern und die Bewältigung einer Krankheit zu unterstützen. Die Gesundheitsberatung kann sich zum einen an den beschriebenen saluto-genetischen und subjektiven Konzepten orientieren. Sie kann zum anderen die verfügbaren Praxismethoden einer psychologischen Beratung nutzen, um eine Veränderung von gesundheitsbezogenen Einstellungen, Verhaltensweisen, Lebensweisen, Bewältigungsstilen und Lebenszielen zu erreichen.

Weiterführende Literatur

Jerusalem, M. & Weber, H. (Hrsg.) (2003). *Psychologische Gesundheitsförderung. Diagnostik und Prävention.* Göttingen: Hogrefe.

Hurrelmann, K., Klotz, T. & Haisch, J. (Hrsg.) (2004). *Lehrbuch Prävention und Gesundheitsförderung.* Bern: Huber.

Naidoo, J. & Wills, J. (2003). *Lehrbuch der Gesundheitsförderung.* Köln: Bundeszentrale für gesundheitliche Aufklärung.

Trojan, A. & Legewie, H. (2001). *Nachhaltige Gesundheit und Entwicklung: Leitbilder, Politik und Praxis der Gestaltung gesundheitsförderlicher Umwelt- und Lebensbedingungen.* Frankfurt/M.: Verlag für Akademische Schriften.

Waller, H. (2002). *Gesundheitswissenschaft. Eine Einführung in Grundlagen und Praxis von Public Health* (3. Auflage). Stuttgart: Kohlhammer.

Faltermaier, T. (1999). Subjektorientierte Gesundheitsförderung. In B. Röhrle & G. Sommer (Hrsg.), *Prävention und Gesundheitsförderung* (S. 27–52). Tübingen: DGVT-Verlag.

Faltermaier, T. (2004). Gesundheitsberatung. In F. Nestmann, F. Engel & U. Sickendiek (Hrsg.), *Handbuch der Beratung. Band 2: Ansätze, Methoden und Felder* (S. 1063–1081). Tübingen: DGVT-Verlag.

Literatur

Abel, T. (1991). Measuring health lifestyles in a comparative analysis: theoretical issues and empirical findings. *Social Science and Medicine, 32* (8), 899–908.

Abholz, H.-H., Borgers, D., Karmaus, W. & Korporal, J. (Hrsg.) (1982). *Risikofaktorenmedizin – Konzepte und Kontroversen.* Berlin/New York: De Gruyter.

Adler, N. & Matthews, K. (1994). Health psychology: Why do some people get sick and some stay well? *Annual Review of Psychology, 45,* 229–259.

Adler, R. N. (1996). Psychoanalyse als Verständniskonzept: Der Beitrag der Psychoanalyse zur Entwicklung der Psychosomatik. In T. von Uexküll (Hrsg.) (1996). *Psychosomatische Medizin* (5. Auflage, S. 198–205). München: Urban & Schwarzenberg.

Ajzen, I. & Fishbein, M. (1980). *Understanding attitudes and predicting social behavior.* Englewood Cliffs: Prentice-Hall.

Albrecht, G.L. (1994). Plausible explanations of health behavior change. *Advances in Medical Sociology, 4,* 1–17.

Alonzo, A. A. (1979). Everyday illness behavior: a situational approach to health status deviations. *Social Science and Medicine, 13 A,* 397–404.

Altgeld, T. (Hrsg.) (2004). *Männergesundheit. Neue Herausforderungen für Gesundheitsförderung und Prävention.* Weinheim: Juventa.

Altgeld, T. & Kolip, P. (2004). Konzepte und Strategien der Gesundheitsförderung. In K. Hurrelmann, T. Klotz & J. Haisch (Hrsg.), *Lehrbuch Prävention und Gesundheitsförderung* (S. 41–51). Bern: Huber.

Amelang, M. & Schmidt-Rathjens, C. (2003). Persönlichkeit, Krebs und koronare Herzerkrankungen: Fiktionen und Fakten in der Ätiologieforschung. *Psychologische Rundschau, 54* (1), 12–23.

Antonovsky, A. (1979). *Health, stress and coping.* London: Jossey-Bass.

Antonovsky, A. (1987). *Unraveling the mystery of health.* London: Jossey-Bass. (Deutsche Ausgabe: Antonovsky, A. (1997). *Salutogenese. Zur Entmystifizierung der Gesundheit.* Tübingen: DGVT-Verlag.)

Antonovsky, A. (1998). The sense of coherence. An historical and future perspective. In H.I. McCubbin, E.A. Thompson, A.I. Thompson & J.E. Fromer (eds.), *Stress, coping, and health in families: sense of coherence and resilience (pp. 2–20).* Thousand Oaks, CA: Sage.

Badura, B., Kaufhold, G., Lehmann, H., Pfaff, H., Schott, T. & Waltz, M. (1987). *Leben mit dem Herzinfarkt. Eine sozialepidemiologische Studie*. Berlin: Springer.

Bamberg, E., Ducki, A. & Metz, A.-M. (Hrsg.) (1998). *Handbuch Betriebliche Gesundheitsförderung*. Göttingen: Verlag für Angewandte Psychologie.

Bamberg, E. & Metz, A.-M. (1998). Intervention. In E. Bamberg, A. Ducki & A.-M. Metz (Hrsg.), *Handbuch Betriebliche Gesundheitsförderung* (S. 177–211). Göttingen: Verlag für Angewandte Psychologie.

Bandura, A. (1986). *Social foundations of thought and action: A social cognitive theory*. Englewood Cliffs, NJ: Prentice-Hall.

Barker, R.G. (1968). *Ecological psychology*. Stanford: Stanford University Press.

Bauch, J. (2002). Der Setting-Ansatz in der Gesundheitsförderung. *Prävention, 25*, 67–70.

Becker, M. H. (Ed.) (1974). *The health belief model and personal health behavior*. Thorofare, NJ: Slack.

Becker, P. (1982). *Psychologie der seelischen Gesundheit. Band 1: Theorien, Modelle, Diagnostik*. Göttingen: Hogrefe.

Becker, P., Bös, K., Mohr, A., Tittlbach, S. & Woll, A. (2000). Eine Längsschnittstudie zur Überprüfung biopsychosozialer Modellvorstellungen zur habituellen Gesundheit. *Zeitschrift für Gesundheitspsychologie, 8*, 3, 94–110.

Bengel, J. & Belz-Merk, M. (1997). Subjektive Gesundheitsvorstellungen. In R. Schwarzer (Hrsg.), *Gesundheitspsychologie. Ein Lehrbuch* (2.Aufl., S.23–41). Göttingen: Hogrefe.

Bengel, J. & Herwig, J.E. (2003). Gesundheitsförderung in der Rehabilitation. In M. Jerusalem & H. Weber (Hrsg.) (2003), *Psychologische Gesundheitsförderung. Diagnostik und Prävention* (S. 707–724). Göttingen: Hogrefe.

Bengel, J., Strittmatter, R. & Willmann, H. (1998). *Was erhält Menschen gesund? Antonovskys Modell der Salutogenese – Diskussionsstand und Stellenwert*. Köln: Bundeszentrale für gesundheitliche Aufklärung (BzgA).

Berkman, L. F. & Breslow, L. (1983). *Health and ways of living: The Alameda County study*. New York: Oxford University Press.

Beutel, M. (1989). Was schützt Gesundheit? Zum Forschungsstand und der Bedeutung von personalen Ressourcen in der Bewältigung von Alltagsbelastungen und Lebensereignissen. *Psychotherapie, Psychosomatik, Medizinische Psychologie, 39* (12), 452-462.

Bishop, G. D. & Converse, S.A. (1986). Illness representations: a prototype approach. *Health Psychology, 5*, 95–114.

Blaxter, M. (1990). *Health and lifestyles*. London: Routledge.

Brähler, E. & Kupfer, J. (Hrsg.) (2001). *Mann und Medizin. Jahrbuch der Medizinischen Psychologie, 19*. Göttingen: Hogrefe.

Brand, A. & Brand, H. (2002). Epidemiologische Grundlagen. In P. Kolip, P. (Hrsg.), *Gesundheitswissenschaften. Eine Einführung* (s. S. 99–123). Weinheim: Juventa.

Brown, G. W. & Harris, T.O. (1978). *Social origins of depression: a study of psychiatric disorders in women.* London: Tavistock.

Brown, G. W. & Harris, T.O. (eds.)(1989). *Life Events and illness.* London: Unwin Hyman.

Brown, G. W. & Prudo, R. (1981). Psychiatric disorder in a rural and an urban population: 1. aetiology of depression. *Psychological Medicine, 11* (3), 581–600.

Bundesministerium für Familie, Senioren, Frauen und Jugend (Hrsg.) (2001). *Bericht zur gesundheitlichen Situation von Frauen in Deutschland.* Stuttgart: Kohlhammer.

Bury, M. (1991). The sociology of chronic illness: a review of research and prospects. *Sociology of Health and Illness, 13,* 4, 451–468.

Bury, M. (2001). Illness narratives: fact or fiction? *Sociology of Health and Illness, 23,* 3, 263–285.

Calnan, M. (1987). *Health and illness. The lay perspective.* London: Tavistock.

Caplan, G. (1964). *Principles of preventive psychiatry.* New York: Basic Books.

Chrisman, N. J. & Kleinman, A. (1983). Popular health care, social networks, and cultural meanings: the orientation of medical anthropology. In D. Mechanic (ed.), *Handbook of health, health care, and the health professions* (pp. 569–590). New York/London: Free Press.

Cohen, S. & Herbert, T.B. (1996). Health psychology: psychological factors and physical disease from the perspective of human psychoneuroimmunology. *Annual Review of Psychology,* 47, 113–142.

Compas, B. E., Hinden, B.R. & Gerhardt, C.A. (1995). Adolescent development: pathways and processes of risk and resilience. *Annual Review of Psychology, 46,* 265–293.

Conrad, P. (1987). The experience of illness: recent and new directions. *Research in Sociology and Health Care, 6,* 1–31.

Craig, T. K. J. & Brown, G.W. (1984). Goal frustration and life events in the aetiology of painful gastrointestinal disorder. *Journal of Psychosomatic Research, 28* (5), 411–421.

Danzer, G. (1995). *Psychosomatische Medizin. Konzepte und Modelle.* Frankfurt: Fischer.

Dean, K. (1986). Lay care in illness. *Social Science and Medicine, 22,* 275–284.

Dohrenwend, B.P & Dohrenwend (eds.)(1974). *Stressful life events: their nature and effects.* New York: Wiley.

Ducki, A. (1998). Analyse. In E. Bamberg, A. Ducki & A.-M. Metz (Hrsg.), *Handbuch Betriebliche Gesundheitsförderung* (S. 155–175). Göttingen: Verlag für Angewandte Psychologie.

Ducki, A. (2003). Prävention in Betrieben. In M. Jerusalem & H. Weber (Hrsg.), *Psychologische Gesundheitsförderung. Diagnostik und Prävention* (S. 499–514). Göttingen: Hogrefe.

Dunckel, H. (Hrsg.) (1998). *Handbuch psychologischer Arbeitsanalyseverfahren*. Stuttgart: Teubner.

Engel, G. L. (1979). Die Notwendigkeit eines neuen medizinischen Modells: Eine Herausforderung der Biomedizin. In H. Keupp (Hrsg.), *Normalität und Abweichung* (S. 63-85). München: Urban & Schwarzenberg.

Erikson, E. H. (1988). *Der vollständige Lebenszyklus*. Frankfurt/M.: Suhrkamp.

Evans, R. G., Barer, M.L. & Marmor, T.R. (Eds.) (1994). *Why are some people healthy and others not? The determinants of health of populations*. Berlin/New York: De Gruyter.

Faller, H. (1998). *Krankheitsverarbeitung bei Krebskranken*. Göttingen: Hogrefe.

Faller, H. (2003). Krebs. In M. Jerusalem & H. Weber (Hrsg.) (2003), *Psychologische Gesundheitsförderung. Diagnostik und Prävention* (S. 655–675). Göttingen: Hogrefe.

Faltermaier, T. (1984). »Lebensereignisse« – Eine neue Perspektive für Entwicklungspsychologie und Sozialisationsforschung? *Zeitschrift für Sozialisationsforschung und Erziehungssoziologie, 4* (2), S. 344–355.

Faltermaier, T. (1987). *Lebensereignisse und Alltag. Konzeption einer lebensweltlichen Forschungsperspektive und eine qualitative Studie über Belastungen und Bewältigungsstile von jungen Krankenschwestern*. München: Profil.

Faltermaier, T. (1988). Notwendigkeit einer sozialwissenschaftlichen Belastungskonzeption. In L. Brüderl (Hrsg.), *Theorien und Methoden der Bewältigungsforschung* (S. 46–62). Weinheim/München: Juventa.

Faltermaier, T. (1994). *Gesundheitsbewußtsein und Gesundheitshandeln. Über den Umgang mit Gesundheit im Alltag*. Weinheim: Beltz.

Faltermaier, T. (1997). Why public health research needs qualitative approaches: subjects and methods in change. *European Journal of Public Health, 7*, 357–363.

Faltermaier, T. (1999). Subjektorientierte Gesundheitsförderung. In B. Röhrle & G. Sommer (Hrsg.), *Prävention und Gesundheitsförderung* (S. 27–52). Tübingen: DGVT-Verlag.

Faltermaier, T. (2002). *Das Modell der Salutogenese: Stand der Forschung – Herausforderungen für die (Gesundheits-)Psychologie*. Referat auf dem 43. Kongress der Deutschen Gesellschaft für Psychologie vom 22. bis 26 September 2002 an der Humboldt-Universität zu Berlin.

Faltermaier, T. (2003). Subjektive Theorien von Gesundheit und Krankheit. In M. Jerusalem & H. Weber (Hrsg.) (2003), *Psychologische Gesund-*

heitsförderung. Diagnostik und Prävention (S. 57–77). Göttingen: Hogrefe.

Faltermaier, T. (2004a). Männliche Identität und Gesundheit. Warum Männergesundheit? In T. Altgeld (Hrsg.), *Männergesundheit. Neue Herausforderungen für Gesundheitsförderung und Prävention* (S. 11–33). Weinheim: Juventa.

Faltermaier, T. (2004b). Prävention und Gesundheitsförderung im Erwachsenenalter. In K. Hurrelmann, T. Klotz & J. Haisch (Hrsg.), *Lehrbuch Prävention und Gesundheitsförderung* (S. 73–82). Bern: Huber.

Faltermaier, T. (2004c). Gesundheitsberatung. In F. Nestmann, F. Engel & U. Sickendiek (Hrsg.), *Handbuch der Beratung. Band 2: Ansätze, Methoden und Felder* (S. 1063–1081). Tübingen: DGVT-Verlag.

Faltermaier, T. (2005). Subjektive Konzepte und Theorien von Gesundheit und Krankheit. In R. Schwarzer (Hrsg.), *Gesundheitspsychologie. Enzyklopädie der Psychologie* C/X/1 (S. 31–53). Göttingen: Hogrefe.

Faltermaier, T. & Kühnlein, I. (2000). Subjektive Gesundheitskonzepte im Kontext: Dynamische Konstruktionen von Gesundheit in einer qualitativen Untersuchung von Berufstätigen. *Zeitschrift für Gesundheitspsychologie, 8* (4), 137–154.

Faltermaier, T.; Kühnlein, I. & Burda-Viering, M. (1998). *Gesundheit im Alltag. Laienkompetenz in Gesundheitshandeln und Gesundheitsförderung.* Weinheim: Juventa.

Faltermaier, T., Mayring, P., Saup, W. & Strehmel, P. (2002). *Entwicklungspsychologie des Erwachsenenalters* (2. erw. Auflage). Stuttgart: Kohlhammer.

Ferring, D. & Filipp, S.-H. (1989). Bewältigung kritischer Lebensereignisse: Erste Erfahrungen mit einer deutschsprachigen Version der »Ways of Coping Checklist«. *Zeitschrift für Differentielle und Diagnostische Psychologie, 10,* 189–199.

Filipp, S.-H. (Hrsg.)(1995). *Kritische Lebensereignisse* (3. Auflage). München: Psychologie Verlags Union.

Filipp, S.-H. & Aymanns, P. (1997). Subjektive Krankheitstheorien. In R. Schwarzer (Hrsg.), *Gesundheitspsychologie. Ein Lehrbuch* (2. Aufl., S. 3–21). Göttingen: Hogrefe.

Flick, U. (Hrsg.)(1998). *Wann fühlen wir uns gesund? Subjektive Vorstellungen von Gesundheit und Krankheit.* Weinheim: Juventa.

Folkman, S. & Lazarus, R.S. (1980). Analysis of coping in a middle-aged community sample. *Journal of Health and Social Behavior, 21,* 219–239.

Folkman, S. & Lazarus, R. S. (1988). *Ways of Coping Questionnaire.* Palo Alto, CA: Consulting Psychologists Press.

Forschungsverbund DHP (Hrsg.)(1998). *Die deutsche Herz-Kreislauf-Präventionsstudie. Design und Ergebnisse.* Bern: Huber.

Frank, U. (2000). Subjektive Gesundheitsvorstellungen und gesundheitsförderlicher Lebensstil von Herzinfarktpatienten und -patientinnen. *Zeitschrift für Gesundheitspsychologie, 8* (4), 155–167.

Franzkowiak, P. & Wenzel, E. (1990). Gesundheitsförderung. Karriere und Konsequenzen eines Trendbegriffs. *Psychosozial, 12*, 30–42.

Gerhardt, U. (1986). *Patientenkarrieren. Eine medizinsoziologische Studie.* Frankfurt/M.: Suhrkamp.

Geyer, S. (1997). Some conceptual considerations on the sense of coherence. *Social Science and Medicine, 44*, 1771–1780.

Geyer, S. (1999). *Macht Unglück krank? Lebenskrisen und die Entwicklung von Krankheiten.* Weinheim, München: Juventa.

Geyer, S. (2000). Antonovsky's sense of coherence – ein gut geprüftes und empirisch bestätigtes Konzept? In H. Wydler, P. Kolip & T. Abel (Hrsg.) (2000). *Salutogenese und Kohärenzgefühl. Grundlagen, Empirie und Praxis eines gesundheitswissenschaftlichen Konzepts* (S. 71–83) Weinheim: Juventa.

Göckenjan, G. (1985). *Kurieren und Staat machen. Gesundheit und Medizin in der bürgerlichen Welt.* Frankfurt/M.: Suhrkamp.

Graham, H. (1985). Providers, negotiators and mediators: women as the hidden carers. In E. Lewin & V. Oleson (eds.), *Women, health and healing* (pp. 25–52). New York: Tavistock.

Groeben, N., Wahl, D., Schlee, J. & Scheele, B. (1977). *Das Forschungsprogramm Subjektive Theorien. Eine Einführung in die Psychologie des reflexiven Subjekts.* Tübingen: Francke.

Grunow, D., Breitkopf, H., Dahme, H.J., Engfer, R., Grunow-Lutter, V. & Paulus, W. (1983). *Gesundheitsselbsthilfe im Alltag.* Stuttgart: Enke.

Haan, N. (1977). *Coping and defending: processes of self-environment organisation.* New York: Academic Press.

Harris, D. M. & Guten, S. (1979). Health protective behavior: an exploratory study. *Journal of Health and Social Behavior, 20* (1), 17–29.

Haynes, S. G., Feinleib, M. & Kannel, W.B. (1980). The relationship of psychosocial factors to coronary heart disease in the Framingham study: III. Eight years incidence of coronary heart disease. *American Journal of Epidemiology, 111*, 37–58.

Heider, F. (1958). *The psychology of interpersonal relations.* New York: Wiley.

Heim, E. (1998). Coping – Erkenntnisstand der 90er Jahre. *Psychotherapie, Psychosomatik, Medizinische Psychologie, 48*, 321–337.

Heim, E. & Willi, J. (1986). *Psychosoziale Medizin. Band 2: Klinik und Praxis.* Berlin: Springer.

Helgeson, V. S. (1995). Masculinity, men's roles, and coronary heart disease. In D. Sabo & D.F. Gordon (eds.), *Men's health and illness. Gender, power, and the body* (pp. 68–104). London: Sage.

Herschbach, P. (1995). Über den Unterschied zwischen Kranken und Patienten. *Psychotherapie, Psychosomatik, Medizinische Psychologie, 45*, 83–89.

Herzlich, C. (1973). *Health and illness: a social psychological analysis.* London: Academic Press.

Herzlich, C. & Pierret, J. (1991). *Kranke gestern, Kranke heute. Die Gesellschaft und das Leiden*. München: Beck.

Hobfoll, S. E. (1989). Conservation of resources. A new attempt at conceptualizing stress. *American Psychologist, 44* (3), 513–524.

Höfer, R. (2000). *Jugend, Gesundheit und Identität. Studien zum Kohärenzgefühl*. Opladen: Leske & Budrich.

Holmes, T. H. & Rahe, R. H. (1967). The social readjustment rating scale. *Journal of Psychosomatic Research, 11*, 213–218.

House, J.S. (1981). *Work stress and social support*. Reading, Mass.: Addison-Wesley.

Hurrelmann, K., Klocke, A., Melzer, W. & Ravens-Sieberer, U. (Hrsg.) (2003). *Jugendgesundheitssurvey: Internationale Vergleichsstudie im Auftrag der Weltgesundheitsorganisation WHO*. Weinheim: Juventa.

Hurrelmann, K., Klotz, T. & Haisch, J. (Hrsg.) (2004). *Lehrbuch Prävention und Gesundheitsförderung*. Bern: Huber.

Hurrelmann, K. & Laaser, U. (Hrsg.)(1998). *Handbuch Gesundheitswissenschaften*. Weinheim: Juventa.

Illich, I. (1977). *Die Nemesis der Medizin. Von den Grenzen des Gesundheitswesens*. Reinbek: Rowohlt.

Jeffery, R. W. (1989). Risk behaviors and health. Contrasting individual and population perspectives. *American Psychologist, 44* (9), 1194–1202.

Jerusalem, M. (2003). Prävention in Schulen. In M. Jerusalem & H. Weber (Hrsg.), *Psychologische Gesundheitsförderung. Diagnostik und Prävention* (S. 461–477). Göttingen: Hogrefe.

Jerusalem, M. Klein-Heßling, J. & Mittag, W. (2003). Gesundheitsförderung und Prävention im Kindes- und Jugendalter. *Zeitschrift für Gesundheitswissenschaften, 11*, 3, 247–261.

Jerusalem, M. & Weber, H. (Hrsg.) (2003). *Psychologische Gesundheitsförderung. Diagnostik und Prävention*. Göttingen: Hogrefe.

Kaluza, G. (1996a). Belastungsbewältigung und Gesundheit. *Zeitschrift für Medizinische Psychologie, 4*, 147–155.

Kaluza, G. (1996b). *Gelassen und sicher im Stress. Psychologisches Programm zur Gesundheitsförderung*. Heidelberg: Springer.

Kaluza, G. (2003). Stress. In M. Jerusalem & H. Weber (Hrsg.), *Psychologische Gesundheitsförderung. Diagnostik und Prävention* (S. 339–361). Göttingen: Hogrefe.

Karasek, R. A. & Theorell, T. (1990). *Healthy work: stress, productivity, and the reconstruction of working life*. New York: Basic Books.

Kasl, S.V. & Cobb, S. (1966). Health behavior, illness behavior and sick role behavior. I: Health and illness behavior. *Archives of Environmental Health, 12*, 246–266.

Keller (2002). Transtheoretisches Modell. In In R. Schwarzer, M. Jerusalem
    & H. Weber (Hrsg.), *Gesundheitspsychologie von A bis Z. Ein Hand-*
    wörterbuch (S. 604–608). Göttingen: Hogrefe.

Keupp, H. (Hrsg.)(1979). *Normalität und Abweichung. Fortsetzung einer*
    notwendigen Kontroverse. München: Urban & Schwarzenberg.

Keupp, H. (1991). Sozialisation durch psychosoziale Praxis. In K. Hurrel-
    mann & D. Ulich (Hrsg.), *Handbuch der Sozialisationsforschung*
    (S. 467–491). Weinheim: Beltz.

Kleinman, A. (1988). *The illness narratives: suffering, healing, and the*
    human condition. New York: Basic Books.

Kobasa, S. C., Maddi, S.R. & Kahn, S. (1982). Hardiness and health: a pro-
    spective study. *Journal of Personality and Social Psychology, 42,*
    168–177.

Kohlmann, C.-W. (2003). Gesundheitsrelevante Persönlichkeitsmerkmale.
    In M. Jerusalem & H. Weber (Hrsg.), *Psychologische Gesundheits-*
    förderung. Diagnostik und Prävention (S. 39–55). Göttingen: Hog-
    refe.

Kolip, P. (1999a). Jugendliche. In Bundesvereinigung für Gesundheit e.V.
    (Hrsg.), *Gesundheit: Strukturen und Handlungsfelder,* II 2 (1–25).
    Neuwied: Luchterhand.

Kolip, P. (Hrsg.) (1999b). *Programme gegen Sucht. Internationale Ansätze*
    zur Suchtprävention. Weinheim: Juventa.

Kolip, P. (Hrsg.) (2002). *Gesundheitswissenschaften. Eine Einführung.*
    Weinheim: Juventa.

Kolip, P., Nordlohne, E. & Hurrelmann, K. (1995). Der Jugendgesundheits-
    survey 1993. In P. Kolip, K. Hurrelmann & P.-E. Schnabel (Hrsg.),
    Jugend und Gesundheit: Interventionsfelder und Präventionsberei-
    che (S. 25–48). Weinheim: Juventa.

Kraft, U., Udris, I., Mussmann, C. & Muheim, M. (1994). Gesunde Perso-
    nen – salutogenetisch betrachtet. Eine qualitative Untersuchung.
    Zeitschrift für Gesundheitspsychologie, 2, 216–239.

Krohne, H. W. (1996). *Angst und Angstbewältigung.* Stuttgart: Kohlham-
    mer.

Kruse, A. (2004). Prävention und Gesundheitsförderung im Alter. In K.
    Hurrelmann, T. Klotz & J. Haisch (Hrsg.), *Lehrbuch Prävention und*
    Gesundheitsförderung (S. 83–93). Bern: Huber.

Kuhn, J. & Kayser, T. (2002). Arbeitsschutz und betriebliche Gesundheits-
    förderung. Anmerkungen zu einem schwierigen Verhältnis. *Präven-*
    tion, 25, 4, 103–105.

Kuhn, T. S. (1970). *The structure of scientific revolutions.* Chicago: Univer-
    sity of Chicago Press.

Kupfer, P. (1993). Das Typ-A-Verhalten nach der Demontage – was bleibt?
    Bestandsaufnahme und aktueller Forschungstrend. *Zeitschrift für*
    Klinische Psychologie, 22 (1), 22–38.

Lang, H. & Faller, H. (1998). *Medizinische Psychologie und Soziologie.*
    Berlin: Springer.

Laux, L. (1983). Psychologische Streßkonzeptionen. In H. Thomae (Hrsg.), *Theorien und Formen der Motivation (S. 453–535), Enzyklopädie der Psychologie* C, IV, 1. Göttingen: Hogrefe.

Laux, L. (2003). *Persönlichkeitspsychologie.* Stuttgart: Kohlhammer.

Lazarus, R. S. (1993). From psychological stress to the emotions: a history of changing outlooks. *Annual Review of Psychology, 44,* 1–21.

Lazarus, R. S. (1995). Streß und Streßbewältigung. In S.-H. Filipp (Hrsg.), *Kritische Lebensereignisse* (3. Aufl.)(S. 198–232). Weinheim: Psychologie Verlags Union.

Lazarus R. S. & Folkman, S. (1984). *Stress, appraisal, and coping.* New York: Springer.

Lazarus, R. S. & Launier, R. (1981). Streßbezogene Transaktionen zwischen Person und Umwelt. In J.R. Nitsch (Hrsg.), *Stress. Theorien, Untersuchungen, Maßnahmen* (S. 213–259). Bern: Huber.

Lenhardt, U. (2003). Bewertung der Wirksamkeit betrieblicher Gesundheitsförderung. *Zeitschrift für Gesundheitswissenschaften, 11,* 18–37.

Lenhardt, U. & Rosenbrock, R. (2004). Prävention und Gesundheitsförderung in Betrieben und Behörden. In K. Hurrelmann, T. Klotz & J. Haisch (Hrsg.), *Lehrbuch Prävention und Gesundheitsförderung* (S. 293–303). Bern: Huber.

Leppin, A., Kolip, P. & Hurrelmann, K. (1996). Gesundheitsförderung in der Schule. *Prävention, 19,* 2, 52–54.

Leventhal, H. & Diefenbach, M. (1991). The active side of illness cognition. In J. A. Skelton & R. T. Croyle (eds.), *Mental representation in health and illness* (pp. 247–272). New York: Springer.

Levin, L.S. & Idler, E.L. (1981). *The hidden health care system: mediating structures and medicine.* Cambridge, Mass.: Ballinger.

Marcia, J. E. (1980). Identity in adolescence. In J. Adelson (ed.), *Handbook of adolescent psychology* (pp. 159–187). New York: Wiley.

Marks, D., Murray, M., Evans, B. & Willig, C. (2000). *Health psychology. Theory, research and practice.* London: Sage.

Maschewsky, W. (1984). Sozialwissenschaftliche Ansätze der Krankheitserklärung. *Argument-Sonderband, 119,* 21-42.

Maschewsky-Schneider, U. (1997). *Frauen sind anders krank. Zur gesundheitlichen Lage der Frauen in Deutschland.* Weinheim: Juventa.

Matarazzo, J. D. (1980). Behavioral health and behavioral medicine: frontiers for a new health psychology. *American Psychologist, 35,* 807–817.

Mathiesen, C. M. & Stam, H. J. (1995). Renegotiating identity: cancer narratives. *Sociology of Health and Illness, 17* (3), 283–306.

Mayer, K. U. & Baltes, P. B. (Hrsg.) (1996). *Die Berliner Altersstudie.* Berlin: Akademie Verlag.

McKeown, T. (1982). *Die Bedeutung der Medizin: Traum, Trugbild oder Nemesis?* Frankfurt/M.: Suhrkamp.

Mechanic, D. (1983). The experience and expression of distress: the study of illness behavior and medical utilization. In D. Mechanic (Ed.), *Handbook of health, health care and the health professions* (pp. 591–607). New York: Free Press.

Merbach, M. Klaiberg, A. & Brähler, E. (2001). Männer und Gesundheit – neue epidemiologische Daten aus Deutschland im Überblick. *Sozial- und Präventivmedizin, 46,* 240–247.

Mertens, W. (2004). *Psychoanalyse* (6. aktual. Auflage). Stuttgart: Kohlhammer.

Mielck, A. & Bloomfield, K. (Hrsg.) (2001). *Sozial-Epidemiologie.* Weinheim: Juventa.

Mittag, W. (2003). Qualitätssicherung und Evaluation. In M. Jerusalem & H. Weber (Hrsg.), *Psychologische Gesundheitsförderung. Diagnostik und Prävention* (S. 121–137). Göttingen: Hogrefe.

Mittag, W. & Jerusalem, M. (1999). Gesundheitsförderung bei Kindern und Jugendlichen. In B. Röhrle & G. Sommer (Hrsg.), *Prävention und Gesundheitsförderung* (S. 161–179). Tübingen: DGVT-Verlag.

Münnich, B. C. von (1987). *Subjekt, Körper und Gesellschaft. Sozialwissenschaftliche Modelle zur Beschreibung der psychosozialen Bedingtheit von körperlicher Krankheit und Gesundheit.* München: Profil.

Murphy, S. & Bennett, P. (1994). Psychological perspectives on young adults' health behaviour: some implications for health promotion. In G. Penny, P. Bennett & M. Herbert (eds.), *Health psychology: a life-span perspective* (pp. 109–125). London: Harwood.

Murray, M. & Chamberlain, K. (eds.)(1999). *Qualitative health psychology. Theories and methods.* London: Sage.

Muthny, F. (1997). Verarbeitungsprozesse bei körperlicher Krankheit. In R. Weitkunat, J. Haisch & M. Kessler (Hrsg.), *Public Health und Gesundheitspsychologie* (S. 338–347). Bern: Huber.

Naidoo, J. & Wills, J. (2003). *Lehrbuch der Gesundheitsförderung.* Köln: Bundeszentrale für gesundheitliche Aufklärung.

Nefiodow, L. A. (1999). *Der sechste Kondratieff. Wege zur Produktivität und Vollbeschäftigung im Zeitalter der Information.* Sankt Augustin.

Neilsen, E., Brown, G.W. & Marmot, M. (1989). Myocardial infarction. In G. W. Brown & T. O. Harris (eds.), *Life Events and illness* (pp. 313–342). London: Unwin Hyman.

Nestmann, F., Engel, F. & Sickendiek, U. (Hrsg.) (2004). *Handbuch der Beratung. Band 2: Ansätze, Methoden und Felder.* Tübingen: DGVT-Verlag.

Nordlohne, E. & Hurrelmann, K. (1990). Health impairment, failure in school, and the use and abuse of drugs. In K. Hurrelmann & F. Lösel (eds.), *Health hazards in adolescence* (pp. 149–166). Berlin: de Gruyter.

Oerter, R. & Montada, L. (Hrsg.) (2002). *Entwicklungspsychologie* (5. Auflage). Weinheim: Psychologie Verlags Union.

Oerter, R. & Dreher, E. (2002). Jugendalter. In R. Oerter & L. Montada, L. (Hrsg.), *Entwicklungspsychologie* (5. Auflage, S. 258–318). Weinheim: Psychologie Verlags Union.

Österreich, R. (2001). Das Belastungs-Beanspruchungskonzept im Vergleich mit arbeitspsychologischen Konzepten. *Zeitschrift für Arbeitswissenschaften, 55,* 162–170.

Parsons, T. (1958). Struktur und Funktion der modernen Medizin. In R. König & M. Tönnesmann (Hrsg.), *Probleme der Medizin-Soziologie* (S. 10-57). Opladen: Westdeutscher Verlag.

Parsons, T. (1968). *Sozialstruktur und Persönlichkeit.* Frankfurt/M.: Europäische Verlagsanstalt.

Paulus, P. & Barkholz, U. (1999). Schulen. In Bundesvereinigung für Gesundheit e.V. (Hrsg.), *Gesundheit: Strukturen und Handlungsfelder,* VI 1, 1–19. Neuwied: Luchterhand.

Pearlin, L. J. (1989). The sociological study of stress. *Journal of Health and Social Behavior, 22,* 337-356.

Pearlin, L. I. (1983). Role strains and personal stress. In H. B. Kaplan (ed.), *Psychosocial stress* (pp. 3–32). New York: Academic Press.

Pearlin, L. I., Lieberman, M.A., Menaghan, E.G. & Mullan, J.T. (1981). The stress process. *Journal of Health and Social Behavior, 22,* 337–356.

Pennebaker, J. (1982). *The psychology of physical symptoms.* New York: Springer.

Penny, G., Bennett, P. & Herbert, M. (eds.) (1994). *Health psychology: a lifespan perspective.* London: Harwood.

Perkins, D. D. & Zimmerman, M.A. (1995). Empowerment theory, research, and application. *American Journal of Community Psychology, 23,* 5, 569–579.

Plaum, F. G. & Stephanos, S. (1979). Die klassischen psychoanalytischen Konzepte der Psychosomatik und ihre Beziehungen zum Konzept der »pensee operatoire«. In T. von Uexküll (Hrsg.), *Lehrbuch der psychosomatischen Medizin* (S. 203–216). München: Urban & Schwarzenberg.

Prochaska, J. O & DiClemente, C.C. (1984). Stages and processes of self-change of smoking: towards an integrative model of change. *Journal of Consulting and Clinical Psychology, 51,* 390–395.

Prochaska, J. O. & Velicer, W.F. (1997). The Transtheoretical Model of behavior change. *American Journal of Health Promotion, 12,* 38–48.

Pschyrembel, W. (Hrsg.) (1990). *Klinisches Wörterbuch* (256. neu bearb. Ausgabe). Berlin, New York: De Gruyter.

Radley, A. (1994). *Making sense of illness. The social psychology of health and disease.* London: Sage.

Radley, A. & Billig, M. (1996). Accounts of health and illness: dilemmas and representations. *Sociology of Health and Illness, 18* (2), 220–240.

Ragland, D. R. & Brand, R. J. (1988). Type A behavior and mortality from coronary heart disease. *New England Journal of Medicine, 315*, 953–954.

Raithel, J. (Hrsg.) (2001). *Risikoverhaltensweisen Jugendlicher. Formen, Ursachen und Prävention.* Opladen: Leske & Budrich.

Raithel, J. (2003). Risikobezogenes Verhalten und Geschlechtsrollenorientierung im Jugendalter. *Zeitschrift für Gesundheitspsychologie, 11* (1), 21–28.

Rappaport, J. (1981). In praise of paradox: a social policy of empowerment over prevention. *American Journal of Community Psychology, 9*, 1, 1–25.

Ravens-Sieberer, U., Thomas, C. & Erhart, M. (2003). Körperliche, psychische und soziale Gesundheit von Jugendlichen. In K. Hurrelmann, A. Klocke, W. Melzer & U. Ravens-Sieberer (Hrsg.), *Jugendgesundheitssurvey: Internationale Vergleichsstudie im Auftrag der Weltgesundheitsorganisation WHO* (S. 19–98). Weinheim: Juventa.

Reibnitz, C. von, Schnabel, P.-E. & Hurrelmann, K. (Hrsg.) (2001). *Der mündige Patient. Konzepte zur Patientenberatung und Konsumentensouveränität im Gesundheitswesen.* Weinheim: Juventa.

Renner, B. (Hrsg.) (2003). Risikokommunikation und Risikowahrnehmung. *Zeitschrift für Gesundheitspsychologie, 11*, 3, Sonderheft.

Rodin, J. & Salovey, P. (1989). Health psychology. *Annual Review of Psychology, 40*, 533–579.

Röhrle, B. (2003). Prävention in Gemeinden. In M. Jerusalem & H. Weber (Hrsg.), *Psychologische Gesundheitsförderung. Diagnostik und Prävention* (S. 515–533). Göttingen: Hogrefe.

Rohmert, W. (1984). Das Belastungs-Beanspruchungs-Konzept. *Zeitschrift für Arbeitswissenschaften, 38*, 193–200.

Rosenbrock, R. & Gerlinger, T. (2004). *Gesundheitspolitik. Eine systematische Einführung.* Bern: Huber.

Sanders, G. S. (1982). Social comparison and perceptions of health and illness. In G.S. Sanders & J. Suls (eds.), *Social psycology of health and illness* (pp. 129–157). Hillsdale, N.J.: Erlbaum.

Schivelbusch, W. (1983). *Das Paradies, der Geschmack und die Vernunft. Eine Geschichte der Genußmittel.* Frankfurt/M.: Ullstein.

Schlicht, W. (2002). Theory of Planned Behavior. In R. Schwarzer, M. Jerusalem & H. Weber (Hrsg.), *Gesundheitspsychologie von A bis Z. Ein Handwörterbuch* (S. 597–600). Göttingen: Hogrefe.

Schmidt, L. R. (1998). Zur Dimensionalität von Gesundheit (und Krankheit). *Zeitschrift für Gesundheitspsychologie, 6* (4), 161–178.

Schneeweiß, S. G. (1997). Risikofaktorenanalyse. In R. Weitkunat, J. Haisch & M. Kessler (Hrsg.), *Public Health und Gesundheitspsychologie* (S. 73–79). Bern: Huber.

Schulz, K.-H., Schedlowski, M., Schulz, H. & Kugler, J. (1997). Struktur und Funktion des Immunsystems – Eine kurze Einführung. *Zeitschrift für Medizinische Psychologie*, 53–58.

Schwartz, W., Badura, B., Leidl, R., Raspe, H. & Siegrist, J. (Hrsg.) (1998). *Das Public Health Buch. Gesundheit und Gesundheitswesen.* München: Urban & Schwarzenberg.

Schwartz, W. & Walter, U. (1998). Altsein – Kranksein? In F.W. Schwartz, B. Badura, R. Leidl, H. Raspe & J. Siegrist (Hrsg.). *Das Public Health Buch. Gesundheit und Gesundheitswesen* (S. 124–140). München: Urban & Schwarzenberg.

Schwarzer, R. (1996). *Psychologie des Gesundheitsverhaltens* (2. überarb. Auflage). Göttingen: Hogrefe.

Schwarzer, R. (2004). *Psychologie des Gesundheitsverhaltens* (3. überarbeitete und erweiterte Auflage). Göttingen: Hogrefe.

Schwarzer, R. (Hrsg.) (1997). *Gesundheitspsychologie. Ein Lehrbuch* (2. erw. Auflage). Göttingen: Hogrefe.

Schwarzer, R. (2002). Health Action Process Approach (HAPA). In R. Schwarzer, M. Jerusalem & H. Weber (Hrsg.), *Gesundheitspsychologie von A bis Z. Ein Handwörterbuch* (S. 241–245). Göttingen: Hogrefe.

Schwenkmezger, P. (1994). Gesundheitspsychologie: Die persönlichkeitspsychologische Perspektive: In P. Schwenkmezger & L. Schmidt (Hrsg.), *Lehrbuch der Gesundheitspsychologie* (S. 47–64). Stuttgart. Enke.

Schwenkmezger, P. (1997). Interaktionale Konzepte personaler Dispositionen in der Gesundheitspsychologie. In R. Weitkunat, J. Haisch & M. Kessler (Hrsg.), *Public Health und Gesundheitspsychologie* (S. 62–67). Bern: Huber.

Schwenkmezger, P. & Schmidt, L. (Hrsg.)(1994). *Lehrbuch der Gesundheitspsychologie.* Stuttgart. Enke.

Seeman, J. (1989). Towards a model of positive health. *American Psychologist, 44,* 1099–1109.

Selye, H. (1956). *The stress of life.* New York: McGraw-Hill.

Seiffge-Krenke, I. (1994). *Gesundheitspsychologie des Jugendalters.* Göttingen: Hogrefe.

Siegrist, J. (1996). *Soziale Krisen und Gesundheit.* Göttingen: Hogrefe.

Siegrist, J., Neumer, S. & Margraf, J. (1998). Salutogeneseforschung: Versuch einer Standortbestimmung. In J. Margraf, J. Siegrist & S. Neumer (Hrsg.), *Gesundheits- oder Krankheitstheorie? Saluto versus pathogenetische Ansätze im Gesundheitswesen* (S. 3–11). Berlin: Springer.

Sieverding, M. (2005). Geschlecht und Gesundheit. In R. Schwarzer (Hrsg.), *Gesundheitspsychologie. Enzyklopädie der Psychologie* C/X/1 (S.). Göttingen: Hogrefe.

Sniehotta, F. F. & Schwarzer, R. (2003). Modellierung der Gesundheitsverhaltensänderung. In M. Jerusalem & H. Weber (Hrsg.), *Psychologische Gesundheitsförderung. Diagnostik und Prävention* (S. 677–694). Göttingen: Hogrefe.

Spenlen, K., Israel, G. & Schmitzke, M. (2002). Gesundheitsfördernde Schulen im OPUS-Netzwerk in NRW. *Prävention, 25,* 3, 71–74.

Stark, W. (1996). *Empowerment. Neue Handlungskompetenzen in der psychosozialen Praxis.* Freiburg: Lambertus.

Stöckel, S. (2004). Geschichte der Prävention und Gesundheitsförderung. In K. Hurrelmann, T. Klotz & J. Haisch (Hrsg.), *Lehrbuch Prävention und Gesundheitsförderung* (S. 21–29). Bern: Huber.

Stössel, J.-P. (1984). *Wenn Pillen allein nicht helfen. Erfahrungen mit der psychosomatischen Medizin.* München: Knaur.

Stone, A. A. & Neale, J. M. (1984). New measures of daily coping: development and preliminary results. *Journal of Personality and Social Psychology,* 46 (4), 892–906.

Stone, G. C., Cohen, F. & Adler, N. E. (1979). *Health psychology – a handbook.* San Francisco: Jossey-Bass.

Stroebe, M. S., Hansson, R. O., Stroebe, W. & Schut, H. (eds.) (2001). *Handbook of bereavement research: consequences, coping, and care.* Washington, DC: APA.

Taylor, S. E. (1987). The progress and prospects of health psychology: tasks of a maturing discipline. *Health Psychology,* 6, 1, 73–87.

Taylor, S. E., Pepetti, R.L. & Seeman, T. (1997). Health psychology: What is an unhealthy environment and how does it get under the skin? *Annual Review of Psychology,* 48, 411–447.

Tewes, U. & Schedlowski, M. (1994). Gesundheitspsychologie: Die psychobiologische Perspektive. In P. Schwenkmezger & L. Schmidt (Hrsg.), *Lehrbuch der Gesundheitspsychologie* (S. 9–28). Stuttgart. Enke.

Thoits, P. A. (1995). Stress, coping, and social support processes: Where are we? What next? *Journal of Health and Social Behavior,* extra issue, 53–79.

Totman, R. (1982). *Was uns krank macht. Die sozialen Ursachen der Krankheit.* München: Beck.

Trapp, U. & Neuhäuser-Berthold, M. (2001) In J. Raithel (Hrsg.), *Risikoverhaltensweisen Jugendlicher. Formen, Ursachen und Prävention* (S. 155–170). Opladen: Leske & Budrich.

Trojan, A. (1999). Kommunale Gesundheitsförderung. In B. Röhrle & G. Sommer (Hrsg.), *Prävention und Gesundheitsförderung* (S. 69–101). Tübingen: DGVT-Verlag.

Trojan, A. (2002). Prävention und Gesundheitsförderung. In P. Kolip (Hrsg.), *Gesundheitswissenschaften. Eine Einführung* (S. 195–228). Weinheim: Juventa.

Trojan, A. & Legewie, H. (2001). *Nachhaltige Gesundheit und Entwicklung: Leitbilder, Politik und Praxis der Gestaltung gesundheitsförderlicher Umwelt- und Lebensbedingungen.* Frankfurt/M.: Verlag für Akademische Schriften.

Troschke, J. von (1993). Gesundheits- und Krankheitsverhalten. In K. Hurrelmann & U. Laaser (Hrsg.), *Gesundheitswissenschaften. Handbuch für Lehre, Forschung und Praxis* (S. 155–175). Weinheim: Beltz.

Uexküll, T. von (1996). *Psychosomatische Medizin* (5. neubearb. u. erw. Auflage). München: Urban & Schwarzenberg.

Verbrugge, L.M. (1989). The twain meet: empirical explanations of sex differences in health and mortality. *Journal of Health and Social Behavior, 30*, 282–304.

Verres, R. (1986). *Krebs und Angst. Subjektive Theorien von Laien über Entstehung, Vorsorge, Früherkennung, Behandlung und die psychosozialen Folgen von Krebserkrankungen.* Berlin: Springer.

Waldron, I. (1995). Contributions of changing gender differences in behavior and social roles to changing gender differences in mortality. In D. Sabo & D. F. Gordon (eds.), *Men's health and illness. Gender, power, and the body* (pp. 22–45). London: Sage.

Waller, H. (2002). *Gesundheitswissenschaft. Eine Einführung in Grundlagen und Praxis von Public Health* (3. Auflage). Stuttgart: Kohlhammer.

Weber, H. (1992). Belastungsverarbeitung. *Zeitschrift für Klinische Psychologie, 21* (1), 17–27.

Weinstein, N. D. (1988). The precaution adoption process. *Health Psychology, 7* (4), 355–386.

Weitkunat, R., Haisch, J. & Kessler, M. (Hrsg.)(1997). *Public Health und Gesundheitspsychologie.* Bern: Huber.

Werner, E. E. & Smith, R. S. (1982). *Vulnerable but invincible. A longitudinal study of resilient children and youth.* New York: McGraw-Hill.

Wenzel, E. (Hrsg.) (1986). *Die Ökologie des Körpers.* Frankfurt/M.: Suhrkamp.

Westermayer, G. (1998). Organisationsentwicklung und betriebliche Gesundheitsförderung. In E. Bamberg, A. Ducki & A.-M. Metz (Hrsg.), *Handbuch Betriebliche Gesundheitsförderung* (S. 119–132). Göttingen: Verlag für Angewandte Psychologie.

Winett, R.A., King, A.C. & Altman, D.G. (1989). *Health psychology and public health: an integrative approach.* New York: Pergamon.

Will, H. (1984). *Die Geburt der Psychosomatik. Georg Groddeck, der Mensch und Wissenschaftler.* München: Urban & Schwarzenberg.

World Health Organisation (WHO) (1987). *Ottawa charter for health promotion. An international conference on health promotion.* Copenhagen: WHO Office for Europe.

Wydler, H., Kolip, P. & Abel, T. (Hrsg.)(2000). *Salutogenese und Kohärenzgefühl. Grundlagen, Empirie und Praxis eines gesundheitswissenschaftlichen Konzepts.* Weinheim: Juventa.

Sachwortregister

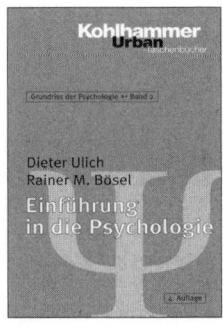

4., überarb. und erw. Auflage 2005
286 Seiten mit 11 Abb. Kart. € 18,–
ISBN 3-17-018414-8
Urban-Taschenbücher, Band 551
Grundriss der Psychologie, Band 2

Dieter Ulich/Rainer M. Bösel

Einführung in die Psychologie

Psychologie erklären ist das Anliegen dieses Buches, also eine Einübung in psychologisches Sehen, Denken und Arbeiten. Es bildet eine notwendige Voraussetzung und ideale Ergänzung zu themenspezifischen Lehrbüchern.

Für die Neuauflage wurde das Werk vollständig aktualisiert und um neuro- und evolutionspsychologische Beiträge erweitert.

Aus einer Rezension zu Vorauflagen:

„Jedem an psychologischen Grundkenntnissen Interessierten, Studenten der Psychologie, Medizin sowie Pädagogik und auch dem Pädiater ist diese verständlich geschriebene, lesenswerte Einführung in die Psychologie zu empfehlen."

Ärztliche Jugendheilkunde

W. Kohlhammer GmbH · 70549 Stuttgart

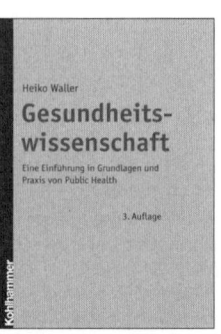

3., überarb. und erw. Auflage 2002
253 Seiten. Kart. € 24,80
ISBN 3-17-017014-7

Heiko Waller

Gesundheitswissenschaft

Eine Einführung in Grundlagen und Praxis
von Public Health

Aus einer Rezension zur Vorauflage:

»Kein Lernender und keine Lernende der
Gesundheitsförderung wird künftig noch
ohne dieses Lehrbuch auskommen. Zu
wünschen wäre, es würde unter Politiker-
Innen und EntscheiderInnen so verbreitet,
dass künftige Diskussionen einem Mindest-
standard der Sachlichkeit entsprechen.«

impulse

W. Kohlhammer GmbH · 70549 Stuttgart